郑州大学研究生精品文库

本项目由“一省一校”研究生课程建设专项资金资助

围产医学

主编　崔世红　胡孟彩　许雅娟

U0200848

郑州大学出版社

图书在版编目(CIP)数据

围产医学 / 崔世红，胡孟彩，许雅娟主编. — 郑州 ：郑州大学出版社，2021. 3(2024.6 重印)

ISBN 978-7-5645-6550-3

Ⅰ. ①围…　Ⅱ. ①崔…②胡…③许…　Ⅲ. ①围产期 - 产科学　Ⅳ. ①R714.7

中国版本图书馆 CIP 数据核字(2019)第 145653 号

围产医学

WEICHAN YIXUE

策划编辑	吕双喜	封面设计	苏永生
责任编辑	吕双喜	版式设计	凌　青
责任校对	胥丽光	责任监制	李瑞卿
出版发行	郑州大学出版社	地　　址	郑州市大学路 40 号(450052)
出 版 人	孙保营	网　　址	http://www.zzup.cn
经　　销	全国新华书店	发行电话	0371-66966070
印　　刷	廊坊市印艺阁数字科技有限公司		
开　　本	787 mm×1 092 mm　1 / 16		
印　　张	33	字　　数	765 千字
版　　次	2021 年 3 月第 1 版	印　　次	2024 年 6 月第 2 次印刷
书　　号	ISBN 978-7-5645-6550-3	定　　价	128.00 元

作者名单

普通高等教育医学专业

“十三五”规划教材

主　编　崔世红　胡孟彩　许雅娟

副主编　赵　鑫　陈　琦　徐发林　罗晓华　李根霞
　　　　　韩　宁　吴　娟　刘　灵　赵　冰

编　委　（以姓氏笔画为序）

王梦琦　王　媛　王瑞霞　邢秋景　刘　灵
刘萍萍　刘　博　许雅娟　李根霞　李文丽
李书津　肖宜昌　吴　娟　吴玥丽　张琳琳
张林东　张　婷　张志红　陈　琦　陈　娟
罗晓华　赵　鑫　赵　冰　赵岚岚　胡孟彩
徐发林　徐　锋　殷　星　职云晓　崔世红
崔雪鉴　董慧芳　韩　宁　韩　笑　程国梅
程春花　魏天祥

前言

产科是最古老的医学专科，在还没有真正意义上的医学出现以前，人们就已经会接生了。但是与其他临床学科相比较，产科的发展非常慢。随着医学科学的发展，许多危害人类健康的疾病逐步减少或消灭，提高出生人口素质，成为众所关注的大事，亦是近几十年来医学家特别关注研究的一大课题。围产医学是研究分娩前后一定时期内孕产妇及胎婴儿生理、病理变化和疾病防治的一门新兴科学，国际上把孕产妇死亡率和围产儿死亡率作为衡量一个国家的经济文化水平和医疗卫生水平的主要标志之一。围产医学因此受到各国政府的重视，1988 年 4 月中华医学会围产医学会成立，是我国围产医学发展史上的一个重要里程碑。30 年来我国围产医学迅速发展，并在国际上崭露头角，正呈现出新兴学科的生机和活力。

产科关注的重点是分娩期母亲的安全，首先考虑的是“保大人”，而不是“保孩子”。产科在 30 多年以前发展为围产医学的标志是胎儿监护，这包括胎心电子监护、B 超生物物理评分、胎盘功能的生化监测等。虽然进入围产医学时代，关注的重点仍然是母亲安全和降低孕产妇死亡率，但是已经开始关注胎儿和新生儿，关注与新生儿科的合作和降低围产儿死亡率。围产医学是将孕产妇和胎儿视作一个整体，更重视胎儿生理和病理的研究，改变了过去以孕妇为中心，胎儿为孕妇体内的寄生物的观念，更注意胎儿的健康素质，它是研究母子关系的一门科学。

围产医学的研究内容包括：高危妊娠的监护和处理；产妇合并症与并发症的诊断，处理和预防；助产方式的改进；胎儿宫内生长发育的监护；胎盘功能及胎儿成熟度的测定；遗传性、先天性疾病的产前诊断，宫内治疗，咨询和预防；产后高危儿的监护及远期预后；新生儿行为和发育问题；先天发育异常及代谢缺陷的早期筛查等。这些研究涉及胚胎学、组织学、生理学、生化学、生物物理学、药理学、遗传学、免疫学、环境卫生学和内分泌学等学科。

从围产医学时代进入胎儿医学时代的标志是胎儿疾病的宫内诊断和治疗，从出生缺陷扩大到所有影响胎儿宫内安危的疾病，例如双胎和多胎、胎儿宫内生长受限、羊水过多和过少等。欧美国家已经从围产医学时代进入胎儿医学时代，产科也逐渐演变为三个亚专科：①普通产科：关注的是正常妊娠的监护与分娩的安全，这基本上是以前产科的内容；②母体医学：关注的是妊娠合并症与并发症；③胎儿医学：关注的是胎儿相关疾病。胎儿医学是围产医学中的重要组成部分，旨在研究胚胎、胎儿的病理生理，研究胎儿疾病的诊断、治疗，从而提高胎儿的存活率及生存质量，为提高出生人口素质及人类健康素质奠定基础。

早在20世纪20年代就有学者提出，人类生命统计分析，婴儿死亡占人类死亡的首位，其中新生儿死亡占婴儿死亡的60%~70%，而胎儿宫内死亡和产间死亡（死产）是新生儿期死亡的2倍，所以仅用人口死亡率来反映医疗卫生水平远远不够，新生儿及子宫内胎儿的死亡率更能反映经济文化及医疗卫生水平。由此，也向人们提出了一个新的问题——人类的生命从何时开始计算？目前，人类生命的开始从出生才开始计算的概念已受到了挑战，应从生命的起源——受精开始。但限于当时医学及相关学科的发展水平所限，尚不能提供对胚胎、胎儿生长发育及宫内情况的监测手段，直至20世纪70年代，在迅速发展的电子工业、超声波、生化遗传等学科的推动下，胎儿医学诞生了。

相对而言，胎儿医学的发展在围生医学中比较薄弱，直至20世纪末及21世纪初，胎儿医学的发展速度加快。近年来，随着医疗技术的进步，病理生理的了解，胎儿医学从某些遗传病的产前诊断治疗发展到胎儿外科，取得举世瞩目的突破。

20世纪50年代中期，羊膜腔穿刺首先用于胎儿性别鉴定和胎儿Rh溶血性疾病的诊断。60年代放射显像技术用于诊断胎儿骨骼发育畸形。70年代超声影像技术问世使更多的胎儿结构畸形得以诊断。80年代早孕期绒毛活检和胎儿宫内取血的应用以及分子生物学技术的发展，使产前诊断进入新的领域。90年代，随着医学伦理学和医学生物技术的不断完善，胎儿异常的早期诊断（妊娠14周以内）和开放式宫内胎儿外科手术，也开始应用于临床。

新生儿死亡率是反映一个国家或民族的居民健康水平、社会经济发展水平的重要指标，尤其是妇幼保健水平的重要指标。过去的40年内，新生儿医学历经了从经验医学到循证医学、精准医学和整合医学的发展过程，新生儿医学的学科内涵和外延在不断拓展，新技术不断应用于临床实践，医疗救治的极限不断突破。新生儿疾病谱也已发生显著变化，极低出生体重儿、窒息等预后明显改善，先天性畸形成为新生儿期的重要问题。新生儿期是生命早期综合发展的关键期，“胎儿疾病与健康的发育起源”学说、“母源性疾病”

的提出，将产儿科合作赋予了新的内涵，即从围产医学延伸至母胎医学，对胎儿的关注不仅仅局限于围产期，而是从生命的开始、甚至胚胎植入前已经开始。新生儿医学与发育生物学、表观遗传学、胎儿医学等学科进一步交叉融合，有助于推动全生命周期的大健康战略，同时为新生儿医学的发展提供了更广阔的发展空间。

本书的编写在第一版的基础上，从编排顺序到结构都做了较大改动，强调了母胎健康的整体性，新生儿医学与母胎医学的有机结合。从母体医学，胎儿医学、新生儿医学、围产期常用技术四篇来阐述，旨在诠释围产保健宗旨，围绕分娩前后，保护母婴安全，提高出生人口素质为目的，对孕产妇和胎婴儿进行预防保健工作。针对影响出生人口质量的各种不良因素，采取积极防护措施；并运用围产医学的理论、技术和方法，对孕产妇、胎儿和新生儿进行统一的系统管理；对胎儿的生长发育和健康状况进行监测，以降低围产儿和孕产妇死亡率及远期伤残率。

感谢本书责任编辑不辞辛苦，多次对全书设计规划和督促指导。感谢郑州大学出版社的大力支持，使本书得以出版。

由于编写经验不足和能力有限，书中内容及编排形式等方面难免有不妥之处，敬请谅解。希望本书能在本专业中能起到抛砖引玉的作用。也希望使用本书的同学和同道们多提宝贵意见，使她在围产医学的发展中起到一定的推动作用。

崔世红　胡孟彩

2020 年 10 月

目录

普通高等教育医学专业

“十三五”规划教材

第一篇　母体医学

第一章　妊娠期并发症

第一节　胎儿窘迫

胎儿窘迫(fetal distress)是指胎儿在子宫内因缺氧和酸中毒引起的危及其健康和生命的一系列病理状况,发病率为2.79%~38.5%。分为急性胎儿窘迫(acute fetal distress)和慢性胎儿窘迫(chronic fetal distress)两种。急性胎儿窘迫多发生在分娩期;慢性胎儿窘迫常发生在妊娠晚期,慢性胎儿窘迫往往在临产后表现为急性胎儿窘迫。

一、病　因

1.母体因素

常见的因素有:①妊娠合并各种严重的心、肺疾病,或伴心、肺功能不全者;②各种原因引起的休克、失血及重度贫血,如前置胎盘、胎盘早剥;③急性感染性疾病;④妊娠期高血压疾病、妊娠合并慢性高血压、慢性肾炎、糖尿病等致子宫胎盘血管硬化、狭窄、梗死,使绒毛间隙血液灌注不足;⑤孕妇应用麻醉药及镇静剂过量,抑制呼吸;⑥孕妇精神过度紧张,交感神经兴奋,血管收缩,胎盘供血不足;⑦仰卧位低血压。

2.母胎间血氧运输及交换障碍

常见的因素有:①胎盘功能低下,如过期妊娠、重度妊娠期高血压疾病、原发性高血压等;②子宫胎盘血运受阻如临产后宫缩过强、过频或不协调宫缩;③急产或产程延长,特别是第一产程延长;④子宫过度膨胀如多胎妊娠、羊水过多;⑤胎盘发育障碍,如胎盘过大或过小、膜样胎盘、轮廓胎盘等。

3.脐带因素

脐带发育畸形、脐带绕颈、脐带打结、脐带扭转、脐带脱垂、脐带血肿、脐带过长或过短、脐带附着于胎膜。

4.胎儿自身因素

胎儿严重的心血管疾病、呼吸系统疾病,胎儿畸形,母儿血型不合,胎儿宫内感染,颅脑损伤等,均可导致胎儿窘迫。

二、病理生理

胎儿对宫内缺氧有一定的代偿能力,轻度或一过性缺氧,往往通过减少自身及胎盘的耗氧量、增加血红蛋白释氧缓解缺氧状态,而不产生严重代谢障碍及器官损害。长时间重度缺氧可引起严重并发症。当胎儿轻度缺氧时,由于二氧化碳蓄积及呼吸性酸中毒,使交感神经兴奋，肾上腺素及儿茶酚胺分泌增多，代偿性血压升高及心率加快。重度缺氧时，转为迷走神经兴奋，心功能失代偿，心率由快变慢。无氧糖酵解增加，丙酮酸及乳酸堆积，胎儿血 pH 值下降，出现混合性酸中毒。缺氧使肾血管收缩，血流量减少，肾小球滤过率降低，胎儿尿生成减少，使羊水减少。缺氧使肠蠕动亢进，肛门括约肌松弛，胎粪排出污染羊水，呼吸运动加深，羊水吸入，出生后可出现新生儿吸入性肺炎。由于妊娠期慢性缺氧，使胎儿生长受限，脑细胞缺氧，细胞变性坏死，可产生神经系统损害后遗症，发生缺血缺氧性脑病及脑瘫等。

三、临床表现及诊断

1.急性胎儿窘迫

主要发生在分娩期，多为急性缺氧或慢性缺氧急性加重所致。多因脐带异常、前置胎盘、胎盘早剥、宫缩过强、产程出现延长及产妇低血压、休克等引起。

(1)胎心率异常　胎心率变化是急性胎儿窘迫的一个重要征象。正常胎心率为 110~160 bpm，心音强而有规律。缺氧早期，胎心率于无宫缩时加快，胎心率>160 bpm；缺氧严重时胎心率<110 bpm。应在产时定期胎心听诊或进行连续电子胎心监护，胎心听诊应在一次宫缩之后，持续 60 s。产时胎心监护的结果判读采用三级判读系统。当出现胎心率基线无变异伴反复性晚期减速或反复性变异减速或胎心过缓、正弦波，即Ⅲ类电子胎心监护图形时，提示胎儿缺氧严重，必须立即宫内复苏，同时终止妊娠。

(2)胎动异常　缺氧初期为胎动频繁，继而减弱及次数减少，进而消失。如果胎动突然增加或增强，称为胎动急剧，胎动急剧后停止，往往提示胎儿因急性缺氧而死亡，常见于脐带脱垂、重型胎盘早剥等情况。

(3)羊水胎粪污染　羊水污染程度与胎粪排出时间及量有关，排出时间越长，污染颜色越深，羊水越黏稠。依据程度不同，羊水污染分 3 度：Ⅰ度浅绿色；Ⅱ度深绿色或黄绿色；Ⅲ度呈棕黄色，稠厚。当胎先露部固定，前羊水清而胎心率异常时，应在无菌条件下，于宫缩间歇期，稍向上推胎先露部，观察后羊水性状。胎儿先露部固定时，前羊水与先露部上方的羊水颜色不同。出现羊水胎粪污染时，可考虑进行连续电子胎心监护，如何胎心监护正常，不需要进行特殊处理；如何胎心监护异常，存在宫内缺氧情况，会引起胎粪吸入综合征，造成不良胎儿结局。

(4)酸中毒　采集胎儿头皮血进行血气分析，可反映胎儿宫内安危情况。若 pH<7.2（正常值 7.25~7.35），PO_2<10 mmHg（正常值 15~30 mmHg），PCO_2>60 mmHg（正常值35~55 mmHg），可诊断为胎儿酸中毒。

2.慢性胎儿窘迫

主要发生在妊娠晚期，往往延续至临产并加重。多因妊娠期高血压疾病、慢性肾炎、糖尿病、严重贫血及过期妊娠等所致。

(1)胎动减少或消失　胎动消失 12 h 为胎动警报信号，提示有胎儿死亡的可能。临床上常见胎动消失 24 h 后胎心消失。若胎动计数≥10 次/2 h 正常，<10 次/2 h 或减少 50%者提示胎儿宫内缺氧可能；监测胎动的方法：嘱孕妇每日早、中、晚自行计数胎动各 1 h，3 h 胎动之和乘以 4 得到 12 h 的胎动计数。胎动过频或胎动减少均为胎儿缺氧征象。

(2)胎儿电子监护异常　胎心率可出现以下表现:①NST 无反应型,即持续监护 20~40 min,胎动时胎心率加速≤15 bpm,持续时间≤15 s;②在无胎动与宫缩时,胎心率>180 bmp 或<110 bpm 持续 10 min 以上;③基线变异频率<5 bpm;④OCT 可见频繁重度变异减速或晚期减速。

(3)胎儿生物物理相评分低　1980 年由加拿大学者 Mannig 首次提出生物物理相评分(biophysical profile score,BPS),根据 B 型超声监测胎动、胎儿呼吸运动、胎儿肌张力、羊水量及胎儿电子监护 NST 结果进行综合评分,来评价胎儿宫内情况,每项 2 分,满分为 10 分,≤4 分提示胎儿缺氧,5~6 分为可疑胎儿缺氧。

(4)胎盘功能低下　连续监测 24 h 尿 E 值,若急骤减少 30%~40%,或于妊娠末期多次测定 24 h 尿 E_3值在 10 mg 以下;尿 E/C 比值<10;妊娠特异 β1 糖蛋白(SPx)<100 mg/L;胎盘生乳素<4 mg/L,提示胎盘功能不良。

(5)宫高、腹围小于正常　持续慢性缺氧,使胎儿宫内生长发育缓慢,胎儿体重低,表现为宫高腹围低于同期妊娠。

(6)羊水胎粪污染　通过羊膜镜检查可见羊水混浊呈浅绿色、深绿色及棕黄色。

(7)胎儿彩色超声多普勒血流测定

1)子宫动脉血流测定:正常妊娠时血流速度增加,血流阻力下降。子宫动脉血流测定阳性指数平均阻力指数(resistance index,RI)>0.57、搏动指数(pulse index,PI)>第 95 百分位数和(或)子宫动脉血流频谱出现切迹提示胎儿窘迫。

2)胎儿大脑中动脉(middle cerebral artery,MCA)血流测定:MCA 是大脑半球血液供应最丰富的血管,可直接反映胎儿颅脑血液循环的动态变化,间接反映胎盘血流量的变化,进而预测胎儿是否缺氧。MCA 血流指数[收缩期最大血流速度(S)与舒张末期最大血流速度(D)比值(S/D)、PI、RI]是颅脑血循环的阻力指标,可判断胎儿脑血液循环情况。当胎儿缺氧时,由于"脑保护效应"使得全身血液重新分布,MCA 表现为扩张,阻力下降。MCA 的 S/D<4、PI<1.6、RI<0.6 为预测胎儿缺氧的临界值,尤其是 MCA 血流阻力指数<脐动脉血流阻力指数,提示 MCA 的代偿性调节已不能维持充足的血循环,从而导致胎儿脑缺氧。

3)胎儿脐动脉血流测定:脐动脉血流循环阻力增加(S/D、PI 或 RI>第 95 百分位数)意味着胎盘功能性血管单位减少。胎儿缺氧时脐动脉的频谱生物改变早于胎心率改变;S/D>3.0、PI>1.7、RI>0.6 可作为胎儿缺氧的临界值;舒张期血流缺失或逆流提示胎盘血管外周阻力极高,严重胎盘功能障碍,与胎儿生长受限、子痫前期重度以及多种新生儿并发症(呼吸窘迫综合征、坏死性小肠结肠炎、脑损伤等)有关。畸形胎儿脐动脉阻力升高的发生率较高,而子宫-胎盘血流阻力常在正常范围。因此,当孕妇子宫动脉血流指标正常,而脐动脉血流频谱出现持续舒张末期血流缺失时,需警惕存在 13-三体、18-三体及 21-三体等胎儿畸形。

如果单独进行胎儿 MCA 血流测定或脐动脉血流测定,敏感性都不高,分别为 83%和 78%。而联合监测 2 项指标,用 MCA 与脐动脉血流指数的比值进行评估的敏感性达 90%,比单项指标更敏感、更可靠。

四、处理

1.急性胎儿窘迫

应采取果断措施,改善胎儿缺氧状态。

(1)一般处理　立即采取措施纠正胎儿缺氧,包括改变孕妇体位、吸氧、停止缩宫素使用、抑制宫缩、纠正孕妇低血压,并迅速查找病因,排除脐带脱垂、重度胎盘早剥、子宫破裂等,如果这些措施均不奏效,应行即刻剖宫产术。吸氧:应用面罩或鼻导管吸 100%纯氧,流量 10 L/min,能迅速提高母血含氧量,纠正酸中毒。

(2)病因治疗　仰卧位低血压患者,迅速左侧卧位。如不协调子宫收缩过强,缩宫素使用不当引起的强直性子宫收缩,应停用缩宫素,进行宫内复苏,必要时应用抑制宫缩的药物。

(3)尽快终止妊娠

1)宫口未开全:出现Ⅲ类电子胎心监护时,宫口未开全或预计短时间内无法阴道分娩,立即行剖宫产。

2)宫口开全:S≥3.0,尽快经阴道助产,娩出胎儿。

无论剖宫产或阴道手术助产,均应做好抢救新生儿的准备,及时、正确处理新生儿。

2.慢性胎儿窘迫

慢性胎儿宫内窘迫主要与妊娠并发症有关,处理时应积极治疗母体原发病,动态监测胎儿胎盘功能,设法改善子宫血液循环,增加胎儿储备能力,了解胎儿的成熟度,适时终止妊娠。

(1)积极治疗母体疾病　应根据引起胎儿宫内窘迫的原发病,采取有效措施,治疗妊娠期并发症,如纠正母亲严重贫血、高血压,不仅可以改善胎盘血流灌注量,增加胎盘胎儿的代偿功能,还可降低医源性早产和剖宫产率。

(2)提高胎儿血氧浓度　通过孕妇吸氧,浓度 80%~100%,氧流量 10 L/min,用面罩或深部鼻管给氧为佳,20~30 min/次,2~3 次/d。

(3)改善子宫胎盘血液循环、增加胎盘血流灌注　左侧卧位、疏通微循环、降低血黏度、应用 β_2 肾上腺受体兴奋剂、硫酸镁等。

(4)动态监测胎儿胎盘功能　常用监测方法有测定 24 h 尿雌三醇(E3),血游离雌三醇、胎心电子监护、B 超监测羊水指数、胎儿生物物理相监测评分及彩色超声多普勒测脐动脉血流频谱等,根据当地条件选择监测手段,密切监测胎儿安危,动态监测胎儿胎盘功能可为确定终止妊娠时机和分娩方式提供客观依据。

(5)终止妊娠　妊娠近足月,胎动减少,OCT 出现频繁的晚期减速或重度变异减速,胎儿生物物理相评分<4 分者,以剖宫产终止妊娠为宜。

(6)期待疗法　孕周小,胎儿娩出后存活可能性小,依据当地治疗条件,尽量保守治疗以期延长胎龄,同时促胎儿成熟,等待胎儿成熟后终止妊娠。向家属讲明在期待治疗过程中,胎儿可能出现胎死宫内,胎儿宫内生长发育缓慢,预后不良等后果。

五、预后

胎儿宫内窘迫常常是新生儿死亡和以后神经系统发育障碍的主要原因,发生与否则取决于胎儿宫内窘迫时缺氧程度和持续时间。人们通常把 Apgar 评分作为反映胎儿宫内窘迫、判断神经系统远期预后的指标。但 Apgar 评分与胎儿宫内状况和其他监测结果并不十分吻合。目前认为根据胎心电子监护、Apgar 评分及脐血酸碱分析结果综合考虑，比任何单一的方法都能更好地判断新生儿情况。改善窘迫胎儿的预后，关键在于早期诊断及时处理。随着科学技术的发展，胎心电子监护、胎儿生物物理相评分、彩色超声多普勒监测脐动脉血流频谱、胎儿头皮血 pH 测定等较敏感监测手段的出现，对胎儿宫内窘迫能早期发现并采取应急处理措施，使部分胎儿宫内窘迫得到纠正。

第二节　羊水过多

妊娠的各个时期羊水量超过 2 000 mL 称羊水过多(polyhydramnios)。羊水过多时羊水的外观、性状与正常者并无异样。发病率为 0.5%~1%，合并妊娠糖尿病时发生率高达 20%。双胎妊娠时也可能发生一胎羊水过多。若羊水增加缓慢，在数周内形成羊水过多者称慢性羊水过多。若羊水在数日内迅速增加，压迫症状明显者称急性羊水过多。

一、病因

在羊水过多的孕妇中，约 1/3 患者原因不明，称为特发性羊水过多。明显的羊水过多患者多数与胎儿畸形以及妊娠合并症、并发症等有关。临床常见以下几种情况。

1.胎儿畸形

羊水过多的孕妇中，18%~40%合并胎儿畸形。以神经系统和消化道畸形最为常见。其中 50%为神经管缺陷，多为无脑儿与脊柱裂。无脑儿及严重脑积水儿脑脊膜裸露，脉络膜组织增殖，渗出液增加；由于中枢吞咽功能缺乏，同时缺乏抗利尿激素致尿量增多，使羊水量形成增加，回流减少致羊水过多。消化道畸形主要是食管及十二指肠闭锁，食管或小肠高位闭锁、肺发育不全时，因胎儿不能吸入及吞咽羊水，导致羊水积聚而发生羊水过多。羊水过多的原因还有腹壁缺陷、膈疝、心脏畸形、先天性胸腹腔囊腺瘤、胎儿脊柱畸胎瘤等畸形，以及新生儿先天性醛固酮增多症等代谢性疾病。

2.孕妇疾病

如糖尿病、ABO 或 Rh 血型不合、妊娠期高血压疾病、急性肝炎、孕妇严重贫血。妊娠糖尿病时胎儿血糖也增高，胎儿多尿而排入羊水中，羊水过多的发病率约 13%~36%。母儿血型不合时，胎盘水肿增重，绒毛水肿影响液体交换，文献报道胎盘重量超过 800 g 时，40%合并羊水过多。

3.多胎妊娠

多胎妊娠羊水过多的发生率是单胎妊娠的 10 倍，尤其单卵双胎居多，此时两个胎儿间血液循环相互沟通，并发双胎输血综合征，占优势胎儿循环血量多，尿量增加致使羊水过多，多发生在其中体重较大的胎儿。

4.胎盘、脐带病变

如巨大胎盘、胎盘绒毛血管瘤、脐带帆状附着也能导致羊水过多。

5.染色体异常

发生率为22%~25%,18-三体、21-三体、13-三体胎儿可出现吞咽功能障碍,引起羊水过多。

6.特发性羊水过多

约占30%,至今原因不明,未见孕妇、胎儿或胎盘异常。

7.胎儿水肿

羊水过多与胎儿免疫性水肿(母儿血型不合)和非免疫性水肿(多由宫内感染引起)有关。

二、临床表现

1.急性羊水过多

较少见。多发生在妊娠20~24周,由于羊水急速增多,数日内子宫急剧增大,腹腔脏器向上推移,横膈上举,孕妇常出现呼吸困难,不能平卧仅能端坐,表情痛苦,甚至发绀。腹部高度膨隆,腹壁皮肤张力过大,孕妇常感到腹部疼痛,皮肤变薄,皮下静脉清晰可见。巨大的子宫压迫下腔静脉,影响静脉回流,出现下肢及外阴部水肿及静脉曲张,孕妇行走不便。子宫大于妊娠月份,胎位检查不清,胎心音遥远或听不清。

2.慢性羊水过多

较多见,多数发生在妊娠晚期,数周内羊水缓慢增多,多数孕妇无不适,仅在产前检查时,见腹部膨隆,测量宫高及腹围大于同期孕妇,妊娠图宫高曲线超出正常百分位数,腹壁皮肤发亮、变薄,触诊时感到皮肤张力大,有液体震颤感,胎位不清或不固定,有时扪及胎儿部分有浮沉胎动感,胎心遥远或听不清。

三、诊断

根据症状和体征诊断并不困难。依据下列辅助检查,了解羊水量和胎儿发育情况。

1.B型超声检查

是羊水过多的重要辅助检查方法:①羊水最大暗区垂直深度测定(羊水池)(amniotic fluid volume,AFV)≥8 cm诊断为羊水过多,AFV8~11 cm为轻度羊水过多,AFV12~15 cm为中度羊水过多,AFV>15 cm为重度羊水过多;②羊水指数(amniotic fluid index,AFI),即孕妇平卧,头抬高30°,将腹部经脐横线与腹白线作为标志点,分为4个区,测定各区最大羊水暗区相加而得。羊水指数≥25 cm诊断为羊水过多,其中AFI25~35 cm为轻度羊水过多,36~45 cm为中度羊水过多,>45 cm为重度羊水过多。经比较AFI显著优于AFV。

B型超声检查可了解胎儿的发育情况如无脑儿、脊柱裂,食管或小肠高位闭锁、肺发育不全、胎儿水肿、多胎妊娠、胎盘、脐带病变等,三维立体彩超的临床应用提高了胎儿发育异常的诊断率。

2.羊膜囊造影

了解胎儿有无消化道畸形,用76%泛影葡胺20~40 mL注入羊膜腔内,3 h后摄片,羊水中造影剂减少,胎儿肠道内出现造影剂。然后再根据羊水多少决定将40%碘化油20~40 mL注入羊膜腔内,左右翻身数次,于注药后0.5 h、1 h、24 h分别摄片,胎儿的体表(头、躯干、四肢及外生殖器)均可显影。应注意造影剂对胎儿有一定损害,还可能引起早产和宫腔内感染,应慎用。

3.羊水甲胎蛋白(AFP)的检测

神经管缺损胎儿畸形易合并羊水过多,母血清和羊水中 AFP 值明显升高,有助于临床的诊断。

4.胎儿染色体的检查

羊水细胞培养或采集胎儿血液培养作染色体核型分析,了解染色体数目、结构有无异常。

5.孕妇血糖、血型的检查

了解孕妇有无糖尿病,是否存在母儿血型不合。

四、对母儿的影响

(1)对孕妇的影响　急性羊水过多,常出现压迫症状,患者出现呼吸困难;子宫张力高,孕妇易并发妊娠高血压疾病、早产。羊膜腔内压力大,已出现胎膜早破,破膜后子宫骤然缩小,可引起胎盘早剥。产后易引起子宫收缩乏力而导致产后出血。

(2)对胎儿的影响　羊水过多容易引发胎位异常,破膜时脐带可随羊水滑出造成脐带脱垂、胎儿窘迫及早产,围生儿的死亡率为 28%,病死率是正常妊娠的 7 倍。

五、处理

处理主要取决于胎儿有无畸形和孕妇自觉症状的严重程度。

1.羊水过多合并胎儿畸形

处理原则为及时终止妊娠。

(1)孕妇无明显心肺压迫症状,一般情况尚好,可经腹羊膜腔穿刺放出适量羊水后,注入依沙吖啶 50~100 mg 引产。

(2)人工破膜引产　高位破膜,使羊水以每小时 500 mL 的速度缓慢流出,避免宫腔内压力骤然下降,以防发生胎盘早剥、血压骤降与休克;羊水流出过程中密切观察孕妇血压、心率变化。破膜后 12~24 h 无宫缩,可促宫颈成熟,或用缩宫素、前列腺素等引产。

2.羊水过多合并正常胎儿的处理原则

应根据胎龄及孕妇的自觉症状决定,孕妇自觉症状严重且无法忍受时应当治疗。

(1)胎龄<37 周或胎儿不成熟　症状较轻时可以继续妊娠,嘱患者注意卧床休息,低盐饮食。酌情使用镇静药,注意观察羊水量的变化。症状严重且无法忍受时应穿刺放羊水;用 B 型超声定位穿刺点,也可在 B 型超声监测下进行,以 15~18 号腰椎穿刺针经腹羊膜腔穿刺放羊水,其速度不宜过快,每小时 500 mL,一次放羊水量不超过 1 500 mL,以缓解孕妇症状。观察羊水的情况,3~4 周后可重复,以减低宫腔内压力。同时注意胎儿肺成熟度的检测。

(2)妊娠已足月或胎儿已成熟　可行人工破膜,终止妊娠。

(3)药物治疗　前列腺素合成酶抑制剂的应用,吲哚美辛有抗利尿的作用。妊娠晚期羊水主要由胎尿形成,抑制胎儿排尿可使羊水减少。建议常规使用量 1.5~3 mg/(kg · d),

分3次口服。用药后一周胎尿减少最明显，羊水可减少。若羊水再增多，可重复应用。用药期间，每周做一次B型超声监测羊水量。有报道吲哚美辛可致动脉导管闭合，不宜长期应用。

(4)病因治疗　积极治疗糖尿病、妊娠期高血压疾病等合并症。母儿血型不合者，必要时可行宫内输血治疗。

(5)分娩期处理　人工破膜时防止脐带脱垂，做好新生儿的抢救准备；适量应用缩宫素静脉滴注，防止宫缩乏力，密切观察产程，胎儿娩出后，预防产后出血。

3.人工破膜或放水时的注意事项

(1)在破膜放羊水过程中应当注意血压、脉搏及阴道流血情况。严格消毒防止感染，放羊水后，腹部放置沙袋或加腹带包扎以防血压骤降甚至发生休克，同时应当给予抗感染的药物。酌情用镇静保胎药以防早产。可留羊水进行胎儿成熟度的判定。

(2)注意放羊水的速度和量，不宜过快过多，以免宫腔内压力骤减导致胎盘早剥或早产，一次放出羊水量不超过1 500 mL。

(3)放羊水应在B型超声指导下进行，防止造成胎盘及胎儿的损伤。

(4)放羊水时应从腹部固定胎儿为纵产式，严密观察宫缩，监测胎心。

第三节　羊水过少

羊水过少可发生在妊娠各期，但以晚期妊娠最常见。妊娠晚期羊水量少于300 mL者，称羊水过少(oligohydramnios)。随着B型超声的广泛应用，羊水过少的检出率提高，近年报告发病率为0.4%~4%。羊水过少约1/3有胎儿畸形。羊水过少严重影响围生儿的预后，羊水量少于50 mL，围产儿死亡率高达88%，近年来已受到越来越多的重视。

一、病因

羊水过少病因尚不清楚，主要与羊水的产生减少、外漏增加有关；部分羊水过少原因不明。常见以下情况：

1.胎儿畸形

以泌尿系畸形为主，如胎儿先天肾缺如、肾发育不全、输尿管或尿道狭窄、梗阻、膀胱外翻等所致的尿少或无尿，胎儿尿液不能排入羊膜腔致妊娠中后期羊水过少。

脐膨出、膈疝、法洛四联症、小头畸形、甲状腺功能减低等亦可导致羊水过少。

2.胎儿染色体异常

常见的有3倍体、18-三体和Turner综合征。

3.胎儿生长受限

因为缺氧血液重新分配，主要供应心脏和脑，胎血供应肾脏减少，胎儿产生尿液减少致羊水过少。

4.胎盘功能异常

过期妊娠、妊娠期高血压疾病、胎盘退行性变均可导致胎盘功能的异常；胎儿成熟过度，其肾小管对抗利尿激素的敏感性增高，胎儿尿的生成减少致羊水过少。

5.羊膜病变

有人认为某些原因不明的羊水过少可能与羊膜本身病变有关。电镜下可见羊膜上皮层变薄，上皮细胞萎缩，微绒毛尖端肿胀，数目少，短粗，粗面内质网及高尔基复合体也减少，还可见微绒毛有鳞状上皮化生现象，细胞中上皮细胞和基底膜之间桥粒及半桥粒减少。

6.胎膜早破

羊水外漏速度大于再生速度，出现继发性羊水过少。

7.孕妇脱水，血容量不足，血浆渗透压增高等

服用某些药物，如利尿剂、布洛芬、卡托普利等。

二、临床表现

临床表现多不典型，腹部检查腹围、宫高比同期正常妊娠小，合并胎儿生长受限者更明显，有子宫紧裹胎儿感；子宫敏感性高，轻微刺激易引发宫缩，孕妇于胎动时感腹痛，临产后阵痛剧烈，宫缩多不协调，宫口扩张缓慢，产程延长；内诊检查时前羊膜囊不明显，胎膜紧贴胎儿先露部，人工破膜时羊水流出极少。胎膜早破者常有阴道流液；胎盘功能异常者，常有胎动异常。有学者提出对过期妊娠、胎儿生长受限、妊高征的孕妇，在正式临产前已有胎心变化，应考虑有羊水过少的可能。

三、诊断

1.孕妇症状检查

根据孕妇的症状及宫高、腹围增长较慢的情况初步判断是否有羊水过少。

2.B 型超声检查

对诊断羊水过少的敏感性为 77%，特异性为 95%，但其诊断标准意见尚不统一。既往采用羊水最大暗区（最大羊水池）垂直深度测定法（AFV），最大羊水池≤2 cm 为羊水过少；≤1 cm 为严重羊水过少。现应用羊水指数法（AFI）诊断羊水过少更敏感、更准确。将 AFI≤5.0 cm 诊断羊水过少；以≤8.0 cm 考虑羊水偏少。妊娠中期发现羊水过少时，B 型超声应排除胎儿发育畸形，B 型超声对胎儿先天肾缺如、肾发育不全、胎儿生长受限等有较高的诊断价值。B 超还可以发现胎儿肢体被挤压卷曲，胎盘胎儿面与胎体明显接触等。

3.羊水直接测量

破膜时以容器置于外阴收集羊水，或剖宫产时以吸引器收集羊水，直接测量法最大的缺点是不能早期诊断。

4.其他检查

妊娠晚期结合胎儿生物物理相评分、电子胎心监护、尿雌三醇、胎盘生乳素的检测等，了解胎盘功能，评价胎儿的安危。需排除胎儿染色体异常时可做羊水细胞培养，或采集胎儿脐带血细胞培养，做染色体核型分析，荧光定量 PCR 法快速诊断。

四、对母儿的影响

1.对母体的影响

剖宫产率、引产率均明显增加。

2.对胎儿的影响

羊水过少时,围产儿病死率明显增高。轻度羊水过少时,围产儿病死率增高13倍;重度羊水过少时,围产儿病死率增高47倍;死亡原因主要是胎儿缺氧和胎儿畸形。

若羊水过少发生在妊娠早期,胎膜可与胎体粘连,造成胎儿畸形,甚至肢体短缺。若发生在妊娠中、晚期,子宫周围的压力直接作用于胎儿,容易引起胎儿肌肉骨骼畸形,如斜颈、曲背、手足畸形。妊娠时吸入羊水有助于胎肺的膨胀发育,羊水过少可导致肺发育不全,羊水过少还容易发生胎儿窘迫与新生儿窒息,增加围生儿死亡率。先天性无肾所致的羊水过少可引起Potter综合征(肺发育不全、长内眦赘皮襞、扁平鼻、耳大位置低、铲形手及弓形腿等),预后极差,多数患儿娩出后即死亡。

五、处理

根据胎儿有无畸形和孕周大小选择治疗方案。①羊水过少合并胎儿畸形:确诊胎儿畸形应尽早终止妊娠;②羊水过少合并正常胎儿:寻找与去除病因。增加补液量,改善胎盘功能、抗感染。动态严密监测胎儿宫内情况,包括胎动计数、胎儿生物物理评分、超声动态监测羊水水量及脐动脉收缩期峰值流速与舒张末期流速(S/D)的比值、胎儿电子监护。

1.终止妊娠

羊水过少是胎儿危险的重要信号。对妊娠已足月、胎儿可宫外存活者,应及时终止妊娠。合并胎盘功能不良、胎儿窘迫,或破膜时羊水少且胎粪严重污染者,估计短时间不能结束分娩的,应及时剖宫产终止妊娠,以降低围产儿病死率。对胎儿储备功能尚好,无明显宫内缺氧,人工破膜羊水清亮者,可以阴道试产。若阴道试产,需密切观察产程进展,连续监测胎心变化。

2.保守期待

若妊娠未足月,胎肺不成熟者,可行保守治疗,延长孕周。通过羊膜腔灌注解除脐带受压,也使B型超声扫描的清晰度大大提高,有利于胎儿畸形的筛查,可降低胎心监护异常率、胎粪排出率以及剖宫产率,提高围生儿成活率。羊膜腔灌注防止胎体粘连造成胎儿畸形。羊膜腔灌注是一种安全、经济有效的治疗方法。但是此法有发生绒毛膜羊膜炎等并发症的可能,不宜多次行羊膜腔输液。与此同时,应选用宫缩抑制剂预防早产。

第四节 早产

早产(premature delivery)是指妊娠满28周至不满37足周(196~258 d)分娩者。此时娩出的新生儿称为早产儿(premature infant),出生体质量≥1 000 g,各器官发育尚不够成熟。根据原因不同,早产分为自发性早产、胎膜早破后早产和治疗性早产。早产占我国分娩总数的5%~15%。早产儿中约15%于新生儿期死亡。近年来由于早产儿及低体重儿治疗学的进步,其生存率明显提高,伤残率下降。

一、病因

(1)孕妇自身因素 既往有晚期流产和(或)早产史、与前次妊娠间隔过短(<6个月)、孕妇年龄过小(≤17岁)或过大(>35岁)、过度消瘦(体质指数<19 kg/m^2 或孕前体重<50 kg)、有烟酒等不良嗜好等。

(2)下生殖道及泌尿道感染 如B族溶血性链球菌、沙眼衣原体、支原体的感染,急性肾盂肾炎等。

(3)胎膜早破、绒毛膜羊膜炎 30%~40%早产与此有关。

(4)妊娠合并症与并发症 如并发重度子痫前期、子痫、产前出血、妊娠期肝内胆汁淤积症、妊娠期糖尿病、并发甲状腺疾患、严重心肺疾患、急性传染病等,早产风险增加。

(5)子宫过度膨胀及胎盘因素 如羊水过多、多胎妊娠、前置胎盘、胎盘早剥等。

(6)子宫发育异常或有宫颈手术史者 如纵隔子宫、双角子宫、子宫肌瘤、宫颈锥切术后、宫颈环形电切术后。

(7)宫颈内口松弛 孕中期阴道超声检查发现子宫颈长度<2.5 cm的孕妇早产风险增加。

(8)孕妇精神心理因素 孕妇精神受到刺激及承受较大的压力时,下丘脑促肾上腺皮质激素释放激素及肾上腺激素分泌增加,使羊膜、绒毛膜及蜕膜产生前列腺素导致宫缩。

二、临床表现及诊断

1.临床表现

(1)病史 既往有晚期流产、早产史及产伤史的孕妇容易发生早产。

(2)临床表现 主要表现为子宫收缩,最初为不规律宫缩,并常伴有少许阴道流血或血性分泌物,以后可发展为规律宫缩,该过程与足月临产相似。宫颈管先逐渐消退,然后扩张。

临床上,早产可分为先兆早产和早产临产两个阶段。妊娠满28周至不满37足周,不规律或者规律宫缩,但宫颈尚未扩张,而经阴道超声监测子宫颈长度≤20 mm,可诊断为先兆早产。妊娠满28周至不满37足周,出现规律宫缩(20 min≥4次或每60 min≥8次),伴宫颈管缩短≥80%,宫口扩张者,诊断为早产临产。部分患者可伴有少量阴道流血或阴道流液。宫颈扩张>4 cm或胎膜已破者,早产将不可避免。诊断早产时应与妊娠晚期出现的生理性宫缩相区别;生理性宫缩一般不规律、无痛感,且不伴有宫颈管消退和宫口扩张等改变。

(3)辅助检查 可通过阴道B型超声检查宫颈长度及宫颈内口漏斗形成情况预测早产;妊娠24周前阴道超声测量宫颈长度<25 cm者早产风险增加。

既往有使用胎儿纤维连接蛋白试验来甄别早产高风险者,但该方法阳性预测值低,且基于此方法的干预治疗未能改变围产儿结局,故不再推荐使用。

三、治疗

若胎儿存活、无胎儿畸形、无胎儿窘迫、胎膜未破,无严重的妊娠合并症和并发症者,应设法抑制宫缩,尽可能使妊娠继续维持至34周。若早产已不可避免,应尽力设法提高早产儿的存活率。

1.卧床休息

取左侧卧位休息,可减少自发性宫缩,增加子宫血流量,增加胎盘对氧、营养和代谢物质的交换。

2.抑制宫缩

抑制宫缩的目的是为了预防即刻早产,使产妇争取时间转到新生儿抢救条件较好的医院,提高早产儿的存活率,并争取应用药物促胎儿肺成熟。一般应用时间不超过48 h,长期应用会增加不良反应。

(1)β_2肾上腺素能受体激动剂　子宫平滑肌细胞膜上分布较多的β_2受体,当其兴奋时,抑制子宫平滑肌收缩,减少子宫的活动而延长妊娠期。此类药物主要副作用有:母儿心率增快、心肌耗氧量增加、血糖升高、血钾降低等,故对合并心脏病、重度高血压、未控制的糖尿病等患者慎用或不用。目前常用的药物主要是利托君(ritodrine):有口服和注射两种制剂,通常先静脉点滴,150 mg加于5%葡萄糖液500 mL,稀释为0.3 mg/mL的溶液行静脉滴注,起始剂量为0.05~0.1 mg/min,每10分钟可增加剂量0.05 mg/min,至宫缩抑制,最大剂量不超过0.35 mg/min,一般维持在0.15~0.35 mg/min滴速,48 h内滴完。宫缩抑制后至少持续滴注12 h,再改为口服10 mg,每4~6小时1次。静脉滴注时左侧卧位,应注意孕妇血压、心率及宫缩的变化。如患者心率>120次/min,应减药量;出现胸痛,应立即停药并做心电监护。长期用药者,应监测血糖。

(2)缩宫素受体拮抗剂　通过竞争性结合子宫平滑肌及蜕膜的缩宫素受体,使缩宫素兴奋子宫平滑肌的作用削弱。主要是阿托西班,是一种选择性缩宫素受体拮抗剂。起始剂量为6.75 mg静脉滴注1 min,继之18 mg/h维持3 h,接着6 mg/h持续45h。副作用轻微,无明确禁忌,但价格较昂贵。

(3)钙通道阻断剂　钙通道阻断剂通过抑制Ca^{2+}离子重吸收,干扰细胞内Ca^{2+}浓度而影响细胞功能,抑制子宫收缩。常用硝苯地平起始剂量为20 mg,口服,然后10~20 mg/次,每6~8 h 1次,使用时应密切观察孕妇心率及血压的变化。已用硫酸镁者慎用。充血性心力衰竭、主动脉瓣狭窄者禁用。

(4)前列腺素合成酶抑制剂　前列腺素有刺激子宫收缩及软化宫颈的作用。前列腺素合成酶抑制剂可减少前列腺素的合成或抑制前列腺素的释放以抑制宫缩。这类药物可通过胎盘抑制胎儿前列腺素的合成和释放,使胎儿体内前列腺素减少,而前列腺素有维持胎儿动脉导管开放的作用,缺乏时导管可能过早关闭而致胎儿血循环障碍;且有使肾血管收缩、抑制胎儿尿形成、使肾功受损、羊水减少的严重副作用。因此,此类药物已较少应用,必要时仅能短期(不超过1周)服用,且在孕32周前应用。常用药物为吲哚美辛,开始50~100 mg阴道或直肠给药,也可口服,然后25 mg/6 h,可维持48 h。用药过程中应密切检测羊水量和胎儿动脉导管血流情况。此外,消化道溃疡患者禁用。

3.硫酸镁的应用

既往硫酸镁作为抑制宫缩药物用于早产的治疗，现在推荐预计孕32周前早产者常规应用硫酸镁作为胎儿中枢神经系统保护剂。硫酸镁不仅能降低早产儿的脑瘫风险，而且能减轻妊娠32周前早产儿的脑瘫严重程度。但长期应用硫酸镁可引起胎儿骨骼脱钙，造成新生儿骨折。常用方法为：25%硫酸镁16 mL加于5%葡萄糖注射液100～250 mL中，在30～60 min内缓慢静脉滴注，然后用25%硫酸镁20～40 mL加于5%葡萄糖注射液500 mL中，以每小时1～2 g速度静脉滴注，一般不超过48 h，24 h总量不超过30 g。禁忌证：孕妇患肌无力、肾功能衰竭。用药过程中应注意患者的呼吸（每分钟不少于16次），膝反射（存在）及尿量（每小时不少于25 mL）等。一旦出现中毒迹象，应立即停药，并给钙剂对抗，可将10%的葡萄糖酸钙10 mL溶于10%葡萄糖注射液10 mL中缓慢静脉注射。

4.预防感染

感染是早产的重要诱发因素，应用抗生素治疗早产可能有益，特别适用于阴道分泌物培养B族链球菌阳性或羊水细菌培养阳性及泌尿道感染者。在过去的20年中，美国的早产率并未因子宫松弛剂的大量应用而降低，并且发现20%～40%的早产与感染有关。抗生素应用原则：伴有泌尿系统感染，需选用抗革兰氏阴性细菌的抗生素，如第二代或第三代头孢菌素；绒毛膜-羊膜炎造成的早产，应考虑到厌氧菌；合并胎膜早破，应预防新生儿B族链球菌败血症为宜；胎膜完整的早产应治疗B族链球菌感染。

5.促胎肺成熟

对妊娠35周前的先兆早产，应用肾上腺糖皮质激素24 h后至7 d内，能促胎儿肺成熟，明显降低新生儿呼吸窘迫综合征的发病率，因此均应该给予1个疗程的糖皮质激素。常用药物：地塞米松6 mg肌内注射，12小时1次，共4次；倍他米松12 mg肌内注射，24小时1次，共2次。若早产临产，来不及完成整疗程者，也应给药。如果用药后超过2周，仍存在<34周早产可能者，可重复一个疗程。

6.终止妊娠的时机

对于不可避免的早产，应停用一切宫缩抑制剂；当延长孕周的风险大于胎儿不成熟的风险时，应选择及时终止妊娠；妊娠<34周是根据个人情况决定是否终止妊娠；对于≥34周的患者可以顺其自然。

7.分娩期的处理

预计早产者，尤其是<32孕周早产，可转到有早产儿救治能力的医院分娩。对早产不可避免的孕妇，停用一切抑制宫缩的药物，严密观察产程进展；产妇左侧卧位，间断给孕妇吸氧；慎用吗啡、哌替啶等抑制新生儿呼吸中枢的药物；分娩时可做会阴侧切开预防早产儿颅内出血。对胎位异常者，在评估早产儿存活可能性的基础上，可选择剖宫产。早产儿出生后适当延长30～120 s后断脐带，可减少新生儿输血的需要，减少50%新生儿脑室内出血。

四、预防

预防早产是降低围生儿死亡率的重要措施之一。①孕前健康咨询，孕期按时围产保健，指导孕期卫生，重视可能引起早产的因素；②切实加强对高危妊娠的管理，积极治疗妊娠合并症；③积极治疗泌尿生殖道感染，节制性生活，预防胎膜早破；④宫颈内口松弛者应于妊娠 12～14 周行宫颈内口环扎术。

第五节　过期妊娠

平时月经周期规则，妊娠达到或超过 42 周（≥294 d）尚未分娩者，称过期妊娠（posttermpregnancy）。其发生率占妊娠总数的 3%～15%。过期妊娠使胎儿窘迫、胎粪吸入综合征、过熟综合征、新生儿窒息、围生儿死亡、巨大儿及难产等不良结局发生率增高，并随妊娠期延长而增加。

一、病理

1.胎盘

过期妊娠的胎盘病理有两种类型。一种是胎盘功能正常，除重量略有增加外，胎盘外观和镜检均与足月妊娠胎盘相似。另一种是胎盘功能减退，胎盘绒毛内血管床减少，间质纤维化增加，合体细胞小结增加，某些合体细胞小结断裂、脱落，绒毛表面出现缺损，缺损部位由纤维蛋白沉积填补并在纤维蛋白沉积表面出现钙化灶，绒毛上皮与血管基底膜增厚。另外有绒毛间血栓、胎盘梗死、绒毛周围纤维素或胎盘后血肿增加等胎盘老化现象，使物质交换与转运能力下降。

2.羊水

正常妊娠 38 周后，羊水量随妊娠推延逐渐减少，妊娠 42 周后羊水迅速减少，约 30% 减少至 300 mL 以下；羊水粪染率明显增高，是足月妊娠的 2～3 倍，若同时伴有羊水过少，羊水粪染率达 71%。

3.胎儿

过期妊娠胎儿生长模式与胎盘功能有关，可分为以下 3 种：

（1）正常生长及巨大儿　胎盘功能正常者，能维持胎儿继续生长，约 25% 成为巨大儿，其中 5.4% 胎儿出生体重>4 500 g。

（2）胎儿过熟综合征（postmaturity syndrome）　过熟儿表现出过熟综合征的特征性外貌，与胎盘功能减退、胎盘血流灌注不足、胎儿缺氧及营养缺乏等有关。典型表现为：皮肤干燥、松弛、起皱、脱皮，脱皮尤以手心和脚心明显；身体瘦长、胎脂消失、皮下脂肪减少，表现为消耗状；头发浓密，指（趾）甲长；新生儿睁眼、异常警觉和焦虑，容貌似“小老人”。因羊水减少和胎粪排出，胎儿皮肤黄染，羊膜和脐带呈黄绿色。

（3）胎儿生长受限　小样儿可与过期妊娠共存，后者更增加胎儿的危险性，约 1/3 过期妊娠死产儿为生长受限小样儿。

二、对母儿影响

1.对围生儿的影响

除上述胎儿过熟综合征外，胎儿窘迫、胎粪吸入综合征、新生儿窒息及巨大儿等围产儿发病率及死亡率均明显增高。

2.对母体的影响

产程延长和难产率增高，使手术产率及母体产伤明显增加。

三、诊断

准确核实孕周，确定胎盘功能正常是否正常是关键。

1.核实预产期

(1)病史 ①以末次月经第1日计算：平时月经规则、周期以28~30 d的孕妇停经≥42周尚未分娩，可诊断为过期妊娠。若月经周期超过30 d，应酌情顺延；②根据排卵日推算：月经不规则、哺乳期受孕或末次月经记不清的孕妇，可根据基础体温提示的排卵期推算预产期，若排卵后≥280 d仍未分娩者可诊断为过期妊娠；③根据性交日期推算预产期；④根据辅助生殖技术（如人工授精、体外受精-胚胎移植术）的日期推算预产期。

(2)临床表现 早孕反应出现时间、胎动开始出现时间及早孕期妇科检查发现的子宫大小，均有助于推算孕周。

(3)实验室检查 ①根据B型超声检查确定孕周，妊娠20周内，B超检查对确定孕周有重要意义。妊娠5~12周以内以胎儿顶臀径推算孕周较准确，妊娠12~20周以内以胎儿双顶径、股骨长度推算预产期较好；②根据妊娠初期血、尿HCG增高的时间推算孕周。

2.判断胎儿安危状况

(1)胎动情况 通过胎动自我监测，如胎动明显减少提示胎儿宫内缺氧。

(2)电子胎儿监护 如无应激试验(NST)为无反应型需进一步做缩宫素激惹试验(OCT)，若多次反复出现胎心晚期减速提示胎盘功能减退，胎儿明显缺氧。

(3)B型超声检查 观察胎动、胎儿肌张力、胎儿呼吸运动及羊水量。另外，脐血流仪检查胎儿脐动脉血流S/D比值，有助于判断胎儿安危状况。

(4)羊膜镜检查 观察羊水颜色，若已破膜，可直接观察到流出的羊水有无粪染。

四、处理

妊娠40周以后胎盘功能逐渐下降，42周以后明显下降，因此，在妊娠41周以后，即应考虑终止妊娠，尽量避免过期妊娠。应根据胎儿安危状况、胎儿大小、宫颈成熟度综合分析，选择恰当的分娩方式。

1.促宫颈成熟

在宫颈不成熟情况下直接引产，阴道分娩失败率较高，反而增加剖宫产率。评价宫颈成熟度的主要方法是Bishop评分。一般认为，Bishop评分≥7分者，可直接引产；Bishop评分<7分，引产前先促宫颈成熟。目前，常用的促宫颈成熟(cervical ripening)的方法主要有PGE_2阴道制剂和宫颈扩张球囊

2.引产术

宫颈已成熟即可行引产术(labor induction)，常静脉滴注缩宫素，诱发宫缩直至临产。胎头已衔接者，通常先人工破膜，1小时后开始静滴缩宫素引产。人工破膜既可诱发内源性前列腺素的释放，增加引产效果，又可观察羊水性质，排除胎儿窘迫。

3.产程处理

进入产程后,应鼓励产妇左侧卧位、吸氧。产程中最好连续监测胎心,注意羊水性状,必要时取胎儿头皮血测 pH,及早发现胎儿窘迫,并及时处理。过期妊娠时,常伴有胎儿窘迫、羊水粪染,分娩时应做相应准备。胎儿娩出后立即在直接喉镜指引下行气管插管吸出气管内容物,以减少胎粪吸入综合征的发生。

4.剖宫产术

过期妊娠时,胎盘功能减退,胎儿储备能力下降,需适当放宽剖宫产指征。

(韩宁、韩笑、陈娟)

第二章　妊娠期出血性疾病

第一节　流产

妊娠不足28孕周,胎儿体重尚未达到1 000 g即终止者,称为流产。发生在孕龄小于12周者称为早期流产。发生在12孕周以上至27孕周末期间者称为晚期流产。早期流产发生率较高。流产又分为自然流产和人工流产,本节内容仅限于自然流产。自然流产的发生率占全部妊娠的15%左右。

一、病因

1.胎儿及其附属物方面

(1)胚胎发育异常　为早期流产的常见原因,可能由于遗传基因缺陷、胚胎染色体的数目或结构异常、母儿免疫学上不协调(如Rh因子、ABO血型不合等)或外界环境中的有害物质等因素影响了胚胎发育。

(2)胎盘异常　妊娠早期的滋养层发育不全或胎盘绒毛变性,使胎盘功能降低或血循环障碍致胚胎死亡。

2.母体方面

(1)全身性疾病　急性感染时病毒或毒素可造成胚胎或胎儿死亡,高热可使子宫收缩导致流产。慢性肾炎、高血压引起的胎盘梗死以及严重贫血、心力衰竭均可致胚胎或胎儿缺氧死亡。

(2)内分泌失调　若黄体功能不全,体内孕激素不足,子宫蜕膜组织发育不良,胚胎不能继续生长而流产。甲状腺功能亢进或低下导致细胞氧化过程障碍,影响胚胎的正常发育。

(3)生殖器官疾病　子宫发育不良。子宫畸形、子宫肌瘤等,可影响胚胎发育而发生流产。子宫颈重度裂伤、宫颈内口松弛常引起晚期流产。

(4)其他因素　跌伤、过劳等,可引起子宫收缩造成流产。妊娠期间维生素缺乏,将影响受精卵发育导致流产。

二、病理

由于流产发生的时间早晚不同,病理过程亦不一致。早期流产多为胚胎先死亡,然后底蜕膜坏死及囊胚外面的绒毛与蜕膜分离,血窦开放引起出血。囊胚逐渐自着床处分离,落入子宫腔内成为异物,随子宫收缩排出。所以,早期流产往往先有出血后有腹痛。在妊娠8周以前绒毛发育尚不成熟,与母体蜕膜的联系尚未牢固,此时发生流产,整个胎囊容易从于宫壁完全剥落排出。妊娠 8~12 周，绒毛发育繁盛，深植蜕膜之中，与蜕膜联系较坚固，但尚未形成完整胎盘，一旦剥离不全，将影响子宫收缩发生大出血。晚期流产时，因胎盘已形成，其流产过程常与足月分娩相似。流产时往往先有腹痛，然后依次排出胎儿、胎盘。

三、临床表现

流产的主要症状是停经后的腹痛和阴道流血。其发病时间、病情缓急、治疗方法及愈后与流产的类型和病程有关。流产的临床类型实际上是流产的各个阶段。

此外，流产尚有三种特殊情况，即复发性流产、稽留流产和流产合并感染。现将各类流产分别叙述如下。

1.先兆流产

有停经及早孕反应，阴道流血常比月经量少，腹部有轻微胀痛或腰酸。有时仅有阴道流血而无腹痛。妇科检查时，宫颈口未开子宫增大与停经月份相符合，尿妊娠试验阳性，超声检查胚囊大小、胎心、胎动情况与妊娠月份相符。尚有希望继续妊娠。

处理：①休息。包括心理和身体两方面，卧床休息至出血停止。确诊后不再作内诊检查，禁忌性生活；②黄体支持。对黄体功能不全患者有效，具有松弛子宫、促进子宫蜕膜生长的作用，有利于胚胎发育。常用黄体酮 20 mg 每日肌内注射，直至阴道流血停止后 3~7 d，在停药前逐渐减量。也有用 HCG 治疗的报道。有些人工合成的孕激素类药物有致畸作用，如 19-去甲类孕激素，早期妊娠不宜应用。治疗期间应密切注意临床变化，动态了解检查胚胎发育情况和 HCG 水平，若用药两周后病情无缓解，胚胎发育异常应立刻停止保胎治疗；③镇静药物。若患者精神太紧张，可选用对胎儿影响小的镇静药物，如苯巴比妥。口服维生素 E 10~20 mg，3 次/d。

2.难免流产

一般由先兆流产发展而来，此时流产已不可避免。阴道流血量增多，下腹疼痛加剧，呈阵发性。妇科检查宫颈口已扩张，有时可见胎囊膨出，或流产组织堵塞于宫颈口。胎膜破裂后可见阴道流水。子宫大小与停经月份相符或略小于停经月份。

处理：流血多者应迅速清除宫腔内容物，达到止血目的。<12 孕周者，应立即注射缩宫素 10 U 促进子宫收缩，排出组织，减少出血，并可立即进行吸宫术。>12 孕周者，若宫口已开，可先用卵圆钳迅速将胚胎和胎盘组织挟出，子宫缩小后再行刮宫术。如子宫较大且无活动性出血可等待自然流产。也可用催产素 10~20 U 加入 10%葡萄糖注射液 500 mL 中静脉滴注，促使胚胎及胎盘排出后再行清宫术。

3.不全流产

指妊娠产物部分排出，部分仍残留在子宫腔内。由于残留组织影响子宫收缩，腹痛、阴道流血不止。有时表现为反复间歇性出血。有时可大量出血，甚至休克，如不及时处理将危及生命。检查时子宫颈口多较松弛，有时可见组织堵塞于宫口，子宫多小于停经月份。

4.流产合并感染

流血时间过长、残留于宫腔内的组织可引起宫腔内感染，出现发热、下腹痛、阴道排液等症状，严重者可发展为盆腔炎、腹膜炎、败血症及感染性休克，称为感染性流产。

处理：治疗原则为控制感染的同时尽快清除宫内残留的。流血过多发生休克时，应同时补液或输血。有感染症状而出血不多者，先控制感染，待体温稳定二三天后再行刮宫。合并感染又有大量阴道出血者应在输血和静脉用抗生素的同时，用卵圆钳将宫腔内残留组织轻轻夹出，暂时起到止血作用，此时不用刮匙清宫，以免感染扩散，可待感染控制后再行刮宫。感染严重或腹、盆腔脓肿形成时应手术引流，必要时切除子宫。

5.完全流产

胚胎组织已完全排出，一般出血很少或不再出血，腹痛逐渐缓解。子宫颈口关闭，无特殊情况多不需处理。

6.稽留流产

又称过期流产。指胚胎或胎儿已死亡滞留宫腔内未能及时自然排出者。胚胎死亡较长时间仍未排出体外，常导致流产组织机化，与宫壁紧密黏连，不易完全剥离。稽留于宫腔时间过久的坏死组织可释放凝血活酶，引起 DIC 发生。多数患者曾有先兆流产病史，阴道流血时有时无，子宫小于停经月份，尿妊娠试验多为阴性，超声检查胎心消失，宫腔内可见陈旧组织产生的回声较强影像。

最近，英国 Imperial College 的 Jessica 教授等进行了一项前瞻性多中心观察性研究，结果提示以下标准可 100% 确定流产：空孕囊直径 ≥ 25 mm，顶臀径 ≥ 7 mm 但未见胎心搏动；妊娠 70 d 后平均孕囊直径 ≥ 18 mm 但未见胚胎；妊娠 70 d 后顶臀径 ≥ 3 mm 但未见胎心搏动；7～14 d 后复查仍未见胎心搏动或孕囊直径未翻倍或<12 mm，未见胚胎；孕囊直径 ≥ 12 mm 但未见胎心搏动。

处理：应及早使胎儿和胎盘排出，以防发生凝血功能障碍。

处理前做好凝血功能检查及输血准备。先口服已烯雌酚 5～10 mg，3 次/d，共 5 d，以提高子宫肌肉对催产素的敏感性。子宫小于妊娠 12 孕周者行刮宫术，有时因胎盘与宫壁黏连紧密，须小心操作谨防子宫穿孔，不必一次勉强刮净，可 5～7 d 后再次刮宫。子宫超过 12 孕周大时，可用催产素、前列腺素或利凡诺等引产。若宫腔内容物排出不全，再行刮宫术。有凝血功能障碍者应及早用肝素和输鲜血，待凝血功能好转后行引产或刮宫。

7.复发性流产

复发性流产指同一性伴侣连续发生 3 次及 3 次以上的自然流产，排除异位妊娠、葡萄胎和其他生化妊娠。

每次流产往往发生于相同妊娠月份，流产经过与一般流产相同。早期流产的原因常为黄体功能不全、甲状腺功能低下、染色体异常等。晚期流产较常见的原因则为宫颈内口松弛、子宫畸形、子宫肌瘤等。

复发性流产的影响因素包括遗传、年龄、抗磷脂抗体综合征、子宫异常、血栓形成倾向、激素和代谢障碍、感染、自体免疫、精液分析参数和生活方式等。通过一项全面的评估，复发性流产的患者中能够识别的病因仅占 50%。

处理：原则上以预防为主。受孕前男女双方均应详细检查，包括女方基础体温、基础代谢率，男方精液，以及夫妇双方血型及染色体等检查。若怀疑女方子宫畸形或子宫内口机能不全，可行子宫输卵管碘油造影、声波记录下生理盐水灌注、三维超声、诊断性宫腔镜检查和核磁共振成像等。一旦找到原因，妊娠前作针对性的治疗，效果较好。

对不明原因复发性流产患者给予黄体支持及孕激素补充是有益处的，但是没有证据支持在早中孕期常规予以孕激素补充可以减少流产的发生。目前一般经验用药为排卵后3d 开始至孕 10 周。可以选择阴道内用黄体酮 200 mg,3 次/d,或者阴道内用黄体酮凝胶 90 mg,1 次/d,也可以选择口服微粒化黄体酮 100 mg,3 次/d。

其他针对病因的处理:

(1)血栓形成倾向者的治疗　低分子肝素(LMWH)单独用药或联合阿司匹林是目前治疗血栓前状态的主要方法。低分子肝素 5 000 IU,2 次/d,诊断妊娠即可用药,待凝血纤溶指标恢复正常即可停药。阿司匹林 50 mg,治疗维持整个孕期。

(2)子宫内膜异形态学异常的治疗　孕前使用促排卵药物,排卵后加以孕激素。早孕时,应用孕激素和 HCG ,一般应用 10~12 周、纵隔、内膜息肉、纤维化、粘连等,采用宫腔镜加以切除分离。

(3)宫颈机能不全的治疗　妊娠前使用宫颈内口松弛矫正术、预防性环扎术或腹腔镜下行环扎术。

妊娠期则使用治疗性环扎术。于妊娠 14~24 周,阴道超声检查宫颈长度≤ 2.5 cm,或在 1.5 cm 以下,发现宫颈缩短环扎越早效果越好。遇到胎膜早破者应衡量早产与感染之间的利弊,个体化治疗。如发生在 22 周前,应及时拆线,22~31 周间可促胎儿肺成熟后再拆线。

尽管处理上存在争议,但多数学者认为临床情况下行环扎术是有必要的。若有 3 次以上早产或晚期流产,最好在妊娠 11~13 周行环扎术,若前次在孕 16~36 周分娩,且阴道超声示宫颈管长度≤2.5 cm 时,环扎术应在 14~24 周进行。若反复晚期自然流产者,前次妊娠有环扎术史,此次应考虑经腹腔镜环扎术。

第二节　异位妊娠

受精卵在子宫体腔以外着床称异位妊娠(ectopic pregnancy),习称宫外孕。异位妊娠根据受精卵在子宫体腔外种植部位不同而分为输卵管妊娠、卵巢妊娠、腹腔妊娠、阔韧带妊娠及宫颈妊娠,其中以输卵管妊娠最为多见(约占异位妊娠 95%),因此本文仅叙述输卵管妊娠。此外,剖宫产瘢痕处妊娠近年在国内明显增多。异位妊娠是妇产科常见而危险的急腹症之一,发生率与正常妊娠之比为 1:(56~93),患者不仅妊娠失败,而且多有性命之忧。异位妊娠发生部位见图 2-1。

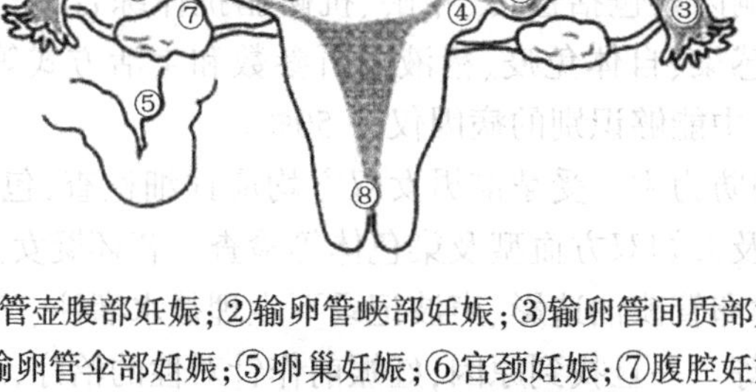

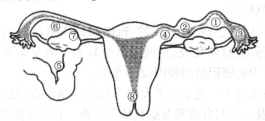

①输卵管壶腹部妊娠;②输卵管峡部妊娠;③输卵管间质部妊娠;
④输卵管伞部妊娠;⑤卵巢妊娠;⑥宫颈妊娠;⑦腹腔妊娠

图 2-1　异位妊娠发生部位示意图

一、输卵管妊娠

输卵管妊娠占异位妊娠的95%,其中78%发生在壶腹部,25%发生在峡部,伞部和间质部异位妊娠较为少见。

(一)病因

1.输卵管异常

输卵管异常包括结构和功能上的异常,是引起异位妊娠的主要原因。①慢性输卵管炎:重者输卵管完全堵塞导致不孕;轻者可引起输卵管管腔狭窄,呈通而不畅的状态,影响受精卵的正常运行。流产、分娩是上述感染的常见诱因;②输卵管发育不良或功能异常:输卵管过长、过细,肌层发育不良,黏膜纤毛缺乏,双输卵管,输卵管憩室,副伞等均可影响受精卵运送过程及胚泡着床;③输卵管妊娠史或手术史:输卵管黏连分离术、再通术、吻合术及伞端造口术,手术部位重新黏连或瘢痕狭窄可能造成胚泡滞留于输卵管;④辅助生殖技术:近年由于辅助生殖技术的应用,使输卵管妊娠发生率增加,既往少见的异位妊娠,如卵巢妊娠、腹腔妊娠等发生率也增加。⑤避孕失败 包括宫内节育器避孕失败、口服紧急避孕药失败,发生异位妊娠的机会较大。⑥输卵管周围疾病:输卵管周围肿瘤和病变如子宫肌瘤、卵巢肿瘤、子宫内膜异位症、阑尾炎等不仅引起输卵管周围黏连,输卵管扭曲、受压,相关的内分泌异常、免疫异常以及盆腔局部前列腺素水平、巨噬细胞数量异常使输卵管痉挛、蠕动异常,影响输卵管捡拾、运送卵子的功能。

2.子宫异常

子宫肌瘤、子宫内膜炎、过度刮宫、子宫手术等可造成宫腔黏连、瘢痕形成、内膜缺损或修复不良干扰着床。

3.配子与合子因素

由于胚囊与子宫内膜的同步发育是正常着床的必备条件,任何使胚囊发育延迟和进入宫腔延迟的因素均增加异位妊娠的危险。例如受精卵游走、精子计数过低、异常精子过多及胚泡本身的缺陷等。受精卵游走指卵子在一侧输卵管受精,受精卵经宫腔或腹腔向对侧输卵管移行,运行过程延长使受精卵已具备植入能力,着床在对侧输卵管发展成异位妊娠。

(二)病理

1.输卵管妊娠的结局

相对于子宫腔和子宫肌壁而言,输卵管管腔狭小,管壁肌肉薄弱,缺乏黏膜下组织,黏膜的蜕膜样变化不全,胚胎绒毛常直接侵蚀输卵管肌层。一方面孕卵发育受到影响和限制,另一方面输卵管不能承受和维持妊娠,多产生以下结局:

(1)输卵管妊娠流产　常见于输卵管壶腹部妊娠。多在妊娠8~12周发病。受精卵逐渐长大向管腔膨出,以发育不良的蜕膜组织为主形成的包膜难以承受胚胎的膨胀张力,胚胎及绒毛自管壁附着处分离,落入管腔。由于比较接近伞端,通过逆蠕动挤入腹腔。若胚胎全部完整地剥离流入腹腔,则为输卵管完全流产,流血往往不多。如受精卵仅有部分剥离排出,部分绒毛仍残留管腔内,形成输卵管不全流产。残留的绒毛组织继续侵蚀输卵管管壁,而管壁的肌肉收缩力差,不易止血,持续或反复出血量较多时积聚在输卵管内形成输卵管积血,也可经伞端流出,沉积于子宫直肠陷凹处形成盆腔积血(图2-2)。

(2)输卵管妊娠破裂　多见于输卵管峡部妊娠。少数发生于输卵管间质部妊娠。输卵管峡部管腔狭窄,故发病时间较早,多在妊娠6周左右。绒毛侵蚀输卵管后穿破管壁,胚胎由裂口排出。输卵管肌层血管丰富,因此输卵管妊娠破裂的内出血较输卵管妊娠流产者严重。若管壁裂伤处有较大血管出血活跃,短时间内大量血液流入腹腔,可致休克。亦可反复出血在阔韧带、盆腔和腹腔内形成较大的血肿。输卵管间质部局部肌肉组织较厚,妊娠可达3~4个月才发生输卵管破裂,此处血管丰富,一旦破裂出血极为严重,可危及生命。输卵管妊娠破裂(图2-3)。

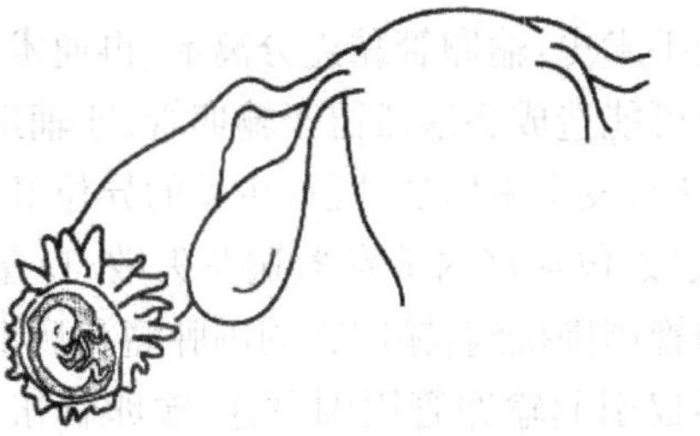

图2-2　输卵管妊娠流产

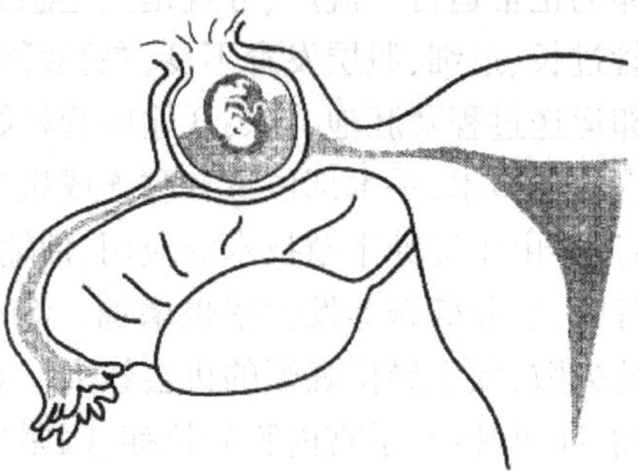

图2-3　输卵管妊娠破裂

(3)陈旧性宫外孕　输卵管妊娠流产或破裂患者中,部分患者未能及时治疗,由于反复腹腔内出血,形成血肿,以后胚胎死亡,内出血停止,血肿机化变硬,与周围组织黏连,成为“陈旧性宫外孕”。

(4)继发性腹腔妊娠　无论输卵管妊娠流产或破裂,胚胎从输卵管排入腹腔内或阔韧带内,多数死亡,偶尔也有存活者。若存活胚胎的绒毛组织附着于原位或排至腹腔后重新种植而获得营养,可继续生长发育,形成继发性腹腔妊娠。

2.子宫内膜的变化

不同病变部位的异位妊娠在病程的不同阶段子宫内膜的变化不同。妊娠初期,滋养细胞产生的HCG使甾体激素分泌增加,子宫内膜发生蜕膜反应,可呈分泌期改变或A-S反应(类似过度分泌型的子宫内膜)。随着输卵管妊娠流产或破裂的发生,胚胎死亡,滋养层细胞活力消退,HCG水平下降。失去激素支持的蜕膜发生退行性变和坏死,部分患者蜕膜完整地自宫腔剥离,随阴道流血排出,三角形外观,称为蜕膜管型;部分患者内膜小片状脱落而出现不规则阴道流血,随着病程发展子宫内膜可分别呈A-S反应、月经期或增生期改变;也有患者胚胎虽已死亡,部分深入肌层的绒毛仍然存活,内膜则呈分泌反应。

(三)临床表现

异位妊娠的临床表现与受精卵着床部位、有无流产或破裂以及出血量多少和时间长短等有关。在输卵管妊娠早期,若尚未发生流产或破裂,常无特殊的临床表现,其过程与早孕或先兆流产相似。

1.症状

典型症状为停经后腹痛与阴道流血。

(1)停经 除输卵管间质部妊娠停经时间较长外,多数停经6~8周。少数仅月经延迟数日,约20%~30%患者没有明显停经。

(2)腹痛 为本病就诊的主要症状。输卵管妊娠未发生流产或破裂前由于胚胎生长使输卵管膨胀而产生一侧下腹部隐痛或胀痛。输卵管妊娠破裂患者和部分输卵管妊娠流产患者发病时,常突感一侧下腹有撕裂样疼痛,内出血积聚在子宫直肠陷凹,刺激直肠产生肛门坠胀感。部分输卵管妊娠流产的患者表现为一侧下腹胀痛,进行性加重。随着病情的发展,疼痛可扩展至整个下腹部或全腹部,甚至引起胃部疼痛或肩部放射性疼痛。患者因疼痛及内出血可伴有恶心、呕吐、昏厥及休克。

(3)阴道流血 多为不规则点滴状流血,量较月经少,色褐红,少数患者阴道流血量较多。流血可发生在腹痛出现前,也可发生在其后。一般常在异位妊娠病灶去除后才能停止。也有无阴道流血者。

(4)晕厥与休克 其发生与内出血的速度和内出血的量有关。出血越多越快症状出现越迅速越严重。休克的严重程度与阴道流血量不成比例。由于骤然内出血及剧烈腹痛,患者常感头昏眼花,恶心呕吐,心慌,并出现面色苍白、四肢发凉乃至晕厥,诊治不及时将死亡。

(5)腹部包块 输卵管妊娠流产或破裂时所形成的血肿时间较久者,由于血液凝固并与周围组织或器官(如子宫、输卵管、卵巢、肠管或大网膜等)发生粘连形成包块,包块较大或位置较高者,腹部可扪及。

2.体征

(1)一般情况 内出血较多者呈贫血貌。大量出血时脉搏细速,血压下降。体温一般正常,休克患者体温略低。病程长、腹腔内血液吸收时可有低热。如合并感染,则体温可升高。

(2)腹部检查 一旦发生内出血,腹部多有明显压痛及反跳痛,尤以下腹患侧最为显著,腹肌紧张较一般腹膜炎为轻。腹部叩诊可有移动性浊音,内出血多时腹部丰满膨隆。

(3)妇科检查 宫颈口可有少量暗红色血液流出,子宫颈着色可有或无,停经时间较长未发生内出血的患者子宫变软,但增大不明显,部分可触及膨胀的输卵管,伴有轻压痛。一旦发生内出血宫颈有明显的举痛或移动痛,内出血量多时后穹隆饱满触痛,子宫有漂浮感。血肿多位于子宫后侧方或子宫直肠陷凹处,其大小、形状、质地常有变化,边界可不清楚。病程较长时血肿与周围组织黏连形成包块,机化变硬,边界渐清楚,当包块较大、位置较高时可在下腹部摸到压痛的肿块。

(四)诊断

根据上述临床表现,有典型破裂症状及体征的患者,诊断并不困难,无内出血或症状不典型者则容易被忽略或误诊。当诊断困难时,可采用以下的辅助诊断方法:

1.hCG测定

异位妊娠时胚泡着床在子宫腔外,滋养细胞多发育不良,产生的HCG水平通常较正常妊娠低,因此目前常采用灵敏度较高的酶联免疫法(尿)和放射免疫法(血)测定β-

HCG，阳性率为 80%～100%。异位妊娠时，患者体内血 hCG 水平较宫内妊娠低。连续测定血 hCG，若倍增时间>7 d，异位妊娠可能极大，若倍增时间小于 1.4 d，异位妊娠可能性极小。

2. 孕酮测定

血清孕酮的测定对判断正常妊娠胚胎的发育情况有帮助。输卵管妊娠时，血清孕酮水平偏低，多数在 10～25 ng/mL。如果血清孕酮值>25 ng/mL，异位妊娠几率<1.5%；如果其值<5 ng/mL，应考虑宫内妊娠流产或异位妊娠。

3. 超声检查

B 型超声检查对异位妊娠诊断必不可少，还有助于明确异位妊娠部位和大小。阴道超声检查较腹部超声检查准确性高。异位妊娠的声像特点：宫腔内未探及妊娠囊，若宫旁探及异常低回声区，且见胚芽或原始心管搏动，可确诊异位妊娠；若宫旁探及混合回声区，子宫直肠窝有游离暗区，虽未见胚芽或原始心管搏动，也应高度怀疑异位妊娠。由于子宫内有时可见到假妊娠囊（蜕膜管型与血液形成），应注意鉴别，以免误诊为宫内妊娠。

但应注意，单凭超声诊断异位妊娠有时可能误诊，结合临床表现和 β-HCG 测量，有助于提高诊断的准确性。当血 hCG>2 000 IU/L、阴道超声未见宫内妊娠囊时，异位妊娠诊断基本成立。

4. 阴道后穹隆穿刺术或腹腔穿刺术

由于子宫直肠陷凹是盆腔的最低点，少量出血即可积聚于此，当疑有内出血时，可用 18 号穿刺针经阴道后穹隆抽吸子宫直肠陷凹，若抽出物为陈旧性血液或暗红色血液放置 10 min 左右仍不凝固，则内出血诊断较肯定。内出血量少、血肿位置较高、直肠子宫陷凹有黏连时，可能抽不出血，故穿刺阴性不能否定输卵管妊娠存在。如有移动性浊音，亦可行腹腔穿刺术。

5. 腹腔镜检查

适用于早期病例及诊断困难者、大量内出血或休克患者禁用。近年来，腹腔镜在异位妊娠中的应用日益普及，不仅可用于诊断，而且可用于治疗。

6. 子宫内膜病理检查

异位妊娠时子宫内膜变化呈多样性。故诊断性刮宫对本病的诊断价值不大，只是对阴道流血较多的患者用于止血并借此排除宫内妊娠流产。将宫腔刮出物或阴道排出物送病理检查，未见绒毛，子宫内膜呈蜕膜样改变或 A-S 反应，异位妊娠的可能性大。

（五）鉴别诊断

（1）黄体破裂出血　系卵巢黄体破裂引起的内出血。有关因素包括凝血机制障碍。盆腔充血、卵巢受到直接或间接的外力作用等。本病好发于黄体血管化时期，多无停经史，但应注意少数患者月经周期较长，周期不规则时造成停经假象。发病时的腹部症状和体征以及内出血表现易与异位妊娠混淆。HCG 测定阴性为鉴别要点。黄体破裂出血有时可自行停止，故内出血量不多时可严密监护下保守治疗。

（2）急性盆腔炎　患者多有生殖道感染史。体温升高，白细胞计数增加。妇科检查有伴有阴道炎、宫颈炎。由于盆腔腹膜炎性激惹，宫颈举痛明显，腹部肌紧张明显，两附件区压痛反跳痛。但阴道后穹隆穿刺无血，抽出渗出液或脓性分泌物，HCG 阴性，白细胞计数增高等可与异位妊娠相鉴别。

(3)急性阑尾炎　本病也属常见病、多发病,故在临床上经常需与异位妊娠鉴别。急性阑尾炎患者具有转移性下腹疼痛和麦氏点压痛反跳痛等特征,无停经史,妇科检查多无异常。阴道后穹隆穿刺和 HCG 测定均有助诊断。

(4)流产　患者多无不孕历史,阴道流血量与失血表现一致。B 型超声下证实宫腔内妊娠,阴道后穹隆穿刺阴性可鉴别于异位妊娠。

(5)卵巢囊肿蒂扭转　既往有盆腔包块史,突发一侧下腹剧痛,伴有因腹膜牵引绞窄引起的恶心、呕吐甚至休克。肌紧张较局限,附件包块张力较大,压痛以瘤蒂部较明显。B 型超声检查可明确诊断。

(六)治疗

异位妊娠的治疗包括药物治疗、手术治疗和期待治疗。

1.药物治疗

主要适用于病情稳定的输卵管妊娠患者及保守性手术后发生持续性异位妊娠者。化疗需用于异位妊娠确诊和排除了宫内妊娠的患者。符合下列条件可采用此法:①无药物治疗的禁忌证;②输卵管妊娠未发生破裂;③输卵管妊娠直径不超过 4 cm;④血 β-HCG<2 000 U/L。⑤无明显内出血。主要的禁忌证为:①生命体征不稳定;②异位妊娠破裂;③妊娠囊直径≥4 cm 或≥3.5 cm 伴胎心搏动;④药物过敏、慢性肝病、血液性疾病、活动性肺部疾病、免疫缺陷、消化性溃疡等。采用化学药物治疗,常用甲氨蝶呤(MTX)0.4 mg/(kg·d),肌注,5 d 一疗程;若单次剂量肌肉内注射常用 50 mg/m^2 体表面积计算,在治疗第 4 日或第 7 日测血清 hCG,若治疗后 4~7 d 血 hCG 下降<15%,应重复剂量治疗,然后每周重复测血 hCG,直至血 hCG 降至 5IU/L,一般需 3~4 周。局部用药是将药物在腹腔镜或 B 型超声引导下注入输卵管的妊娠囊内。此外也有采用氟尿嘧啶等保守治疗成功的报告。无论何种保守方法,必须严格掌握指征,治疗期间应用 B 型超声和 β-HCG 严密监护。输卵管间质部妊娠、严重腹腔内出血、保守治疗效果不佳者均应及早手术。

2.手术治疗

手术治疗输卵管妊娠的主要治疗方法。诊断一旦明确,原则上应立即手术,制止内出血。如有休克,应在抗休克治疗的同时尽快手术。手术方式可开腹进行,也可在腹腔镜下进行。手术治疗适用于:①生命体征不稳定或有腹腔内出血征象者;②诊断不明确者;③异位妊娠有进展者(如血 hCG>3 000 IU/L 或持续升高、有胎心搏动、附件区大包块等);④随诊不可靠者;⑤药物治疗禁忌证或无效者。

(1)保守性手术　主要用于需要保留生育能力的妇女。手术仅清除妊娠物而保留输卵管。一般根据病变累及部位及其损伤程度选择术式,伞部妊娠可挤压妊娠物自伞端排出;壶腹部妊娠可切开输卵管取出胚胎后缝合管壁;峡部妊娠则切除病灶后再吻合输卵管。输卵管妊娠行保守性手术后,残余滋养细胞有可能继续生长,再次发生出血,引起腹痛等,称为持续性异位妊娠。术后应密切监测血 hCG 水平,若术后血 hCG 升高,术后 1 d 血 hCG 下降<50%,或术后 12 d 血 hCG 未下降至术前值的 10%以下,均可诊断为持续性异位妊娠,及时给予甲氨蝶呤治疗,必要时需再手术。

(2)根治性手术(患侧输卵管切除术)　适用于无生育要求的输卵管妊娠、内出血并发休克的急腹症患者。开腹后迅速找到出血点,立刻钳夹止血,再进行病侧输卵管切除术,尽可能保留卵巢。休克患者应尽量缩短手术时间。腹腔游离血多者可回收进行自体输血,但要求此类患者:①停经不超过12周,胎膜未破;②术前不作后穹隆穿刺以避免污染;③内出血不超过24 h。回收血操作时应严格遵守无菌规则,每100 mL血液加3.8%枸橼钠液10 mL,经6层纱布过滤后回输。

间质部妊娠子宫损伤面较大不宜保留子宫者,可行子宫切除术。

3.期待治疗

适用于病情稳定,血清HCG水平较低(<1 500 U/L)且呈下降趋势。期待治疗必须向患者说明情况及征得同意。异位妊娠的鉴别诊断方法见表2-1。

表2-1 异位妊娠的鉴别诊断

	输卵管妊娠	流产	急性输卵管炎	急性阑尾炎	黄体破裂	卵巢囊肿蒂扭转
停经	多有	有	无	无	多无	无
腹痛	突然撕裂样剧痛,自下腹一侧开始向全腹扩散	下腹中央阵发性坠痛	两下腹持续性疼痛	持续性疼痛,从上腹开始,经脐周转至右下腹	下腹一侧突发性疼痛	下腹一侧突发性疼痛
阴道流血	量少,暗红色,可有蜕膜管型排出	开始量少,后增多,鲜红色,有小血块或绒毛排出	无	无	无或有如月经量	无
休克	程度与外出血不成正比	程度与外出血成正比	无	无	无或有轻度休克	无
体温	正常,有时低热	正常	升高	升高	正常	稍高
盆腔检查	宫颈举痛,直肠子宫陷凹有肿块	宫口稍开,子宫增大变软	举宫颈时两侧下腹疼痛	无肿块触及、直肠指检右侧高位压痛	无肿块触及,一侧附件压痛	宫颈举痛,卵巢肿块边缘清晰,蒂部触痛明显
白细胞计数	正常或稍高	正常	升高	升高	正常或稍高	稍高
血红蛋白	下降	正常或稍低	正常	正常	下降	正常

续表 2-1

	输卵管妊娠	流产	急性输卵管炎	急性阑尾炎	黄体破裂	卵巢囊肿蒂扭转
阴道后穹隆穿刺	可抽出不凝血液	阴性	可抽出渗出液或脓液	阴性	可抽出血液	阴性
hCG 检测	多为阳性	多为阳性	阴性	阴性	阴性	阴性
B 型超声	一侧附件低回声区，其内有妊娠囊	宫内可见妊娠囊	两侧附件低回声区	子宫附件区无异常回声	一侧附件低回声区	一侧附件低回声区，边缘清晰，有条索状蒂

第三节 前置胎盘

正常的胎盘附着于子宫体部的前壁、后壁或侧壁。妊娠 28 周后，胎盘仍附着于子宫下段，其下缘达到或覆盖宫颈内口，位置低于胎儿先露部，称为前置胎盘。前置胎盘是妊娠晚期出血的重要原因之一，能威胁母子的生命安全，故应及时适当处理。国外发病率为 0.3%~0.5%，国内报道为 0.24%~1.57%。

一、病因

尚不清楚，可能与下列因素有关：

1.子宫内膜不健全

由于多产、多次刮宫、剖宫产、产褥感染或流产，上环后感染所致子宫内膜炎、子宫内膜缺损，引起血液供应不足，为了摄取足够的营养，胎盘便扩大面积，予以补偿，因而伸入子宫下段，形成前置胎盘。

2.受精卵发育迟缓

当受精卵到达子宫腔的时候，其滋养层还未具有着床能力，势必继续下行，而着床于子宫下段，造成前置胎盘。

3.胎盘面积过大

如双胎，有核红细胞增多症等的胎盘面积过大，常伸展至子宫下段，形成前置胎盘。

4.辅助生殖技术

使用的促排卵药物，改变了体内性激素水平，由于受精卵的体外培养和人工植入，造成子宫内膜与胚胎发育不同步，人工植入时可诱发宫缩，导致其着床于子宫下段。

二、分类

按胎盘边缘与宫颈内口的关系，将前置胎盘分为 4 种类型：完全性前置胎盘、部分性前置胎盘、边缘性前置胎盘、低置胎盘。妊娠中期超声检查发现胎盘接近或覆盖宫颈内口时，称为胎盘前置状态。

（1）完全性前置胎盘　胎盘组织完全覆盖宫颈内口。

（2）部分性前置胎盘　胎盘组织部分覆盖宫颈内口。

（3）边缘性前置胎盘　胎盘附着于子宫下段，边缘达到宫颈内口，但未超越。

（4）低置胎盘　胎盘附着于子宫下段，边缘距宫颈内口的距离<20 mm（国际上尚未统一，多数定义为距离<20 mm），此距离对临床分娩方式的选择有指导意义。也有文献认为，当胎盘边缘距离宫颈内口20～35 mm时称为低置胎盘；将胎盘边缘距宫颈内口的距离<20 mm、而未达到宫颈内口时定义为边缘性前置胎盘。由于低置胎盘可导致临床上的胎位异常、产前产后出血，对母儿造成危害，临床上应予重视。前置胎盘的程度可随妊娠及产程的进展而发生变化。诊断时期不同，分类也不同。建议以临床处理前的最后1次检查来确定其分类。

三、临床表现及诊断

1.高危因素

前置胎盘的高危因素包括流产史、宫腔操作史、产褥期感染史、高龄、剖宫产史；吸烟；双胎妊娠；妊娠28周前超声检查提示胎盘前置状态等。

2.临床表现

（1）病史　妊娠晚期或临产后突然出现无诱因、无痛性的反复阴道流血。

（2）体征　患者全身情况与出血量及出血速度密切相关。反复出血可呈贫血貌，急性大量出血可致失血性休克。

（3）腹部检查　子宫软，无压痛，轮廓清楚，子宫大小符合妊娠周数。胎位清楚，胎先露高浮或伴有胎位异常。

（4）阴道检查　应采用超声检查确定胎盘位置，如前置胎盘诊断明确，不必再行阴道检查。如必须通过阴道检查以明确诊断或选择分娩方式，可在输液、备血及可立即行剖宫产手术的条件下进行。禁止肛查。

3.辅助检查

（1）超声检查　在妊娠的任何时期，如怀疑前置胎盘，推荐使用经阴道超声进行检查。其准确性明显高于经腹超声，并具有安全性（证据等级：Ⅱ-2A）。超声检查诊断前置胎盘，建议使用下述测量方法以指导临床：当胎盘边缘未达到宫颈内口，测量胎盘边缘距宫颈内口的距离；当胎盘边缘覆盖了宫颈内口，测量超过宫颈内口的距离，精确到毫米（证据等级：Ⅱ-2A）。

（2）MRI检查　有条件的医院，怀疑合并胎盘植入者，可选择MRI检查，以了解胎盘植入子宫基层的深度，是否侵及膀胱等，对凶险性前置胎盘的诊断更有帮助。

4.实验室检查

孕妇可有贫血。一般患者，通过上述询问病史，结合临床及辅助检查，诊断多无困难。

5.产后检查胎盘与胎膜

如胎盘边缘或部分胎盘有陈旧性凝血块压迹；胎膜破裂处接近胎盘边缘者（7cm以

内),诊断即可成立。

四、鉴别诊断

前置胎盘应与胎盘早剥、胎盘边缘血窦破裂及宫颈病变如息肉、糜烂及子宫颈癌相鉴别。

五、对母儿的影响

1.对母体的影响

(1)产后出血　由于胎盘附着之子宫下段肌肉薄弱,组织疏松而充血,产后回缩不良,血窦不易闭合,而胎儿娩出时又易被撕裂,故易引起产后出血。

(2)产后感染　由于反复多次阴道出血,产妇往往贫血、抵抗力下降,又因胎盘附着之剥离面距离阴道较近,易引起产褥感染。

2.对胎儿及新生儿的影响

前置胎盘除母体出血休克可直接造成胎儿窘迫或胎死宫内外,又往往因出血需要提早终止妊娠,而早产儿生活力差,易于出生后死亡。

六、处理

治疗原则为抑制宫缩、止血、纠正贫血、预防感染、适时终止妊娠。根据前置胎盘类型、出血程度、妊娠周数、胎儿宫内状况、是否临产等进行综合评估,给予相应治疗。

1.期待治疗

期待治疗的目的是在母儿安全的前提下,延长妊娠时间,提高胎儿存活率。适用于妊娠<36周,一般情况良好,胎儿存活,阴道流血不多,无需紧急分娩的孕妇。需在有母儿抢救能力的医疗机构进行。对于有阴道流血的患者,强调住院治疗(证据等级:Ⅱ-2C)。密切监测孕妇生命体征及阴道流血情况。常规进行血常规、凝血功能检测并备血。监护胎儿情况,包括胎心率、胎动计数、胎儿电子监护及胎儿生长发育情况。

(1)一般处理　阴道流血期间绝对卧床,建议侧卧位。血止后可适当活动。

(2)纠正贫血　目标是维持血红蛋白含量在100 g/L以上,红细胞压积在30%以上,增加母体储备,改善胎儿宫内缺氧情况。

(3)止血　在期待治疗过程中,常伴发早产。对于有早产风险的患者可酌情给予宫缩抑制剂,防止因宫缩引起的进一步出血,赢得促胎肺成熟的时间。常用药物有硫酸镁、β-肾上腺素受体激动剂、钙通道阻滞剂、非甾体类抗炎药、缩宫素受体抑制剂等。

在使用宫缩抑制剂的过程中,仍有阴道大出血的风险,应做好随时剖宫产手术的准备。值得注意的是,宫缩抑制剂与肌松剂有协同作用,可加重肌松剂的神经肌肉阻滞作用,增加产后出血的风险。

(4)糖皮质激素的使用　若妊娠<35周,应促胎肺成熟。应参考早产的相关诊疗指南。

(5)宫颈环扎术　宫颈环扎术止血及改善预后的效果不肯定,无足够证据(证据等级:Ⅲ-D。

(6)保守治疗过程中阴道大出血的预测

1)宫颈管长度:妊娠 34 周前经阴道超声测量宫颈管长度,如宫颈管长度<3 cm 大出血而急诊剖宫产手术的风险增加。如覆盖宫颈内口的胎盘较厚(>1 cm),产前出血、胎盘粘连、植入及手术风险增加。

2)胎盘边缘出现无回声区:覆盖宫颈内口的胎盘边缘出现无回声区,出现突然大出血的风险是其他类型前置胎盘的 10 倍。

3)位于前次剖宫产子宫切口瘢痕处的前置胎盘即"凶险型前置胎盘",常伴发胎盘植入、产后严重出血,子宫切除率明显增高。

2.终止妊娠

终止妊娠的时机及方式:应根据临床判断,辅以超声检查结果。

(1)紧急剖宫产　出现大出血甚至休克,为挽救孕妇生命,应果断终止妊娠。无需考虑胎儿情况。在期待治疗过程中,若出现胎儿窘迫等产科指征,胎儿已可存活,可行急诊手术。临产后诊断的部分性或边缘性前置胎盘,出血量较多,估计短时间内不能分娩者,也选择急诊剖宫产终止妊娠。

(2)择期终止妊娠　择期剖宫产,为目前处理前置胎盘的首选。对于无症状的前置胎盘合并胎盘植入者可于妊娠 36 周后终止妊娠。无症状的完全性前置胎盘妊娠达 37 周,可考虑终止妊娠;边缘性前置胎盘满 38 周可考虑终止妊娠;部分性前置胎盘应根据胎盘遮盖宫颈内口情况适时终止妊娠。

子宫切口的选择原则上应尽量避开胎盘,以免增加孕妇和胎儿失血。对于前壁胎盘,根据产前超声胎盘定位及胎位,剖宫产切口应尽量避开胎盘,灵活选择子宫切口。胎儿娩出后,立即子宫肌壁注射宫缩剂,如缩宫素、前列腺素制剂等,待子宫收缩后徒手剥离胎盘。也可用止血带将子宫下段血管扎紧数分钟,以利胎盘剥离时的止血,但需警惕结扎部位以下的出血。若剥离面出血多,应参照产后出血的处理。若采取各项措施均无效,应向家属交待病情,果断切除子宫。

(3)阴道分娩　边缘性前置胎盘、低置胎盘,出血少,枕先露;部分性前置胎盘,宫颈口已扩张,估计短时间内可以结束分娩者,在有条件的医疗机构,备足血源的同时可在严密监测下行阴道试产(证据等级:Ⅱ-2A)。经阴道分娩而发生产后出血,胎盘剥离面的止血方法参考剖宫产时的处理。

3.抗感染治疗

期待治疗过程中筛查感染与否,预防性使用抗生素。终止妊娠时在胎盘剥离后预防性使用抗生素。

4.转诊及转运

一旦确诊完全性前置胎盘,应在二级以上医院产前检查及治疗。若阴道反复出血或大出血而当地无条件处理,在充分评估母胎安全、输液、输血的条件下,迅速转院。

七、随访

妊娠中期胎盘前置状态常因胎盘"移行"而发生变化,最终的诊断取决于妊娠周数、胎盘边缘与宫颈内口的关系。妊娠中期超声检查发现胎盘前置状态者建议经阴道超声随访。并根据情况增加超声随访次数。妊娠 18~23 周时胎盘边缘达到但没有覆盖宫颈内口(0 mm),持续胎盘前置状态的可能性基本为零。如覆盖宫颈内口范围超过 25 mm,分娩时前置胎盘的发生率为 40%~100%。

第四节 胎盘早剥

胎盘早剥是病情危急的妊娠晚期出血原因之一,病情严重时可危及母儿生命。因此,早期诊断和正确处理胎盘早剥具有重要的临床意义。

一、胎盘早剥的定义及分级

妊娠 20 周或分娩期正常位置的胎盘在胎儿娩出前部分或全部从宫壁剥离,称为胎盘早剥。胎盘早剥的病理为胎盘后出血,进而出现临床症状,随着剥离面增大,病情逐级加重,危及胎儿及孕妇生命。在临床上推荐使用胎盘早剥分级标准作为对病情的判断与评估(见表 2-2)。

表 2-2 胎盘早剥的分级

分级	临床特征
0 级	胎盘后有小凝血块,但无临床症状
Ⅰ级	阴道出血:可有子宫压痛和子宫强直性收缩;产妇无休克发生。无胎儿窘迫发生
Ⅱ级	可能有阴道出血;产妇无休克;有胎儿窘迫发生
Ⅲ级	可能有外出血:子宫强制性收缩明显.触诊呈板状;持续性腹痛,产妇发生失血性休克,胎儿死亡;30%的产妇有凝血功能指标异常

二、病因

原因尚不清楚,胎盘早剥的高危因素包括产妇有血管病变、机械因素、子宫静脉压升高、高龄多产、外伤及接受辅助生育技术助孕等。

1.血管病变

重度妊娠期高血压疾病是并发胎盘早剥最常见的疾病;此外,也常见于慢性肾炎和慢性高血压患者。其发生原因是底蜕膜螺旋小动脉痉挛、引起远端毛细血管壁缺氧及营养障碍,当小动脉痉挛暂时放松时,使这些毛细血管骤然充血而破裂;或子宫底蜕膜小动脉内膜有退行性变,造成血管腔变小或封闭,使蜕膜缺乏营养而坏死出血,造成胎盘早剥。

2.宫腔内压力骤然改变

如羊水过多突然破膜或双胎第一胎儿娩出过速,使宫腔内压力突然降低;宫腔体积缩小,亦可引起胎盘早剥。

3.外伤

腹部受到猛烈撞击,纠正胎位时用力不当(如外倒转术)亦可造成胎盘早剥。

4.脐带过短

胎儿下降时,牵拉脐带而发生胎盘早剥。

5.全身性疾病

如凝血功能异常,叶酸或维生素缺乏等也可能为诱因。

6.仰卧低血压综合征

妊娠晚期或分娩时,增大的子宫压迫下腔静脉,因而使子宫静脉淤血,静脉压升高,导致蜕膜静脉瘀血或破裂,引起胎盘早剥。

三、病理生理

胎盘早剥的主要病理变化是底蜕膜出血,在子宫壁与胎盘母体面之间形成血肿,而将胎盘从附着处分离。如分离面很少,出血也少,血液随即凝固,临床上无何征象,只在胎盘娩出后进行检查时,发现在母体面有血块压迫胎盘形成一陷凹现象。当蜕膜内出血不止,血肿逐渐增大时,胎盘剥离面亦继续扩大,如血肿内血液冲开胎盘下缘,沿胎膜与子宫壁之间,流出体外时,称为显性剥离即外出血。如血肿未将胎盘边缘冲开,则血液积聚在胎盘与子宫壁之间,形成胎盘后血肿,称为隐性剥离即内出血。最后胎盘后血肿内出血过多仍可冲开通路向外流出,既有内出血,又有外出血。二者兼有的称为混合性出血。有时胎盘后血肿的血液,穿破羊膜囊而流入羊膜腔产生血性羊水。严重时胎盘后血肿压迫子宫,使血液渗入子宫肌层及浆膜层,肌纤维分裂及坏死,此时子宫表面出现紫蓝色瘀斑,有时整个子宫呈紫蓝色,在胎盘附着处特别显著,此种现象称为子宫胎盘卒中。由于子宫肌层被损害,产后子宫收缩不良或完全丧失其功能,可引起严重产后出血。有时渗血可延及阔韧带,或子宫浆膜层、甚至渗入腹腔。

少数严重患者,由于胎盘附着处组织受损而产生大量凝血活酶,并因宫内压力增高,使凝血活酶进入母体血循环,引起弥散性血管内凝血(DIC),而发生严重的凝血功能障碍,造成难以控制的产后大出血,危及产妇生命。

四、临床表现

其特点是晚期妊娠突然发生腹部持续性疼痛,早期表现:常常是胎心率首先发生变化,宫缩后子宫弛缓欠佳。触诊时子宫张力增大,宫底增高,严重时子宫呈板状,压痛明显,胎位触及不清;胎心率改变或消失,胎盘早剥Ⅲ级患者病情凶险,可迅速发生休克、凝血功能障碍甚至多器官功能损害。胎盘早剥的典型症状是阴道出血、腹痛、子宫收缩和子宫压痛。出血特征为陈旧性不凝血。绝大多数发生在孕34周以后。往往是胎盘早剥的严重程度与阴道出血量不相符。后壁胎盘的隐性剥离多表现为腰背部疼痛,子宫压痛可不明显。部分胎盘早剥伴有宫缩,但宫缩频率高、幅度低,间歇期也不能完全放松。

其严重程度依胎盘剥离面积的大小和出血的多少而不同见图2-4,可分为以下两种情况:

(1)轻型　主要表现为患者突然发生轻度腹痛,同时有少量阴道流血,多见于分娩期,此型多为显性出血,腹部检查时,腹壁较紧张,如胎盘剥离处在子宫前壁,则该处有触痛。胎位可能摸清,胎心可能听到,当子宫收缩时,阴道的流血量增多,全身一般情况较好,其贫血程度与失血多少呈正比例。产后检查胎盘剥离面一般不超过1/3,母体面边缘有血凝块,去掉血块,胎盘表面有压迹。

(2)重型　患者突然发生难于忍受的持续性剧烈腹痛和腹胀,并自觉腹部较前胀大。阴道可能无或有少量流血,但贫血程度与外出血的多少不成正比例,此型以隐性出血为主。腹部检查时,子宫张力大,常大于正常妊娠月份。子宫收缩与间歇交替不明显,严重者,往往子宫硬如板样,全腹有明显触痛,胎盘附着处更剧烈。若胎盘附着于子宫后壁可无压痛。胎位摸不清,胎心听不到,患者很快进入休克状态,此种情况多发生于合并重度妊娠期高血压疾病等疾病的孕妇。

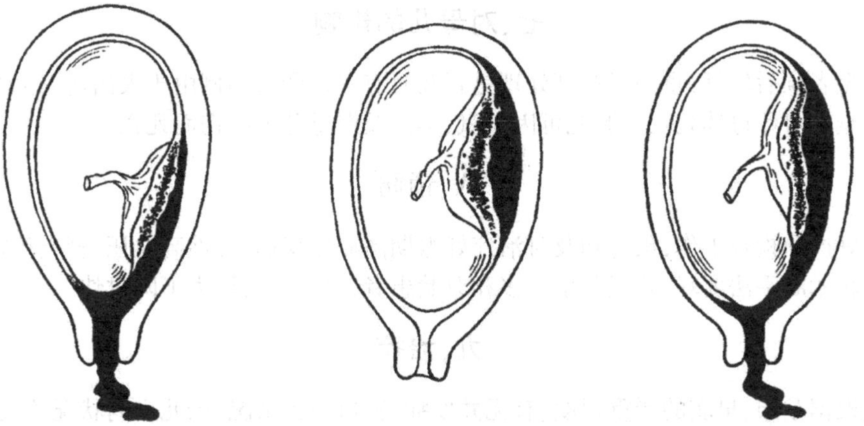

(1)外出血显性剥离　(2)内出血急性剥离　(3)混合性剥离

图2-4　胎盘早剥的各种类型

五、诊断

1.病史与检查

患者有妊娠期高血压疾病或外伤史,在妊娠晚期或临产时突然发生腹部剧痛,有急性贫血或休克表现,其严重程度与阴道出血量不成比例,子宫坚硬,宫底增高,胎心不清,胎心变弱或消失,基本上可以诊断为胎盘早剥,但非典型病例。上述症状体征不全具备,有时诊断较困难。

2.辅助检查

1)超声检查 B 型超声检查,可见胎盘与子宫壁之间出现液性暗区,胎盘比一般增厚,胎盘绒毛膜板向羊膜腔突出,还可观察胎动及胎心搏动了解胎儿的存活情况。超声检查不是诊断胎盘早剥的敏感手段,准确率在25%左右。超声检查无异常发现也不能排除胎盘早剥,但可用于前置胎盘的鉴别诊断及保守治疗的病情监测。

2)胎心监护:胎心监护用于判断胎儿的宫内状况,胎盘早剥时可出现胎心监护的基线变异消失、变异减速、晚期减速、正弦波形及胎心率缓慢等。

3.化验检查

主要了解患者的贫血程度及凝血功能障碍情况。应进行血常规、血小板、出凝血时间及血纤维蛋白原等有关 DIC 的化验检查。常用而又简单的首选方法有二:

(1)血小板计数　此类患者一般少于 100×10^9/L(10 万/mm^3),严重者可低至 $10\times$ 109/L(1 万/mm^3)。

(2)试管法血凝块观察及溶解试验　对急症患者,可采用此种方法以估计纤维蛋白原含量,了解有否并发凝血功能障碍。

为了解患者肾脏功能受损情况,应进行尿常规等的检查。

六、鉴别诊断

轻型者应注意与前置胎盘鉴别,重型者应与先兆子宫破裂鉴别。

七、对母儿的影响

轻型者预后较好,重型者视其处理是否及时有关。严重病例由于大出血,心力衰竭及肾功能衰竭可致母体死亡。胎儿可因缺氧、早产及严重分娩损伤而死亡。

八、预防

做好产前检查工作,预防和及时治疗妊娠期高血压疾病、慢性高血压、肾炎等疾病,施行外倒转术时手法要轻,处理羊水过多和双胎患者,避免子宫压力下降过快。

九、治疗

应根据孕周、早剥的严重程度、有无并发症、宫口开大情况、胎儿宫内状况等决定。

1.纠正休克

监测产妇生命体征,积极输血、补液维持血液循环系统的稳定,有 DIC 表现者要尽早纠正凝血功能障碍。使血红蛋白维持在 100 g/L,血细胞比容>30%,尿量>30 mL/h。

2.监测胎儿宫内情况

持续监测胎心以判断胎儿的宫内情况。对于有外伤史的产妇,疑有胎盘早剥时,应至少行 4h 的胎心监护,以早期发现胎盘早剥。

3.终止妊娠:

(1)阴道分娩　①如胎儿已死亡,在评价产妇生命体征前提下首选阴道分娩。严重的胎盘早剥常致胎儿死亡,且合并凝血功能异常,抢救产妇是治疗的重点。应尽快实施人工破膜减压及促进产程进展,减少出血。缩宫素的使用要慎重,以防子宫破裂。如伴有其他异常,如胎横位等可行剖宫产术。应强调根据不同情况,个体化处理。②胎儿存活者,以显性出血为主,宫口已开大,经产妇一般情况较好,估计短时间内能结束分娩者,人工破膜后可经阴道分娩。分娩过程中密切观察血压、脉搏、宫底高度、宫缩与出血情况,建议全程行胎心电子监护,了解胎儿宫内状况,并备足血制品。

(2)剖宫产术分娩　孕 32 周以上,胎儿存活,胎盘早剥Ⅱ级以上,建议尽快、果断进行剖宫产术,以降低围产儿死亡率。阴道分娩过程中,如出现胎儿窘迫征象或破膜后产程无进展者,应尽快行剖宫产术。近足月的轻度胎盘早剥者,病情可能随时加重,应考虑终止妊娠并建议剖宫产术分娩为宜。

4.保守治疗

对于孕 20~34 周合并Ⅰ级胎盘早剥者,可予以保守治疗。孕 35 周以前者需给予皮质类固醇激素促胎肺成熟。孕 28~32 周，以及<28 孕周的极早产产妇，如为显性阴道出血、子宫松弛，产妇及胎儿状态稳定时，行促胎肺成熟的同时考虑保守治疗。分娩时机应权衡产妇及胎儿的风险后再决定。保守治疗过程中，应密切行超声检查，监测胎盘早剥情况。一旦出现明显阴道出血、子宫张力高、凝血功能障碍及胎儿窘迫时，应立即终止妊娠。

十、并发症的防治

1.子宫胎盘卒中的处理

在剖腹手术中子宫是否保留的问题，应当以子宫壁受损的程度为标准，若仅表面颜色青紫，不能作为绝对适应证，须视胎儿及其附属物娩出后，子宫是否能收缩，如经按摩及注射子宫收缩剂后，仍柔软不收缩，血液不凝，出血不能控制时，在输新鲜血液的同时，则宜将子宫切除。

2.凝血功能障碍的治疗

在观察产程的同时应注意阴道出血有无凝血块，必要时做血凝块试验及纤维蛋白原定量简单估计法，以便及时发现和处理，治疗时首先应消除病因，以阻断 DIC，输新鲜血或补充纤维蛋白原等处理。

3.预防产后出血

胎儿胎盘娩出后，立即使用宫缩剂，并按摩子宫，如经各种措施仍未能控制出血，而子宫又收缩不佳，应考虑子宫卒中，需作子宫切除术。

4.预防产后感染

产后给抗菌药物，以防感染，并给铁剂、维生素等纠正贫血。

5.防治急性肾功能衰竭

急性肾功能衰竭多发生于休克过久的患者，如每小时内尿量少于 30 mL，应考虑尿少及时补充血容量，若血容量已补足每小时尿量少于 17 mL，或无尿，应考虑急性肾功能衰竭。可用 20%甘露醇 200 mL 快速静滴或速尿 40 mg 静脉推注，必要时可重复应用。若 24 h 尿量少于 50 mL 时为无尿，表示病情已进入严重阶段，注意监测肾功能，维持电解质及酸碱平衡，需用透析疗法。强调多学科联合治疗，在 DIC 处理方面应重点补充血容量及凝血因子，应在改善休克状态的同时及时终止妊娠，以阻止凝血物质继续进入血管内而发生消耗性凝血。

（罗晓华、刘萍萍、魏天祥）

第三章 妊娠合并内科疾病

孕妇可在妊娠期间发生各种各样的内科疾病，妊娠前已有的各种内科疾病也可在妊娠期间加重。

第一节 心脏病

妊娠、分娩及产褥期均可能使心脏病患者的心脏负担加重而诱发心力衰竭，是孕产妇死亡的重要原因之一。妊娠合并心脏疾病在我国孕产妇死因中高居第二位，为非直接产科死因的第一位。妊娠合并心脏病的发病率为1%~4%。

一、妊娠、分娩对心血管系统的影响

随着心血管疾病诊疗技术的发展，先天性心脏病的与能够生存到生育年龄的人数越来越多。妊娠和分娩以及产褥期对心血管系统均有较大的影响。

1.妊娠期

随着妊娠的进展，子宫逐渐增大，胎盘循环建立，孕妇的总血容量较非孕期增加，一般于妊娠第6周开始，32~34周达高峰，较妊娠前增加30%~45%。此后维持在较高水平，产后2~6周逐渐恢复正常。妊娠期血液动力学变化明显，由于母儿代谢的需要和血容量的增加引起心排出量增加和心率加快。心排出量从妊娠10周开始的增加，至32~34周时增加最多，较孕前平均增加30%~50%。妊娠中晚期需增加心率以适应血容量的增多，分娩前1~2个月心率平均每分钟增加10~15次。妊娠晚期子宫增大、膈肌上升使心脏向左向上移位，心尖搏动向左移位2.5~3.0 cm，大血管扭曲，机械性地增加了心脏负担。妊娠期由于心搏量的增大，心脏工作量大，心肌可有轻度肥厚。由于妊娠期的生理变化所致的心脏负担加重，使患心脏病的妇女在妊娠期易发生心力衰竭。

2.分娩期

整个分娩过程，能量及氧消耗增加均加重心脏负担。第一产程，子宫收缩使子宫血流减少，且每次宫缩时有250~500 mL的血液被挤入体循环，因此回心血量增加；每次宫缩时心排出血量约增加20%左右，同时有血压升高、脉压增大以及中心静脉压升高。第二产程时除子宫收缩外，孕妇屏气用力，腹肌及骨骼肌均参加活动，使周围循环阻力加大，肺循环压力增加；同时腹压增加使内脏血液涌向心脏，回心血量进一步增加，使心脏负担进一步加重。第三产程，胎儿胎盘娩出后，子宫突然缩小，胎盘循环停止，子宫血窦内约有500 mL血突然进入体循环。随后腹腔内压骤减，大量血液向内脏灌注，造成血流动力学急剧变化。此时，患心脏病的孕妇极易发生心力衰竭。

3.产褥期

产后3 d内由于子宫缩复,子宫内血液进入体循环,孕期组织间潴留的液体也开始回到体循环,使血容量再度增加,仍是心脏负担较重的时期。妊娠期出现的一系列心血管系统变化在产褥期尚不能立即恢复到孕前状态。心脏病产妇此时仍应警惕心力衰竭的发生。

二、妊娠合并心脏病的种类和对妊娠的影响

随着心血管外科的发展,先天性心脏病有可能获得早期根治或部分纠正,从而使越来越多的先天性心脏病女性能够获得妊娠和分娩的机会。在妊娠合并心脏病中,先天性心脏病已占35%~50%,跃居第一位。随着广谱抗生素的应用、风湿热的减少,风湿性心脏病的发病率逐年下降。此外,妊高征性心脏病、围生期心肌病、病毒性心肌炎、各种心律失常、贫血性心脏病等在妊娠合并心脏病中也各占一定比例。而二尖瓣脱垂、慢性高血压性心脏病、甲状腺功能亢进性心脏病等较为少见。

1.先天性心脏病(eongenital heart disease)

(1)左向右分流型先天性心脏病

1)房间隔缺损(atrial septal defect):是最常见的先天性心脏病,约占先心病的20%。对妊娠的影响取决于缺损的大小。一般缺损面积<1 cm^2者多无症状,只是在体检时被发现,多能耐受妊娠及分娩。若缺损面积较大,妊娠期及分娩期在左向右分流的基础上合并肺动脉高压、右心房压力增加,可引起右向左分流,有可能发生心力衰竭。房间隔缺损面积>2 cm^2者,最好在孕前手术修补后再妊娠。

2)室间隔缺损(ventricLllar septal defect):可以单独存在也可与其他心脏畸形合并存在。对于小型缺损(缺损面积≤1 cm^2/m^2体表面积),若既往无心力衰竭病史,一般能顺利渡过妊娠与分娩。若室间隔缺损较大,常伴有肺动脉高压,妊娠期发展为右向左分流,出现发绀和心力衰竭,妊娠危险性大,孕早期宜行人工流产。

3)动脉导管未闭(patent ductus arteriosus):较多见。由于儿童期可手术治愈,故妊娠合并动脉导管未闭者并不多见。若较大分流的动脉导管未闭,孕前未行手术矫治者,由于大量动脉血流向肺动脉,肺动脉高压使血流逆转而出现发绀并诱发心力衰竭。若孕早期已有肺动脉高压或有右向左分流者,宜终止妊娠。如果未闭动脉导管口径较小、肺动脉压正常,妊娠期一般无明显症状,可继续妊娠至足月。

(2)右向左分流型先天性心脏病 临床上最常见的有法洛四联征及艾森曼格综合征等。一般多有复杂的心血管畸形,未行手术矫治者很少存活至生育年龄。此类患者常伴有红细胞增多症,对妊娠期血容量增加和血流动力学改变的耐受力极差,妊娠时母体和胎儿死亡率可高达30%~50%。故这类心脏病妇女不宜妊娠,若已妊娠也应尽早终止。

(3)无分流型先天性心脏病

1)肺动脉口狭窄:单纯肺动脉口狭窄者预后一般较好,多数可存活到生育期。轻度狭窄者能渡过妊娠期及分娩期。重度狭窄者,由于妊娠期及分娩期血容量及心排出量增加,加重右心室负荷,严重时可发生右心衰竭。故严重肺动脉口狭窄者宜手术矫治后再妊娠。

2)主动脉缩窄:虽为常见的先天性心血管异常,但男性多见,故妊娠合并主动脉缩窄者较少见。此病常伴有其他心血管畸形,预后较差。围生儿预后也差,胎儿死亡率为10%~20 %。

3)马方(Marfan)综合征:为结缔组织遗传性缺陷导致的主动脉中层囊性退变,常累及升主动脉、主动脉弓及降主动脉,呈瘤样膨出,又称夹层动脉瘤。本病患者妊娠时死亡率为4%~50%,死亡原因多为动脉血管瘤破裂。围产儿的预后差。患本病的妇女应劝其避孕,妊娠后若超声心动图发现主动脉根部直径>40 mm时,应劝其终止妊娠。患本病者妊娠时应严格限制活动,控制血压,必要时使用β-受体阻滞剂以降低心肌收缩力。

2.风湿性心脏病

(1)二尖瓣狭窄　最多见。由于妊娠期血容量增加和心率加快,使舒张期左室充盈时间缩短,血液从左房流入左室时受阻,因此可发生肺淤血和肺水肿。轻度二尖瓣狭窄者可以耐受妊娠。二尖瓣狭窄越严重,血流动力学改变越明显,妊娠的危险性越大,肺水肿和心力衰竭的发生率越高,母儿的死亡率越高。尤其在分娩期和产后,死亡率更高。因此病变较严重、伴有肺动脉高压的患者,应在妊娠前纠正二尖瓣狭窄,已妊娠者宜早期终止。

(2)二尖瓣关闭不全　妊娠期外周阻力降低,使二尖瓣返流程度减轻,二尖瓣关闭不全患者一般能耐受妊娠。

(3)主动脉瓣关闭不全及狭窄　妊娠期外周阻力降低可使主动脉瓣关闭不全者返流减轻,一般可以耐受妊娠。主动脉瓣狭窄可影响妊娠期血流动力学,严重者应手术矫正后再考虑妊娠。

3.妊高征性心脏病

可发生在妊娠期、分娩期和产后任何时间。妊高征患者存在全身小动脉痉挛,周围小动脉阻力增加,冠状动脉痉挛,心肌缺血,水、钠潴留及血黏度增加等;既往无慢性高血压和心脏病史的妊高征患者,由上述因素诱发而突然出现以左心衰竭为主的全心衰竭称妊高征性心脏病。妊高征合并中、重度贫血时更易发生心肌受累,致心力衰竭。此类患者在发生心力衰竭之前,常有干咳,夜间明显,常常被误认为上呼吸道感染或支气管炎而延误诊疗时机。早期发现、及时正确的诊断治疗,常能帮助渡过妊娠及分娩期,产后病因一旦消除,病情会逐渐缓解,多不遗留器质性心脏病变。

4.围生期心肌病

围生期心肌病(peripartum cardiomyopathy,PPCM)是指既往无心血管系统疾病,发生于妊娠期最后3个月至产后6个月内的扩张型心肌病,特征是心肌收缩功能障碍和充血性心力衰竭。病理改变与原发性扩张型心肌病相似,心内膜增厚,常有附壁血栓。与原发性扩张型心肌病的不同点是本病与妊娠、分娩密切相关。确切病因尚不十分清楚,可能与病毒感染、免疫、多胎妊娠、多产、高血压、营养不良及遗传等因素有关。发生率不高,但危害极大,孕产妇往往因充血性心力衰竭、心律失常、血栓和肺栓塞而致死。本病的发病率不同国家和地区差异较大,美国发病率占孕产妇的1:(3 000~4 000),非洲北尼日利亚1:(100~400)。临床表现不尽相同,主要表现为呼吸困难、心悸、咳嗽、咯血、端坐呼吸、胸痛、肝肿大、浮肿等心力衰竭症状。25%~40%患者出现相应器官栓塞症状。轻型患者则仅有心电图T波改变而无症状。胸部X射线摄片见心脏普遍增大、肺淤血。心电图示左室肥大、ST 段及 T 波异常，可伴有各种心律失常。超声心动图显示心腔扩大，以左室、左房扩大为主，室壁运动普遍减弱，左室射血分数减低。治疗应在安静休息、增加营养和低盐饮食的基础上，针对心力衰竭给予强心利尿及扩张血管，有栓塞征象可以适当应用肝素。再次妊娠可能复发。

5.心肌炎

是心肌本身局灶性或弥漫性炎性病变，目前认为与病毒感染有关，可发生在妊娠任何阶段。临床表现缺乏特异性，诊断较困难，常有发热后出现乏力、心悸、心前区不适或呼吸困难。检查可见心动过速、心律失常、心电图 ST 段及 T 波异常改变等。辅助检查见白细胞增加、血沉加快、C-反应蛋白增高、心肌酶谱增高等，均有助于心肌炎的诊断。急性心肌炎病情控制良好者，可在密切监护下妊娠。心功能严重受累者，妊娠期发生心力衰竭的危险性很大。柯萨奇 B 组病毒感染所致的心肌炎，病毒有可能导致胎儿宫内感染，发生胎儿及新生儿先天性心律失常及心肌损害，但确切发生率还不清楚。

6.心律失常

临床上严重的心律失常并不常见。妊娠晚期比非孕期心率可增加 10～20 次/min。不同体位时也有所改变，如仰卧改侧卧时心率变慢，坐位时心率要比卧位时快。妊娠本身可以加重心律失常。有些孕妇可发生早搏及阵发性心动过速，心律失常多数为短暂变化，且程度较轻，对整个妊娠不构成危害，多不需治疗。

心脏病患者能否安全渡过妊娠、分娩及产褥期，与心脏病的类型、严重程度、是否手术矫治、心功能级别、孕期监护及医疗条件等多种因素有关。心脏病变较轻、心功能Ⅰ～Ⅱ级、既往无心力衰竭史，无其他并发症者在严密监护下可以妊娠。心脏病变较重、心功能Ⅲ～Ⅳ级、既往有心力衰竭史、有肺动脉高压、右向左分流型先天性心脏病、严重心律失常、风湿热活动期、心脏病并发细菌性心内膜炎、心肌炎遗留有严重的心律不齐、围生期心肌病遗留心脏扩大，联合瓣膜病，年龄在 35 岁以上、心脏病病程较长者等出现心力衰竭的可能性大，均不宜妊娠。

三、妊娠合并心脏病对胎儿的影响

妊娠流产、早产、死胎、胎儿生长受限、胎儿窘迫及新生儿窒息的发生率均明显增高。围生儿死亡率是正常妊娠的 2～3 倍。心功能良好者，胎儿相对安全，以剖宫产终止妊娠者较多。某些治疗心脏病的药物对胎儿也存在潜在的毒性反应。部分先天性心脏病与遗传因素有关。国外报道，双亲中任何一方患有先天性心脏病，其后代先心病及其他畸形的发生概率较对照组增加 5 倍。如室间隔缺损、肥厚性心肌病、马方综合征等均有较高的遗传性。

四、妊娠合并心脏病的诊断

妊娠本身对心血管系统存在一定影响，出现心悸、胸闷、气短、心率加快，心脏轻度扩大、心脏杂音等一系列类似心脏病的改变。增加了心脏病诊断的难度。应注意以下有意义的诊断依据：

(1)妊娠前有心悸、气短、心力衰竭史或曾有风湿热的病史，体检、X 射线、心电图检查曾被诊断有器质性心脏病。

(2)有劳力性呼吸困难、经常性夜间端坐呼吸、咯血、经常性胸闷、胸痛等临床症状。

(3)查体可发现有发绀、杵状指、持续性颈静脉怒张。心脏听诊有2级以上舒张期或粗糙的3级以上全收缩期杂音。有心包摩擦音、舒张期奔马律、交替脉等。

(4)心电图有严重的心律失常,如心房颤动、心房扑动、Ⅲ度房室传导阻滞、ST段及T波异常改变等。

(5)X射线检查显示心脏明显扩大,尤其个别心腔扩大。

(6)超声心动图示心腔扩大、心肌肥厚、瓣膜运动异常、心脏结构异常等。

(7)心脏磁共振成像(MRI)心脏磁共振成像是孕前评价产妇心脏解剖结构的很好方法,尤其在量化评价肺动脉瓣关闭不全和右心功能不全中起着重要作用。

不注入造影剂的核磁共振在怀孕期间可以安全使用。

五、心脏病患者心功能分级

纽约心脏病协会(NYHA)依据患者病情将心脏功能分为4级:

Ⅰ级:一般体力活动不受限。

Ⅱ级:一般体力活动稍受限,活动后心悸、轻度气短,休息时无症状。

Ⅲ级:一般体力活动显著受限,休息时无不适,轻微日常工作即感不适、心悸、呼吸困难,或既往有心力衰竭史者。

Ⅳ级:不能进行任何体力活动,休息时仍有心悸、呼吸困难等心力衰竭表现。

这种分级的优点是简便易行,不依赖任何器械检查,多年来一直应用于临床。其不足之处是分级的主要依据是主观症状,和客观检查可能不一致,有时甚至差距很大,而且体力活动的能力受平时训练、体力强弱、感觉敏锐性等多种因素的影响,个体差异较大。

六、常见并发症

1.心力衰竭

妊娠期血流动力学的变化加重了心脏的负担,若原有心功能受损,妊娠期可加重心功能不全,出现心房颤动、心动过速、急性肺水肿、心力衰竭。若出现下述症状与体征,应考虑为早期心力衰竭:①轻微活动后即出现胸闷、心悸、气短;②休息时心率每分钟超过110次,呼吸频率每分钟超过20次;③夜间常因胸闷而坐起呼吸,或到窗口呼吸新鲜空气;④肺底部出现少量持续性湿啰音,咳嗽后不消失。

2.亚急性感染性心内膜炎

妊娠期、分娩期及产褥期易发生菌血症,已有缺损或病变的心脏易发生感染性心内膜炎。

3.静脉栓塞和肺栓塞

妊娠时血液呈高凝状态,伴静脉压增高及静脉血流淤滞者,可诱发深部静脉血栓,虽不常见,但栓子一旦脱落,可诱发肺栓塞,是孕产妇的重要死因之一。

七、妊娠合并心脏病的围生期监护

心脏病孕产妇的主要死亡原因是心力衰竭和感染。妊娠合并心脏病孕产妇的管理是高度专业化的，应从以下几个方面展开：①孕前咨询；②妊娠期管理；③分娩期管理；④产褥期管理；⑤危重心脏病的妊娠管理；⑥心脏手术。

1.孕前咨询

心脏病患者孕前应通过专业的心脏科和产科专家咨询，明确心脏病类型、程度、心功能状态，确定是否可以妊娠，并通过药物及手术治疗使心脏功能达最佳状态以减少妊娠风险的发生。高度风险型心脏病患者不允许妊娠。近年来，先天性心脏病遗传的概率逐年上升，遗传概率约为5%，建议先天性心脏病患者在妊娠前或妊娠早期进行遗传咨询以确定后代的遗传风险。

2.妊娠期

（1）终止妊娠　不宜妊娠的心脏病孕妇，应在妊娠12周前行人工流产。妊娠超过12周时，终止妊娠必须用较复杂的手术，其危险性不亚于继续妊娠和分娩，因此应密切监护，积极防治心力衰竭，使之渡过妊娠与分娩。对顽固性心力衰竭的病例，为减轻心脏负荷，应与内科医生配合，在严密监护下行剖宫取胎术。

（2）定期产前检查　在妊娠20周以前，应每2周行产前检查1次。20周以后，尤其是32周以后，产前检查应每周1次，能及早发现心力衰竭的早期征象。先天性心脏病产妇，推荐在20至24周对胎儿行超声心动图检查排除遗传。发现早期心力衰竭征象应立即住院。孕期经过顺利者，亦应在妊娠36~38周提前住院待产。

（3）防治心力衰竭

1）避免情绪激动及过度劳累。应充分休息，每日保证至少10 h睡眠。休息时保持左侧卧位和头肩高位，防止子宫右旋，减轻对心脏的负担；心功能Ⅲ级以上者以卧床为主，尽可能采用半卧位或半坐位。

2）高蛋白、高维生素、低盐、低脂肪饮食。孕期适当控制体重，整个孕期体重增加不宜超过10 kg，以免加重心脏负担。妊娠16周以后，每日食盐量不超过4~5 g。贫血是孕期常见问题，可通过调整饮食，补充维生素及铁剂等予以避免和纠正。

3）预防及治疗各种引起心力衰竭的诱因。预防感染，尤其上呼吸道感染；纠正贫血；治疗心律失常。对频繁的室性早搏或快速室性心律，必须用药物治疗；防治妊娠期高血压疾病和其他合并症与并发症。

4）动态观察心脏功能：定期进行超声心动图检查，测定心脏射血分数、每分钟心排出量、心脏排血指数及室壁运动状态判断随妊娠进展心功能的变化。

5）心力衰竭的治疗：与未孕者基本相同。应用强心药时应考虑到孕妇对洋地黄类药物的耐受性较差，需注意毒性反应。早期心衰者可给予作用和排泄较快的制剂，以防止药物在组织内蓄积，如地高辛0.25 mg，口服，2次/d。2~3 d后可根据临床效果改为每日一次，不主张用饱和量，以备随孕周增加、心力衰竭加重时抢救用药，病情好转即停药。妊娠晚期心力衰竭的患者，原则是待心力衰竭控制后再行产科处理，应放宽剖宫产指征。如为严重心力衰竭，经内科各种措施均未能奏效，也可边控制心力衰竭边紧急剖宫产，取出胎儿，减轻心脏负担，以挽救孕产妇生命。

3.分娩期

（1）分娩方式的选择　心功能Ⅰ~Ⅱ级，宫颈条件良好，胎儿不大，胎位正常，无产科手术指征者，可考虑在严密监护下经阴道分娩。对胎儿偏大、产道条件不佳及心功能Ⅲ～Ⅳ级者，均应择期剖宫产。由于手术及麻醉技术的提高，术中监护措施的完善及高效广谱抗生素的应用，剖宫产已比较安全，故应放宽剖宫产指征。产程进展不顺利时及早手术终止产程。

(2)分娩期的处理

1)第一产程：安慰及鼓励产妇，消除紧张情绪。适当应用镇静剂如地西泮、哌替啶等。密切注意观察血压、脉搏、呼吸、心率。一旦发现心力衰竭征象，应取半卧位，高浓度面罩吸氧，并给西地兰 0.2～0.4 mg 加 25%葡萄糖 20 mL 缓慢静脉注射，必要时 4～6 h 重复给药 0.2 mg。产程开始后即应给予抗生素预防感染。对胎儿采取持续监护。

2)第二产程：尽可能缩短第二产程，要避免屏气加腹压，应行会阴侧切开术、胎头吸引或产钳助产术。胎儿娩出后，产妇腹部放置沙袋，以防腹压骤降而诱发心力衰竭。

3)第三产程：胎儿娩出后产妇腹部放置沙袋，肌注吗啡或哌替啶。及时娩出胎盘胎膜，防止产后出血过多而加重心肌缺血，诱发先心病出现发绀和衰竭。可静注或肌注缩宫素 10～20 U，禁用麦角新碱，以防静脉压增高。产后出血过多者，应适当输血、输液，注意输液速度。

4)剖宫产术中的处理：剖宫产可减少产妇因长时间宫缩所引起的血流动力学改变，减轻心脏负担。为防止仰卧位低血压综合征，可采取左侧卧位 15°，上半身抬高 30°。以连续硬膜外阻滞麻醉为好，麻醉剂中不应加肾上腺素，麻醉平面不宜过高。术中、术后应严格限制输液量。不宜再妊娠者，同时行输卵管结扎术。

4.产褥期

产后 3 d 内，尤其产后 24 h 内仍是发生心力衰竭的危险时期，产妇须充分休息并密切监护。应用广谱抗生素预防感染，直至产后 2 周左右以预防细菌性心内膜炎的发生生。心功能在Ⅲ级及以上者，不宜哺乳。控制每日补液量在 1 500 mL 以下。孕前及孕期使用抗凝剂的心脏病孕妇产后易发生大出血，应密切注意阴道出血量及宫底高度，出血量多给予及时止血及对症治疗，在产后 24h 后确认子宫收缩好，无明显出血者再恢复使用抗凝剂。产后 4～6 周，孕产妇的血流动力学恢复到孕前状态，此时应对孕产妇心脏情况重新进行评估。

5.危重心脏病妊娠

危重心脏病妊娠患者必须有专门的团队管理，团队由有经验的产科专家，心脏病，麻醉科以及新生儿专家共同组成。高度风险型孕产妇包括：高风险型心脏病类型的患者和新生儿并发症风险高的患者。高风险型心脏病类型：①左向右分流心脏病（ASD，VSD，PDA）伴肺动脉高压，右心衰；②艾森曼格综合征；③重度肺动脉高压；④重度主动脉瓣狭窄；⑤复杂的主动脉缩窄；⑥主动脉根部直径扩大的马方综合征；⑦心功能Ⅲ或Ⅳ级未纠正的心脏病；⑧伴有心室功能不全的围产期心肌病；⑨突发致命的心律失常；⑩急性心肌梗死。多学科团队在妊娠早期同患者沟通，对分娩时间、分娩方式、麻醉方式、分娩时血流动力学监测、围产期药物使用（包括心内膜炎的预防、抗凝剂的使用、正性肌力药物、扩血管药物等）、产后监护进行提前的方案制定。妊娠期间动态评估患者心功能，若患者出现充血性心力衰竭、感染、严重贫血和心功能 III 级-IV 级者时应立即入院治疗。

6.心脏手术的问题

一般不主张在孕期手术,尽可能在幼年、孕前或延至分娩后再行心脏手术。若妊娠早期出现循环障碍症状,孕妇不愿做人工流产,内科治疗效果不佳,手术操作不复杂,可考虑手术治疗。手术时期宜在妊娠 12 周以前进行,在手术前注意保胎及预防感染。人工瓣膜置换术后需长期应用抗凝剂,在妊娠及哺乳期最好选用肝素钠(heparin sodium)而不用华法林(warfarin),后者可通过胎盘,也可进入乳汁,有引起胎儿畸形及胎儿、新生儿出血的危险。

第二节 糖尿病

妊娠合并糖尿病(diabetes in pregnancy)是妊娠期最常见的内科合并症之一,包括两种情况,即妊娠前已有糖尿病和妊娠后才发生或首次发现的糖尿病。前者孕前糖尿病(pre-gestational diabetes mellitus, PGDM),后者又称妊娠期糖尿病(gestational diabetes mellitus, GDM)。妊娠合并糖尿病孕妇中 90%以上为 GDM,糖尿病合并妊娠者不足 10%。GDM 患者多数于产后糖代谢异常能恢复正常,但将来患 2 型糖尿病的机会增加。糖尿病孕妇的临床经过较复杂,对母儿均有较大危害,必须引起重视。近年来,随着国内学者对 GDM 认识的提高,重视 GDM 的筛查,使得该病检出率明显提高。

GDM 的发病机制不十分确切,较经典的观点认为:妊娠期胎盘泌乳素、催乳素、糖皮质激素及孕激素等拮抗胰岛素使其分泌增加及其造成的胰岛素敏感性降低是导致 GDM 发病的主要原因。近年来,有许多学者认为 GDM 的发生与遗传、胰岛分泌功能、胰岛素敏感性等因素有一定关系。

一、妊娠期糖代谢变化对糖尿病的影响

妊娠期糖代谢发生明显变化,妊娠可使隐性糖尿病显性化,使既往无糖尿病的孕妇发生 GDM,使原有糖尿病患者的病情加重。在妊娠早中期孕妇血浆葡萄糖随妊娠进展而降低。其原因可能为:①胎儿从母体摄取葡糖增加;②孕期肾血流量及肾小球滤过率均增加,但肾小管对糖的再吸收率不能相应增加,导致部分孕妇排糖量增加;③雌激素和孕激素增加母体对葡萄糖的利用。

孕早期空腹血糖较非孕期低,糖尿病患者胰岛素用量比非孕期会有所减少,但也有例外。妊娠晚期,抗胰岛素样物质如胎盘生乳素(human placental tactogen, HPL)、雌激素、孕酮、皮质醇和胎盘胰岛素酶等的增加,使孕妇对胰岛素的敏感性降低。为了维持正常糖代谢水平,胰岛素需求量就必须相应增加,对于胰岛索分泌受限的孕妇,不能维持这一生理代偿变化而导致血糖升高,胰岛素用量需要不断增加。分娩过程中,体力消耗较大,进食量少,若不及时减少胰岛素用量容易、极易发生低血糖。产后随着胎盘排出体外,胎盘所分泌的抗胰岛素物质迅速消失,胰岛素用量应及时减少,否则易出现低血糖休克,严重者甚至导致低血糖昏迷及酮症酸中毒。

妊娠期糖代谢有空腹血糖较非孕低,餐后血糖特点较非孕高的特点,糖尿病患者应及

时调整胰岛素用量及监测血糖。另外,孕期尿糖发生率高,是由于孕期肾血流量及肾小球滤过率增加,其中包括葡萄糖滤过率增加,但肾小管对葡萄糖的重吸收能力不能相应增加,15%孕妇餐后出现尿糖。尿糖阳性并不代表血糖的高低。

二、糖尿病对母儿的影响

1.对孕妇的影响

(1)感染 糖尿病孕妇抵抗力下降,易合并感染,最常见的是泌尿系感染和念珠菌性阴道炎。念珠菌性阴道炎得不到及时控制,易并发羊膜炎引起胎膜早破,更易继发感染。糖尿病的孕妇一旦并发感染极易导致胰岛素抵抗,引起酮症酸中毒。

(2)妊高征 伴有广泛的血管病变的糖尿病孕妇,使小血管内皮细胞增厚及管腔变窄,组织供血不足易并发妊高征,发生率是正常妇女的3~5倍。尤其糖尿病并发肾脏病变时,妊高征发生率高达50%以上。糖尿病孕妇一旦并发妊高征,病情较难控制,对母儿极为不利。重度子痫前期可能出现视网膜病变。

(3)羊水过多 羊水过多的发生率较非糖尿病孕妇多10倍。其原因可能与胎儿高血糖、高渗性利尿致胎尿排出增多有关。其发生与胎儿畸形无关。

(4)手术产和产伤 胎儿长期处于高血糖环境,刺激胎儿胰岛β细胞增生,促进蛋白、脂肪合成,胎儿体重增加。产程延长、难产、产道损伤、手术产率增高。产后出血发生率增高。

(5)糖尿病酮症酸中毒发生率增高 其原因是妊娠期复杂的代谢变化,加之高血糖及胰岛素相对或绝对不足,代谢紊乱进一步发展到脂肪分解加速,血清酮体急剧升高。在孕早期血糖下降,胰岛素没有及时减量也可引起饥饿性酮症。糖尿病酮症酸中毒对母儿危害较大,是孕妇死亡的主要原因。

2.对围产儿的影响

(1)流产 未控制血糖的孕妇早期自然流产率增加,可达15%~30%,与孕妇的高血糖有关。糖尿病妇女宜在血糖控制正常后再考虑妊娠。

(2)巨大胎儿 发生率高达25%~42%。其原因为孕妇血糖高,通过胎盘转运,而胰岛素不能通过胎盘,使胎儿长期处于高血糖状态,刺激胎儿胰岛β细胞增生,产生大量胰岛素,活化氨基酸转移系统,促进蛋白、脂肪合成和抑制脂解作用所致。

(3)胎儿生长受限 发生率为21%。见于严重糖尿病伴有血管病变时,如肾脏、视网膜血管病变。

(4)早产 发生率为10%~25%。早产的原因有羊水过多、妊高征、胎儿窘迫以及其他严重并发症的出现,常需提前终止妊娠。

(5)胎儿畸形 胎儿畸形率为6%~8%,高于非糖尿病孕妇。可能早孕时血糖过高,代谢紊乱、缺氧或应用糖尿病治疗药物有关。

(6)新生儿呼吸窘迫综合征 高血糖刺激胎儿胰岛素分泌增加,形成高胰岛素血症,后者具有拮抗糖皮质激素促进肺泡Ⅱ型细胞表面活性物质合成及释放的作用,使胎儿肺表面活性物质产生及分泌减少,胎儿肺成熟延迟,新生儿呼吸窘迫综合征发生率增高。

(7)新生儿低血糖 新生儿脱离母体高血糖环境后,高胰岛素血症仍存在,若不及时补充糖，易发生低血糖，严重时危及新生儿生命。

(8)新生儿低血钙　低钙血症是糖尿病孕妇的婴儿代谢紊乱的一个方面，常于生后24~72 h发生。其病因不清，可能与钙镁代谢平衡有关。与母亲糖尿病的程度和是否并发妊高征也有关系。

三、诊断

参考妊娠合并糖尿病诊治指南(2014)诊断PGDM和GDM。

(一)PGDM

符合以下2项中任意一项者，可确诊为PGDM。

(1)妊娠前已确诊为糖尿病患者。

(2)妊娠前未进行过血糖检查的孕妇，尤其存在糖尿病高危因素者，首次产前检查时需明确是否存在糖尿病，妊娠期血糖升高达到以下任何一项标准应诊断为PGDM。①空腹血浆葡萄糖(fasting plasma glucose，FPG)≥7.0 mmol/L(126 mg/dL)；②75 g口服葡萄糖耐量试验(oral glucose tolerance test，OGTT)，服糖后2 h血糖≥11.1 mmol/L(200 mg/dL)；③伴有典型的高血糖症状或高血糖危象，同时随机血糖≥11.1 mmol/L(200 mg/dL)；④糖化血红蛋白(glycohemoglobin，HbA1c)≥6.5%[采用美国国家糖化血红蛋白标准化项目(national glycohemoglobin standardization program，NGSP)/糖尿病控制与并发症试验(diabetes control and complication trial，DCCT)标化的方法]，但不推荐妊娠期常规用HbA1c进行糖尿病筛查。GDM高危因素包括肥胖(尤其是重度肥胖)、一级亲属患2型糖尿病(type 2 diabetes mellitus，T2DM)、GDM史或巨大儿分娩史、多囊卵巢综合征、妊娠早期空腹尿糖反复阳性等。

(二)GDM

GDM指妊娠期发生的糖代谢异常，妊娠期首次发现且血糖升高已经达到糖尿病标准，应将其诊断为PGDM而非GDM。GDM诊断方法和标准如下：

(1)推荐医疗机构对所有尚未被诊断为PGDM或GDM的孕妇，在妊娠24~28周以及28周后首次就诊时行OGTT。75 g OGTT方法：OGTT前禁食至少8 h，试验前连续3 d正常饮食，即每日进食碳水化合物不少于150 g，检查期间静坐、禁烟。检查时，5 min内口服 含75 g葡萄糖的液体300 mL，分别抽取孕妇服糖前及服糖后1 h、2 h的静脉血(从开始饮用葡萄糖水计算时间)，放入含有氟化钠的试管中，采用葡萄糖氧化酶法测定血糖水平。

75 g OGTT的诊断标准：服糖前及服糖后1~2 h，3项血糖值应分别低于5.1、10.0、8.5 mmol/L(92、180、153 mg/dL)。任何一项血糖值达到或超过上述标准即诊断为GDM。

(2)孕妇具有GDM高危因素或者医疗资源缺乏地区，建议妊娠24~28周首先检查FPG。FPG≥ 5.1 mmol/L，可以直接诊断GDM，不必行OGTT；FPG<4.4 mmol/L(80 mg/dL)，发生GDM可能性极小，可以暂时不行OGTT。FPG≥4.4 mmol/L且<5.1 mmol/L时，应尽早行OGTT。

(3)孕妇具有GDM高危因素，首次OGTT结果正常，必要时可在妊娠晚期重复OGTT。

(4)妊娠早、中期随孕周增加 FPG 水平逐渐下降,尤以妊娠早期下降明显,因而,妊娠早期 FPG 水平不能作为 GDM 的诊断依据。

(5)未定期检查者,如果首次就诊时间在妊娠 28 周以后,建议首次就诊时或就诊后尽早行 OGTT 或 FPG 检查。

四、妊娠合并糖尿病的分期

依据患者发生糖尿病的年龄、病程以及是否存在血管并发症等进行分期(White 分类法),有助于判断病情的严重程度及预后:

A 级:妊娠期出现或发现的糖尿病。

B 级:显性糖尿病,20 岁以后发病,病程<10 年。

C 级:发病年龄在 10~19 岁,或病程达 10~19 年。

D 级:10 岁以前发病,或病程≥20 年,或合并单纯性视网膜病。

F 级:糖尿病性肾病。

R 级:眼底有增生性视网膜病变或玻璃体出血。

H 级:冠状动脉粥样硬化性心脏病。

T 级:有肾移植史。

五、妊娠期监测

(一)孕妇血糖监测

自我血糖监测(self-monitored blood glucose,SMBG):采用微量血糖仪自行测定毛细血管全血血糖水平。新诊断的高血糖孕妇、血糖控制不良或不稳定者以及妊娠期应用胰岛素治疗者,应每日监测血糖 7 次,包括三餐前 30 min、三餐后 2 h 和夜间血糖;血糖控制稳定者,每周应至少行血糖轮廓试验 1 次,根据血糖监测结真正反映孕妇的血糖水平,不建议将尿糖作为妊娠期常规监测手段。

(二)孕妇并发症的监测

(1)妊娠期高血压疾病的监测　每次妊娠期检查时应监测孕妇的血压及尿蛋白,一旦发现并发子痫前期,按子痫前期原则处理。

(2)羊水过多及其并发症的监测　注意孕妇的宫高曲线及子宫张力,如宫高增长过快,或子宫张力增大,及时行 B 超检查,了解羊水量。

(3)DKA 症状的监测　妊娠期出现不明原因恶心、呕吐、乏力、头痛甚至昏迷者,注意检查血糖和尿酮体水平,必要时行血气分析,明确诊断。

(4)感染的监测　注意孕妇有无白带增多、外阴瘙痒、尿急、尿频、尿痛等表现,定期行尿常规检测。

(5)甲状腺功能监测　必要时行甲状腺功能检测,了解孕妇的甲状腺功能。

(6)其他并发症的监测　糖尿病伴有微血管病变合并妊娠者应在妊娠早、中、晚期 3 个阶段分别进行肾功能、眼底检查和血脂的检测。

(三)胎儿监测

(1)胎儿发育的监测　在妊娠中期应用超声对胎儿进行产前筛查。妊娠早期血糖未得到控制的孕妇,尤其要注意应用超声检查胎儿中枢神经系统和心脏的发育,有条件者推荐行胎儿超声心动图检查。

(2)胎儿生长速度的监测 妊娠晚期应每4~6周进行1次超声检查,监测胎儿发育,尤其注意监测胎儿腹围和羊水量的变化等。

(3)胎儿宫内发育状况的评价 妊娠晚期孕妇应注意监测胎动。需要应用胰岛素或口服降糖药物者,应自妊娠32周起,每周行1次无应激试验(non-stress test,NST)。可疑胎儿生长受限时尤其应严密监测。

(4)促胎儿肺成熟 妊娠期血糖控制不满意以及需要提前终止妊娠者,应在计划终止妊娠前48 h,促胎儿肺成熟。有条件者行羊膜腔穿刺术抽取羊水了解胎儿肺成熟度,同时羊膜腔内注射地塞米松10 mg,或采取肌内注射方式,但后者使用后应监测孕妇血糖的变化。

六、处理

1.糖尿病患者可否妊娠的指标

(1)糖尿病妇女于妊娠前即应确定糖尿病的严重程度。D、F、R级糖尿病一旦妊娠,对母儿危险均较大,应避孕,不宜妊娠。若已妊娠应尽早终止。

(2)器质性病变较轻者,从孕前开始,在内科医师协助下严格控制血糖值。确保受孕前、妊娠期及分娩期血糖在正常范围。血糖控制良好者,可在积极治疗、密切监护下继续妊娠。

2.糖代谢异常孕妇的管理

(1)饮食疗法 糖尿病患者于妊娠期饮食控制十分重要。部分妊娠期糖尿病孕妇仅需饮食控制即可维持血糖在正常范围。理想的饮食控制目标:保证母亲和胎儿必需营养;维持正常血糖水平;预防酮症;同时患者无饥饿感。孕早期糖尿病孕妇需要热卡与孕前相同。孕中期以后,每周热量增加3%~8%。其中碳水化合物占40%~50%,蛋白质20%~30%,脂肪30%~40%。控制餐后1 h血糖值在8 mmol/L以下。此外每日补充钙剂1~1.2 g,叶酸5 mg,铁剂15 mg。

(2)适当运动 文献报道,体育活动能降低血液中胰岛素的浓度,增加组织对胰岛素的敏感性。

(3)药物治疗 对饮食治疗不能控制的糖尿病,胰岛素是主要治疗用药。磺脲类及双胍类降糖药均能通过胎盘,干扰胎儿代谢,有导致胎儿死亡或畸形的危险。因此孕妇不宜口服降糖药物治疗。

根据胰岛素作用特点,分胰岛素、低精蛋白胰岛素和精蛋白锌胰岛素。急需控制血糖、纠正代谢紊乱及酮症时用胰岛素,方法是皮下注射,30 min后开始降血糖,作用持续5~7 h,作用时间短。病情稳定者可用后两种胰岛素,皮下注射1.5~2 h后开始降血糖,作用持续12~18 h。胰岛素用量个体差异较大,尚无统一标准可供参考。一般从小剂量开始,根据病情、孕期进展及血糖值加以调整,力求控制血糖在正常水平。孕早期胰岛素有时需减量。随孕周增加,体内抗胰岛素物质产生增多,胰岛素用量应不断增加,可比非孕期增加50%~100%甚至更高。胰岛素用量高峰时期在孕32~33周。胎盘排出后,体内抗胰岛素物质急骤减少,胰岛素所需量明显下降。产后胰岛素用量应减少至分娩前的1/3~1/2,并根据产后空腹血糖值调整用量。多在产后1~2周胰岛素用量逐渐恢复至孕前水平。

(4)妊娠期糖尿病酮症酸中毒的处理　在监测血气、血糖、电解质,并给予相应治疗的同时,主张应用小剂量胰岛素0.1 U/(kg·h)静滴。每1~2 h监测血糖一次。血糖>13.9 mmol/L应将胰岛素加入生理盐水静滴,血糖≤13.9 mmol/L后,开始用5%葡萄糖盐水加入胰岛素静滴,酮体转阴后可改为皮下注射。

(5)孕期母儿监护　妊娠早期妊娠反应,应密切监测血糖变化,及时调整胰岛素用量以防发生低血糖。每周检查一次至妊娠第10周。妊娠中期应每2周检查一次,需及时调整胰岛素的用量。此期应用B型超声检查胎儿发育情况、是否有胎儿畸形。每月测定肾功能及糖化血红蛋白含量,同时进行眼底检查。妊娠32周以后应每周检查一次。注意血压、水肿、尿蛋白情况。注意对胎儿发育、胎儿成熟度、胎儿-胎盘功能等监测。必要时及早住院。对需提前终止妊娠者应评价胎肺成熟度。

(6)终止妊娠的时间和分娩方式的选择　若血糖控制良好、孕晚期无合并症、胎儿宫内状态良好,应等待至近预产期(38~39周)终止妊娠。若血糖控制不满意,伴有血管病变、合并重度子痫前期、严重感染、胎儿生长受限、胎儿窘迫,均应及早了解胎肺成熟情况,胎肺成熟后应立即终止妊娠。糖尿病孕妇经静脉应用地塞米松促胎肺成熟可使血糖明显升高,应注意调整胰岛素用量。可选择羊膜腔注入地塞米松促进胎儿肺成熟,同时做羊水肺成熟的检测。

妊娠合并糖尿病本身不是剖宫产指征,如有巨大胎儿、胎盘功能不良、胎位异常或其他产科指征者,应行剖宫产。糖尿病并发血管病变者,多需提前终止妊娠,并常选择剖宫产。选择剖宫产应安排在上午,应尽量早些,以便血糖较容易控制。

选择阴道分娩者,应随时监测血糖、尿糖和尿酮体,使血糖不低于5.6 mmol/L(100 mg/dL)以防发生低血糖,也可按每4 g糖加1 U胰岛素比例给予补液,并根据血糖水平调整滴速,将血糖维持在5~7 mmol/L。

产程中应密切监测宫缩、胎心变化,避免产程延长,应在12 h内结束分娩,产程>16 h易发生酮症酸中毒。

(7)新生儿处理　新生儿出生时应取脐血检测血糖。无论体重大小均按早产儿处理。注意保温、吸氧,提早喂糖水,早开奶。新生儿娩出后30 min开始定时滴服25%葡萄糖液。注意防止低血糖、低血钙、高胆红素血症及RDS发生。多数新生儿在生后6 h内血糖恢复至正常值。接受胰岛素治疗的母亲,哺乳不会对胎儿产生不利影响。

(8)产后处理　分娩后由于胎盘排出,抗胰岛素的激素迅速下降,故产后24 h内的胰岛素用量应减至原用量的一半,48 h减少至原用量的1/3,有的患者甚至完全不需要用胰岛素治疗。需严密监护患者血糖情况,防止产后低血糖。产后第2 d能进食者,测量血糖后再决定胰岛素的用量。剖宫产术后用5%葡萄糖液及胰岛素滴注,直至恢复正常饮食。GDM患者孕期空腹血糖明显异常者,产后应尽早复查空腹血糖,血糖值仍异常者,应诊断为糖尿病合并妊娠。空腹血糖正常的GDM患者,应于产后6~12周行OGTT检查,若异常,则可能是产前漏诊的糖尿病,正常者也要每三年检查一次血糖。如再次妊娠,60%~70%的患者再次发生GDM。

第三节　贫血

贫血是妊娠期最常见的合并症，属高危妊娠范畴。部分原有贫血因妊娠而加重，部分在妊娠后发生。由于妊娠期血容量增加，且血浆增加多于红细胞增加，血液呈稀释状态，又称“生理性贫血”。最近WHO资料表明，50%以上孕妇合并贫血，其中缺铁性贫血最常见，另外有巨幼细胞性贫血和再生障碍性贫血等。

一、妊娠期贫血的诊断标准

由于妊娠期血液系统的生理变化，妊娠期贫血的诊断标准不同于非妊娠妇女。世界卫生组织标准为，孕妇外周血血红蛋白<110 g/L及血细胞比容<0.33为妊娠期贫血。依据血红蛋白的水平，可分为轻度贫血（100~110 g/L）、中度贫血（70~99 g/L）、重度贫血（40~69 g/L）和极重度贫血（< 40 g/L）。

二、贫血对妊娠的影响

1.对孕妇的影响

轻度贫血影响不大。中重度贫血孕妇的抵抗力低下，对分娩、手术和麻醉的耐受能力也降低，孕妇在妊娠和分娩期间的风险明显增加。世界卫生组织的资料表明，贫血使全世界每年约数十万名孕产妇死亡。

2.对胎儿的影响

孕妇骨髓和胎儿是铁的主要受体组织，在竞争摄取孕妇血清铁的过程中，胎儿组织占优势。而铁通过胎盘由母亲运至胎儿是单向运输，不能逆向转运。因此，一般情况下，胎儿缺铁程度不会太严重。但当孕妇患重度贫血时，经过胎盘供氧和营养物质不足以补充胎儿生长所需，容易造成胎儿生长受限、胎儿窘迫、早产或死胎。

三、贫血的类型

（一）缺铁性贫血

缺铁性贫血是妊娠期最常见的贫血，是指体内储存铁缺乏，影响血红蛋白合成引起的贫血，系铁缺乏症的晚期表现。我国孕妇缺铁性贫血患病率为19.1%，妊娠早、中、晚期IDA患病率分别为9.6%、19.8%和33.8%。胎儿生长发育及妊娠期血容量增加，对铁的需要量增加，尤其在妊娠后半期，孕妇对铁摄取不足或吸收不良都可引起贫血。

1.病因

（1）铁的需要量增加　是孕妇缺铁的主要原因。

（2）妇女体内铁的储存不足　孕前月经过多、多次流产出血、慢性感染、肝肾疾病、寄生虫病等，以及含铁食物的摄入不足，使妇女体内铁的储存明显不足。

（3）孕期铁的吸收　以每毫升血液含铁0.5 mg计算，妊娠期血容量增加需铁650~750 mg。胎儿生长发育需铁250~350 mg。故孕期需铁1 000 mg左右。孕妇每日需铁至少 4 mg。每日饮食中含铁 10~15 mg,吸收率仅为 10%,即 1~1.5 mg,妊娠后半期铁的最大吸收率虽达 40%,仍不能满足需求,若不给予铁剂补充,容易耗尽体内储存铁造成贫血。

(4)孕期母体内的铁被主动单项转运　孕期母体内的铁被主动单项转运到胎儿,即使是严重的缺铁性贫血的母亲出生的新生儿都不会患缺铁性贫血,进一步加重了孕妇对铁的需求。

2.诊断

(1)病史　既往有月经过多等慢性失血性疾病史;有长期偏食、孕早期呕吐、胃肠功能紊乱导致的营养不良等病史。

(2)临床表现　轻者无明显症状;重者可有乏力、头晕、心悸、气短、食欲不振、腹胀、腹泻。皮肤黏膜苍白、皮肤毛发干燥、指甲脆薄以及口腔炎、舌炎等。

(3)实验室检查

1)血象:外周血涂片为小细胞低色素型贫血。血红蛋白<100 g/L;红细胞<3.5×1 012/L;血细胞比容<0.30;红细胞平均体积(MCV)<80 fL。白细胞及血小板计数均在正常范围。

2)血清铁浓度能灵敏反映缺铁状况,正常成年妇女血清铁为 7~27 μmol/L,若孕妇血清铁<6.5 μmol/L(35 μg/dL),可诊断为缺铁性贫血。

3)骨髓象:红系造血呈轻度或中度活跃,以中晚幼红细胞增生为主,骨髓铁染色可见细胞内外铁均减少,尤以细胞外铁减少明显。

3.预防

妊娠前积极治疗失血性疾病如月经过多等,以增加铁的贮备。加强计划生育指导,避免生育过多或多次终止妊娠。加强孕期营养指导,鼓励进食含铁丰富的食物,如猪肝、鸡血、豆类等。妊娠中后期补铁。在产前检查时,孕妇必须定期检测血常规,尤其在妊娠后期应重复检查。妊娠 4 个月起应常规补充铁剂。

4.治疗

治疗原则是补充铁剂和去除导致缺铁性贫血的原因。轻、中度贫血者以口服铁剂治疗为主,并改善饮食,进食富含铁的食物。重度贫血者口服铁剂或注射铁剂治疗,还可以少量多次输注浓缩红细胞。极重度贫血者首选输注浓缩红细胞,待 Hb 达到 70 g/L、症状改善后,可改为口服铁剂或注射铁剂治疗。治疗至 Hb 恢复正常后,应继续口服铁剂 3~6 个月或至产后 3 个月。

(1)一般治疗　加强营养,鼓励孕妇进食高蛋白及含铁丰富的食物。如黑木耳、海带、紫菜、猪肝、豆类、蛋类食品。此类食品不仅含铁丰富,还易于吸收。避免偏食、挑食。

(2)药物治疗　口服补充铁剂:硫酸亚铁 0.3 g,3 次/d,同时服维生素 C 0.3 g 促进铁的吸收。多糖铁复合物是有机复合物,不含游离铁离子,不良反应较少。150 mg/次,1~2 次/d。注射用药:右旋糖酐铁或山梨醇铁注射剂,两种制剂分别含铁 25 mg/mL 及 50 mg/mL。对妊娠后期重度缺铁性贫血或因严重胃肠道反应不能口服铁剂者,可用右旋糖酐铁或山梨醇铁注射,给药途径为深部肌内注射。首次给药应从小剂量开始,第一日 50 mg,若无副反应,第 2 日可增至 100 mg,肌内注射,1 次/d。

(3)输血　大多数缺铁性贫血患者经过补充铁剂均可纠正。当接近预产期或短期内需行剖宫产术者,血红蛋白<60 g/L,应少量多次输血,150~200 mL/次,20 滴/min。输血时避免加重心脏负担诱发急性左心衰竭。有条件者输浓缩红细胞。

(4)产时及产后的处理　中、重度贫血产妇临产后应配血备用。酌情给维生素 K_1、卡巴克络、维生素 C 等。积极预防产后出血,严密监护产程,防止产程过长,可阴道助产缩短第二产程,但应避免产伤的发生;当胎儿前肩娩出后,肌注或静注缩宫素 10 U 或麦角新碱 0.2 mg,或当胎儿娩出后肛门置入卡前列甲酯栓 1 mg。出血多时应及时输血。产程中严格无菌操作,产后应用广谱抗生素预防感染。

(二)巨幼细胞性贫血

巨幼细胞性贫血是由叶酸或维生素 B_{12}缺乏引起 DNA 合成障碍所致的贫血。其特点是:骨髓及外周血中出现形态和功能异常的巨幼红细胞。临床上较少见,其发病率国外报道为 0.5%~2.6%,国内报道为 0.7%。叶酸与维生素 B_{12}在人体内自行合成,必须从食物中摄取。叶酸在体内储存量很少,妊娠期间的妇女 95%存在不同程度的叶酸缺乏,而维生素 B_{12}在人体内储存量足以围产 2 年以上。妊娠合并巨幼细胞性贫血,99%为叶酸缺乏所致。仅有少数孕妇因缺乏维生素 B_{12}而发病。

1.病因

叶酸与维生素 B_{12}均为 DNA 合成过程中的重要辅酶。当叶酸和(或)维生素 B_{12}缺乏,可使 DNA 合成障碍,全身多种组织和细胞均可受累,以造血组织最明显,特别是红细胞系统。由于细胞核成熟延缓,核分裂受阻,细胞浆中 RNA 大量聚集,RNA 与 DNA 比例失调,使红细胞体积增大,而红细胞核发育处于幼稚状态,形成巨幼红细胞。由于巨幼细胞寿命短而发生贫血。

引起叶酸与维生素 B_{12}缺乏的原因有:

(1)来源缺乏或吸收不良　叶酸和维生素 B_{12}存在于植物或动物性食物中,如果长期偏食、挑食致营养不良则可引起本病。不当的烹调方法也可损失大量叶酸。孕妇有慢性消化道疾病,可影响吸收,加重叶酸和维生素 B_{12}缺乏。

(2)妊娠期需要量增加　正常成年妇女每日需叶酸 50~100 μg,而孕妇每日需 300~400 μg 叶酸,多胎孕妇需要量更多,造成孕期发病或病情加重。叶酸利用度不好的孕妇每日需要量更高。

(3)叶酸的消耗增加　孕妇患有慢性感染、甲状腺功能亢进或慢性溶血等疾病,会消耗大量的叶酸而引起叶酸的缺乏。

(4)排泄增多　孕妇肾血流量增加,叶酸在肾内廓清加速,肾小管再吸收减少,叶酸从尿中排泄增多。

2.对母儿的影响

严重贫血时,贫血性心脏病、妊高征、胎盘早剥、早产、产褥感染等的发病率明显增多。早产、胎儿生长受限、死胎,围产儿死亡等的发生率也大大增加。叶酸缺乏可致胎儿神经管缺陷等多种畸形已为许多研究所证实。

3.临床表现与诊断

叶酸与维生素 B_{12}缺乏的临床症状、血象和骨髓象基本相同。叶酸缺乏无神经系统表现,而维生素 B_{12}有神经系统表现。

(1)临床表现

1)贫血:多发生于妊娠中、晚期,起病较急;贫血多为中度、重度。多发生在年龄偏大的孕产妇。表现为乏力、头晕、心悸、气短、皮肤黏膜苍白等。症状随贫血的程度加重而加重。

2)消化道症状:厌食是最早出现的症状之一。其他症状如恶心、呕吐、腹泻、腹胀、舌炎、舌乳头萎缩等。

3)周围神经炎症状:因维生素 B_{12}缺乏引起。表现为手足麻木、针刺、冰冷等感觉异常以及行走困难等。

4)出血和感染:妊娠期严重叶酸缺乏者有明显的出血倾向。由于体液免疫和淋巴细胞功能均降低,故易发生感染。

5)其他:低热、水肿、脾肿大、表情淡漠者也较常见。

(2)实验室检查

1)外周血象:为大细胞性贫血,血细胞比容降低,红细胞平均体积(MCV)>100 fv,红细胞平均血红蛋白含量(MCH)>32 pg,大卵圆形红细胞增多、中性粒细胞核分叶过多,网织红细胞大多减少。血小板通常减少。

2)骨髓象:红细胞系统呈巨幼细胞增多,巨幼细胞系列占骨髓细胞总数的 30%~50%,核染色质疏松,可见核分裂。

3)血清:叶酸值<6.8 mmol/L(3 ng/mL)、红细胞叶酸值<227 mol/L(100 ng/mL)提示叶酸缺乏。若叶酸值正常,应测孕妇血清维生素 B_{12}值,若<90 pg 提示维生素 B_{12}缺乏。

4.治疗

(1)补充缺乏的物质

1)叶酸:10~20 mg/d,分 3 次口服;也可肌内注射 10~30 mg,1 次/d。通常 1~2 个月血象可恢复正常。改为预防性治疗量服用维持疗效。

2)维生素 B_{12}:100~200 μg/d,肌内注射,3~6 d 即可见效,可连续 2 周以后改为每周 2 次,再连续用 4 周,以充分补充造血所需,并且使体内有足够的储蓄量。

3)适当补充铁剂:叶酸补充后,红细胞增多的同时,对铁的需要增加。补充铁剂和维生素 C。

(2)输血治疗　对严重贫血,又接近预产期者可考虑多次少量输入新鲜血。

5.防治

(1)计划怀孕的妇女停用影响叶酸代谢的药物,如口服避孕药、抗癫痫药物。

(2)强孕期营养指导,改变不良饮食习惯,多食新鲜蔬菜、水果、瓜豆类、肉类、动物肝脏及肾脏等食物。对有高危因素的孕妇,应从妊娠 3 个月开始每日口服叶酸 0.5~1 mg,连续 8~12 周。

(3)叶酸缺乏的高危人群,以及分娩过神经管畸形的妇女补充叶酸。

(4)维生素 B_{12}100 μg,肌注 1 次/d,连续 2 周后改为每周 2 次,直至血红蛋白恢复正常。

(5)血红蛋白<60 g/L 时,可少量间断输新鲜血或浓缩红细胞。

(6)分娩时避免产程延长,预防产后出血,预防感染。

(三)再生障碍性贫血

再生障碍性贫血简称再障,是因骨髓造血干细胞数量减少和质的缺陷,导致造血障碍,引起外周全血细胞(红细胞、白细胞、血小板)减少为主要表现的一组综合征。国内报道,妊娠合并再障占分娩总数的0.03%~0.08%,是一组非常险恶的并发症。

1.对母儿的影响

目前认为妊娠不是再障的原因,但妊娠可能使原有病情加剧。孕妇血液相对稀释,使贫血加重,易发生贫血性心脏病,甚至造成心力衰竭。由于血小板数量减少和质的异常,以及血管壁脆性及通透性增加,可引起鼻、胃肠道黏膜等出血。由于外周血粒细胞、单核细胞及丙种球蛋白减少、淋巴组织萎缩,使孕妇防御功能低下,易引起感染。再障孕妇分娩后胎盘剥离创面易发生感染,甚至引起败血症。颅内出血、心力衰竭及严重的呼吸道、泌尿道感染或败血症常是再障孕产妇的重要死因。

一般认为,孕期血红蛋白>60 g/L对胎儿影响不大。分娩后能存活的新生儿,一般血象正常,极少发生再障。血红蛋白≤60 g/L者对胎儿不利,可导致流产、早产、胎儿生长受限、死胎及死产。

2.病因

再障的病因较复杂,半数为原因不明的原发性再障。再生障碍性贫血可分为原发性和继发性。前者原因不详,后者多与下列因素有关:

(1)物理、化学因素　化学物质包括苯和有机磷。物理因素包括电离辐射。

(2)药物因素　药物引起再生障碍性贫血占继发性再生障碍性贫血的首位。病情最严重,病死率达50%左右,停药后常须几个月或几年才能恢复。最常用药物:氯霉素、抗肿瘤药等。

(3)感染因素　最常见是病毒感染,尤其肝炎病毒,其次是呼吸道病毒感染。

(4)妊娠　少数女性在妊娠期发病,分娩后缓解,再次妊娠时复发。动物实验证明,大量雌激素能抑制骨髓造血功能。

(5)免疫因素　再生障碍性贫血可见于系统性红斑狼疮等免疫性疾病。

3.临床表现及诊断

主要表现为进行性贫血、皮肤及内脏出血及反复感染。可分为急性型和慢性型,孕妇以慢性型居多。贫血呈正常细胞型,全血细胞减少。骨髓象见多部位增生减低或重度减低,有核细胞甚少,幼粒细胞、幼红细胞、巨核细胞均减少,淋巴细胞相对增高。

4.处理

应由产科医生及血液科医生共同管理。

(1)妊娠期

1)终止妊娠:再障患者在病情未缓解之前应避孕,若已妊娠,在妊娠早期应做好输血准备的同时行人工流产。妊娠中、晚期患者,因终止妊娠有较大危险,应加强支持治疗,在严密监护下继续妊娠直至足月分娩。

2)支持疗法:左侧卧位休息;加强营养;间断吸氧;少量、间断、多次输入新鲜血,提高全血细胞。或间断成分输血,可输入白细胞、血小板及浓缩红细胞。

3）有明显出血倾向者，给予肾上腺皮质激素治疗：如泼尼松 10 mg，口服，3 次/d，但皮质激素抑制免疫功能，易致感染，不宜久用。也可用蛋白合成激素，如羟甲烯龙 5 mg，口服，2 次/d，有刺激红细胞生成的作用。

4）预防感染：选用对胎儿无影响的广谱抗生素。

（2）分娩期　尽量经阴道分娩，缩短第二产程，防止第二产程用力过度，造成脑出血等重要脏器出血或胎儿颅内出血。可适当助产，但要防止产伤。产后仔细检查软产道，认真缝合伤口，防止产道血肿形成。有产科手术指征者，行剖宫产术时一并将子宫切除为宜，以免引起产后出血及产褥感染。

（3）产褥期　继续支持疗法，应用宫缩剂加强宫缩，预防产后出血。广谱抗生素预防感染。

（胡孟彩、张志红、徐锋）

第四章　妊娠特有疾病

第一节　妊娠期高血压疾病

妊娠期高血压疾病是妊娠与血压升高并存的一组疾病，为多因素发病，包括已经存在的高血压或存在各种母体基础病理状况，受妊娠及环境因素影响诱发高血压。临床表现为妊娠 20 周以后出现高血压，较重时出现蛋白尿和水肿，严重时发生抽搐、昏迷、心肾功能衰竭，甚至母婴死亡。发病率约 5%～12%，其围生儿死亡率为 1.66%，孕产妇死亡率达 46.9/10 万。

高危人群：①子痫前期家族史（母亲或姐妹）；②患有慢性高血压、慢性肾炎、糖尿病和自身免疫性疾病如系统性红斑狼疮、抗磷脂综合征等；③初次产检时体重指数≥28 kg/m^2；④本次妊娠为首次怀孕、多胎妊娠、妊娠间隔时间≥10 年以及孕早期收缩压≥130 mmHg 或舒张压≥80 mmHg、孕早期 24 h 尿蛋白定量≥0.3 g 或尿蛋白持续存在（随机尿蛋白≥++1 次及以上）；⑤孕妇年龄≥40 岁者；⑥子痫前期病史。

一、病因

尚无定论，研究范围目前已深入分子生物学领域，主要学说如下：

1.免疫学说

妊娠被视为一种半同种移植，因此免疫可能是妊娠期高血压疾病的主要发病因素。①近期研究发现妊娠期高血压疾病患者与正常孕妇人类白细胞抗原-DR4（HLA-DR4）夫妇共享率之比为 52.5%：4.55%，提示夫妇间、母儿间 HLA-DR4 共享率越高可能越容易发病。共享率高，缺少 HLA-DR4 对母体免疫系统的刺激，母体不能产生封闭滋养细胞表面抗原，激活母体免疫系统，引起细胞毒性损害致妊娠期高血压疾病。②细胞免疫方面，机体对异体组织的排斥反应主要通过 T 辅助细胞（TH）和 T 抑制细胞（TS）调节，正常妊娠时 TS 上升，孕妇对胎儿产生免疫耐受。妊娠期高血压疾病时 TH/TS 比值上升，排斥反应增强，淋巴细胞浸润，产生大量免疫活性因子，引起小动脉收缩。③妊娠期高血压疾病患者血清 IgG 及补体 C3、C4 明显减少，血清免疫复合物浓度明显高于正常孕妇。血管壁内免疫复合物沉着，主要沉积在胎盘和肾小球，造成血管内皮损伤，血流障碍，子宫胎盘及全身各脏器缺血。肾脏基底膜通透性增加，蛋白质漏出。

2.血管内皮损伤学说

①内皮素（endothelin，ET）是一种多肽激素，有强力血管收缩作用。免疫因子、细胞毒性因子如氧自由基、脂质过氧化物、极低密度脂蛋白增加均可损伤血管内皮细胞（EC），使

EC 表面的肽链内切酶产生减少,影响 ET 降解过程,血浆 ET 升高。②一氧化氮(NO)也是血管内皮来源因子,有抑制血小板的黏附及聚集,增加前列腺素的生物合成,阻断 ET 引起的血管痉挛,有扩张血管的作用。血管内皮损伤 ET 增加的同时 NO 减少。ET、NO 不平衡引起血管舒缩调节异常。③前列环素(PGI_2)-血栓素 A_2(TXA_2)是一组与 NO、ET 协同作用的血管舒缩调节因子,PGI_2有血管舒张作用,TXA_2则诱发血小板凝集、使血管收缩。妊娠期高血压疾病时 PGI_2减少,TXA_2增加或不变,PGI_2/TXA_2比值下降。④心钠素(ANP)有强大的利尿、利钠、扩血管和抑制肾素-血管紧张素-醛固酮系统的作用。妊娠期高血压疾病患者 ANP 与 ET 的增高呈负相关,ANP 分泌相对不足、心钠素自身抗体产生及心钠素受体改变,其拮抗 ET 等升压因子的作用下降,且不能抗衡过度激活的肾素-血管紧张素-醛固酮系统的作用。近年有理论认为,妊娠期高血压疾病发生可能是机体对血管紧张素Ⅱ(A-Ⅱ)的敏感性增强,患者的血小板 AⅡ受体增加,而不是患者的肾素、血管紧张素Ⅱ含量增加。目前普遍认为,血管内皮损伤是妊娠期高血压疾病发病的重要环节,内皮损伤释放的一些血管活性物质与发病有关。

3.遗传学说

妊娠期高血压疾病有家族遗传倾向。最近的研究认为肿瘤坏死因子(TNF-a)基因、内皮细胞一氧化氮合成酶基因(eNOS)、亚甲基四氢叶酸还原酶(MTHFR)基因及 HLA-DR4 可能是妊娠期高血压疾病的易感基因,妊娠期高血压疾病患者的血管痉挛,血管内皮损伤则可能与这些基因突变有关。

4.钙代谢平衡失调学说

流行病学调查发现钙摄入少地区妊娠期高血压疾病发病率较高,而主食为高钙食品(如玉米)地区的妊娠期高血压疾病发病率较低。孕期母体生理性需钙量增加,缺钙或补钙不足将引起甲状旁腺分泌增加,激活细胞膜上的腺苷酸环化酶形成环磷酸腺苷,导致细胞内钙离子水平升高,使血管平滑肌收缩,血压升高。动物实验表明动物缺钙可引起血压升高。而孕期补钙可使妊娠期高血压疾病的发生率下降。

5.凝血系统与纤溶系统失调学说

妊娠期高血压疾病时凝血系统与纤溶系统失去动态平衡,组织型纤溶酶原激活物(tPA)活性降低,纤溶酶原活性抑制因子(PAIS)及纤维结合蛋白(Fn)升高。这种高凝低纤溶状态可能是妊娠期高血压疾病的发病因素之一。

6. 胰岛素抵抗学说

高胰岛素血症可导致 NO 合成下降及脂质代谢紊乱,刺激缩血管物质分泌,增加交感神经系统活性而影响血压。脂代谢异常可导致血管内皮细胞损伤,引起胎盘组织中脂源性保护因子脂联素(APN)分泌减少。研究表明 2 型糖尿病患者血清 APN 水平显著低于正常者,且颈总动脉内膜中层厚度(IMT)增厚者血清 APN 水平显著低于正常者,说明 APN 在调节脂类、糖类代谢、胰岛素抵抗及抗动脉粥样硬化和抗炎等过程中起着非常重要的作用。同时,缺氧,炎性反应,高胰岛素血症引起妊娠高血压患者胎盘合成瘦素增加。后者水平随妊娠期高血压疾病病变的加重而升高,呈现明显的正相关性。多项研究表明瘦素抵抗与胰岛素抵抗有关,瘦素抵抗作用于胰岛 B 细胞而影响了脂肪胰岛素内分泌轴引起高胰岛素血症的发生。瘦素表达增高引起母体糖脂代谢紊乱,导致胎盘浅着床,胎盘缺氧。以上因素相互影响,共同参与了妊娠高血压疾病的发生发展。

总之,妊娠期高血压疾病的发病可能是多因素参与的复杂的免疫调节过程。患者的异常免疫反应造成血管内皮损害,引起血小板聚集,释放血管活性物质,全身小动脉痉挛,临床上出现高血压、蛋白尿、水肿及脏器损害。由于免疫球蛋白和补体沉积造成的胎盘蜕膜血管损害,导致胎盘缺血、功能障碍,胎儿缺氧及生长迟缓甚至胎死宫内,完成母体对胎儿的“排斥”。肾脏的上皮细胞与胎盘之间具有共同的抗原,由胎盘产生的抗体与肾脏有交叉反应,故妊娠期高血压疾病患者肾脏损害较为明显。据此把传统的子宫胎盘缺血学说视为发病过程中的一个环节似乎更为合理。

二、病理生理

妊娠期高血压疾病的基本病理生理变化是全身小血管痉挛,血管内皮损伤,通透性增加,导致高血压、蛋白尿、水肿以及各器官的缺血缺氧改变。

(1)肾小球毛细血管痉挛　肾血流量减少,缺氧导致肾小球内皮细胞损伤血管通透性增加,出现水肿、蛋白尿及管型。严重者内皮细胞肿胀,管腔狭窄使肾小球滤过率下降引起少尿、无尿,肾功能衰竭。

(2)肝内小动脉痉挛　过久使肝细胞不同程度缺血、坏死,并引起黄疸,进而松弛扩张。突然充血使静脉窦内压力骤然升高,门静脉周围局限性出血,形成肝包膜下出血时有急性上腹疼痛。

(3)心脏因冠状小动脉痉挛　心肌缺血,间质水肿,点状出血。严重时心肌坏死。循环血液黏滞度增加,加重心脏负担,引起心力衰竭。

(4)脑部血管痉挛　引起脑组织缺血、缺氧,脑水肿引起剧烈头痛、呕吐症状,感觉迟钝,思维混乱,抽搐、昏迷,甚至发生脑疝。严重时血管破裂导致脑出血、血管内血栓形成引起脑梗死。

(5)子宫血管痉挛　致胎盘缺血,胎盘组织退行性变,胎盘功能不全。胎儿窘迫及生长迟缓甚至死亡。或因胎盘后血管破裂而引起胎盘早剥;子宫胎盘缺血、缺氧,滋养细胞变性坏死,释放组织凝血活酶,导致 DIC 发生。

(6)内分泌及代谢　由于血浆孕激素转换酶增加,妊娠晚期盐皮质激素、去氧皮质酮升高可致钠潴留,血浆胶体渗透压降低,细胞外液可超过正常妊娠,但水肿与妊娠期高血压疾病的严重程度及预后关系不大。通常电解质与正常妊娠无明显差异。子痫抽搐后,乳酸性酸中毒及呼吸代偿性的二氧化碳丢失可致血中碳酸氢盐浓度降低,患者酸中毒的严重程度与乳酸产生的量及其代谢率及呼出的二氧化碳有关。

(7)其他　①血液:妊娠期高血压疾病血液改变的特点为低血容量,血液浓缩及异常高凝状态,重者呈现慢性的 DIC 过程;②眼底视网膜小动脉痉挛,视乳头水肿出现视力障碍,视物不清,严重时可引起视网膜剥离,突然失明。

三、临床表现

典型临床表现为妊娠 20 周后出现高血压、水肿、蛋白尿。视病变程度不同,轻者可无症状或有轻度头晕,血压轻度升高,伴水肿或轻微蛋白尿;重者出现头痛、眼花、恶心、呕吐、持续性右上腹疼痛等，血压明显升高，蛋白尿增多，水肿明显；甚至昏迷、抽搐。

四、诊断及分类

根据病史、临床表现、体征及辅助检查即可做出诊断，同时应注意有无并发症及凝血机制障碍。

1.病史

有本病的高危因素及上述临床表现，特别应询问有无头痛、视力改变、上腹不适等。

2.高血压

测量血压前被测者至少安静休息 5 min。测量取坐位或卧位。注意肢体放松，袖带大小合适。袖带长度应是上臂围的 1.5 倍，通常测量右上肢血压，袖带应与心脏处于同一水平，至少出现两次以上血压升高[收缩压≥140 mmHg 和(或)舒张压≥90 mmHg]、其间隔时间≥4h 才能确诊。血压较基础血压升高 30/15 mmHg，但低于 140/90 mmHg，不作为诊断依据，须密切观察。

3.尿蛋白

由于在 24 h 内尿蛋白的浓度波动很大，单次尿样检查可能导致误差，应留取 24 h 尿做定量检查。也可取中段尿测定，避免阴道分泌物污染尿液，造成误诊。尿蛋白≥0.3 g/24 h，或随机尿蛋白≥(+)定义为蛋白尿。应注意蛋白尿的进展性变化以及排查蛋白尿与孕妇肾脏疾病和自身免疫性疾病的关系。

4.辅助检查

(1)血液检查　包括全血细胞计数、血红蛋白含量、血细胞比容、血黏度、凝血功能，根据病情轻重可多次检查。

(2)肝肾功能、电解质、血脂测定　肝细胞功能受损可致 ALT、AST 升高。患者可出现白蛋白缺乏为主的低蛋白血症，白蛋白/球蛋白比值倒置。肾功能受损时，血清肌酐、尿素氮、尿酸升高，肌酐升高与病情严重程度相平行。尿酸在慢性高血压患者中升高不明显，因此可用于本病与慢性高血压的鉴别诊断。重度子痫前期与子痫应测定电解质与二氧化碳结合力，以便及早发现并纠正酸中毒。

(3)尿液检查　应测尿相对密度、尿常规。尿相对密度>1.020 提示尿液浓缩，尿蛋白(+)时尿蛋白含量约 0.3 g/24 h；当尿蛋白(+++)时尿蛋白含量 2 g/24 h。尿蛋白检查在严重妊娠期高血压疾病患者应每 2 d 一次或每日检查。

(4)甲状腺功能检查　血清游离三碘甲腺原氨酸(FT3)、血清游离甲状腺素(FT4)、促甲状腺激素(TSH)、甲状腺素 T3、总甲状腺素。

(5)眼底检查　通过眼底检查可以直接观察到视网膜小动脉的痉挛程度，是子痫前期—子痫严重程度的重要参考指标。子痫前期患者可见视网膜动静脉比值 1∶2以上，视乳头水肿、絮状渗出或出血，严重时可发生视网膜剥离。患者可出现视力模糊或视盲。

(6)B 超等影像学检查　肝、胆、胰、脾肾等脏器及胸腹水情况，B 超测定子宫动脉、脐动脉血流指数、胎儿大脑中动脉、静脉导管等血流变化。

(7)损伤性血流动力学监测　当子痫前期-子痫患者伴有严重的心脏病、肾脏疾病、难以控制的高血压、肺水肿以及不能解释的少尿时，可以监测孕妇的中心静脉压或肺毛细血管楔压,动脉血气分析。

(8)其他 心电图、超声心动图可了解心功能,疑有脑出血可行 CT 或 MRI 检查。同时常规行胎盘功能、胎儿宫内安危状态及胎儿成熟度检查。

根据美国国家高血压教育项目工作组(National High Blood Pressure Working Group)的报告(2000)和第 21 版 Willarn Obstetrics 的诊断标准,妊娠期高血压疾病分为五类:妊娠期高血压;子痫前期;子痫;慢性高血压病并发子痫前期和妊娠合并原发性高血压(见表 4-1)。

表 4-1 妊娠期高血压疾病分类

分类	特点
妊娠期高血压	收缩压≥140 mmHg 和(或)舒张压≥90 mmHg,妊娠期首次出现,并于产后 12 周恢复正常;尿蛋白(-);少数患者可伴有上腹部不适或血小板减少,产后方可确诊
子痫前期	收缩压≥140 mmHg 和(或)舒张压≥90 mmHg,孕 20 周以后出现;尿蛋白≥300 mg/24 h 或随机尿蛋白(+),或尿蛋白/肌酐比值≥0.3,无蛋白尿但伴有以下任何一种器官或系统受累:心、肺、肝、肾等重要器官,或血液系统、消化系统、神经系统的异常改变,胎盘-胎儿受到累及等。血压和(或)尿蛋白水平持续升高,发生母体器官功能受损或胎盘-胎儿并发症是子痫前期病情向重度发展的表现
重度 *	收缩压≥160 mmHg 和(或)舒张压≥110 mmHg;尿蛋白≥2.0 g/24 h 或(++);少尿(24 小时尿量<400 mL 或每小时尿量<17 mL)或血肌酐>106 μmol/L;血小板<100×109/L;微血管病性溶血(血 LDH 升高);血清 ALT 或 AST 升高;持续性头痛或其他脑神经或视觉障碍;持续性上腹不适,肝包膜下血肿或肝破裂症状;低蛋白血症伴胸水、腹水或心包积液;心力衰竭、肺水肿;羊水过少或胎儿生长受限、胎死宫内、胎盘早剥、孕 34 周前发病等
子痫	子痫前期孕妇抽搐不能用其他原因解释
慢性高血压并发子痫前期	高血压孕妇妊娠 20 周以前无尿蛋白,若出现尿蛋白≥300 mg/24 h 或随机尿蛋白≥(+);高血压孕妇孕后突然尿蛋白增加,血压进一步升高或血小板<100×109/L 等上述重度子痫前期的任何一项表现
妊娠合并慢性高血压	既往存在的高血压或在妊娠 20 周前发现收缩压≥140 mmHg 和(或)舒张压≥90 mmHg,妊娠期无明显加重;或孕 20 周后首次诊断高血压并持续到产后 12 周后

注:* 重度子痫前期是血压升的更高,或有明显的尿蛋白、或肾、脑、肝和心血管系统等受累引起的临床症状。

五、鉴别诊断

妊娠期高血压疾病应与慢性肾炎合并妊娠相鉴别,子痫应与癫痫、脑炎、脑膜炎、脑肿瘤、脑血管畸形破裂出血、糖尿病高渗性昏迷、低血糖昏迷等鉴别。

六、处理

妊娠期高血压疾病治疗的基本原则是休息、镇静、解痉、有指征降压、利尿,密切监测母胎情况，适时终止妊娠。病情程度不同，治疗原则略有不同。①妊娠期高血压：一般采用休息、镇静、对症等处理后，病情可得到控制，监测母胎情况，若血压升高，可予以降压治疗；②子痫前期：除了一般处理，还要进行解痉、有指征降压、利尿等治疗，密切监测母胎情况，预防和治疗严重并发症，必要时终止妊娠；③子痫：需要及时控制抽搐的发作，防治并发症，经短时间控制病情后及时终止妊娠；④慢性高血压并发子痫前期：兼顾慢性高血压和子痫前期的治疗；⑤妊娠合并慢性高血压：以降血压为主，预防子痫前期的发生。

1.一般处理

（1）休息　妊娠期高血压孕妇可居家或住院治疗；非重度子痫前期孕妇应评估后决定是否住院治疗；重度妊娠期高血压、重度子痫前期及子痫孕妇均应住院监测和治疗。保证充足的睡眠，每日休息不少于 10 h。左侧卧位可减轻子宫对腹主动脉、下腔静脉的压迫，使回心血量增加，改善子宫胎盘的血供。左侧卧位 24 h 可使舒张压降低 10 mmHg。

（2）密切监护母儿状态　应询问孕妇是否出现头痛、视力改变、上腹不适等症状。每日测体重及血压，24 h 出入量，注意胎动、胎心等的监测。每日或隔日复查尿蛋白。定期监测血压、胎儿发育状况和胎盘功能、脐动脉血流等。

（3）间断吸氧　可增加血氧含量，改善全身主要脏器和胎盘的氧供。

（4）饮食　应包括充足的蛋白质、热量，不主张严格限盐和液体，但对于全身水肿者应适当限制盐的摄入。

2.镇静

轻度患者一般不需要药物治疗，对于精神紧张、焦虑或睡眠欠佳者可给予镇静剂。对于重度的子痫前期或子痫患者，需要应用较强的镇静剂，防治子痫发作。

（1）地西泮　具有较强的镇静、抗惊厥、肌肉松弛作用，对胎儿及新生儿的影响较小。用法：2.5~5 mg 口服，3 次/d 或睡前服用，10 mg 肌内注射或静脉缓慢注射（>2 min）。

（2）冬眠药物　冬眠药物可广泛抑制神经系统，有助于解痉降压，控制子痫抽搐。用法：①哌替啶 100 mg、氯丙嗪 50 mg、异丙嗪 50 mg 加入 10%葡萄糖 500 mL 内缓慢静脉滴注；②紧急情况下，可将三种药物的 1/3 量加入 25%葡萄糖液 20 mL 缓慢静脉推注（>5 min），余 2/3 量加入 10%葡萄糖 250 mL 静脉滴注。由于氯丙嗪可使血压急骤下降，导致肾及子宫胎盘血供减少、胎儿缺氧，且对母儿肝脏有一定的损害作用，现仅应用于硫酸镁治疗效果不佳者。

（3）其他镇静药物　苯巴比妥、异戊巴比妥、吗啡等具有较好的抗惊厥、抗抽搐作用，可用于子痫发作时控制抽搐及产后预防或控制子痫发作。由于该药可致胎儿呼吸抑制，分娩 6 h 前慎用。

3.解痉

治疗子痫前期和子痫的主要方法，可以解除全身小动脉痉挛，缓解临床症状，控制和预防子痫的发作。硫酸镁是子痫治疗的一线药物，也是重度子痫前期预防子痫发作的预防用药。硫酸镁控制子痫再次发作的效果优于地西泮、苯巴比妥和冬眠合剂等镇静药物。除非存在硫酸镁应用禁忌证或者硫酸镁治疗效果不佳，否则不推荐使用苯巴比妥和苯二氮䓬类药物（如地西泮）用于子痫的预防或治疗。对于非重度子痫前期的患者也可酌情考虑应用硫酸镁。其作用机制：①抑制运动神经末梢与肌肉接头处 Ca^{2+} 和乙酰胆碱的释放,阻断神经肌肉接头间的信息传导,使骨骼肌松弛;②降低中枢神经系统兴奋性及脑细胞的耗氧量,降低血压,抑制抽搐发生;③降低机体对血管紧张素Ⅱ的反应;④刺激血管内皮细胞合成前列环素,抑制内皮素合成,从而缓解血管痉挛状态;⑤解除子宫胎盘血管痉挛,改善母儿间血氧交换及围生儿预后。

(1)用药方案　静脉给药结合肌内注射。①静脉给药:首次负荷剂量 25%硫酸镁 10~15 mL 加入 10%葡萄糖液 20 mL 中,缓慢静脉注入,15~20 min 推完,继之 25%硫酸镁 60 mL 加入 5%葡萄糖液 500 mL 静脉滴注,滴速为 1~2 g/h。② 根据血压情况,决定是否加用肌内注射,用法为 25%硫酸镁 20 mL 加 2%利多卡因 2 mL,臀肌深部注射。用药时间长短根据病情需要调整,一般每天静脉滴注 6~12 h,24 h 总量不超过 25 g;用药期间每天评估病情变化,决定是否继续用药。引产和产时可以持续使用硫酸镁,若剖宫产术中应用要注意产妇心脏功能;产后继续使用 24~48 h。若为产后新发现高血压合并头痛或视力模糊,建议启用硫酸镁治疗。硫酸镁用于重度子痫前期预防子痫发作以及重度子痫前期的期待治疗时,为避免长期应用对胎儿(婴儿)钙水平和骨质的影响,建议及时评估病情,病情稳定者在使用 5~7 d 后停用硫酸镁;在重度子痫前期期待治疗中,必要时间歇性应用。

(2)毒性反应　正常孕妇血清镁离子浓度为 0.75~1 mmol/L,治疗有效浓度为 1.8~3 mmol/L。若血清镁离子浓度超过 3.5 mmol/L 即可发生镁中毒。首先表现为膝反射减弱或消失,继之出现全身肌张力减退、呼吸困难、复视、语言不清,严重者可出现呼吸肌麻痹,甚至呼吸、心跳停止,危及生命。

(3)注意事项　用药前及用药过程中应注意以下事项:定时检查膝反射是否减弱或消失;呼吸≥16 次/min;尿量≥25 mL/h 或≥600 mL/24 h;硫酸镁治疗时需备钙剂,一旦出现中毒反应,立即停用硫酸镁并静脉注射 10%葡萄糖酸钙 10 mL,因钙离子与镁离子可竞争神经细胞上的受体,从而阻断镁离子的作用。肾功能不全时应减量或停用;有条件时监测血镁浓度。

4.降压

降压治疗的目的是预防心脑血管意外和胎盘早剥等严重母胎并发症。对于收缩压≥160 mmHg,或舒张压≥110 mmHg 或平均动脉压(MAP)≥140 mmHg 者,以及原发性高血压妊娠前已用降血压药者,须应用降压药物。收缩压≥140 mmHg 和(或)舒张压≥90 mmHg 者可以降压治疗。降压药物选择原则:对胎儿无毒副作用,不影响心每搏输出量、肾血流量及子宫胎盘灌注量,不致血压急剧下降或下降过低。目标血压:孕妇未并发器官功能损伤,收缩压应控制在 130~155 mmHg 为宜,舒张压应控制在 80~105 mmHg;孕妇并发器官功能损伤,则收缩压应控制在 130~139 mmHg,舒张压应控制在 80~89 mmHg。降压过程力求血压下降平稳,不可波动过大,且血压不可低于 130/80 mmHg,以保证子宫-胎盘血流灌注。在出现严重高血压,或发生器官损害如急性左心室功能衰竭时,需要紧急降压到目标血压范围,注意降压幅度不能太大,以平均动脉压的 10%~25%为宜,24~48 h 达到稳定。

(1)拉贝洛尔(labetalo)　为 α、β 肾上腺素受体阻断剂,降低血压但不影响肾及胎盘血流量,并可对抗血小板凝集,促进胎儿肺成熟。该药显效快,不引起血压过低或反射性心动过速。静脉注射初始剂量20 mg,10 min后如未有效降压则剂量加倍,最大单次剂量80 mg,直至血压被控制,每日最大总剂量220 mg。静脉滴注剂量为50~100 mg加入5%葡萄糖液250~500 mL中静脉滴注,根据血压调整滴速,血压稳定后改口服;50~150 mg/次,3~4次/d,饭后服用。总剂量不超过2 400 mg/d。副作用为头皮刺痛及呕吐。

(2)硝苯地平(nifedipine) 钙离子通道阻滞剂,可解除外周血管痉挛,使全身血管扩张,血压下降,由于其降压作用迅速,目前不主张舌下含化。用法:10 mg口服,3次/d,缓释片20 mg口服,1~2次/d。24 h总量不超过60 mg。其副反应为心悸、头痛,与硫酸镁有协同作用。

(3)尼莫地平(nimoldiPine) 亦为钙离子通道阻滞剂,其优点在于可选择性的扩张脑血管。用法:20~60 mg口服,2~3次/d;或20~40 mg加入5%葡萄糖液250 mL中静脉滴注,1次/d,每日总量不超过360 mg,副反应为头痛、恶心、心悸及颜面潮红。

(4)尼卡地平(nicardipine) 为二氢吡啶类钙离子通道阻滞剂。用法:口服初始剂量20~40 mg,3次/d。静脉滴注:1 mg/h为起始剂量,根据血压变化每10 min调整用量。

(5)酚妥拉明(phentolamine) 为α肾上腺素能受体阻滞剂。用法:10~20 mg溶于5%葡萄糖溶液100~200 mL,以10 μg/min的速度开始静脉滴注,应根据降压效果调整滴注剂量。

(6)甲基多巴(methymoPa) 可兴奋血管运动中枢的α受体,抑制外周交感神经而降低血压,妊娠期使用效果较好。用法:250 mg口服,3次/d,最高不超过2 g/d。其副作用为嗜睡、便秘、口干、心动过缓。

(7)硝酸甘油(nitroglycerin) 作用于氧化亚氮合酶,可同时扩张静脉和动脉,降低心脏前、后负荷,主要用于合并急性心功能衰竭和急性冠状动脉综合征时的高血压急症的降压治疗。起始剂量5~10 μg/min静脉滴注,每5~10 min增加滴速至维持剂量20~50 μg/min。

(8)硝普钠(sodium nitroprusside) 强有力的速效血管扩张剂,扩张周围血管使血压下降。由于药物能迅速通过胎盘进入胎儿体内,并保持较高浓度,其代谢产物(氰化物)对胎儿有毒性作用,不宜在妊娠期使用。分娩期或产后血压过高,其他降压药效果不佳时,方考虑使用。用法:50 mg加于5%葡萄糖液500 mL内,按0.5~0.8 μg/kg/min缓慢静脉滴注。用药不宜超过72 h。产前应用时间不宜超过4 h。用药期间应严密监测血压及心率。

5.扩容

一般不主张应用扩容剂,仅用于严重的低蛋白血症、液体丢失、贫血。可选用人血白蛋白、血浆和全血。同时注意配合应用利尿剂及严密监测病情变化。子痫前期孕妇出现少尿如无肌酐水平升高不建议常规补液,持续性少尿不推荐应用多巴胺或呋塞米。

(1)利尿药物 一般不主张应用,仅用于全身性水肿、急性心力衰竭、肾功能不全、肺水肿或血容量过多已伴有潜在性肺水肿、脑水肿者。常用利尿剂有呋噻米、甘露醇等。甘油果糖适用于肾功能有损害的孕妇。

(2)促胎肺成熟 孕周<34周并预计在1周内分娩的子痫前期孕妇,均应接受糖皮质激素促胎肺成熟治疗。用法:地塞米松6 mg,肌内注射,每12 h 1次,连续4次;或倍他米

松 12 mg,肌内注射,1 次/d,连续 2 d。如果在较早期初次促胎肺成熟后又经过一段时间(2 周左右)保守治疗,但终止孕周仍<34 周时,可以考虑再次给予同样剂量的促胎肺成熟治疗。

(3)适时终止妊娠 终止妊娠是治疗妊娠期高血压疾病的有效措施。终止妊娠的时机:①妊娠期高血压、病情未达重度的子痫前期孕妇可期待至孕 37 周以后。②重度子痫前期孕妇:妊娠不足 26 周孕妇经治疗病情危重者建议终止妊娠。孕 26 周至不满 28 周患者根据母胎情况及当地母儿诊治能力决定是否可以行期待治疗。孕 28 周~34 周,如病情不稳定,经积极治疗 24~48 h 病情仍加重,促胎肺成熟后应终止妊娠;如病情稳定,可以考虑期待治疗,并建议转至具备早产儿救治能力的医疗机构。>孕 34 周孕妇,胎儿肺成熟后可考虑终止妊娠;妊娠 37 周后的重度子痫前期应终止妊娠。③子痫:控制病情后即可考虑终止妊娠。④重度子痫前期发生母胎严重并发症者稳定母体情况后尽早在 24 h 内或 48 h 内终止妊娠,不考虑是否完成促胎肺成熟。严重并发症包括严重高血压不可控制,高血压脑病和脑血管意外、子痫、心衰、肺水肿、完全性或部分性 HELLP 综合征、DIC、或胎盘早剥、胎死宫内等。

当存在母体器官系统受累时,评定母体器官系统累及程度和发生严重并发症的紧迫性以及胎儿安危情况综合考虑终止妊娠时机:例如血小板计数<100×10^9/L、肝酶水平轻度升高、肌酐水平轻度升高、羊水过少、脐血流反向、胎儿生长受限等,可同时在稳定病情和严密监护之下尽量争取给予促胎肺成熟后终止妊娠;对已经发生胎死宫内者,可在稳定病情后终止妊娠。总之,母体因素和胎盘-胎儿因素的整体评估是终止妊娠的决定性因素。

蛋白尿及其程度虽不单一作为终止妊娠的指征,却是综合性评估的重要因素之一,需注意母儿整体状况的评估:如评估母体低蛋白血症、伴发腹水和(或)胸水的严重程度及心肺功能,评估伴发存在的母体基础疾病如系统性红斑狼疮、肾脏疾病等病况,与存在的肾功能受损和其他器官受累情况综合分析,确定终止妊娠时机。

(4)终止妊娠的方式

1)引产:适用于病情控制后,无产科剖宫产指征,宫颈条件成熟者。先行人工破膜,羊水清亮者,可给予缩宫素静脉滴注引产。第一产程应密切观察自觉症状、产程进展状况,监测血压并继续降压治疗,应将血压控制在<160/110 mmHg,监测胎心率变化,保持产妇安静和充分休息。第二产程应以会阴后侧切开术、胎头吸引或低位产钳助产缩短第二产程。第三产程应预防产后出血。产时、产后不可应用任何麦角新碱类药物。产程中病情加重,立即以剖宫产结束分娩。

2)剖宫产:适用于有产科指征者,宫颈条件不成熟、不能在短时间内经阴道分娩、引产失败、胎盘功能明显减退或已有胎儿窘迫征象者。

6.子痫的处理

子痫是妊娠期高血压疾病最严重的阶段,是妊娠期高血压疾病所致母儿死亡的最主要原因,应积极处理。子痫处理原则为控制抽搐,纠正缺氧和酸中毒,控制血压,抽搐控制后终止妊娠。

(1)控制抽搐 ①25%硫酸镁 20 mL 加于 25%葡萄糖液 20 mL 中静脉推注(>5

min),继之用以 2~3 g/h 静脉滴注,维持血药浓度,子痫患者产后需继续应用硫酸镁 24~48 h。②当孕妇存在硫酸镁应用禁忌证或硫酸镁治疗无效时,可考虑应用地西泮、苯巴比妥或冬眠合剂控制抽搐。③20%甘露醇 250 mL 快速静脉滴注,降低颅内压。

(2)控制血压和监控并发症　脑血管意外是子痫患者死亡的最常见原因。当收缩压持续≥160mmHg、舒张压≥110 mmHg 时要积极降压以预防心脑血管并发症,注意监测子痫之后的胎盘早剥、肺水肿等并发症。

(3)纠正缺氧和酸中毒　面罩和气囊吸氧,根据二氧化碳结合力及尿素氮值给予适量的 4%碳酸氢钠纠正酸中毒。

(4)适时终止妊娠　子痫患者抽搐控制后即可考虑终止妊娠。对于早发型子痫前期治疗效果较好者,可适当延长孕周,但需严密监护孕妇及胎儿。

(5)护理　保持环境安静,避免声光刺激;保持气道通畅,吸氧,维持呼吸、循环功能稳定,防止口舌咬伤,防止窒息,防止坠地受伤,密切观察体温、脉搏、呼吸、血压、神志、尿量(应保留导尿管监测)等。

产后子痫多发生于产后 24 h 内,最晚可在产后 10 d 发生,故产后应积极处理,防止产后子痫的发生。密切观察病情变化,及早发现心力衰竭、脑出血、肺水肿、HELLP 综合征、肾功能衰竭、DIC 等并发症,并积极处理。

7.慢性高血压的处理

(1)降压治疗指征　收缩压 150~180 mmHg 或舒张压>100 mmHg;或伴有高血压导致的器官损伤的表现。血压≥180/110 mmHg 时,需要静脉降压治疗,首选药物为硝苯地平和拉贝洛尔。

(2)胎儿监护　超声检查,动态监测胎儿的生长发育;NST 或胎儿生物物理相监护,在妊娠 28 周开始每周一次;妊娠 32 周以后每周两次。

(3)终止妊娠　对于轻度、没有并发症的慢性高血压病,可足月自然分娩;若慢性高血压病并发子痫前期,或伴其他的妊娠合并症(如胎儿生长受限、死胎史等),应提前终止妊娠。

8.产后处理

重度子痫前期孕妇产后应继续使用硫酸镁至少 24~48 h,预防产后子痫;注意产后迟发型子痫前期及子痫(发生在产后 48 h 后的子痫前期及子痫)的发生。子痫前期孕妇产后 3~6 d 是产褥期血压高峰期,高血压、蛋白尿等症状仍可能反复出现甚至加重,此期间仍应每天监测血压。如产后血压升高≥150/100 mmHg 应继续给予降压治疗。哺乳期可继续应用产前使用的降压药物,禁用 ACEI 和 ARB 类(卡托普利、依那普利除外)降压药。产后血压持续升高要注意评估和排查孕妇其他系统疾病的存在。注意监测及记录产后出血量。孕妇重要器官功能稳定后方可出院。

七、预测

目前无有效、可靠和经济的预测方法,首次产前检查应行风险评估,主张多项指标联合综合预测评估。

(1)高危因素　妊娠期高血压疾病发病的高危因素均为该病较强的预测指标。

(2)生化指标 ①胎盘生长因子(PLGF) PLGF是VEGF家族中的一种亚型,主要由滋养细胞合成,发挥类似VEGF的促血管生成作用,增加血管通透性,在妊娠5~15周血清中PLGF浓度<32pg/mL,妊娠16~20周浓度<60pg/mL,其灵敏度及特异度较高。②可溶性类FMS酪氨酸激酶-1(sFlt-1)即细胞膜结合型受体VEGFR-1的可溶性形式,可拮抗VEGF对妊娠期子宫血管的扩张作用,使血管阻力增加、血管内皮损伤,血流量减少。在妊娠期高血压疾病患者血清sFlt-1水平显著上升,可在发病前2周从母血中检测,且与病情严重程度相关,是一个较好的临床筛查指标。③胎盘蛋白13(PP13),是胎盘组织蛋白的一种,可调节血管舒缩,影响血管重铸,参与胎盘种植、维持妊娠,研究发现,孕早期检测母血PP13水平预测妊娠期高血压疾病具有较高的特异度和灵敏度,是一种较有前景的检测方法,但也有报道其假阳性率较高,可达12%。④可溶性Endoglin(sEng)可竞争性结合循环中的转化生长因子(TGF-β),使血管形成障碍,血管通透性增加,同时抑制eNOS激活,导致NO合成减少,最终出现血压升高等症状,在妊娠期高血压疾病临床症状出现前2-3月水平既已升高,预测敏感性较高。

(3)物理指标 子宫动脉血流波动指数(PI)正常妊娠时子宫动脉逐渐变直变粗,血流状态

转变为低阻高排且舒张早期的“V”切迹逐渐消失。而在妊娠期高血压疾病患者中,子宫动脉狭窄,血流状态转变受阻,仍呈现高阻低排状态,使子宫动脉阻力指数(RI)、搏动指数(PI)、收缩期与舒张期血流速度比(S/D)值明显增高,并有单侧或双侧子宫动脉舒张早期切迹。低危患者在妊娠中期(>16周)检查发现PI增加并伴有舒张期切迹是最好的预测指标,而高危患者在妊娠中期出现单侧切迹伴PI增加是最好预测指标。

(4)联合筛查 由于妊娠期高血压疾病的发生与遗传、环境、心理等多因素相关,因此联合筛查可提高预测检出率:①子痫前期病例的早中期妊娠时,sFlt-1/PLGF比率较正常妊娠明显增高,这两对相关分子常联合用于评估内皮细胞损伤,预测妊娠期高血压疾病。sFlt-1/PLGF>10提示5周内可能发生PE,妊娠早期PLGF联合PP13、PLGF联合sEng,预测检出率较高。②子宫动脉(UA)多普勒联合分子标志物:UA多普勒联合PP13及B-HCG检出率100%,假阳性率3%;UA多普勒联合PLGF或sFlt-1或sEng;UA多普勒联合PP13及妊娠相关血浆蛋白;UA多普勒联合抑制素A,检出率较高,假阳性率较低。

八、预防

做好预防工作,对降低妊娠期高血压疾病的发生、发展有重要作用。

(1)建立健全三级妇幼保健网,开展围妊娠期及围生期保健工作。强化医务人员培训,注意识别子痫前期的高危因素。

(2)加强健康教育,使孕妇掌握孕期卫生的基础知识,自觉进行产前检查。

(3)指导孕妇合理饮食与休息。孕妇应进食富含蛋白质、维生素、铁、钙、镁、硒、锌等微量元素的食物及新鲜蔬果,减少动物脂肪及过量盐的摄入,但不严格限制盐和液体摄入,也不推荐肥胖孕妇限制热量摄入。适度锻炼,合理安排休息和保持愉快心情,坚持左侧卧位增加胎盘绒毛的血供。每日补钙1~2 g有预防作用。推荐对存在子痫前期复发风

险如存在子痫前期史(尤其是较早发生子痫前期史或重度子痫前期史),有胎盘疾病史如胎儿生长受限、胎盘早剥病史,存在肾脏疾病及高凝状况等子痫前期高危因素者,可以在妊娠早中期(妊娠 12~16 周)开始服用小剂量阿司匹林(50~100 mg),可维持到孕 28 周。

九、管理

(1)危重患者转诊　各级医疗机构需制订重度子痫前期和子痫孕产妇的抢救预案,建立急救绿色通道,完善危重孕产妇的救治体系。重度子痫前期(包括重度妊娠期高血压)和子痫患者应在三级医疗机构治疗,接受转诊的医疗机构需设置急救绿色通道,重症抢救人员、配备相应设备和物品。转出医疗机构应在积极治疗的同时联系转入医疗机构,在保证安全的情况下转诊,应有医务人员护送,并交接病情资料。如未与转诊医疗机构联系妥当,或患者生命体征不稳定,或估计短期内产程有变化等,则应就地积极抢救,同时积极组织和商请会诊。

(2)产后随访　产后 6 周患者血压仍未恢复正常时应于产后 12 周再次复查血压,以排除慢性高血压,必要时建议内科诊治。

(3)生活健康指导　应充分告知患者妊娠期高血压疾病特别是重度子痫前期孕妇远期罹患高血压、肾病、血栓形成的风险增加。加强筛查与自我健康管理,注意进行包括尿液分析、血肌酐、血糖、血脂及心电图在内的检查。鼓励健康的饮食和生活习惯,如规律的体育锻炼、控制食盐摄入(<6 g/d)、戒烟等。鼓励超重孕妇控制体质量:BMI 控制在 18.5~25.0 kg/m^2,腹围<80cm,以减小再次妊娠时的发病风险,并利于长期健康。

第二节　HELLP 综合征

HELLP 综合征(hemolysls, elevated liver enzymes, and low platelets syndrome, HELLP Syndrome)以溶血、肝酶升高及血小板减少为特点,是妊娠期高血压疾病的严重并发症,常危及生命。国外报道 HELLP 综合征的发病率占子痫前期与子痫的 4%~16%,我国约为 2.7%。

一、病因

该病主要病理组织学改变是血管内皮细胞损伤,血管腔内纤维蛋白沉积,管腔中流动的有形物质与损伤部位接触后遭到破坏,激活血小板释放出缩血管物质,包括血栓素 A2(thromboxane, TXA_2)、内皮素(ET)等,导致血管收缩,进一步损伤血管内皮细胞,使血小板黏附和聚集,增加血小板消耗使血小板减少;红细胞通过血管内皮损伤的血管和纤维蛋白沉淀网时变形、破坏而发生溶血;血管内皮损伤,末梢血管痉挛,在门脉周围和(或)肝实质形成局灶性肝细胞坏死、出血和玻璃样变性,肝窦内大片纤维素样物质沉着,甚至出现包囊下或肝实质内出血,偶可导致肝包膜破裂,引起肝酶升高和肝区疼痛。

HELLP 综合征的发生可能与自身免疫机制有关,研究表明该病患者血中补体被激活,过敏毒素、C3a、C5a 及终末 C5b-9 补体复合物水平升高,并刺激巨噬细胞、白细胞及血小板合成血管活性物质，使血管痉挛性收缩，血管内皮损伤使前列环素减少，血栓素 A2 和前列环素平衡失调，导致小动脉收缩及血小板聚集、消耗，从而引起血小板减少、溶血及肝酶升高。

二、对母儿的影响

1.对孕产妇的影响

HELLP 综合征孕妇可并发肺水肿、胎盘早剥、体腔积液、产后出血、弥散性血管内凝血（DIC）、肾功能衰竭、肝破裂，死亡率明显增高。

2.对胎儿的影响

可使胎盘功能减退，胎盘供血、供氧不足，导致胎儿生长受限、胎儿窘迫、死胎、死产、早产或新生儿死亡。

三、临床表现

典型症状为全身不适，右上腹疼痛，体重骤增，脉压增大，收缩压>140 mmHg，舒张压<90 mmHg，也可伴恶心呕吐。晚期患者可出现牙龈出血，腹部或肩部剧痛及血尿。有些患者血压正常或轻度升高，尿蛋白阴性，但其病情可能严重至足以危及生命的程度。HELLP 综合征可发生于妊娠中、晚期及产后数日，产后发生 HELLP 综合征伴肾功能衰竭和肺水肿者危险性更大。

四、诊断及分期

根据典型临床表现可做出初步诊断，确诊取决于实验室检查结果：

1.血管内溶血

外周血涂片中见棘细胞、裂细胞、球形细胞、多染性细胞、红细胞碎片及头盔形红细胞。血红蛋白 60～90 g/L，总胆红素≥20.5 μmol/L，以间接胆红素为主，血细胞比容<0.03，网织红细胞>0.005～0.015，血清结合珠蛋白<250mg/L。

2.肝酶升高

ALT≥40 U/L 或 AST≥70 U/L，其中乳酸脱氢酶升高出现最早，是诊断 HELLP 综合征微血管内溶血的敏感指标，常在血清间接胆红素升高和血红蛋白降低前出现。

3.血小板减少

血小板≤100×10^9/L，注意孕期血小板计数下降趋势，对存在血小板计数下降趋势且<150×10^9/L 的孕妇应进行严密追查。不同患者实验室检查结果各异，以血小板降低最为常见。目前认为血小板计数和血乳酸脱氢酶水平与该病的严重程度关系密切。乳酸脱氢酶升高和血清结合珠蛋白降低是诊断 HELLP 综合征的敏感指标，常在血清未结合胆红素升高和血红蛋白降低前出现。

五、鉴别诊断

HELLP 综合征与严重的子痫前期、子痫、溶血性尿毒症性综合征、血栓性血小板减少性紫癜、妊娠期急性脂肪肝的临床表现和实验室检查结果相似，应予鉴别。HELLP 综合征孕产妇的严重并发症与重度子痫前期严重并发症有重叠,包括:心肺并发症,如肺水肿、胸腔积液或心包积液、充血性心力衰竭、心肌梗死或心脏停搏;血液系统并发症,如DIC;中枢神经系统并发症,如卒中、脑水肿、高血压性脑病、视力丧失、后部可逆性脑病综合征(PRES);肝脏并发症,如肝包膜下血肿或破裂;肾脏并发症,在血清肌酐水平超过1.2 mg/dL时,伴有急性肾小管坏死或急性肾功能衰竭;胎盘早剥等。在诊断HELLP综合征的同时注意评估有无严重并发症的发生。HELLP综合征损害肝细胞,引起肝酶释放增加,而急性脂肪肝影响肝合成功能,造成低血糖、高氨血症及凝血时间延长。血栓性血小板减少性紫癜主要为神经系统异常,溶血性尿毒症性综合征主要为肾功能衰竭。注意HELLP综合征伴有抗磷脂综合征时,易发展为灾难性抗磷脂综合征,需要多学科管理和积极的抗凝治疗。当针对HELLP综合征的处理和终止妊娠后仍无明显临床效果时,应当注意再次仔细排查上述可能情况。

六、处理

HELLP综合征必须住院治疗。在按照重度子痫前期对重要器官监测和保护及治疗的基础上,其他治疗措施包括:

(一)HELLP综合征

1.控制病情、预防及控制出血

(1)糖皮质激素　血小板$<50\times10^9$/L考虑肾上腺皮质激素治疗,其可增加血小板、改善肝功能、稳定病情,使尿量增加,平均动脉压下降,并可促进胎儿肺成熟。常用地塞米松10 mg静滴,1次/d,直至血小板$>100\times10^9$/L、乳酸脱氢酶下降,继后5 mg静滴,1次/d,持续2 d。产后应继续应用3次,否则有血小板再次降低、肝功能恶化、少尿等危险。

(2)输注血小板　血小板计数$\geqslant50\times10^9$/L且不存在过度失血或血小板功能异常时,不建议预防性输注血小板或剖宫产术前输注血小板;血小板$<50\times10^9$/L且血小板数量迅速下降或存在凝血功能障碍如注射部位自发性出血时应考虑备血、包括血小板。血小板$<20\times10^9$/L阴道分娩前强烈建议输注血小板,剖宫产前或有出血时,应输注浓缩血小板、新鲜冻干血浆。但预防性输注血小板并不能预防产后出血的发生。

(3)输注血浆　用新鲜冷冻血浆置换患者血浆,可减少毒素、免疫复合物、血小板聚集抑制因子对孕妇的损害,同时可降低血液黏稠度、补充血浆因子等,对未发生并发症的患者有良好效果。

2.产科处理

(1)孕妇状况整体评估,适时终止妊娠　①妊娠≥32周或胎肺已成熟、胎儿窘迫、先兆肝破裂及有病情恶化趋势者应立即终止妊娠;②病情稳定、妊娠<34周、胎肺不成熟及胎儿情况良好者可考虑对症处理,延长孕周,一般应在期待治疗4 d内终止妊娠。

(2)分娩方式　主要根据产科情况而定,若胎位异常、胎儿窘迫及病情严重者应考虑剖宫产。

(3)麻醉选择　血小板减少有局部出血危险,故阴部阻滞麻醉和硬脊膜外麻醉禁忌。阴道分娩宜采用局部浸润麻醉,剖宫产采用局部浸润麻醉或全身麻醉。血小板计数$>75\times$

$10^9/L$,如无凝血功能障碍和进行性血小板计数下降,可选区域麻醉。

(二)原发疾病处理

治疗 HELLP 综合征同时,积极治疗原发疾病,如妊娠期高血压疾病等。必要时需进行血浆置换或血液透析。关键是注意全面的母体状况整体评估和病因鉴别,给予合理的对症治疗和多学科管理,存在严重并发症时注意强化危重症管理。

第三节　妊娠期肝内胆汁淤积综合征

妊娠期肝内胆汁淤积症(intrahepatic cholestasis of pregnancy,ICP)是一种严重的妊娠期并发症,主要导致围产儿死亡率增加。其发生有明显的地域和种族差异,目前,我国无确切的 ICP 流行病学资料,迄今国际上尚无有关 ICP 的一致诊治意见。ICP 曾有过许多命名,如妊娠期黄疸、妊娠期复发性黄疸、妊娠期肝功能障碍或妊娠期肝损害、妊娠期良性胆汁淤积、特发性妊娠期黄疸、妊娠瘙痒、产科胆汁淤积症、妊娠合并肝内胆汁淤积等。这些名称的改变是特定时期对疾病某方面特征片面认识的体现,反映了人们对 ICP 认识的演变过程。2011 年中华医学会妇产科学分会产科学组组织国内有关专家,制定了“妊娠期肝内胆汁淤积症诊疗指南(第 1 版)”,相对而言,ICP 更符合该病的病理生理过程,国内教科书及文献大多采用 ICP 这一名称,随着近年来在 ICP 诊治方面又有了新的认识,中华医学会妇产科学分会产科学组组织国内有关专家,于 2015 年 7 月又对“妊娠期肝内胆汁淤积症诊疗指南(第 1 版)”进行了重新修订。

一、病因

(一)ICP 的病因学研究

ICP 的病因复杂,至今尚未明确。但大量的流行病学资料以及实验室研究显示,遗传、激素、免疫以及环境因素均与 ICP 的发生密切相关。妊娠期明显增高的激素(雌、孕激素)诱导、家族遗传易感性以及环境等多因素的相互结合与其发病相关。

1.分子遗传学病因

ICP 发生率的地域性差异、种族差异、复发性以及家族聚集现象均支持遗传因素在 ICP 发病中的作用。近年来欧洲学者的研究显示,肝细胞表达的胆汁转运蛋白基因(MDR3、BSEP、FICI)及其核转录调节基因(FXR)的突变或基因多态性可能与 ICP 的发生及病情的轻重有密切联系。

2.ICP 与性激素

ICP 的一些临床特点提示,女性激素在 ICP 的病因中扮演重要角色。ICP 多发生在妊娠晚期、双胎妊娠、IVF 卵巢过度刺激,以及既往使用口服复方避孕药者,以上均为高雌激素和孕激素水平状态。大量的动物研究、体外实验及临床观察显示,对于遗传基因易感的孕妇,增加的雌、孕激素及其代谢产物可通过转录或转录后水平导致胆盐载体在肝细胞的表达及功能障碍,最终导致胆汁淤积。

3.免疫及环境因素

有研究发现,ICP母胎免疫平衡由免疫耐受向免疫排斥偏移,母胎间免疫耐受被破坏,可能与疾病的发生密切相关。此外,ICP发病率的地区差异及季节性差异性提示一些环境因素与ICP的发生有关。国内外的一些研究显示,血硒水平的增高与ICP的发生有关。

(二)ICP胎儿病理机制研究

1.胆汁酸的毒性作用

离体实验表明胆汁酸对培养的肝细胞、红细胞、血管内皮细胞等均具有浓度依赖性细胞毒作用。高水平胆汁酸可使人离体胎盘绒毛表面血管痉挛,绒毛静脉阻力增加,可导致胎儿血流灌注急剧下降。同时,有研究表明,胆汁酸对心脏有直接毒害作用,可能诱发胎儿心律失常,进而突然死亡。同时ICP羊水中胆汁酸浓度明显增高,ICP死胎病例几乎100%有羊水胎粪污染,提示胆汁酸与羊水粪染的发生密切相关。其机制可能是胆汁酸可刺激胎儿结肠运动,导致羊水粪染,而胎粪是羊水中胆汁酸的重要来源,胆汁酸弥散到胎盘表面收缩脐带及绒毛血管,进一步导致胎儿宫内缺氧及羊水胎粪污染。

2.ICP胎盘的功能障碍

多数学者认为,ICP胎儿缺氧是一个急性过程,ICP胎盘的基础病变导致胎盘储备能力下降,同时诱发一些细胞因子及蛋白表达的失调,诱发胎盘、脐带血管持续痉挛,导致胎儿急性缺氧。

胆汁淤积是ICP胎儿重要的病理生理改变。离体实验显示,ICP胎儿侧胆汁酸经胎盘向母体侧的转运功能障碍,引起胆汁酸在胎儿体内蓄积。

二、高危因素

具有ICP高危因素的人群其发生率明显升高,因此,认识高危因素对提高该病的识别具有临床价值。

1.孕妇因素

此因素能从常规产前保健中获得,为相对有效、可靠的因素。包括:①具有慢性肝胆基础疾病,如丙型肝炎、非酒精性肝硬变、胆结石和胆囊炎、非酒精性胰腺炎、有口服避孕药诱导的肝内胆汁淤积病史;②家族中有ICP者;③前次妊娠有ICP史,据报道再次妊娠ICP复发率在40%~70%。

2.本次妊娠因素

此因素包括:①双胎妊娠孕妇ICP发病率较单胎显著升高,而ICP发病与多胎妊娠的关系仍需进一步积累;②人工授精后孕妇ICP发病相对危险度增加。

三、临床表现

1.皮肤瘙痒

无皮肤损伤的瘙痒为主要首发症状,初起为手掌、脚掌或脐周瘙痒,可逐渐加剧而延及四肢、躯干、颜面部。瘙痒程度各有不同,夜间加重,严重者甚至引起失眠。70%以上发生在妊娠晚期,平均发病孕周为30周,也有少数在孕中期出现瘙痒的病例。瘙痒大多在分娩后 24~48h 缓解，少数在 1 周或 1 周以上缓解。

2.黄疸

瘙痒发生后 2~4 周内部分患者可出现黄疸，发生率为 20%~50%，多数仅轻度黄疸，于分娩后 1~2 周内消退。

3.皮肤抓痕

ICP 不存在原发皮损，而是因瘙痒抓挠皮肤出现条状抓痕，皮肤活检无异常表现。尽管 ICP 不存在原发皮损，但由于该病的特殊性和对胎儿造成的风险，有学者提出将 ICP 的皮肤表现归属于妊娠期皮肤病的一种。

4.其他表现

少数孕妇可有恶心、呕吐、食欲不振、腹痛、腹泻、轻微脂肪痢等非特异性症状。极少数孕妇出现体质量下降及维生素 K 相关凝血因子缺乏，而后者可能增加产后出血的风险。

四、辅助检查

1.胆汁酸系列

胆汁酸改变是 ICP 最主要的实验室证据。目前，血清胆汁酸的测定主要包括总胆汁酸和甘胆酸。近年文献报道中对胆汁酸系列比较一致的评价是：

（1）ICP 孕妇总胆汁酸水平较健康孕妇显著上升，可用于评估 ICP 严重程度，在最新的 2015 版中华妇产科 ICP 诊治指南中已明确指出，总胆汁酸水平升高，伴或不伴肝酶水平升高就足以支持 ICP 的诊断和严重程度的判别。

（2）甘胆酸敏感性强而特异性弱，在 ICP 诊断与程度分类中的稳定性差。

2.肝酶系列

（1）丙氨酸氨基转移酶和天冬氨酸氨基转移酶　丙氨酸氨基转移酶和天冬氨酸氨基转移酶水平正常或轻度升高，与胆汁酸水平升高无明显先后顺序，其变化与血清总胆汁酸、胆红素变化不平行。两者升高波动在正常值的 2~10 倍，分娩后 10d 左右转为正常，不遗留肝脏损害。

（2）α-谷胱甘肽转移酶　血清 α-谷胱甘肽转移酶水平上升是反映肝细胞损害快速而特异的指标。其在 ICP 诊断中的敏感度及特异度可能优于胆汁酸和肝酶。

（3）α-羟丁酸脱氢酶　研究发现，ICP 孕妇血清 α-羟丁酸脱氢酶水平较健康孕妇有显著升高，且其升高水平与总胆红素、直接胆红素及碱性磷酸酶呈正相关，但能否作为评估 ICP 严重程度的指标尚未见支持性的证据。

3.胆红素系列

有关胆红素升高的研究报道结果相差颇大。一般而言，血清总胆红素水平正常或轻度升高，平均 30~40μmol/L，最高不超过 170μmol/L，以直接胆红素升高为主。

4.肝炎病毒学系列检查

单纯 ICP 者，其肝炎病毒学系列检查结果为阴性。

5.肝脏 B 超检查

ICP 肝脏无特征性改变，因此，肝脏 B 超检查对于 ICP 诊断意义不大，仅对排除孕妇有无肝胆系统基础疾病有重要意义。

6.肝脏病理检查

肝组织活检是有创性操作，临床少用，仅在诊断不明，而病情严重时进行。

7.胎盘病理检查

ICP 孕妇的胎盘组织光镜及电镜检查：胎盘绒毛板及羊膜均有胆盐沉积，合体滋养细胞肿胀、增生、合体芽增多，血管合体膜减少，绒毛间质水肿、绒毛间隙狭窄、新生绒毛较多，有的绒毛内无血管生长，绒毛小叶间新绒毛互相粘连，占据了绒毛间腔的有限空间，使绒毛间腔更加狭窄。

但尚无证据显示 ICP 胎盘重量、体积及厚度与健康孕妇的胎盘存在差异。

五、诊断

1.妊娠期筛查

由于 ICP 发病率较高，临床无特征性表现，一旦疾病进展，又已对胎儿造成严重影响，因此，在 ICP 高发地区有筛查的必要。

(1)产前检查应常规询问有无瘙痒，有瘙痒者即测定并跟踪血清甘胆酸或总胆汁酸水平变化。

(2)发现妊娠合并黄疸、肝酶和胆红素水平升高者，即测定血清甘胆酸和总胆汁酸水平。

(3)有 ICP 高危因素者，孕 28 周时测定血清甘胆酸水平，测定结果正常者 3~4 周后重复。

(4)一般孕妇孕 32~34 周常规测定血清甘胆酸或总胆汁酸水平。

2.诊断的基本要点

(1)起病大多数在妊娠晚期，少数在妊娠中期。

(2)以皮肤瘙痒为主要症状，以手掌、脚掌及四肢为主，程度轻重不等，无皮疹，少数孕妇可出现轻度黄疸。

(3)患者全身情况良好，无明显消化道症状。

(4)可伴肝功能异常，主要是血清丙氨酸氨基转移酶和天冬氨酸氨基转移酶水平轻、中度升高。

(5)可伴血清胆红素水平升高，以直接胆红素为主。

(6)分娩后瘙痒及黄疸迅速消退，肝功能也迅速恢复正常。

3.确诊要点

一般空腹检测血总胆汁酸水平升高≥10μmol/L 可诊断为 ICP。

4.疾病严重程度判断

制定 ICP 疾病分度有助于临床监护和管理，常用的分度指标包括瘙痒程度和时间、血清甘胆酸、总胆汁酸、肝酶、胆红素水平，但没有一项指标能单独预测与不良围产儿结局间的确切关系。比较一致的观点认为，总胆汁酸水平与疾病程度的关系最为相关。

(1)轻度　①生化指标：血清总胆汁酸≥10~40μmol/L；②临床症状：以皮肤瘙痒为主，无明显其他症状。

（2）重度　①生化指标：血清总胆汁酸≥40μmol/L；②临床症状：瘙痒严重；③伴有其他症状：如合并多胎妊娠、妊娠期高血压疾病、复发性 ICP、曾因 ICP 致围产儿死亡者；④早发型 ICP：既往有资料将<34 周归入重度 ICP，目前国际上尚无基于发病时间的 ICP 分度，但早期发病者其围产儿结局更差，2015 版 ICP 诊治指南中将该种情况亦归入重度 ICP 中。

六、治疗

1.治疗的目标

治疗的目标是缓解瘙痒症状，降低血清总胆汁酸水平，改善肝功能；最终达到延长孕周，改善妊娠结局的目的。

2.病情监测

（1）孕妇生化指标监测

1）主要筛查项目是总胆汁酸和肝功能。

2）频率：不论病情程度，每 1～2 周复查 1 次直至分娩。对程度特别严重者可适度缩短检测间隔。①血清总胆汁酸 10～20μmol/L 或丙氨酸氨基转移酶<100U/L 且无宫缩者，若孕周<32 周，1～2 周复查；若孕周>32 周，1 周复查；②血清总胆汁酸>20μmol/L 或丙氨酸氨基转移酶>100U/L 者，无论孕周大小，需 1 周复查。

（2）胎儿宫内状况监测　目前对于 ICP 孕妇的胎儿缺乏特异性监测指标，但仍建议通过胎动、胎儿电子监护及超声密切监测胎儿宫内情况。

1）胎动：评估胎儿宫内状态最简便及时的方法。胎动减少、消失、频繁或无间歇的躁动是胎儿宫内缺氧的危险信号，应立即就诊。

2）胎儿电子监护：无应激试验（NST）在 ICP 中的价值研究结果不一致，鉴于 NST 的特点，仍可将其作为 ICP 胎儿的监护方法，推荐孕 32 周起，每周 1 次，重度者每周 2 次。既往推荐孕 34 周起每周 2 次 NST。但更应认识到胎心监护的局限性，并强调 ICP 有无任何预兆胎死宫内的可能，而产程初期缩宫素激惹试验（OCT）异常对围产儿预后不良的发生有良好的预测价值，因此，ICP 阴道分娩者建议在产程初期常规做宫缩负荷试验。

3）脐动脉血流分析：胎儿脐动脉收缩期最大血流与舒张末期最大血流比值（S/D）对预测围产儿预后可能有意义，监测频率同 NST。

4）产科 B 超检查：在胎心监护出现不可靠图形，临床又难于做出确切判断时，选用 B 超进行生物物理评分，但只能作为了解胎儿宫内情况的瞬间指标，其对 ICP 胎儿在宫内安危的敏感度、特异度有待进一步研究。

5）羊膜腔穿刺和羊膜镜检查：不建议将羊膜腔穿刺和羊膜镜检查作为 ICP 孕妇的常规检查，仅建议在了解羊水性状、胎儿成熟度甚至宫内注药时应用。

3.门诊管理

（1）门诊管理患者的标准　妊娠<39 周，无症状或症状较轻、轻度 ICP、丙氨酸氨基转移酶<100U/L，且无规律宫缩者。

（2）方法　口服降胆酸药物，7～10 d 为 1 个疗程。

（3）评估　口服药物治疗后根据症状是否缓解及实验室检查结果综合评估，如治疗有效,则继续服药治疗直至血清甘胆酸或总胆汁酸水平接近正常。

(4)随访　适当缩短产前检查间隔,重点监测血清甘胆酸及总胆汁酸指标,加强胎儿电子监护,如病情无好转,则需住院治疗。

4.住院治疗患者的标准

(1)2011 版的 ICP 指南及既往国大部分文献建议如:重度 ICP,丙氨酸氨基转移酶>100U/L 和(或)出现黄疸,应住院治疗。

(2)ICP 患者出现规律宫缩。

(3)ICP 患者瘙痒严重者。

(4)门诊治疗无效者。

(5)伴其他情况需立即终止妊娠者。

(6)孕周在 28~32 周后的 ICP 患者。

(7)妊娠>39 周的轻度 ICP(2015 版 ICP 诊治指南)。

(8)妊娠>36 周的重度 ICP(2015 版 ICP 诊治指南)。

5.一般处理

(1)低脂、易于消化饮食。

(2)适当休息,左侧卧位为主,增加胎盘血流量,计数胎心、胎动。

(3)每日吸氧 3 次,30 min/次,以改善胎儿胎盘氧供。

(4)局部皮肤涂抹含有薄荷醇的润肤霜、炉甘石制剂,能缓解瘙痒症状,无副作用,但其疗效不确切。

(5)重视其他不良产科因素治疗,如妊娠期高血压疾病、妊娠期糖尿病的治疗。

6.药物治疗

尽可能遵循安全、有效、经济和简便的原则。目前,尚无一种药物能治愈 ICP,临床医师应恰当掌握用药的风险与效益比。无论选用何种治疗方案,治疗前必须检查总胆汁酸系列、肝功能、胆红素及凝血功能,治疗中及治疗后需及时监测治疗效果、观察药物不良反应,及时调整用药。降胆酸基本药物如下。

(1)熊脱氧胆酸

1)疗效评价:熊脱氧胆酸(ursodeoxy-cholic acid,UDCA)缺乏大样本量随机对照试验,在 Cochrane 数据库中只有一篇相关的系统评价,认为 UDCA 在治疗 ICP 中的疗效仍不确切,属于 A 级证据。但与其他药物对照治疗相比,在缓解瘙痒、降低血清学指标、延长孕周、改善母儿预后方面具有优势,推荐作为 ICP 治疗的一线药物,但停药后可出现反跳情况。

2)剂量:建议按照 15 mg/(kg·d)的剂量,分 3 次口服,常规剂量疗效不佳,而又未出现明显副作用时,可加大剂量为 1.5~2.0 g/d。

3)胎儿安全性:动物实验证明,UDCA 在羊水和脐血中的蓄积量很低,对胚胎和出生的幼仔无直接损害。目前,尚未发现 UDCA 造成人类胎儿毒副作用和围产儿远期不良影响的报道,妊娠中晚期使用安全性良好。

(2)S-腺苷蛋氨酸

1)S-腺苷蛋氨酸(S-adenosylmethionine,SAMe)疗效评价:虽有较多的临床研究,但尚无良好的循证医学证据证明其确切疗效和改善围产结局方面的有效性（Ⅰ/A 级），国内就其治疗 ICP 疗效的荟萃分析（Meta 分析）显示，该药可以改善某些妊娠结局，如降低剖宫产率、延长孕周等，停药后也存在反跳现象。建议作为 ICP 临床二线用药或联合治疗。

2）剂量：静脉滴注 1 g/d，疗程 12～14 d；口服 500 mg，2 次/d。

3）胎儿安全性：尚未发现 SAMe 有对胎儿的毒副作用和对新生儿的远期不良影响。

（3）地塞米松

1）疗效评价：地塞米松在改善症状和生化指标、改善母儿结局方面疗效不确切。同时由于激素对母胎的副作用，在距离分娩时间尚远时使用更应该慎重。主要应用在妊娠 34 周之前，估计在 7 d 之内可能发生早产的 ICP 患者，或疾病严重需计划终止妊娠者的促胎肺成熟。

2）剂量：推荐用量为地塞米松 6 mg，肌内注射，每 12 小时 1 次，共 4 次。（3）胎儿安全性：孕期单疗程地塞米松促进胎肺成熟是安全有效的，多疗程对新生儿近远期有不良影响。

联合治疗报道的文章样本量小或药物组合复杂，因此，目前尚无统一的联合治疗方案。比较集中的联合方案是：UDCA250 mg，口服，3 次/d，联合 SAMe 500 mg 静脉滴注，2 次/d。能改善瘙痒症状及生化指标，认为可能存在协同作用。建议对于重症、进展性、难治性 ICP 患者可考虑两者联合治疗。

（4）辅助治疗

1）护肝治疗：对于血清肝酶水平升高而其他指标未见明显异常者，在降胆酸治疗基础上使用护肝药物，不宜同时应用多种抗炎护肝药物，以免加重肝脏负担及因药物间相互作用而引起的不良反应。

2）改善瘙痒症状：薄荷类、抗组胺药物、苯二氮卓类药物对瘙痒有缓解作用，以薄荷类药物较为安全。

3）血浆置换：血浆置换用于治疗 ICP 和其他妊娠合并胆汁淤积性疾病，有良好疗效，这为重症 ICP 治疗开辟了新的思路，但存在医疗资源昂贵及血制品副作用问题，不列入诊疗常规。

4）维生素 K 的应用：支持产前使用维生素 K 减少出血风险。

七、产科处理

ICP 孕妇会发生临床上无任何先兆的胎心消失，通过恰当治疗顺利过渡到妊娠晚期后，选择最佳的分娩方式和时机，最终获得良好的围产结局是对 ICP 整个孕期管理的最终目的。关于 ICP 终止妊娠时机，至今没有很好的评价体系，无良好的循证医学证据，一般认为终止妊娠的时机和方法需结合孕周、病情严重程度及治疗后变化趋势等综合因素，遵循个体化评估的原则而实施。

（一）终止妊娠时需考虑的因素

（1）孕周　是 ICP 孕妇终止妊娠时必须考虑的主要指标。根据英国皇家妇产科学院（RCOG）2006 年指南中的观点，尚无充分的循证医学证据证明孕 37 周前终止妊娠能改善 ICP 孕妇的不良围产结局，但可以肯定的是，足月后尽早终止妊娠可以避免继续待产可能出现的死胎风险。因此,不建议过早终止妊娠,但对于早期发病、病程迁延的重度病例期待治疗不宜过久,终止妊娠的孕周应适当提早。

(2)病情严重程度　病情程度的判断应当包括发病孕周、病程、瘙痒程度、生化指标(特别是血清总胆汁酸、肝酶、胆红素)最高值和治疗后变化等,但至今无具体标准,更无涉及多个重要参考指标的评分标准,产前总胆汁酸水平≥40μmol/L者是预测围产结局不良的较好指标。

(3)胎儿监护指标　目前,无证据证明胎儿宫内死亡与胎儿监护指标异常之间有相关性(Ⅱ/B级)。

(二)ICP孕妇的产科处理

1.终止妊娠的时机

(1)轻度ICP　孕38~39周左右终止妊娠。

(2)重度ICP　孕34~37周终止妊娠,根据治疗反应、有无胎儿窘迫、双胎或合并其他母体并发症等因素综合考虑。

2.尽早终止妊娠

(1)孕周>37周　血清甘胆酸≥43μmol/L或总胆汁酸>30μmol/L,伴有黄疸,总胆红素>20μmol/L。

(2)孕周34~37周　血清甘胆酸≥64.5μmol/L或总胆汁酸>40μmol/L;伴有黄疸,总胆红素>20μmol/L;或既往因ICP致围产儿死亡者,此次妊娠已达34周,又诊断为重度ICP。

(3)孕周32~34周　重度ICP,宫缩>4次/h或强度>30mmHg(1mmHg= 0.133kPa),保胎药物治疗无效者。

(4)重度ICP　孕周>28周,高度怀疑胎儿宫内窘迫。

3.权衡后综合考虑

(1)孕周34~37周　血清甘胆酸43~64.5μmol/L或总胆汁酸30~40μmol/L。

(2)孕周<34周　血清甘胆酸≥64.5 μmol/L或总胆汁酸>40μmol/L。

(3)ICP合并其他产科合并症　如双胎妊娠、子痫前期等。

(三)阴道分娩

1.阴道分娩指征

(1) ICP轻度。

(2)无产科其他剖宫产指征者。

(3)孕周<40周。

2.引产和产程管理

有观点认为,引产可能减少胎死宫内风险,但证据水平极低;制定产程计划,产程初期常规行OCT检查,产程中密切监测孕妇宫缩、胎心率变化,避免产程过长,做好新生儿窒息的复苏准备,若存在胎儿窘迫状态,放宽剖宫产指征。

(四)剖宫产指征

(1)重度 ICP。

(2)既往死胎死产、新生儿窒息或死亡史。

(3)胎盘功能严重下降或高度怀疑胎儿窘迫。

(4)合并双胎或多胎、重度子痫前期等。

(5)存在其他阴道分娩禁忌证者。

第四节 多胎妊娠

一次妊娠宫腔内同时有两个胎儿或两个以上胎儿称为多胎妊娠,以双胎妊娠多见。多胎妊娠发生率在不同国家、地区、人种之间有一定差异,我国统计双胎与单胎之比为1:66~104,另外双胎妊娠有家族史,胎次多、年龄大者发生的几率高。近年来有医源性因素,应用氯米酚与促性腺激素(HMG)诱发排卵,双胎与多胎妊娠可高达20%~40%。另有学者报道在停止使用避孕药后1个月妊娠时,双胎比例增高。

双胎妊娠时,早产发生率与围生儿死亡率增高,孕妇并发症增多,属高危妊娠范畴,应加倍重视。本节主要谈论双胎妊娠。

(一)分类

1.双卵双胎

由两个卵子分别受精形成的双胎妊娠,称双卵双胎。约占双胎妊娠的70%,两个卵子可来源于同一成熟卵泡,或同一卵巢的不同成熟卵泡,或两侧卵巢的成熟卵泡。因双卵双胎的两个胎儿基因不同,故胎儿性别、血型可以相同也可以不同,容貌同一般的兄弟姐妹相似,两个受精卵可形成自己独立的胎盘、胎囊.它们发育时可以紧靠与融合在一起,但两者间血液循环并不相通,胎囊之间的中隔由两层羊膜及两层绒毛膜组成,有时两层绒毛膜可融成一层。同期复孕是指两个卵子在短时间内不同时间受精而形成的双卵双胎。

2.单卵双胎

由一个受精卵分裂而成的双胎妊娠,称单卵双胎。约占双胎妊娠的30%。单卵双胎的发生原因不明,其发生不受种族、遗传、年龄、胎次、医源的影响。由于胎儿的基因相同,因此其性别、血型、容貌等相同。单卵双胎的胎盘和胎膜按受精卵复制时间的不同而异。

(1)若分裂发生在桑椹期(早期囊胚),内细胞团形成而囊胚之外层仍未变成绒毛膜前,即在受精后3日内分裂,将形成两个独立的受精卵,两个羊膜囊,两个绒毛膜,可以独立着床形成各自的胎盘,这种类型的单卵双胎。常被误认为双卵双胎,其发生率占单卵双胎的30%。要区分需进一步检查胎儿性别、血型、指纹、毛发等。

(2)若分裂发生在受精后第4~8 d即晚期囊胚,内细胞团形成及绒毛膜已分化形成之后,羊膜囊出现之前,内细胞团复制成两个发育中心各自形成独立的胚胎,则可形成双羊膜囊、单绒毛膜的单卵双胎妊娠,这种类型双胎共同拥有一个胎盘及绒毛膜,其中隔有两层羊膜,此类占单卵双胎的68%。

若内细胞团分裂不对称，形成大、小两团，小的发育不好，渐渐地被包另一胎体内，日后即成包人性寄生胎，或称胎内胎，应与畸胎瘤进行鉴别。

(3)在羊膜囊形成后即受精后第9~13 d，胚胎才分裂复制成各自发育的胎盘。受精卵在发育不同阶段形成单卵双胎的胎膜类型儿，两个胎儿共用一个胎盘，共存于一个羊膜腔内，称单羊膜囊双胎妊娠，此类罕见，不足1%~2%，且围生儿死亡率甚高。

(4)若分裂复制在受精后第13 d以上、原始胚盘形成之后，则可能导致不同程度、不同形式的联体儿。

(二)临床表现

双卵双胎多有家族史，妊娠前曾用促排卵药或体外受精多个胚胎移植。但体外受精-胚胎移植后双胎未必一定为双卵双胎。亦可能移植两个胚胎后，只有一个胚胎存活，而该受精卵又分裂为单绒毛膜性双胎。妊娠期双胎妊娠时早孕反应较重，从孕10周开始子宫增大速度比单胎快，孕24周后尤为明显。妊娠晚期，因子宫过大可致腰酸背痛，呼吸困难，胃部饱满、纳少，行走不便，下肢静脉曲张、浮肿，痔疮发作等压迫症状。双胎孕妇血容量比单胎多同时孕育两个胎儿需要更多的蛋白、铁、叶酸等，加之叶酸的吸收利用能力减退，往往出现缺铁性贫血及巨幼红细胞性贫血。

产科检查：子宫大于停经周数，妊娠中晚期可触及多个小肢体或3个以上胎极；胎头较小，与子宫大小不成比例；不同部位可听到两个胎心，其间隔有无音区，或同时听诊1 min，两个胎心率相差10次以上。双胎妊娠的胎位多为纵产式，以头、头或头、臀多见，其他胎位较少见。

B型超声检查：对诊断和监护双胎有很大帮助。妊娠35 d后，宫腔内可见两个妊娠囊。妊娠6周后可见两个原始心血管搏动。

(三)并发症

双胎妊娠时，由于子宫膨大、压力高，容易发生胎膜早破与早产。据统计双胎妊娠平均为260 d，早产率30%，其中42%~55%的胎儿体重在2 500 g以下，10%~15%在1 500 g以下，围生儿死亡率高达10%~15%。单卵双胎的平均体重更低。双胎妊娠时胎盘面积大。有时扩展到子宫下段及宫颈内口，形成前置胎盘导致产前出血。妊娠期肝内胆汁淤积发生率是单胎的2倍，胆汁酸常高出正常值10倍以上，引起早产、胎儿窘迫、死胎死产，围产儿死亡率增高。妊娠期高血压疾病比单胎妊娠多3~4倍，且发病早、程度重，容易出现心肺并发症及子痫。双胎妊娠时还易并发羊水过多、胎儿畸形、胎盘早剥、产后出血、流产、IUGR、宫内死胎、胎位异常等。

1.单绒毛膜双胎特有的并发症

单绒毛膜性双胎由于两个胎儿共用一个胎盘，胎盘之间存在着血管吻合，故可以出现较多和较为严重的并发症，围产儿发病率和死亡率均增加。

(1)双胎输血综合征　是双羊膜囊单绒毛膜单卵双胎的严重并发症。通过胎盘间的动-静脉吻合支，血液从动脉到静脉单项分流，使一个胎儿成为供血儿，另一个胎儿成为受血儿，造成供血儿贫血、血容量减少、致生长受限、肾灌注不足、羊水过少，甚至因营养不良而死亡；受血儿血容量增多、动脉压增高、各器官体积增大、胎儿体重增加，可发生充血性心力衰竭、胎儿水肿、羊水过多。双胎输血综合征如果不经过治疗,胎儿的死亡率高达90%。根据 Quintero 分期,双胎输血综合征分为 5 期(表 4-2)。

表 4-2 Quintero 分期

分期	特点
Ⅰ期	受血儿羊水过多(>8 cm;20 周以后,>10 cm)和供血儿羊水过少(<2 cm)。
Ⅱ期	供血儿膀胱不显示
Ⅲ期	严重的异常多普勒频谱,即脐动脉舒张期血流消失或反向、静脉导管血流 α 波反向或脐静脉呈搏动性频谱
Ⅳ期	胎儿水肿
Ⅴ期	一胎儿或双胎儿死亡

(2)选择性胎儿生长受限 亦为单绒毛膜性双胎特有的严重并发症。目前诊断主要依据 FGR 胎儿体重估测位于该孕周第 10 百分位以下,两胎儿体重相差 25%以上。但诊断仍存争议。其发病原因主要为胎盘分布不均,FGR 胎儿通常存在脐带边缘附着或帆状插入。sIUGR 可以分为 3 型:Ⅰ型仅为出现体重相差脐血流正常;Ⅱ型为小胎儿出现脐血流舒张期持续缺失或倒置;Ⅲ为小胎儿出现间歇性脐血流舒张期改变。sIUGR 和双胎输血综合征在诊断上易出现混淆,但其诊断必须满足单绒毛膜性双胎这一前提。TITS 诊断的必要条件为双胎羊水量的异常,受血儿羊水过多,而供血儿出现羊水过少。sIUGR 胎儿羊水量可正常,或仅出现一胎的羊水量异常,其诊断依据为两胎之间出现体重差异。

(3)一胎无心畸形 亦称动脉反向灌注序列,为少见畸形,发生率为单绒毛妊娠的 1%,妊娠胎儿的 1∶35 000。双胎之一心脏缺如、残留或无功能。最显著的特征是结构正常的泵血胎通过一根胎盘表面动脉-动脉吻合向寄生的无心胎供血。如不治疗,正常胎儿可发生心率衰竭而死亡。

单绒毛膜单羊膜囊双胎:为极高危的双胎妊娠,由于两个胎儿共用一个羊膜腔,两胎儿之间无胎膜分隔,因脐带缠绕和打结而发生宫内意外可能性较大。

2.双胎妊娠分娩期出现的异常情况

此类异常情况较多,类型如下:

(1)产程延长 因子宫膨大,肌纤维过度延伸,易发生原发性子宫收缩乏力,第一产程延长。第一胎儿娩出后有时也可因宫缩乏力而使第二个胎儿娩出时间延迟。

(2)胎膜早破及脐带脱垂 由于双胎胎位异常且合并羊水过多,子宫腔内压力增高,容易发生胎膜早破及脐带脱垂。

(3)胎位异常 因胎儿一般较小,常伴胎位异常。当第一个胎儿娩出后,第二个胎儿活动范围更大,容易转为肩先露。

(4)胎盘早剥 第一个胎儿娩出后,宫腔容积突然缩小,致使胎盘附着面也随之缩小.成为发生胎盘早剥的病理基础。另外双胎妊娠常合并羊水过多,当羊水排出后,宫腔容积缩小,也易发生胎盘早剥。

(5)胎头交锁及胎头嵌顿　临床较少见。若第一胎儿为臀先露、第二胎儿为头先露，分娩时第一胎儿头部尚未娩出.第二胎儿的头部已降入骨盆腔内，两个胎头颈部交锁在一起，称胎头交锁，造成难产。两个均为头先露的胎头同时人盆，相互碰撞造成阻塞性难产称胎头嵌顿。以上情况容易发生在胎儿较小、骨盆过大、第二个胎儿羊膜早破者或单羊膜囊双胎者。

(6)产后出血及产褥感染　由于子宫肌纤维过度伸展致子宫收缩乏力，产程延长。另外胎盘附着面大，常发生产后出血。由于双胎妊娠并发症多，常伴贫血，抵抗力差，分娩时又有两次阴道助产，也容易发生产褥感染。

(四)诊断

(1)病史早孕反应较重，腹部增大快，注意家族史与是否接受过促排卵药物治疗。

(2)产前检查有下列情况应考虑双胎妊娠:①子宫大于相应孕周，羊水量也较多；②孕晚期触及多个小肢体，两胎头或三个胎极；③胎头较小，与子宫大小不成比例；④在不同部位听到两个频率不同的胎心.同时计数1分钟，胎心率相差10次以上，或两胎心音之间有无音区；⑤孕中晚期体重增加过快，不能用水肿及肥胖解释者。

(3)辅助检查

1)B型超声检查:可以早期诊断双胎、畸胎，能提高双胎妊娠的孕期监护质量。B型超声在孕7~8周时见到两个妊娠囊，孕13周后清楚显示两个胎头光环及各自拥有的脊柱、躯干、肢体等，B型超声对中晚期的双胎诊断率几乎达100%。B超检查对诊断及监护双胎有较大帮助。妊娠35 d后，宫腔内可见两个妊娠囊；妊娠6周后，可见两个原始心血管搏动。可筛查胎儿结构畸形，如联体双胎、开放性神经管畸形。B超还可以帮助确定两胎儿的胎位。

绒毛膜性判断 由于单绒毛膜性双胎特有的双胎并发症较多，因此在妊娠早期进行绒毛膜性判断非常重要。在妊娠6~10周，可通过宫腔内孕囊妊娠数目进行绒毛膜性判断，如宫腔内有两个妊娠囊，为双绒毛膜双胎，如仅见一个孕囊，则单绒毛膜性双胎可能性较大。妊娠11~13周，可以通过判断胎膜与胎盘插入点呈“双胎峰”或者“T”字征来判断双胎的绒毛膜性。此时，还可以检测双胎的颈项透明层厚度来预测非整倍体发生的概率。妊娠早期之后，绒毛膜性的检测难度增加，此时可通过胎儿性别、两个羊膜囊间隔厚度、胎盘是否独立综合判断。

2)多普勒胎心仪:孕12周后听到两个频率不同的胎心音。

【产前筛查及产前诊断】

双胎妊娠11~13+6周超声筛查可以通过检测胎儿颈部透明层厚度(NT)评估胎儿发生唐氏综合征的风险，并可早期发现部分严重的胎儿畸形。不建议单独使用妊娠中期生化血清学方法对双胎妊娠进行唐氏综合征的筛查。建议在妊娠18~24周进行超声双胎妊娠结构筛查，有条件的医院可进行胎儿心脏在内的结构筛查。对于有指征进行细胞遗传学检查的孕妇，要及时给予产前诊断咨询。双胎妊娠有创性产前诊断操作带来的胎儿丢失率要高于单胎妊娠。建议转诊至有能力进行宫内干预的产前诊断中心。对于双绒毛膜双胎，应对两胎儿进行取样；对于单绒毛膜双胎，通常只需对其中任一胎儿取样；但如出现1胎结构异常或双胎大小发育严重不一致，则应对两胎儿分别取样。

【鉴别诊断】双胎妊娠应与巨大胎儿、单胎合并羊水过多、妊娠合并子宫肌瘤、卵巢肿瘤相鉴别，注意双胎妊娠可以合并羊水过多，主要通过B型超声检查确诊。

（五）治疗处理

1.妊娠期护理及监护

妊娠期定期产前检查，争取早期确诊双胎妊娠，加强营养，补充足够的蛋白质、维生素、铁剂、叶酸、钙剂等，预防贫血和妊高征。孕晚期避免过劳，30周后多卧床休息，可以减少早产和围生儿死亡率。若确诊为连体畸形时，妊娠26周前行引产术，26周后一般需剖宫取胎。若发现双胎输血综合征，可在胎儿镜引导下，激光凝固胎盘吻合血管血供，此法并发症较多。双胎中一个胎儿死亡的处理：早期死亡能被吸收或变为纸样胎儿，可不处理，孕晚期死亡能释放凝血活酶，引起弥散性血管内凝血。死胎稽留4周以上约有30%出现凝血功能障碍，需测定相应指标，期待至存活胎儿成熟后适时分娩。为了保证一活胎的继续妊娠，必要时可用小剂量肝素治疗，由于肝素分子量较大，不能通过胎盘而不影响活胎的凝血功能。

双胎妊娠应按照高危妊娠进行管理。双绒毛膜双胎妊娠中期每月至少1次产前检查，进行胎儿生长发育的超声评估和脐血流多普勒检测。单绒毛膜双羊膜囊双胎妊娠期需产科医师和超声医师的密切合作。发现异常时，及时转诊至有条件的产前诊断中心及胎儿医学中心，应自16周开始，至少每2周进行1次超声检查，评估胎儿生长发育、血流及单绒毛膜双羊膜囊双胎特有并发症。

双胎妊娠引产指征：①合并急性羊水过多，有压迫症状，孕妇腹部过度膨胀，呼吸困难，严重不适；②胎儿畸形；③母亲有严重并发症，如先兆子痫或子痫，不允许继续妊娠时；④预产期已到尚未临产，胎盘功能减退者。

2.分娩期的处理

多数能经阴道分娩。严密观察产程及胎心、胎位变化，做输液、输血、抢救新生儿准备。产程中注意子宫收缩情况，若出现宫缩乏力可加用缩宫素低浓度缓慢静滴。

当第一胎儿娩出后，胎盘侧脐带必须立即夹紧，以防第二个胎儿失血。并行阴道检查，了解第二个胎儿先露部，助手应在腹部将第二个胎儿固定成纵产式并监听胎心，注意阴道流血，尽早发现脐带脱垂和胎盘早剥，通常在20 min左右第二个胎儿娩出。若等待15 min时无宫缩，可行人工破膜加缩宫素静脉滴注促进子宫收缩。若发现脐带脱垂或胎盘早剥，及时用产钳或臀牵引娩出第二个胎儿。若胎头高浮应行内转胎位术及臀牵引术。若第二胎儿为肩先露先行外转胎位术，不成功时改用联合转胎位术娩出胎儿。

分娩时若第一胎儿为臀先露、第二个胎儿为头先露，为避免发生胎头交锁，助手以手在腹部上推第二个胎儿的胎头，使第一个胎儿顺利娩出。若已发生胎头交锁，应上推第二个胎头，待两胎头松动时将第一胎儿回转再牵引，第一胎儿已死应行断头术，待娩出第二胎儿后再取第一个胎头。为预防产后出血，在第二个胎儿前肩娩出时静脉推注麦角新碱或者缩宫索，同时腹部置沙袋，以腹带紧裹腹部，以防腹压骤降引起休克。胎盘娩出后，仔细检查其完整性与相互关系，判断是双卵双胎抑或单卵双胎。

剖宫产指征：①异常胎先露如第一胎儿肩先露，或易发生胎头交锁和嵌顿的胎位及单羊膜囊双胎、联体双胎等；脐带脱垂、前置胎盘、先兆子痫、子痫、胎膜早破、继发性宫缩乏力，经处理无效者；③第一个胎儿娩出后若发现先兆子宫破裂，或宫颈痉挛，为抢救母婴生命也应行剖宫产。

双胎妊娠剖宫产有其特殊性，应根据孕妇与胎儿具体情况来选择方式，不能一味地选用腹部横切口与子宫下段横切口。无合并症的单绒毛膜双羊膜囊双胎及双绒毛膜双羊膜囊双胎可以选择阴道试产。单绒毛膜单羊膜囊双胎行剖宫产终止妊娠。对无并发症及合并症的双绒毛膜双胎可期待至孕38周时再考虑分娩。

3.单绒毛膜双胎及其特有的并发症的处理

双胎的胎儿预后取决于绒毛膜性，而并不是合子性（卵性）。如在26周前确诊为双胎输血综合征，可在胎儿镜下用激光凝固胎盘表面可见的血管吻合支，使胎儿存活率提高。对于较晚发现的双胎输血综合征合并羊水过多，可采取快速羊水减量术。对于严重的sIUGR或单绒毛双胎一胎合并畸形或TRAPS，可采用选择性减胎术（射频消融术或脐带电凝术），减去FGR胎儿或畸形胎儿。如无并发症，单绒毛膜性双胎的分娩孕周一般为35~37周，通常不超过37周。严重sIUGR和TITS在严密监护下可期待至32~34周分娩。单绒毛膜单羊膜囊双胎的分娩孕周亦为32~34周。

（许雅娟、王梦琦、陈娟）

第五章　妊娠合并感染性疾病

第一节　急性病毒性肝炎

病毒性肝炎是妊娠妇女肝病和黄疸最常见的原因。目前已经确定的肝炎病毒有 5 种：甲型（HAV）、乙型（HBV）、丙型（HCV）、丁型（HDV）及戊型（HEV）。妊娠的任何时期都有被肝炎病毒感染的可能，其中乙型肝炎病毒感染最常见。国内外报告孕妇病毒性肝炎的发病率为 0.8%～17.8%。在妊娠这一特殊的生理时期，肝炎不仅会使病情复杂化，也会对胎儿产生一定的影响。妊娠合并重症肝炎仍是我国孕产妇死亡的主要原因之一，占孕产妇间接死因的第二位，仅次于妊娠合并心脏病。

一、妊娠期肝脏的生理变化

妊娠期肝脏组织学无明显异常，大小形态亦无改变。胎盘循环的出现，使肝血流量相对减少。孕晚期肝功能检查：血清谷-丙转氨酶和谷草转氨酶多在正常范围，少数在妊娠晚期略有升高；碱性磷酸酶（ALP）升高，其升高可能主要来自胎盘。血清总蛋白值因血液稀释，约半数低于 60 g/L；白蛋白降低，球蛋白轻度增加，白蛋白/球蛋白比值下降；球蛋白增多的原因系网状内皮系统功能亢进所致；血浆纤维蛋白原及部分凝血因子Ⅱ、Ⅴ、Ⅶ、Ⅷ、Ⅸ、Ⅹ均增加，凝血酶原时间正常；血清胆固醇及脂类自妊娠 4 个月起开始升高，至妊娠 8 个月时达到最高水平，血清总脂质、磷脂及 α、β 脂蛋白均可增加。

二、妊娠对病毒性肝炎的影响

妊娠本身不增加对肝炎病毒的易感性，但妊娠的某些生理变化确可增加肝脏负担，使原有肝损害进一步加重，某些妊娠并发症使病毒性肝炎病情复杂化，增加诊断和治疗的难度。例如：妊娠期孕妇新陈代谢率比非孕期增加 20%～30%，营养物质消耗增多，糖原储备降低，加重肝脏负担，使原有病毒性肝炎的病情加重，尤其在妊娠晚期合并妊娠期高血压疾病时，常使肝脏受损，易发生肝坏死，危及母儿生命；孕期需要营养物质增加，若肝糖原储备不足，不利于疾病的恢复，故患肝炎的孕妇易转变为慢性病毒性肝炎；妊娠和分娩的体力消耗、缺氧、出血、手术及麻醉均可加重对肝脏的损害；妊娠期肾上腺皮质、卵巢、胎盘等产生多量雌激素需在肝内灭活，并妨碍肝脏对脂肪的转运和胆汁的排泄；胎儿代谢产物需经母体肝内解毒，均加重肝脏的负担与损害，影响病毒性肝炎的恢复与治愈。

三、病毒性肝炎对妊娠的影响

1.对母体的影响

急性病毒性肝炎发生于妊娠早期,可加重早孕反应。发生于妊娠晚期,妊娠期高血压疾病发病率增高,可能与肝脏对醛固酮的灭活能力下降有关。分娩时因凝血因子合成功能减退,容易发生产后出血。若为重症肝炎,常并发 DIC,出现全身出血倾向,直接威胁母婴安全。有资料报道,病毒性肝炎孕妇病死率为 18.3%,明显高于非孕期。重症肝炎发生率及孕产妇死亡率更高,尤其妊娠晚期发生急性病毒性肝炎重症率及死亡率较非孕妇女高。有资料报道,重症肝炎的发生率为非孕妇女的 66 倍。在肝功能衰竭基础上,以凝血功能障碍所致的产后大出血、消化道出血、感染等为诱因,最终导致肝性脑病和肝肾综合征,是孕产妇死亡的主要原因之一。

2.对胎儿及新生儿的影响

妊娠早期患病毒性肝炎,胎儿畸形发生率较正常孕妇高 2 倍。流产、早产、胎儿窘迫、死胎、死产和新生儿死亡率均明显增高。有资料报道,肝功能异常的孕产妇,其围生儿死亡率高达 46‰。近年研究提示,病毒性肝炎与唐氏综合征(Down's syndrome)的发病密切相关。妊娠期患病毒性肝炎,胎儿可通过垂直传播而感染,尤以乙型肝炎母婴传播率较高。

3.母婴传播

(1)甲型病毒性肝炎(viral hepatitis A)　由甲型肝炎病毒(HAV)引起,经粪-口途径传播。HAV 不能通过胎盘传给胎儿,故孕期患病不必行人工流产或引产。但妊娠晚期患甲型肝炎,分娩过程中接触母体血液或受粪便污染可使新生儿感染。

(2)乙型病毒性肝炎(viral hepatitis B)　传播途径广泛,母婴传播是 HBV 传播的主要途径之一。母婴传播引起的 HBV 感染在我国约占婴幼儿感染的 1/3。母婴传播的主要途径包括:

1)子宫内经胎盘传播:宫内传播的机制尚不清楚,可能由于胎盘屏障受损或通透性增强引起母血渗漏造成。近年研究资料证明,HIV 宫内感染率为 9.1%~36.7%,妊娠后期患进行病毒性肝炎,母亲 HbsAg 阳性,羊水中存在 HbsAg 时,宫内传播机会多。

2)分娩时经软产道接触母血及羊水传播:母婴传播是 HBV 传播的主要途径,占 40%~60%。胎儿通过产道时吞咽含 HBsAg 的母血、羊水、阴道分泌物,或在分娩过程中子宫收缩使胎盘绒毛破裂,母血漏入胎儿血循环。阴道分泌物 HbsAg 阳性率较羊水阳性率高。产程时间越长传播率越高。

3)产后传播:与母亲密切接触,经唾液传播。

4)父系传播:精子有传播乙肝病毒的可能性。国内有学者研究表明母亲健康和父亲为乙肝患者也可以发生母婴垂直传播。其机制可能是受 HBV 感染的精子整合到宿主生殖细胞基因中,然后在子代中传播,精子被感染的机制涉及对 HBV-DNA 的主动捕获。目前关于 HBV 父婴垂直传播率尚未见报道。

(3)丙型病毒性肝炎(viral hepatitis C)　属 RNA 病毒,研究资料认为,HCV 存在母婴之间垂直传播。晚期妊娠患丙型肝炎时约 2/3 发生母婴传播,受感染者约 1/3 将来发展为慢性肝病。也有学者持不同意见,对此尚需更多研究。

(4)丁型病毒性肝炎(viral hepatitis D) HDV 是一种缺陷性 RNA 病毒,必须依赖 HBV 重叠感染引起肝炎。传播途径与 HBV 相同。与 HBV 相比,母婴传播较少见。

(5)戊型病毒性肝炎(viral hepatitis E) 目前已有母婴间传播的病例报告,孕妇一旦感染病情常常很危重,妊娠晚期发生急性感染后母亲的死亡率可达 15%~25%,其抗原检测较困难,而抗体出现较晚,因此在疾病的急性期有时难以诊断,即使抗体阴性也不能排除诊断。

四、诊断

妊娠期病毒性肝炎诊断比非孕期困难。发生在妊娠早期,可因早孕反应影响诊断;发生在妊娠晚期,因可伴有其他因素引起的肝功能异常,而忽视肝炎的早期检查与诊断。妊娠期病毒性肝炎诊断不能仅凭转氨酶升高而定,应根据流行病学详细询问病史,结合临床症状、体征及实验室检查进行综合判断。

1.病史

有与病毒性肝炎患者密切接触史,半年内曾接受输血、注射血制品史。

2.临床表现

不能用妊娠反应或其他原因解释的消化系统症状,如食欲减退、恶心、呕吐、腹胀、肝区痛等,继而出现全身酸痛、乏力、畏寒、发热等流感样症状,部分患者有皮肤巩膜黄染、尿色深黄,可触及肝肿大、食欲缺乏、恶心、呕吐,并有肝区叩击痛。妊娠晚期受增大子宫影响肝脏极少被触及,如能触及应考虑异常。甲型肝炎、乙型肝炎、丁型肝炎黄疸前期的症状较为明显,而丙型肝炎、戊型肝炎的症状相对较轻。

病毒性肝炎有其潜伏期,甲型肝炎潜伏期为 2~7 周,平均 30 d。乙型肝炎为 1.5~5 个月,平均 60 d。丙型肝炎潜伏期为 2~26 周,输血后丙肝潜伏期较短,为 2~16 周。丁型肝炎潜伏期为 4~20 周。戊型肝炎潜伏期为 2~8 周。

3.实验室检查

血清 ALT 增高,特别是数值很高(大于正常 10 倍以上)、持续时间较长时,如能除外其他原因,对病毒性肝炎有诊断价值。血清胆红素在 17 μmol/L(1 mg/dL)以上、尿胆红素阳性、凝血酶原时间的测定等均有助于肝炎的诊断。凝血酶原时间百分活度(PTA)的正常值为 80%-100%,<40%是诊断重症肝炎的指标之一,是判断病情严重程度和预后的重要指标,较转氨酶和胆红素具有更重要的临床意义。

4.血清病原学检测及意义

(1)甲型肝炎 在潜伏期后期和急性早期可使用免疫电镜检测粪便中 HAV 颗粒,或用 cDNA-RNA 分子杂交技术和聚合酶链反应(PCR)技术检测血清或粪便中 HAV-RNA。用放射免疫分析法(RIA)和酶免疫分析(EIA)检测血清中抗 HAV 抗体。急性期患者血清中抗 HAV-IgM 在发病第 1 周即可阳性,1~2 个月抗体滴度和阳性率下降,于 3~6 个月后消失,对早期诊断十分重要,特异性高。抗 HAV-IgG 在急性期后期和恢复期早期出现,持续数年甚至终身,属保护性抗体,有助于了解既往感染情况及人群免疫水平。

(2)乙型肝炎 人体感染 HBV 后血液中可出现一系列有关的血清学标志物。常用的标志物有：

1）HBsAg 阳性是 HBV 感染的特异性标志，其滴定度随病情恢复而下降。慢性肝炎、无症状携带者可长期检出 HBsAg，但 HBsAg 滴度与病情无平行关系，其本身无传染性。血清中抗-HBs 抗体阳性提示有过 HBV 感染，是保护性抗体，表示机体有免疫力，不易再次患乙型肝炎。此外，乙型肝炎预防接种后，检测抗-HBs 抗体是评价疫苗效果的标志之一。

2）HBeAg 是核心抗原的亚成分，其阳性和滴度反映 HBV 的复制及传染性的强弱。急性乙型肝炎时 HBeAg 短暂阳性，如持续阳性提示转为慢性。在慢性 HBV 感染时 HBeAg 阳性常表示肝细胞内有 HBV 活动性复制。当 HBeAg 转阴伴有抗-HBe 抗体出现时，常表示 HBV 复制停止。抗-HBe 抗体出现于急性乙肝恢复期，意味着血清中病毒颗粒减少或消失，传染性减低，可持续较长时期。

3）HBcAg 为乙肝病毒的核心抗原，其相应的抗体为抗-HBc 抗体。HBcAg 阳性表示 HBV 在体内复制。抗-HBc 抗体包括 HBc 总抗体、抗 HBc-IgM 和抗 HBc-IgG。急性乙肝患者血清中可检测到高滴度的抗 HBc-IgM，特别对 HBsAg 已转阴的患者，抗 HBc-IgM 阳性可确诊为急性乙肝。抗 HBe-IgG 抗体出现于急性乙型肝炎的急性期，恢复后可持续数年或更长。一般血清中无游离的 HBcAg，但可在病毒颗粒中检测到。应用电镜和酶免疫技术可检出肝细胞内 HBcAg。慢性 HBV 感染者抗-HBc 抗体持续阳性。

应用 DNA 分子杂交和 PCR 技术检测 HBV-DNA 和 DNA 多聚酶，阳性为 HBV 存在的直接标志，表示体内病毒在复制。HBV-DNA 主要用于观察抗病毒药物的疗效和判断传染性大小。

（3）丙型肝炎　目前尚无检测 HCV 抗原的方法，血清中出现 HCV 抗体可诊断为 HCV 感染。PCR 技术检测 HCV-RNA 阳性是病毒血症的直接证据。

（4）丁型肝炎　下列情况应考虑丁型肝炎的可能，HBsAg 携带者急性肝炎发作；乙型慢性活动肝炎而无乙肝病毒复制；原有乙型肝炎发展为重型肝炎或肝衰竭。急性感染时 HDV-IgM 出现阳性，一般持续 2~4 周，随后抗 HDV-IgG 阳性。慢性感染时 HDV-IgM 持续阳性。测定 HDV-IgM 不仅有助于早期诊断，其滴度的下降或增高往往表示疾病的缓解或进展。另外，分子杂交技术、核酸印迹试验及 PCR 技术可测定血清或肝脏 HDV-RNA 的存在。

（5）戊型肝炎　潜伏期末期和急性期初期的患者粪便、急性期和恢复期血清处理后，可用免疫电镜检测到 27~34 nm 病毒样颗粒。急性期血清内可检测出高滴度的 HEV-IgM，恢复期血清内可检测出低水平的 HEV-IgG。

5.妊娠合并重症肝炎的诊断要点

目前认为，5 种类型的肝炎均可能引起重症肝炎。其中乙肝、乙肝与丙肝、乙肝与丁肝重叠感染是引起重症肝炎的重要因素。重症肝炎的临床表现有：①消化道症状严重，表现为食欲极度减退，频繁呕吐，腹胀，出现腹水；②黄疸迅速加重，血清总胆红素值>171 μmol/L（10 mg/dL）；③出现肝臭气味，肝脏进行性缩小，肝功能明显异常，酶胆分离，白/球蛋白比倒置；④凝血功能障碍，全身出血倾向；⑤迅速出现肝性脑病表现，烦躁不安、嗜睡、昏迷；⑥肝肾综合征出现急性肾功能衰竭。

6.影像学检查

主要是彩超检查,必要时磁共振,主要观察肝脾大小,有无肝硬化存在,有无腹腔积液,有无肝脏脂肪变性等。

五、鉴别诊断

1.妊娠剧吐引起的肝损害

多发生在妊娠早期,因反复呕吐和长期饥饿,导致水、电解质及酸碱平衡紊乱,甚至肝肾功能受损。血清胆红素轻度升高<68.4 μmol/L,ALT 轻度升高,尿酮体阳性。病情严重者,需终止妊娠。纠正酸碱失衡与水、电解质紊乱后,病情迅速好转,肝功能完全恢复。肝炎病毒血清标志物有助于鉴别诊断。

2.妊高征引起的肝损害

在高血压、蛋白尿和肾功能受损的基础上合并肝损害。ALT 和胆红素轻度或中度升高,但胃肠道症状不明显,结束妊娠后迅速恢复。HELLP 综合征是妊高征肝损害的一种严重并发症,往往是在妊高征的基础上伴有溶血、肝酶升高和血小板降低三大特征。外周血涂片见破碎红细胞。总胆红素升高,以间接胆红素为主。凝血功能障碍严重时可伴有血尿,消化道出血。临床表现为乏力、右上腹疼痛不适,近期出现黄疸和视物模糊。肝炎病毒血清标志物有助于鉴别诊断。

3.妊娠期急性脂肪肝

妊娠期急性脂肪肝(acute fatty liver of pregnancy,AFLP)为产科严重合并症,发病率约 1∶(10 000~15 000),母儿死亡率较高,国外报道约 70%~80%,早诊断、早处理可降低母婴死亡率。多发生在妊娠晚期,表现为急性肝细胞脂肪变性所引起的肝功能障碍,以初产妇居多。临床表现与重症肝炎极其相似。起病急,发展迅速。临床表现有恶心、乏力、剧烈呕吐、上腹部疼痛、黄疸明显且日渐加重,伴出血倾向和肝肾功能衰竭。实验室检查有白细胞明显升高,血小板减少,凝血酶原时间延长,严重低血糖等不同表现。血清胆红素升高,但尿胆红素阴性,可能与肾小球基底膜增厚、胆红素不能滤过有关。ALT 升高但一般不超过 500 U/L,而重症肝炎常在 1 000 U/L 左右。B 型超声检查可见肝区弥漫性的密度增高区,呈雪花状强弱不均。MRI 见肝大片密度减低区,对诊断极有帮助。确诊应行肝脏穿刺行组织学检查,肝小叶结构基本正常,如有肝细胞均匀性增大和肝细胞脂肪变性则可以明确诊断。重症肝炎见肝小叶破坏,肝细胞广泛坏死。

4.药物性肝损害孕妇

药物性肝损害均有服药史而无病毒性肝炎接触史,服药后迅速出现黄疸及 ALT 升高,可伴有皮疹、皮肤瘙痒、嗜酸粒细胞增多。停药后多可恢复。易引起肝损害的药物有氯丙嗪、苯巴比妥类镇静药、氟烷等麻醉药、红霉素、异烟肼、利福平等。孕期由于肝脏负担较重,孕妇服药发生肝损害的较多,应引起重视。

5.妊娠期肝内胆汁淤积症

妊娠期肝内胆汁淤积症(intrahepatic cholestasis of pregnancy,ICP)多发生在妊娠 28 周前后,主要症状是全身皮肤瘙痒及轻度黄疸,孕妇一般情况好,无消化道症状,产后迅速恢复,再次妊娠可复发。因肝小叶中央区毛细血管内胆汁淤积而发病,胎盘组织也有胆汁淤积,可引起滋养层肿胀和绒毛间质水肿,胎盘血流灌注不足,易导致胎儿窘迫、早产、死产,围产儿死亡率增高。常有家族史。血清学检查呈梗阻性黄疸表现,直接胆红素升高,ALT 正常或轻度升高,胆酸明显升高,早期诊断依靠血清胆酸测定。产后胎盘病理检查可见母体面、胎儿面及羊膜均成不同程度的黄色和灰色斑块,绒毛膜板及羊膜有胆盐沉积。

六、治疗

1.妊娠期轻症肝炎

处理原则与非孕期相同。具体方法:①注意休息。思想放松,避免紧张和过度劳累;②加强营养。饮食应清淡,给富含维生素、高蛋白、足量碳水化合物、低脂肪饮食;③保护肝脏。应用中药或西药,进行保肝治疗;避免应用可能损害肝脏的药物(如镇静药、麻醉药、雌激素等);④预防感染。感染可加重肝脏损害。产时严格消毒,并用广谱抗生素,以防感染加重肝损害;⑤预防产后出血及休克,防止产后出血造成的肝昏迷;⑥有黄疸者应立即住院,按重症肝炎处理。

2.妊娠期重症肝炎

对重症肝炎患者,经积极控制 24 h 后迅速终止妊娠。因母儿耐受能力较差,过度的体力消耗可加重肝脏负担,分娩方式以剖宫产为宜。术中麻醉方式及麻醉药的选择应考虑到对肝脏的影响。

(1)保护肝脏　高血糖素-胰岛素-葡萄糖联合应用能改善氨基酸及氨的异常代谢,有防止肝细胞坏死和促进肝细胞再生的作用。高血糖素 1~2 mg、胰岛素 6~12 U 溶于 10%葡萄糖液 500 mL 内滴注,2~3 周为一疗程。纠正低蛋白血症:人血白蛋白 10~20 g,1~2 次/周,静脉滴注能促进肝细胞再生。新鲜血浆 200~400 mL,2~4 次/周,能促进肝细胞再生和补充凝血因子。门冬氨酸钾镁注射液可促进肝细胞再生,降低高胆红素血症,使黄疸消退。促肝细胞生长素:80~100 mg 加入 10%葡萄糖液 100 mL 静脉滴注,能刺激肝细胞 DNA 的合成,促进肝细胞的再生。每日给予辅酶 A 50~100 U、三磷腺苷 20~40 mg 加入输液中静滴以保肝。

(2)预防及治疗肝昏迷　为控制血氨,蛋白质摄入量每日应<0.5 g/kg;增加碳水化合物,使热量每日维持在 7 431.2 kJ(1 800 kcal)以上;保持大便通畅,减少氨及毒素的吸收;口服新霉素或甲硝唑抑制大肠杆菌,减少游离氨及其他毒素的形成。醋谷胺,600 mg/d 溶于 5%葡萄糖液中静滴或精氨酸 15~20 g 静脉滴注以降低血氨,改善脑功能。六合氨基酸注射液 250 mL,加等量 10%葡萄糖液稀释后静滴,1~2 次/d,能调整血清氨基酸比值,使肝昏迷患者清醒。

(3)预防及治疗 DIC　DIC 是妊娠期重症肝炎的主要死因,特别在妊娠晚期,应进行凝血功能检查。若有异常应及时补充凝血因子,如输新鲜血、凝血酶原复合物、纤维蛋白原、抗凝血酶Ⅲ和维生素 K_1 等。有 DIC 者可在凝血功能监测下,酌情应用肝素治疗。肝素钠用量宜小不宜大,可先用 3 750 U(25 mg)静脉滴注,根据病情和凝血功能调整剂量。产前 4 h 至产后 12 h 内不宜应用肝素,以免发生产后出血。

(4)肾功能衰竭的治疗　严格限制入液量,一般每日入液量为 500 mL 加前一日尿量。呋塞米 60~80 mg 静脉注射,必要时 2~4 h 重复一次,2~3 次无效后停用。多巴胺

20~80 mg或654-2针40~60 mg静滴，扩张肾血管，改善肾血流。防治高血钾。避免应用损害肾脏的药物。有肾功能衰竭时，及时血液透析。

3.产科处理

(1)妊娠期 妊娠早期患急性肝炎如为轻症，应积极治疗，可继续妊娠。妊娠中、晚期：加强胎儿监护，防治妊高征，避免妊娠延期或过期。避免不必要的药物应用。慢性活动性肝炎，对母儿威胁较大，应适当治疗后在妊娠早期终止妊娠。

(2)分娩期 轻型患者，胎儿不大，胎位正常，不合并其他并发症，在严密观察下经阴道试产。分娩前数日肌注维生素K_1，20~40 mg/d。准备好新鲜血液。阴道分娩者防止产程延长和滞产，宫口开全后可行助产，尽量缩短第二产程。防止产后出血，胎肩娩出后立即静注缩宫素以减少产后出血。

重症患者，积极治疗24 h，尽快终止妊娠，以剖宫产为宜。虽然剖宫产终止妊娠为短时间手术的过程，但麻醉处理不当可造成母亲及胎儿危险加重，应注意。术前：避免加重或诱发肝昏迷因素，保护尚存的肝功能及胎儿。治疗肝性脑病、保护肾功能、补充凝血因子、血小板、新鲜血，防止出血及纠正低蛋白血症等，维持循环稳定纠正低血压。麻醉选择：大部分产妇可选择硬膜外麻醉，但应避免穿刺部位的血肿和出血及麻醉后血压骤降。部分有出血倾向、血压低，休克的患者以局麻为主，胎儿快娩出时辅以少量氯胺酮或芬太尼，即可完成手术；术中管理：应保持呼吸道通畅和持续给氧；维持循环稳定避免发生低血压，加强凝血情况、血气、电解质等的监测以确保母亲及胎儿的安全。酌情使用血小板及纤维蛋白原和凝血酶原复合物，改善凝血机制障碍与DIC。人工肝支持系统是近年来出现的新技术，是用人工的方法清除血循环中因肝功能衰竭而产生的有害物质的一系列装置，可使肝代谢功能得到一定代偿，从而为肝细胞的再生赢得时间，度过危险期，获得康复。

(3)产褥期 防止感染，预防肝炎病情恶化。应用对肝脏损害较小的广谱抗生素，如头孢菌素类或氨苄西林等。

(4)产后哺乳 对HBsAg阳性母亲的新生儿，经过主动及被动免疫后，不管孕妇HBeAg阳性还是阴性，其新生儿都可以母乳喂养，无需检测乳汁中有无HBV DNA。不宜哺乳者应及早回奶。回奶不能用对肝脏有损害的药物如雌激素，可口服生麦芽或乳房外敷芒硝。

七、预防

1.加强围生期保健

重视孕期监护，加强营养，摄取高蛋白、高碳水化合物和高维生素食物。将肝功及肝炎病毒血清标志物检测列为产前常规检测项目，并定期复查。

2.甲型肝炎的预防

有甲型肝炎密切接触史的孕妇，接触后7 d内可肌注丙种球蛋白2~3 mL。其新生儿出生时及出生后1周各注射1次丙种球蛋白可以预防感染。甲型肝炎急性期禁止哺乳。

3.乙型肝炎预防

参照《乙型肝炎病毒母婴传播预防临床指南(2020)》，所有孕妇产前需要筛查乙肝血清学指标；妊娠中晚期 HBV DNA>2×105 IU/mL 或 HBeAg 阳性，在与孕妇充分沟通和知情同意后，从妊娠 28~32 周可开始服用抗病毒药物，替诺福韦、替比夫定和拉米夫定中的任何一种均能有效降低母体病毒水平，无需联合用药，因替诺福韦不易产生耐药，建议首选，孕妇有肾功能损害或骨质疏松时，可选用替比夫定或拉米夫定，分娩当日停药；分娩时应尽量避免产程延长、软产道裂伤和羊水吸入不推荐以减少 HBV 母婴传播为目的的剖宫产术；产后新生儿尽早联合应用乙型肝炎免疫球蛋白（hepatitis B immunoglobulin，HBIG）和乙肝疫苗可有效阻断母婴传播。

（1）足月新生儿免疫预防　HBsAg 阴性母亲，其新生儿按“0、1、6 月”方案接种乙肝疫苗，通常不需使用乙肝免疫球蛋白（HBIG）；HBsAg 阳性母亲，其新生儿出生后 12 h 内（越快越好）肌内注射 1 针 HBIG，并同时肌内注射第 1 针乙肝疫苗（越快越好），1 月和 6 月龄分别接种第 2 针和第 3 针疫苗；

（2）早产儿的免疫预防　孕妇 HBsAg 阴性，早产儿生命体征稳定，出生体重≥2 000 g 时，按“0、1、6 月”方案接种。早产儿生命体征不稳定，先处理相关疾病，待稳定 1 周再按上述方案接种。早产儿出生体重<2 000 g，待体重≥2 000 g 后接种第 1 针（出院前未达到 2 000 g，在出院前接种第 1 针），间隔 1 个月接种第 2 针疫苗，再间隔 5 个月接种第 3 针疫苗；孕妇 HBsAg 阳性，早产儿无论身体状况如何，在 12 h 内（越快越好）必须肌内注射 HBIG；如果首针疫苗接种延迟≥4 周，间隔 4 周左右需再注射 1 次 HBIG。如早产儿生命体征稳定，无需考虑体重，尽快接种第 1 针乙肝疫苗；如果生命体征不稳定，待稳定 1 周左右，尽早接种第 1 针乙肝疫苗。1 个月后或者体重≥2 000 g 后，再重新按“0、1、6 月”方案全程接种 3 针乙肝疫苗。

4. 丙型肝炎

尚无特异的免疫方法。减少医源性感染是预防丙肝的重要环节。保护易感人群可用丙种免疫球蛋白注射进行被动免疫。对抗 HCV 抗体阳性的产妇所生新生儿，1 岁之前注射免疫球蛋白可对婴儿起到保护作用。

第二节　妊娠合并症梅毒

梅毒（syphilis）是由梅毒螺旋体感染导致的慢性性传播疾病，几乎可以累及全身各器官，可产生多种症状和体征，临床表现复杂，可通过性接触及胎盘垂直传播。梅毒螺旋体在动物体外只能存活 1~2 h，自然情况下只感染人类，人为梅毒唯一的传染源。据 2011 年世界卫生组织估计，每年大约有 200 万孕妇感染梅毒。妊娠期梅毒感染危害极大，可导致自然流产、胎儿窘迫、非免疫性水肿、死胎、死产以及新生儿围生期死亡或分娩有严重后遗症的新生儿，给社会造成沉重的负担，梅毒螺旋体可以通过胎盘感染胎儿，自妊娠 2 周起即可感染胎儿引起流产；妊娠 16 ~ 20 周后梅毒螺旋体可通过感染胎盘播散到胎儿所有器官，引起早产、死胎。梅毒如未经治疗，可导致自然流产或死产（17% ~ 46%）、早产或低出生体重儿（25%）、新生儿死亡（12% ~ 35%）或婴儿感染（21% ~ 33%），不良围产结局发生率为 36% ~ 81%。我国妊娠期梅毒发病率为 0.2%~0.5%。妊娠期梅毒发患者群以 20~30 岁年龄组高发，文化程度以初中为主，暂住人口和流动人口占大多数。

一、梅毒的分型和分期

梅毒根据传播途径的不同可分为获得性梅毒（后天梅毒）及胎传性梅毒（先天梅毒）。前者指由性传播或非性传播而感染的梅毒，后者指宫腔内垂直传播而感染的梅毒。获得性梅毒根据病程分为早期梅毒与晚期梅毒。梅毒螺旋体侵入人体后，经过 2 ~ 4 周的潜伏期，在侵入部位发生炎症反应，形成硬下疳，称为一期梅毒。出现硬下疳后，梅毒螺旋体由硬下疳附近的淋巴结进入血液扩散到全身。经过 6 ~ 8 周，几乎所有的组织及器官均受侵，称为二期梅毒。二期梅毒的症状可不经治疗而自然消失，又进入潜伏状态，称为潜伏梅毒。当机体抵抗力降低时，可再出现症状，称为二期复发梅毒，可以复发数次。早期梅毒包括一期梅毒（硬下疳）、二期梅毒（全身皮疹）及早期潜伏梅毒（感染 1 年内），病程在两年以内。晚期梅毒包括三期梅毒和晚期潜伏梅毒，病程在两年以上包括：①皮肤、黏膜、骨、眼等梅毒；②心血管梅毒；③神经梅毒；④内脏梅毒；⑤晚期潜伏梅毒。潜伏梅毒是指梅毒未经治疗或用药剂量不足，无临床症状，梅毒血清反应阳性，没有其他可以引起梅毒血清反应阳性的疾病存在，脑脊液正常者。任何病期的梅毒都可引起中枢神经系统病变并导致中枢神经系统损害，表现为视觉、听觉症状及颅神经瘫痪。

二、梅毒对妊娠的影响

在妊娠期发生或发现的活动性梅毒或潜伏梅毒称为妊娠期梅毒。梅毒螺旋体可以感染胎盘，发生小动脉内膜炎，形成多处梗死灶，导致胎盘功能严重障碍。此外，梅毒螺旋体还可经过胎盘及脐静脉进入胎儿体内，导致胎儿感染梅毒并累及胎儿的各器官系统。妊娠期梅毒导致先天梅毒的发生率与孕妇梅毒的病期、孕期感染梅毒螺旋体时的孕周及妊娠期治疗时间有关，一期梅毒垂直传播率为 70%~100%，早期潜伏梅毒垂直传播率为 40%，晚期潜伏梅毒垂直传播率为 10%。约 83%的胎儿及新生儿梅毒发生在一期梅毒和二期梅毒或早期潜伏梅毒病例。从感染梅毒到妊娠的间隔时间越长，妊娠良性结局机会越大。孕期梅毒螺旋体感染孕周越晚，死胎、胎儿生长受限、早产的发生率越低，但新生儿先天梅毒的发生率明显升高。同时，先天梅毒发生率还与梅毒孕妇在治疗或分娩时梅毒螺旋体抗原的滴度有关。国外研究中，对妊娠合并梅毒规范治疗，二期梅毒治疗后可预防 94%的新生儿患先天性梅毒，一期梅毒和晚期潜伏梅毒治疗后可预防新生儿患先天性梅毒，如在妊娠 20 周内治疗，则可预防 99%的新生儿患先天性梅毒。国内研究中，通过及时诊断和治疗妊娠合并梅毒，99% 孕妇可获得健康婴儿。

三、妊娠期梅毒的诊断

由于梅毒病程长而且症状复杂，与多种非梅毒性疾病的临床表现存在相似之处。因此，必须结合患者的病史、症状、体征及实验室相关的检查结果进行综合分析判断。梅毒血清学试验为诊断梅毒必须进行的实验室检查方法，由于感染梅毒的孕妇体内免疫系统暂时处于相对抑制状态，常常不出现典型的梅毒相关症状与体征，故约 70%的妊娠期梅毒为隐性梅毒，潜伏梅毒感染者表现为梅毒血清学试验阳性但患者无梅毒临床表现。潜伏梅毒并不代表疾病无进展或传染性。早期潜伏梅毒指感染第1年以内的潜伏梅毒,晚期潜伏梅毒指感染1年以后的潜伏梅毒。因此,对孕妇进行梅毒血清学检查尤为重要。对所有孕妇均应在首次产前检查时进行梅毒血清学筛查,最好在妊娠早期3个月内开始首次产科检查。在梅毒高发地区或对高危孕妇,妊娠晚期3个月和分娩时均应再次筛查。潜伏梅毒通常只在感染后头4年可能发生复发,感染后4年内的患者均可能有传染性。感染4年后的晚期潜伏梅毒不易复发,但晚期潜伏梅毒可通过垂直传播感染胎儿。晚期潜伏梅毒或三期梅毒可累及全身器官系统,表现为神经梅毒、心血管梅毒、树胶肿样梅毒。

妊娠期梅毒的诊断主要依据孕妇的既往梅毒病史或接触史、梅毒的临床表现以及梅毒的相关实验室检查结果。梅毒早期主要表现为硬下疳、硬化性淋巴结炎、全身皮肤黏膜损害,晚期梅毒表现为永久性的皮肤黏膜损害,并可侵犯神经系统、心血管等多种组织器官而出现相应临床表现,甚至危及患者的生命。一期梅毒可直接从病灶皮肤黏膜损害处取渗出物,暗视野显微镜下如见活动的梅毒螺旋体即可确诊。各期梅毒均可通过血清学和脑脊液检查诊断。梅毒的相关实验室检查包括:

(1)暗视野显微镜检查病原体　取患者早期病损处的分泌物涂片,用暗视野显微镜或直接荧光抗体检查,如发现梅毒螺旋体即可确诊。

(2)血清学检查　又分为非梅毒螺旋体试验和梅毒螺旋体试验。非梅毒螺旋体实验包括性病研究实验室试验(venereal disease research laboratory test,VDRL)、快速血浆反应素(rapid plasma reagin,RPR)环状卡片实验和甲苯胺红血清不加热试验(toluidine red unheated serum test,TRUST)等,感染4周即可出现阳性,敏感度高而特异度低,抗体滴度可反映疾病进展情况,适用于筛查及疗效观察。梅毒螺旋体实验包括荧光梅毒螺旋体抗体吸收试验(fluorescent treponemal antibody absorbed test,FTA-ABS)、梅螺旋体颗粒凝集试验(treponema pallidum particle agglutination test,TP-PA)、梅毒螺旋体血凝试验(treponema pallidum hemagglutination assay,TPHA)等。非螺旋体试验或螺旋体试验可相互确诊。非螺旋体试验用心磷脂做抗原,检查血清中抗心磷脂抗体。如上述试验阳性,还可作定量试验,用于疗效判断。但当患者有自身免疫性疾病、近期有发热性疾病、妊娠或药瘾时可出现假阳性反应,进一步确诊需作螺旋体试验。螺旋体试验的抗原为梅毒螺旋体本身,以检查血清中抗梅毒螺旋体特异性抗体。螺旋体实验检测抗梅毒螺旋体Ig G抗体,感染梅毒后该抗体将终身阳性,故不能用于疗效、复发或再感染的判定。

(3)脑脊液检查　包括脑脊液非螺旋体试验、细胞计数及蛋白测定、聚合酶链反应(PCR)技术等。主要用于诊断神经梅毒,神经梅毒患者脑脊液中淋巴细胞$\geqslant 10\times10^6$/L,蛋白量>50 g/L,VDRL阳性。此外还可应用PCR技术检测脑脊液中的梅毒螺旋体DNA,这是目前检测梅毒螺旋体最敏感、最特异的技术。同一患者的非螺旋体试验抗体滴度检测最好应用相同的测试方法(如VDRL或RPR),并最好在同一实验室检测。VDRL和RPR定量结果不能直接比较,通常RPR抗体滴度略高于VDRL者,非螺旋体试验抗体滴度在治疗后通常下降或随时间推移转阴,某些患者非螺旋体试验抗体可持续很长一段时间不转为阴性,称为“血清固定”。无论患者是否经过治疗,多数患者的螺旋体试验如TPPA终生阳性,大约有15% ~ 25%。一期梅毒患者在治疗后2 ~ 3年后螺旋体试验转为阴性。所以,螺旋体试验抗体滴度检测不能评估治疗反应。

四、妊娠期梅毒的治疗

1. 一般原则

由于梅毒对孕妇和胎婴儿的严重危害,妊娠期筛查和治疗梅毒的重要目标之一是预防先天性梅毒。妊娠合并梅毒的治疗原则为及早和规范治疗。对于妊娠期梅毒而言,不仅要治疗孕妇,还要有效阻断母婴传播,并治疗已感染梅毒的胎儿。妊娠期梅毒的治疗首选青霉素,一方面治疗孕妇梅毒,另一方面预防或减少婴儿患先天性梅毒,青霉素可通过胎盘屏障,妊娠早期治疗有可能避免胎儿感染,妊娠中晚期治疗可使受感染胎儿在分娩前治愈。如孕妇梅毒血清学试验阳性,又不能排除梅毒时,尽管曾接受过抗梅毒治疗,为保护胎儿应再次接受抗梅毒治疗。梅毒患者妊娠时,如果已经接受正规治疗和随诊,则无需再治疗。如果对上次治疗和随诊有疑问,或此次检查发现有梅毒活动征象,应再接受一个疗程的治疗。

(1)早期梅毒　即一期梅毒、二期梅毒和病程不到 1 年的潜伏梅毒,苄星青霉素 240 万 U,肌内注射,1 次/周,连续 2 周。或普鲁卡因青霉素 80 万 U,肌内注射,1 次/d,连用 10~14 d。

(2)晚期梅毒　即病程超过 1 年或病程不清楚的潜伏梅毒、梅毒瘤树胶肿及心血管梅毒,苄星青霉素 240 万 U,肌内注射,1 次/周,连续 3 周(共 720 万 U)。或普鲁卡因青霉素 80 万 U,肌内注射,1 次/d,连用 10~14 d。

(3)神经梅毒　水剂青霉素 G(300~400)万 U,静脉滴注,每 4 h 1 次,连用 10~14 d。之后继续应用苄星青霉素 240 万 U,肌内注射,1 次/周,连续 3 周(共 720 万 U)。或普鲁卡因青霉素 240 万 U,肌内注射,1 次/d,加丙磺舒 500 mg,口服,4 次/d,两药合用,连用 10~14 d。

对青霉素过敏者首先需确认其过敏史的可靠性,必要时需重新行青霉素皮肤试验。对青霉素过敏者,有条件的医院首选口服或静脉滴注青霉素脱敏后再用青霉素治疗,但应注意青霉素脱敏治疗存在一定的风险。青霉素脱敏无效时,可首选头孢曲松 500 mg,肌内注射,1 次/d,连用 10~14 d。因头孢曲松可能和青霉素存在交叉过敏现象,故患者之前有严重青霉素过敏者不应选用青霉素脱敏或头孢曲松治疗,可选用:①红霉素 500 mg 口服,4 次/d,连用 14 d。②阿奇霉素 500 mg 口服,1 次/d,连续 10~14d。四环素和强力霉素孕妇禁用,目前尚缺乏头孢曲松和阿奇霉素经胎盘到胎儿的药代动力学及其预防先天梅毒效果的相关资料。因红霉素不能通过胎盘,故不能预防先天梅毒,需要对新生儿及时行驱梅治疗。梅毒在首剂治疗过程中由于大量梅毒螺旋体被杀死,释放出的异种蛋白和内毒素会使机体发生强烈的变态反应,导致发热、头痛、肌肉痛、子宫收缩、胎动减少胎心监护暂时性晚期胎心率减速等,称为吉-海反应(Jarisch-Herxheimer reaction)。孕妇与胎儿梅毒感染严重者治疗后出现吉-海反应、早产、死胎或死产发生率均较高,对妊娠晚期非螺旋体试验抗体高滴度(如 RPR≥1∶32)患者治疗前口服强的松 5 mg,4 次/d,共 4 d,可减轻吉-海反应。不应因出现吉-海反应而停止治疗。分娩后选择强力霉素治疗。

(4)先天梅毒　血清学阳性的孕妇所分娩新生儿均应采用非梅毒螺旋体试验进行定量评价。若脐血或新生儿血中 RPR 或 VDRL 滴度高于母血的 4 倍,可诊断先天梅毒。对先天梅毒儿应做脑脊液检查,以排除神经梅毒。确诊的先天梅毒儿均需治疗。

2.产科处理

梅毒筛查:所有孕妇均应在第一次产前检查时作梅毒血清学筛查。可用非螺旋体试验或螺旋体试验其中一种检查进行梅毒筛查。如其中一种试验是阳性,需立即做另一补充试验(如非螺旋体试验阳性则补充螺旋体试验,反之亦然)。对梅毒高发地区孕妇或梅毒高危孕妇,在妊娠第28～32周及临产前再次筛查。任何在妊娠20周后有死胎史者均需要做梅毒血清学筛查。所有孕妇在妊娠期间至少做一次梅毒血清学筛查。妊娠合并梅毒属高危妊娠,在妊娠期24～26周的超声检查时应注意和发现胎儿先天性梅毒征象,包括胎儿肝脾肿大、胃肠道梗阻、腹水、胎儿水肿、腹腔积液、胎儿生长受限及胎盘增大变厚等,羊水增多等超声检查发现胎儿明显受累常常提示预后不良,未发现胎儿异常者无需终止妊娠。但感染胎儿的超声检查也可正常。羊水中PCR检测到梅毒螺旋体DNA可诊断。驱梅治疗时注意监测和预防吉-海反应;分娩方式根据产科指征确定;在分娩前已接受规范驱梅治疗并对治疗反应良好者,排除胎儿感染后,可以母乳喂养。

五、孕妇随访和疗效评价

应随访2~3年,第1年每三个月随访1次,以后每半年随访1次,包括临床表现即非梅毒螺旋体试验。治疗后,在分娩前应每个月行非梅毒螺旋体血清学试验定量检测,若3~6个月内非梅毒螺旋体血清学试验滴度上升或未下降2个稀释度,或检测结果由阴转阳,应当再给予1个疗程的梅毒治疗。一期梅毒1年后非螺旋体试验转为阴性,二期梅毒2年后转为阴性。晚期梅毒治疗后非螺旋体试验抗体滴度下降缓慢,大约50%患者治疗后2年非螺旋体试验仍阳性。少数晚期梅毒患者血清非梅毒螺旋体抗体滴度持续3年以上,可诊断为血清学固定。大多数孕妇在能做出疗效评价之前分娩。在妊娠第28~32周和分娩期复查非螺旋体血清定量试验评价疗效。对高危人群或梅毒高发地区孕妇需要每月检查非螺旋体血清定量试验,以发现再感染。如果在治疗30 d内分娩,临床感染症状持续至分娩,或分娩时产妇抗体滴度较治疗前高4倍,提示孕妇治疗可能不足。

第三节 妊娠合并症艾滋病

艾滋病(acquired immune deficiency syndrome,AIDS),又名获得性免疫缺陷综合征,是由人类免疫缺陷病毒(human immunodeficiency virus,HIV)感染引起的以T细胞功能缺陷为主的混合免疫缺陷病,是一种病死率极高的传染病。艾滋病1981年在美国首次发现和确认。我国1985年发现首例HIV感染病例,我国感染HIV的人数以每年40%的速度增长,孕妇感染HIV的人数亦逐年增多,母婴传播日渐引起人们的重视。目前发病率逐年快速增长,并且从高危人群向普通人群扩散,在新发HIV感染和艾滋病中,育龄妇女、儿童比例逐年增加,严重危害了妇女儿童的健康。因此,对HIV妊娠妇女的监护治疗以及母婴传播阻断具有重要意义。

一、HIV 感染与妊娠的相互影响

目前没有明显的证据显示妊娠可使 HIV 感染病情加重。妊娠期本身的免疫抑制,一方面可加速 HIV 感染使无症状 HIV 感染发展为有症状 HIV 感染或 AIDS;另一方面,也会因机体免疫机能低下,发生生殖道的其他条件致病菌感染,促使不良妊娠结局发生。在一般情况下,很难确定 HIV 感染妇女的不良妊娠结局是 HIV 感染所致还是因为药物使用或因缺乏产前保健所致。HIV 感染妇女的不良妊娠结局主要包括:早期自然流产、低出生体重儿、死胎、死产、早产、胎膜早破等。

二、HIV 感染的母婴传播

HIV 的母婴传播是指 HIV 感染的妇女在妊娠、分娩和哺乳等过程中将 HIV 传染给胎儿或婴儿。母婴传播是婴儿和儿童感染 HIV 的主要方式,占婴儿和儿童 HIV 感染者的 90%以上,大多数发生在妊娠后期或分娩期。在不采取任何干预措施的情况下,艾滋病母婴传播率为 20% ~ 45%,未接受治疗的大部分将会在 5 岁之前死亡。

1.HIV 母婴传播方式

一般认为 HIV 母婴传播有 3 种方式:

(1)经胎盘宫内传播　分娩 48 h 新生儿外周血中培养出 HIV 或聚合酶链反应(PCR)检测到 HIV,被认为是宫内感染,感染率约 37.5%。HIV 可通过感染绒毛膜细胞或胎膜破损缺口进入胎儿循环。宫内感染最早可发生在妊娠第 8 周,但胎儿宫内感染多数发生在妊娠后期或分娩期,因此时母体细胞在胎儿血中出现最多。

(2)经产道感染　分娩过程中由于接触受病毒污染的母体血液或其他体液而传播在分娩过程中,胎儿经产道感染约占 33.33%。分娩后 1 周内新生儿血液经 PCR 检测或病毒分离 HIV 阴性,而后 7 ~ 90 d 转为阳性,表明母婴传播发生在分娩期,可能是婴儿与受感染的母亲血液和产道分泌物直接接触而造成感染。

(3)经母乳喂养感染　婴儿感染率为 29.17%。对于母乳喂养的婴儿,出生后 90 d 内 HIV 检测阴性,而 90 d 后转为阳性,可认为是产后经母乳途径传播。HIV 感染的妇女乳汁中含有病毒颗粒,在产后 3 个月母乳内病毒含量最高,使母乳成为产后婴儿感染 HIV 的主要途径,可能与病毒感染细胞的出现及乳汁中缺乏抗 HIV 的 IgM 和 IgA 有关。

2.母婴传播的影响因素

(1)母体因素　包括母体的病毒亚型、病毒载量、病毒遗传型、表型、耐药性、免疫状况、营养状况、有无合并感染等。

HIV 为人类逆转录病毒,属慢病毒亚科,可分为 HIV-1、HIV-2 型。在世界范围内流行的约 95%为 HIV-1 型,感染力较强,母婴传播率较高。宫颈阴道黏膜分泌物中的 HIV-1 病毒量可在妊娠期升高 4 倍,在外周血单核细胞中复制效率较高的 HIV-1 毒株更易发生母婴传播。HIV-2 型主要局限于西非一些国家和地区,感染力较弱,母婴传播率低。而病毒表型 CXCR4 毒株具有嗜 T 淋巴细胞、快复制、高滴度和合胞体诱导的特性,具有更高的传播概率。

母体 HIV 载量与母婴传播的发生密切相关。高病毒血症能加速 HIV 的传播,母体血液病毒载量与HIV传播存在显著的量效关系。艾滋病患者较单纯HIV感染者发生垂直传播的概率高。孕妇CD4细胞计数与母婴传播率呈负相关。HIV感染母亲合并性传播疾病(sexually transmitted diseases,STD)、某些病毒感染、绒毛膜羊膜炎或接受一些侵袭性操作,如:人工破膜和羊水穿刺时,母婴传播几率会增加。母亲的一些不良行为,如多性伴侣、孕期无保护性行为、静脉药瘾、吸烟等都可增加母婴传播,与重复感染驱使病毒基因结构出现多样化改变导致重组型HIV毒株增加有关。营养的缺乏尤其是多种维生素A的缺乏也可影响黏膜的完整性,并促进宫颈与阴道中HIV的排放,通过胎膜和子宫黏膜的病理变化,破坏胎盘的完整性,降低T淋巴细胞活性,增加垂直传播。

(2)产科因素　产时感染占HIV母婴传播的50 %。与产道中HIV感染的细胞、胎儿在产道中暴露的时间、破膜时间、分娩方式及产程时间等因素有关。产时HIV感染的途径包括:婴儿皮肤与母亲宫颈、阴道黏膜分泌液的直接接触,婴儿吞咽含病毒的分泌物和羊水的上行感染。分娩前胎膜破裂时间越长,感染率越高。对于剖宫产术是否能降低艾滋病传播风险目前仍有争议,早期研究认为选择性剖宫产术可避免胎儿接触产道,从而降低母婴传播率。而近年来一些学者认为经过规范治疗的孕妇,病毒载量在检测水平线以下,阴道分娩的母婴传播率可低于剖宫产。

(3)胎儿因素　早产儿、低出生体重儿的免疫系统功能不成熟,胎盘屏障不健全。在37周前出生的婴儿或低出生体重儿(<2 500 g)有较高的HIV感染率。这可能与早产儿、低出生体重儿免疫系统发育不成熟,胎盘防御功能不健全,以及从母体获得的抗体水平低等有关。

(4)喂养方式　70 %以上的HIV-1阳性产妇的乳汁中可分离出HIV-1。乳汁中的病毒水平与血浆HIV载量呈正相关。在未干预的情况下,人工喂养对于阻断HIV母婴传播有效,而进行了HIV母婴传播干预治疗后,无论疗程和喂养方式,均可将传播风险降低43% ~ 50%。母亲患乳腺炎也会使母乳中HIV载量上升,而当产妇患乳腺炎乳头皲裂时,母婴传播几率增加。

三、临床表现及诊断

1.临床表现

从感染HIV到进入艾滋病期的时间通常为数月至5年或10年以上,可分为急性期、无症状期和艾滋病期,各期表现不同。急性期及无症状期症状轻微,艾滋病期以全身条件致病性感染为特征,包括食道或肺念珠菌感染、持续性带状疱疹病毒感染、卡氏肺囊虫肺炎、弓形虫病及恶性肿瘤等。患者CD4细胞计数明显下降,多<200/mm^3,HIV血浆病毒载量明显升高。目前临床多见的是HIV感染,真正的艾滋病患者不易妊娠。

2.实验室检查

(1) 血清学检测　检测机体对HIV产生的抗体适用于从HIV感染窗口期后至艾滋病患者死亡的整个病程中,是最常用的艾滋病实验室诊断方法,分为筛查试验和确证试验。筛查试验结果阳性,提示HIV抗体阳性,需进一步做复核或确证试验证实。

(2)病原学检测　是直接检测HIV的方法,主要用于HIV感染窗口期时的早期诊断和18个月以内婴幼儿的诊断。

(3) CD4 细胞检测　是诊断 HIV 或艾滋病、判断疗效和预后的主要免疫学检测指标。

3.诊断标准

艾滋病和 HIV 感染是因感染 HIV 引起人体产生以免疫缺陷为主的慢性综合病症，流行病学资料有一定的参考价值，临床表现特异性不强，需与其他病因引起的类似症状鉴别。诊断以实验室检测为依据，结合临床表现和参考流行病学资料综合进行。

(1)符合以下一项者即可诊断 HIV 感染者　①HIV 抗体确证试验阳性或血液中分离出 HIV 毒株；②有急性 HIV 感染综合征或流行病史，且不同时间的两次 HIV 核酸检测结果均为阳性。

(2) 符合以下一项者即可诊断为艾滋病　①HIV 感染和 CD4 细胞<200/mm^3；②HIV 感染和至少 1 种成人艾滋病指征性疾病。

四、妊娠合并 HIV 感染的处理

阻断 HIV 母婴垂直传播(PMTCT) 应该综合性的考虑三个原则：① 降低 HIV 母婴传播率；②提高婴儿健康水平和婴儿存活率；③关注母亲的健康。阻断 HIV 母婴垂直传播的有效措施为：抗反转录病毒药物干预+产科干预+产后干预，可使母婴传播率降低为 1%～2%。

1.产前孕妇的监测与处理

健康人群的防艾滋病教育：预防 HIV 母婴传播的关键是保护育龄期妇女免受 HIV 感染，应加强健康教育，宣传艾滋病母婴传播的知识，正确引导人们采取健康、安全的生活方式，防止或降低 HIV 和艾滋病感染与传播。HIV 筛查应作为婚前及产前检查中常规的检验项目。产科工作者必须对所有孕妇，特别是对无产前检查或无规律产前检查者进行咨询，并鼓励其进行 HIV 筛查，对感染 HIV 的孕妇进行全面咨询、体检、治疗和随访，以降低 HIV 母婴传播率。

世界卫生组织规定，孕妇在妊娠首次产前检查(孕 6 ～ 13 周) 时要常规筛查 HIV。美国疾病防治中心推荐有以下情况的孕妇可以选择在妊娠 28 ～36 周进行第 2 次 HIV 检测：所在区域育龄妇女 HIV 感染率高，所在产前检查机构孕妇 HIV 检出率高于 1 /1 000，属 HIV 感染高危人群，孕妇出现急性 HIV 感染的症状或体征等，以此降低漏诊率并及时发现新发病例。而在妊娠期从未进行过 HIV 筛查的孕妇，无论处于妊娠何期都要立即进行筛查。对孕前确诊感染 HIV 的妇女，通知患者的性伴进行检查；充分说明艾滋病的疾病进展、治疗与预后，对没有生育要求的夫妇，不主张其妊娠；反之，可先予抗病毒治疗，待病情稳定后再妊娠。孕期发现感染 HIV 的孕妇，由产科医生和艾滋病治疗专家共同对孕妇进行产前咨询并制定治疗方案：①咨询内容包括对 HIV 目前感染情况及预后的认识、分娩及喂养方式的选择及抗病毒治疗，改变不良的生活习惯；②首诊时应做全身检查，注意有无与 HIV 感染的相关体征以及是否存在其他性传播疾病的感染；③了解患者的免疫系统和病毒感染状况，CD4 细胞计数、血浆病毒载量，并至少 2～3 个月复查 1 次；④评估开始抗病毒药物治疗或预防的时机；⑤孕期避免损伤性诊断操作，如绒毛穿刺、羊膜腔穿刺或经皮脐血取样等；⑥加强孕期营养监测和指导，补充多种维生素，尤其是维生素 A。

2.产科干预

(1)终止妊娠　对于已确定的HIV感染孕妇要给予相关知识指导,使其认识到HIV感染的危害,强调妊娠、分娩和产后哺乳有将HIV传染给胎婴儿的危险,但是否终止妊娠应根据其个人意愿而定,并应进行产前咨询。①对于要求做人工流产的HIV感染孕妇,应尽早手术,以减少并发症;②对于要求继续妊娠的孕妇,应给予优孕、优育、孕期保健以及产前哺乳准备、产后母乳喂养等问题的咨询,并采取相应的阻断措施。

(2)分娩方式　其方式有两种。①剖宫产分娩:择期剖宫产可降低母婴传播概率,但急诊剖宫产对预防艾滋病母婴传播没有明显作用。一般择期剖宫产时机选择在妊娠38周。②阴道分娩:避免任何可能损伤婴儿皮肤或增加婴儿与母血接触的操作,会阴侧切术、人工破膜、产钳或吸引器助产等,除非有产科指征,否则避免使用。如果出现胎膜早破或临产早期出现胎膜破裂,应积极处理,缩短产程。如需要阴道助产,选择产钳助产较胎头吸引器要好,分娩时应注意新生儿眼和脸的保护。

(3)抗病毒治疗 无论孕产妇HIV病毒载量或CD4+T淋巴细胞(简称CD4细胞)计数如何,所有HIV感染孕妇应在妊娠期尽早启动抗逆转录病毒治疗(antiretroviral therapy,ART),以防止母婴传播。在为孕妇选择ART方案时,必须考虑多种因素,包括不良反应、药物相互作用、药代动力学、单用药物和药物组合的方便性、妊娠期间使用这些药物的经验以及患者的耐药性检测结果和并发症。

① 对于孕期发现艾滋病感染孕产妇,应当立即给予抗病毒治疗,可选择以下三种方案中的任意一种:

方案一:替诺福韦(TDF)+拉米夫定(3TC)+洛匹那韦/利托那韦(LPV/r)。

方案二:替诺福韦(TDF)+拉米夫定(3TC)+依非韦伦(EFV)。

方案三:齐多夫定(AZT)+拉米夫定(3TC)+洛匹那韦/利托那韦(LPV/r)。

② 孕前已接受抗病毒治疗的孕产妇,根据病毒载量检测结果进行病毒抑制效果评估。如病毒载量<50拷贝/mL,可保持原治疗方案不变;否则,酌情调整抗病毒治疗用药方案。

对于孕晚期(孕28周之后)发现的艾滋病感染孕产妇,有条件的情况下推荐使用:替诺福韦(TDF)+拉米夫定(3TC)/恩曲他滨(FTC)+整合酶抑制剂。

(4) 产后阻断　①改用人工喂养方式,不宜母乳喂养、避免混合喂养等;② HIV阳性产妇更易发生产褥感染,如尿道、会阴侧切及剖宫产伤口感染,注意观察感染征象并及时处理;③注意对婴儿脐带残端的护理,以免发生感染;对男婴避免行包皮环切术;在证实婴儿未感染HIV前,避免对其接种活病毒疫苗;④对所有的艾滋病感染孕产妇及所生儿童进行母婴传播风险评估,以确定儿童预防治疗方案。进行长期随访,追踪有无HIV感染。

第四节　TORCH

TORCH一词最早由Nahmias等学者于1971年提出,它是一组病原微生物英文首字母的缩写,T指刚地弓形虫(toxoplasma,TOX),O指其他微生物(others,如柯萨奇病毒、梅毒螺旋体、微小病毒、乙肝病毒等)，R 指风疹病毒(rubella virus，RV)，C 指巨细胞病毒(cytomegalovirus，CMV)，H 指单纯疱疹病毒(herpes simplx virus，HSV)Ⅰ、Ⅱ型。此组病原体所引起的感染称之为 TORCH 感染。妊娠早期妇女由于内分泌的改变和自身免疫力下降，对病原体的易感性增加，也可能使本来潜伏在体内的病原体再活化。对胎儿而言，孕妇感染后，能通过胎盘或产道引起宫内感染。经典的 TORCH 感染在围产医学中称为 TORCH 综合征，是一组以胎儿中枢神经系统受损为主、多器官受累的临床症候群，包括小头畸形、脑积水、脑内钙化、迟发性中枢神经系统障碍、耳聋、白内障、视网膜脉络膜炎、先天性心脏病、肝脾肿大、骨髓抑制、胎儿宫内发育迟缓等，从而影响人口素质，已受到全世界妇产科和儿科的极大重视。

一、风疹病毒感染与妊娠

(一)风疹病毒生物学与免疫学特性

风疹病毒属披膜病毒科，呈不规则球形，直径 50~70 nm，病毒内核为 RNA 和核衣壳蛋白，其表面有脂蛋白组成的囊膜，囊膜蛋白对人有免疫原性。囊膜上伸出棘突，含病毒血凝素，能凝集人 O 型红细胞。风疹病毒在敏感细胞胞浆中能自行复制。它不耐热，56 ℃ 30 min 灭活，易被紫外线杀死，但在寒冷条件下生存时间较长。人是该病毒的唯一自然宿主。

人首次感染风疹病毒 14 d 内产生特异性 IgM(SIgM)，可持续 3 个月甚至更长时间。特异性 IgG(SIgG)产生较慢，且持续时间不定，当再次感染或接触相同抗原时，机体仅产生 IgG，表现为血清中 SIgG 滴度增高。

(二)流行病学

风疹是世界范围内流行的传染病，一年四季均可发生，以冬、春季多见，在没有大规模人群免疫接种的地区，一般 6~9 年流行一次，10~30 年大流行 1 次。得过风疹将终身免疫。我国风疹病毒人群免疫状况调查表明，育龄妇女易感率平均为 4.5%，较日本及欧美国家为低。

(三)临床表现

1.孕妇感染

孕妇感染风疹病毒后，85%有明显的症状，称显性感染，另 15%缺乏明显临床表现，仅血清学检查支持诊断，称隐性感染。显性感染者多有风疹患者接触史，2~3 周潜伏期后，出现低热、头痛、乏力、咳嗽、咽痛、流涕等类似感冒症状，1~2 d 后面部出现皮疹，通常为斑丘疹，迅速扩散到全身。常伴有耳后、枕骨下、颈部淋巴结肿大、压痛，2~3 d 后皮疹消退，其他症状也随之消失。

2.胎儿感染

风疹病毒可通过飞沫经呼吸道传给易感孕妇，引起淋巴结炎，然后病毒进入血液，引起病毒血症，使胎盘绒毛感染，胎盘屏障被破坏，病毒进入胎儿体内，造成所谓 CRI。风疹病毒能侵袭各胚层组织细胞，使细胞染色体断裂、有丝分裂受阻、细胞增殖分化抑制，由于持续感染、免疫反应以及感染组织瘢痕化引起器官发育受损，统称为 CRS。胎儿畸形的表现主要是先天性白内障、耳聋、心脏缺损,称为 CRS 三联征。

RV 宫内感染与 CRS 出现的频率随感染时胎儿孕龄的不同而有显著差异。据冯东艳等报道:孕妇妊娠前 4 个月感染风疹病毒,可造成胎儿先天畸形,第 1 个月感染胎儿发生率可高达 50%,第 2 个月达 30%,第 3 个月为 20%,第 4 个月为 5%。若孕 24 周后发生感染,胎儿畸形几率下降至 3%~4%。妊娠 20 周前慢性风疹综合征的胎儿常死亡、自然流产或畸形。妊娠中、后期感染常与迟发性慢性风疹综合征(delayed chronic rubella syndrome)有关。因此,在妊娠前半期预防孕妇患风疹是非常重要的。如果孕妇在妊娠前对风疹已有免疫力(体内特异性 IgG 抗体),就能够非常有效地保护妊娠期不发生再次 RV 的感染。

3.先天性风疹病毒感染

先天性风疹病毒感染可分为 3 类:

(1)慢性风疹综合征(CRS) 有 4 个主要出生缺陷,按发生频率从高到低排序为:先天性耳聋、智力障碍、心脏发育畸形(室间隔缺损、动脉导管未闭、肺动脉、主动脉狭窄)和眼睛异常(白内障、青光眼)。

(2)延伸型慢性风疹综合征(extended CRS) 主要表现为脑瘫、智力障碍、语言发育延迟、抽搐、生长受限和免疫性疾病等。

(3)迟发性慢性风疹综合征(delayed CRS) 常在幼年期、青春期以后发病,与循环中免疫复合物造成的损害有关。主要表现为内分泌疾病,如糖尿病、甲状腺功能减退和生长激素缺乏,还有迟发性耳聋、视力受损、肾性高血压和脑炎。

慢性风疹综合征及延伸型慢性风疹综合征造成的胎儿异常在出生时已显现,迟发性慢性风疹综合征可能在出生后数年甚至几十年后才有临床表现。

(四)诊断

1.孕妇风疹病毒感染的诊断

根据典型的流行病学特征和临床表现考虑诊断,确诊需根据病毒分离、特异性抗原或特异性抗体检测结果。

(1)病原学检测 因病毒分离较繁杂、耗时、影响因素多,即使阴性结果也不能排除 CRS 儿,故目前已很少应用,代之以 Real-timePCR 或 RT-PCR 技术检测病毒 RNA。

(2)血清学检测 过去常用血凝抑制试验(HI),现采用酶联免疫吸附试验测定风疹特异性 IgM(SIgM)。采血时间以出疹后 1~2 周最好,但 SIgM 可以有假阳性,需风疹特异性 IgG 亲和力试验证明,如 SIgG 亲和力高,多提示过去而不是新近感染。

2.胎儿宫内感染的诊断

孕 20 周以前原发感染风疹病毒的孕妇,可采取侵入性诊断技术进行胎儿取材,以确定胎儿是否被感染。脐血或新生儿血中检测出 IgM 抗体,说明先天性感染。Katow 等应用定量 PCR 技术检测 RVE1 基因编码区发现,孕妇显性感染 RV 时,36.7%的胎儿体内能检测出病毒基因;非显性感染时,也有 5%的阳性率,而且 28.6%的阳性胎儿会患先天性疾病,认为从胎儿组织中检测出病毒基因是诊断胎儿 RV 感染的主要依据。

孕 20 周后发生的风疹病毒原发感染,胎儿受损概率较低,有学者主张应用高分辨率的超声系列检查对胎儿进行有效排查。

3.先天性风疹综合征儿的诊断

多沿用美国1971年提出的诊断标准：

（1）确诊先天性风疹综合征　有胎儿畸形同时有下列3项中的1~2项者。①风疹病毒分离阳性；②血清风疹病毒特异性IgM阳性；③血清风疹病毒特异性IgG持续存在，并高于被动免疫抗体应有的水平。

（2）符合CRS病例　实验室资料不充分，但有下列1~2项者。①先天性白内障或青光眼、先天性心脏病、先天性耳聋、视网膜色素变性病；②血小板减少性紫癜、脾脏肿大、黄疸、小头畸形、智力低下、脑膜炎、骨质疏松。

（3）可疑CRS病例　有（2）中①、②的某些体征，但达不到符合CRS病例的标准。

（4）先天性风疹病毒感染　缺乏慢性风疹病毒感染综合征引起的出生缺陷，但实验室检查有风疹病毒感染的证据。

（5）排除CRS的依据　①胎儿出生24个月以后，风疹病毒特异性抗体仍然阴性（除外免疫缺陷病）；②母亲风疹病毒抗体阴性（除外免疫缺陷病）；③风疹病毒抗体滴度下降符合被动免疫抗体下降的规律。

（五）治疗

无特效治疗，多为对症治疗，如解热镇痛、止咳祛痰等。

（1）妊娠早期孕妇首次感染风疹病毒者，应告知孕妇有畸胎的风险，让其在知情的基础上选择继续妊娠观察或终止妊娠。

（2）妊娠中晚期感染者，在排除胎儿感染及畸形后继续观察。

（3）先天性风疹儿排毒时间较长（1年左右），故出生后应注意隔离。可用人白细胞干扰素3×10^6 U，每日肌注，共6周，一般无不良反应或较轻。

（六）预防

风疹疫苗接种是目前预防、控制风疹流行和先天性风疹综合征发生的最有效措施。加拿大等国家已有法律规定："在结婚登记时，妇女必须持有风疹抗体检测证明，抗体阴性者需接种疫苗的方可登记结婚。孕妇检测时，同时检测风疹抗体水平，孕3个月内发现风疹，在医院做实验诊断确为风疹者，则劝其终止妊娠。"英、美、法等发达国家已常规对易感者接种疫苗，且提倡女性青春期前接种，这些措施使CRS的发生率明显下降。

非妊娠期疫苗（包括HBV-77，HBV-77DE-5和Cendehill疫苗）注射可以获得像自然感染后一样的血流抗体浓度，其注射后重复感染率也明显降低。我国目前虽然没有全国统一的方案，但风疹疫苗已自行生产，提倡对儿童普遍接种，妇女婚前或孕前血清风疹特异性IgG抗体阴性者，应给予接种。

美国ACOG指南指出，过去规定接种疫苗3个月后才能妊娠，现认为1个月可以妊娠，如果妊娠期间意外接种疫苗，也不必终止妊娠。

二、巨细胞病毒感染与妊娠

（一）病原体

巨细胞病毒属疱疹病毒科，乙组疱疹亚科，是一种特殊的DNA疱疹病毒，病毒直径

150~200 nm,是最大的动物病毒之一,病毒核心为双 DNA 螺旋结构,对热敏感,宿主受染细胞的典型病理变化是细胞增大,细胞核及细胞浆内出现包涵体,故称之为巨细胞病毒。它是一种潜伏病毒,初次感染为原发性感染,病毒进入宿主机体后可终身潜伏,一旦妊娠或免疫功能低下时,潜伏病毒激活为复发感染,但两种感染皆可导致胎儿宫内感染。传播方式是接触感染的血液、尿液或唾液、性传播,潜伏期 28~60 d,平均 40 d,原发感染后 2~3 周可检测出病毒血症,原发感染后,CMV 仍潜伏在宿主细胞中,可发生再发感染,即继发感染。在国内,IgG 阳性孕妇大于 90%,IgM 阳性孕妇 1%~2%,在美国既往 CMV 血清学阴性的孕妇原发性感染发生率 0.7%~4%,继发感染率高达 13.5%。CMV 是最常见的先天性感染,发生在 0.2%~2.2%的新生儿。母婴垂直传播时,经胎盘传播后遗症风险最明显,接触分泌物或母乳喂养传播常无症状,不引起严重后遗症。原发感染时胎儿感染风险约 30%~40%,孕早中晚期胎儿感染风险分别为:30%、34%~38%、40%~72%,早孕期感染后遗症严重。感染胎儿出生时 12%~18%有体征和症状,这部分患儿中 25%有后遗症,30%死亡,65%~80%幸存者有严重的神经系统疾病。继发感染时胎儿感染发生率低,垂直传播率约 0.15%~2%,先天性听力丧失是最严重的后遗症。

(二)流行病学

据流行病学调查,在人群中 CMV 感染比较普遍,世界大多数地区育龄妇女血清 CMV-IgG 阳性率>60%,我国武汉同济医院和上海第二医科大学及沈阳中国医科大学联合研究发现三地区 CMV 平均感染率 88.93%,活动性感染率为 5.42%。我国新生儿 CMV 感染率高达 1%~2%。

巨细胞病毒(CMV)存在于人体的各个器官和组织,经尿液、唾液、血液、痰液、精液、乳汁、宫颈分泌物、大便排出。CMV 感染者和潜伏感染者是 CMV 传染源。其常见传播途径有密切接触、消化道传播和母胎垂直传播。CMV IgG 阴性人群是易感人群。人体感染 CMV 后,多数人可产生抗体,但不能完全清除病毒,发展为长期带毒或潜伏感染。机体免疫低下时,体内病毒再激活,或者再感染。孕妇感染 CMV 后可通过胎盘感染胎儿,也可通过病毒在宫颈上皮复制,经上行途径感染胎儿,在妊娠前 3 个月发生巨细胞病毒感染的孕妇,垂直传染的比率为 30.8%。在分娩过程中,母体宫颈或尿液中存在 CMV 感染,可经污染的产道传播给新生儿。

(三)临床表现

1.孕妇 CMV 感染

初孕妇多见,绝大多数患者无明显症状和体征。一般可出现低热、头痛、咽痛、关节肌肉酸疼、宫颈炎及阴道分泌物增多、颈淋巴结轻度肿大等症状。少数患者可显示单核细胞增多症。个别可发生类病毒肝炎样症状,如肝大、黄疸、转氨酶升高等。

孕妇感染 CMV 的临床类型:

(1)原发感染　原发感染是指缺少免疫者发生的感染。因此体内没有 CMV 抗体的孕妇为易感染者,整个孕期皆可发生。但孕期原发性感染率低,仅占约 3%。

原发性 CMV 感染导致胎儿先天性感染率最高;可达 31%~40%。有可能发生流产、死产、低体重儿、病毒尿症、先天畸形、先天缺陷、全身 CID 而导致死亡、智力受损、听力下降等。

(2)复发感染 成人原发性感染或胎儿经产道及哺乳感染 CMV 者,多数症状轻微,甚至无明显症状,排毒数月或数年后停止排毒,病毒潜伏于各组织中,呈潜伏状态,称此为隐性感染。隐性感染孕妇一旦宿主抵抗力下降,潜伏的 CMV 再度活跃地繁殖,称此为复发感染。妊娠本身就是引起复发感染的诱因,此外患血液疾病或使用免疫抑制剂等都是复发感染的诱因。

在复发感染产生病毒血症时,病毒的滴度较低,是否产生宫内感染,取决于进入体内的病毒量和体内的 IgG 抗体滴度。

2.CMV 先天性感染

CMV 先天性感染是指胎儿宫内感染 CMV。CMV 是胎儿宫内感染中最主要致畸病毒之一,在致畸方面的危害比风疹病毒更严重。国内先天性 CMV 感染率为 0.50%~1.12%,国外报道为 0.24%~2.20%。其中 1%~5%患儿出生时有明显症状,主要是肝脾肿大、血小板减少症、小头畸形、高胆红素血症、溶血性贫血、紫癜、脉络膜视网膜炎、脑炎伴钙化或未伴痉挛、不典型性淋巴细胞增殖症,称为巨细胞包涵体病(Cytomegalic inclusion disease,CID),死亡率高达 20%~30%,存活者 90%以上有新生儿远期后遗症;5%~10%患儿则很少显示 CID 的典型症状。其余 85%~90%患儿出生时常完全无症状,仅尿中排毒,称之为隐性感染。这部分患儿中约 10%可能在 1 年至数年后出现耳聋、智力低下、身体发育迟缓等远期后遗症。胎儿宫内感染的超声表现为胎儿室管膜下囊肿、肠管回声增强、侧脑室增宽、颅内钙化灶、胎儿生长受限、肝脏钙化点和小头畸形等。

大多数严重缺陷婴儿是年轻的初产妇孕早、中期伴发首次感染后出生的,而母体复发性感染对胎儿的危险影响远小于原发性感染者。

3.CMV 后天感染

CMV 后天感染包括出生时在产道感染和出生后接触感染。

感染 CMV 的孕妇,血中即存在着高水平的抗体,同时又能通过尿、唾液、粪便、眼泪、宫颈分泌物及乳汁长期或间断地排出病毒,此为 CMV 感染的特征之一。产时及产后早期感染的新生儿出生后,1~4 周内占 10%~60%,一般无临床症状。偶尔自 4~12 周时发生肺炎,更少见肝炎及溶血性贫血。

(四)诊断

1.孕妇 CMV 感染的诊断

(1)细胞学检查 直接通过宫颈管或阴道分泌物、尿液沉渣作涂片,HE 或 Giemsa 染色,光镜下寻找似鹰眼样的巨细胞包涵体及胞浆。核内可见嗜酸或嗜碱性病毒颗粒。可谓一种快速诊断方法,但检出率较低。

(2)病毒培养 仍是最可靠的诊断方法,CMV 感染患者可从血、尿、唾液、宫颈分泌物、乳汁排出病毒。采取标本作病毒培养。孕早期培养阳性率低,中、晚期阳性率达 2.6%~7.6%,乳汁中阳性率 14%。

(3)血清学检查 是诊断原发感染的主要手段,常用酶联免疫吸附法(ELISA)及放射免疫测定法(RIA)。

1)妊娠期间孕妇外周血 CMV:特异性 IgG 抗体由阴性转为阳性是最准确的原发感染

诊断指标,建议孕妇妊娠前、妊娠中期做 IgG 检查。

2)在妊娠早期仅出现特异性 IgM 抗体也认为是原发感染。

3)宿主初次接触 CMV:抗原产生的特异性 IgG 亲和力,随着免疫时间的推移会逐渐升高,因此,IgG 浓度低而 IgM 阳性的孕妇,低亲和力的 IgG 代表原发感染。

4)多聚酶链反应(PCR):本法可将 CMV 序列扩增$(2\sim20)\times10^5$倍,敏感性达 1 个病毒基因/4×10^4细胞,且可在 5 h 内得出结果。具有简便、快速、敏感及特异等特点,对标本要求低且极其广泛,是目前诊断 CMV 感染的最敏感的方法。单独 CMV-DNA 阳性结果不能肯定是否由原发性或新近感染所致,因隐性感染亦可出现阳性结果,故又需根据病史、临床表现及检测 CMV-IgM 以确定。

2.胎儿宫内 CMV 感染的产前诊断

由于原发感染对胎儿造成的危害远远超过复发感染,所以正确判断 CMV 感染的类型是诊断的首要步骤。原发感染的孕妇应做产前诊断。对于复发感染者,一方面孕前感染所产生的抗体,虽不能保护胎儿不受感染,但可避免胎儿发生严重后遗症;另一方面,诊断(尤其侵入性产前诊断)本身有一定的危险性,因而对于复发感染的孕妇通常不做产前诊断。

(1)侵入性诊断　可通过绒毛活组织检查、脐静脉穿刺、羊膜腔穿刺等,分别获取绒毛组织、脐血、羊水,进行病原体分离、特异性抗体及核酸检测等。

1)绒毛活组织检查:有宫颈口盲吸法及超声引导下经阴道和腹壁取绒毛组织法。但绒毛活组织检查阳性,是否就一定会经胎盘循环感染胎儿这一看法尚有争议,且可能导致上行性感染,故其价值还有待于进一步研究。

2)脐静脉穿刺:孕 20 周后,可在超声引导下进行脐静脉穿刺抽取脐血作病原体分离、基因扩增及特异性 IgM 检测,还可进行胎血非特异性指标分析,包括血红蛋白、血小板、噬酸细胞计数等血液学指标,转氨酶、乳酸脱氢酶等生化指标。在有症状的先天性 CMV 感染新生儿中,肝酶升高和血小板减少最常见,约占 80%。

IgM 相对分子质量大,不能通过胎盘,因此,胎血中特异性 IgM 的检出是诊断胎儿宫内感染的可靠依据。CMV 宫内感染者,多在孕 22 周以后才可从胎血中检测出特异性 IgM,因此,阴性结果并不能除外感染,对高度可疑的患者,可考虑在随后的孕周中反复检测。

3)羊膜腔穿刺:是先天性感染产前诊断中最早开展的侵袭性检查。羊水比脐血更适合于 CMV 产前诊断。

CMV 宫内感染时,病毒常常累及胎儿肾脏并在其中复制,含有 CMV 的脱落细胞可随胎儿尿液进入羊水,故羊水中检测出 CMV 和其基因片段是可靠的诊断依据,但穿刺结果阴性并不能除外感染,其原因是穿刺过早,病毒未传给胎儿或胎儿尚未排泌病毒,穿刺距感染时间<6 周,病毒还没有大量复制,胎儿病毒负荷过少,故一般应在孕 21 周后穿刺。羊水中的病毒含量可以反映病毒在胎儿体内的复制情况。羊水中高含量的病毒与胎儿的出生结局呈平行关系。

(2)非侵入性诊断　根据孕妇外周血的某些检验指标、临床指征,诊断宫内感染及胎儿出生结局,对 CMV 感染患儿还应做 B 超仔细观察胎儿发育,有明显畸形者应终止妊娠。超声诊断胎儿宫内感染 CMV 的征象为:胎儿腹水或水肿、脑室增大、颅内钙化、肠回声增强及胎儿生长受限等。

3.CMV 先天性感染的出生后诊断

脐血中检出的 CMV-IgM 抗体可以诊断为 CMV 先天性感染。

新生儿出生 1~2 周内留新鲜尿做 CMV 分离培养，出现病毒尿者也证明存在先天性感染。

（五）治疗

母体或胎儿 CMV 感染没有安全有效的治疗方法，抗病毒药物在常规临床工作中不推荐使用，只为 AIDS 患者的治疗和器官移植者。CMV 特异性免疫球蛋白被动免疫预防胎儿 CMV 感染正在研究之中，不建议应用于实验研究之外。在已知母体 CMV 感染的情况下，转诊到母胎医学中心或感染性疾病专家。通常情况下，连续超声监测，包括评估胎儿解剖（如脑室）和生长发育情况。

到目前为止对于 CMV 感染仍没有安全有效的治疗方法，产前诊断是防治 CMV 宫内感染的有效途径。孕早期患原发性感染应建议终止妊娠，若为复发或再感染，可继续妊娠，孕中、晚期则视有无畸形而定。对于不愿终止妊娠者或有症状者要进行抗病毒治疗，以减轻 CMV 感染对胎、婴儿损害的严重性，减少后遗症的发生和降低围生儿的死亡率。

临床使用最广泛的抗 CMV 感染药物是甘昔洛韦（ganciclovir，GCV），因其有一定的毒副反应，不适宜孕妇使用。孕期口服阿昔洛韦治疗 CMV 宫内感染，可显著降低胎儿血中 CMV 的含量，减少胎儿畸形的风险，但有关治疗的安全性和有效性有待研究。转移因子及中药金叶败毒颗粒治疗有一定效果。此外还有高效免疫球蛋白、抗 CMV 特异性单克隆抗体、干扰素等的疗效尚待进一步研究。

（六）预防

（1）孕前期　在婚检或孕检前最好常规行 CMV 感染检测，以做到无病早防、有病早治。

（2）妊娠期　一般对妊娠早期感染 CMV 者不必立即终止妊娠，可待至 21~24 孕周，抽羊水或脐静脉血测 CMV-IgM 抗体进行产前诊断，查明有无先天性感染，如证明胎儿已感染 CMV 者应适时终止妊娠。

（3）分娩期　对 CMV-IgM 阳性孕妇，必须专用便盆，新生儿出生后抽脐血测 CMV-IgM 及留尿作 CMV 分离培养。

（4）哺乳期　乳汁中检出 CMV 者，应采用人工喂养，以免引起出生后感染。

（5）关于疫苗接种试验性 CMV 减毒活疫苗对于正常接种者能诱导免疫反应，起到一定的预防作用。但接种于免疫功能低下的患者，其免疫反应下降及推迟，不能降低 CMV 的排除率，且活疫苗的安全性有待进一步证实。

三、弓形体感染与妊娠

（一）病原学

早在 1908 年 Nicolla 和 Manceaux 首先发现北非一种啮齿动物刚地梳鼠中有利什曼原虫的寄生虫，形态呈弓形，命名为刚地弓形虫，又称弓形虫。1923 年捷克眼科医生

Joseph Janku 在 1 例先天性脑水肿婴儿的视网膜中找到弓形虫，以后又有学者从无脑儿体内分离出弓形虫。1937 年有学者确认弓形虫感染是先天性疾病的病因之一。目前，认为人类最严重的先天性畸形与弓形虫感染密切相关。

弓形虫是一种分布广泛的细胞内寄生虫，有双宿主，猫是终宿主，人和其他动物为中间宿主。全部生活史可分为 5 期：第 1 期为滋养体期，见于急性感染；第 2 期为包囊期，见于慢性感染。以上均为无性繁殖，可造成全身感染性疾病。第 3 期为裂殖体期；第 4 期为配子体期；第 5 期为囊合子（又称卵囊）期，以上为有性繁殖。仅在猫的小肠黏膜上皮细胞形成局部感染，肠上皮细胞破裂后，卵囊随粪便排出体外，通过不同途径传染给人类。据报道 1 g 猫的粪便中可有数百万或数千万个卵囊。在猫和猫科动物体内可完成全部生活史，而在人体内只能进行无性繁殖，即滋养体和包囊两种形态。传播途径：食用未煮熟的受感染肉类、昆虫污染食品中包囊；接触猫粪便中的卵囊；接触污染衣物或土壤中的昆虫。潜伏期 5～18 d，通常无症状。未经治疗的感染孕妇，先天性弓形虫病发生率 20%～50%，妊娠后期感染更可能发生母婴传播。先天性弓形虫病的表现包括皮疹、发热、肝脾肿大、腹水、周围钙化、脑室扩大和癫痫发作。多数感染儿出生时没有感染的临床征象，但 90%将产生后遗症。

（二）流行病学

弓形体病（TOX）是一种人畜共患疾病，在人群中感染普遍，喜食生肉和饲养宠物者为易感人群，全世界有 1/4 人口受到威胁，在国外以欧美发达国家为高发区，据血清学调查资料显示法国人群阳性率为 80.0%左右，美国为 25.0%～33.0%。我国感染率为 4.0%～9.0%，孕妇感染率为 6.6%～32.9%，宫内感染率为 0.5%～1.0%，且有逐年上升趋势。患弓形体病或受其感染的孕妇除自体患病外，还有 40%孕妇可通过胎盘感染胎儿，导致流产、早产、死胎、胎儿畸形、新生儿出现严重并发症。所以，弓形体病对人类危害最主要的是胎儿的损害，近年已逐渐引起人们的重视。

母体感染途径为：①食用被猫、狗粪便污染或含滋养体的生肉或未熟的肉类后感染；②输入带虫体的血液及皮肤或黏膜破口接触到滋养体。

围生期垂直传播途径为：①急性感染。孕妇初次（原发、急性）感染，形成弓形虫血症，经脐静脉感染胎儿，故为血源性传播，或经子宫、胎盘的病灶传给胎儿；②慢性感染。隐藏在子宫蜕膜和子宫肌壁间的包囊（缓殖子）经胎盘传播给胎儿，或胎盘感染弓形虫，滋养体在其中繁殖通过胎盘进入胎儿血循环；③产道感染。胎儿吞咽被弓形虫污染的羊水或血液造成感染。

（三）临床表现

1.孕妇弓形虫感染

一般成人感染症状轻微，孕妇感染弓形体绝大多数表现为无症状隐性感染。免疫功能低下的成人较易患严重的播散性弓形体原虫感染，损害常见于脑、肺及心脏等。感染弓形体后，急性期可表现为乏力、咽痛、肌肉痛及淋巴结肿大等。

2.胎儿宫内感染

原发感染的孕妇 40%～50%可通过胎盘或羊水引起胎儿宫内感染，导致流产、早产、死胎、先天畸形、FGR、智力障碍和癫痫等。母体感染弓形体的时间与胎儿、新生儿发病情况有密切关系。妇女在妊娠前感染,其胎儿的发病率则明显降低;在妊娠期感染弓形体时,发生垂直传播的可能性较大。妊娠早、中期感染除可引起流产外,还可引起胎儿多发性畸形,如脑积水、小眼、无眼症、先天性白内障、唇腭裂等,以及先天性心脏病、肛门闭锁和肢体畸形。妊娠晚期感染可引起早产、围生儿死亡(死胎、死产、早期新生儿死亡),也可致脑萎缩、脑积水、智力发育迟缓和癫痫等。有人认为,在妊娠前 3 个月感染弓形虫的胎儿,多数有较严重的病变或有典型的临床表现。而在妊娠第 7~8 个月感染的胎儿大约 90%无明显的临床症状。

3.先天性弓形体病

多是孕妇初次感染弓形体,虫体通过胎盘所致。典型的先天性弓形虫病的三大临床表现是脑积水、脑内钙化和脉络膜视网膜炎。

围生儿临床表现为:

(1)脑部损害　弓形虫对胎儿脑组织有特殊的亲和力,可使脑组织广泛坏死、脑皮质变薄,脑组织内形成大小不等的囊腔,囊腔周围钙盐沉着,因脑脊液循环受阻出现脑积水。其他可有小脑畸形、无颅骨、脑膜炎等。

(2)眼部受损　80%~90%的先天性弓形虫病有眼部受损,包括脉络膜视网膜炎、无眼、单眼、小眼等。

(3)其他　肺部可有间质性肺炎,心脏增生性病变,肝、脾、肾上腺可有局灶性坏死。此外,还有肢体和消化道等的多发性畸形。

围生儿感染弓形虫临床可分为 2 种类型:

(1)隐性型(又称无症状型或潜伏期)　85%先天性弓形体病儿出生后未见新生儿异常,2~7 个月后呈现眼和神经系统症状,如脉络膜视网膜炎、智力发育不全等,或出生后有潜在的亚临床先天性弓形虫病,被感染者可延迟到数年后或成年时(3~20 年)才出现智力发育不全和听力障碍等。

(2)显性型(又称激症型)　10%~15%先天性弓形体病损害明显,可分为全身感染型和神经系统症状型。全身感染型多在出生后 4~12 周出现弓形虫肺炎、心肌炎、出血综合征等。婴儿表现为感染中毒症状,如低体重、肝脾肿大、发热、呕吐、腹泻、痉挛。实验室检查有贫血、嗜酸性粒细胞增多,均遗留后遗症,如脑积水、脑内钙化、脉络膜视网膜炎、智力发育不全等。神经系统症状型可于出生时即出现症状,多为重症。一般感染愈早损害愈重,也可于出生后数月或 1 年发病,表现为前囟突出、呕吐、抽搐、昏迷、角弓反张,严重者可致死亡。脑脊液循环受阻发生阻塞性脑积水、脑皮质钙化、脑性瘫痪。儿童期可见神经运动系统发育低下。

(四)诊断

由于弓形体病的临床表现不特异、不明显,尤其是妊娠期宫内感染主要依靠实验室筛查来进行诊断,临床多以孕妇血液、新生儿脐血、羊水、胎盘以及死亡胎儿各种组织为标本。

1.实验室检查

(1)病原学检查　检出率低,且所需时间长。组织活检或动物接种检测到弓形体即可确诊。

(2)血清免疫学检查　酶联免疫吸附法(ELISA)。孕妇初次感染弓形体后1周产生弓形体血清特异性抗体IgM及IgG。IgG可维持存在一年或更长。目前主要用酶联免疫吸附法测定人血中的IgM、IgG,有助于临床诊断与处理。如IgM(+)、IgG(-),表示为急性感染期;IgM(+)、IgG(+)表示近期感染;IgM(-)、IgG(+)表示曾有弓形体感染史,并已产生了免疫力;IgM(-)、IgG(-)则表示无感染史,因而对弓形体无免疫力。故对IgM(+)者应积极治疗,对IgM(-)、IgG(-)者应作重点监护,以及早发现急性感染期。

IgM免疫荧光抗体试验(IgM-IFA):特异性强,敏感性高,可用于先天性和急性感染的检测。在感染后1周左右IgM可呈阳性,即IgM阳性提示近期内有感染。IgM效价在1:8以上表示急性感染。脐血中IgM抗体在感染后5 d出现,若为阳性,提示先天性感染。

(3)弓形虫循环抗原(TCA)　TCA是一种急性感染期弓形虫速殖子的代谢和裂解产物,先于抗体产生,且是病原存在的指征。具有病原学及早期急性诊断的意义。

(4)多聚酶链反应(PCR)　可检出1pg水平弓形体,并可用于不同来源的待检标本,快速并且可早期做出诊断,适于临床检测及大规模流行病学调查。在全国第2次弓形体病学术会议上已经将PCR检测弓形体DNA阳性作为该病的诊断标准之一。

2.胎儿弓形体感染的产前诊断

有人认为孕7周以前感染,胎儿感染的风险小,孕35周以后感染者胎儿感染率虽高(可达80%),但几乎不造成后遗症,故不必做侵袭性检查,孕7~35周感染者,则必须进行侵袭性检查。胎儿TOX感染的诊断方法和标准,超声发现异常包括但不限于脑室扩张、颅内钙化、小头畸形、肝脾肿大、腹水、胎儿生长受限时,应怀疑弓形虫感染。怀疑弓形虫病时,羊水PCR是首选的诊断方法,应于18周后行羊膜腔穿刺术。

弓形虫IgM阳性者孕妇于妊娠早期采集绒毛,中期取羊水、脐血确诊。若脐血中出现高浓度抗弓形虫IgM抗体,可诊断为先天性弓形虫感染。检测羊水弓形体DNA是诊断胎儿感染的敏感、准确、快速的方法。

(五)治疗

由于弓形虫寄生于细胞浆或细胞核内,给治疗带来一定的困难,目前尚无特效药。但多数学者认为治疗愈早,迟发病及后遗症出现越少,疾病严重程度越轻。怀疑母亲感染弓形虫病时应在参考实验室确诊。急性弓形虫病孕妇采用螺旋霉素治疗不能减少或防止胎儿感染,但可减少胎儿疾病严重程度。合并胎儿感染时,应改用乙胺嘧啶、磺胺嘧啶、叶酸的复合治疗。

弓形体病首选药物是乙酰螺旋霉素。乙酰螺旋霉素不能通过胎盘屏障,孕早期妇女应用较安全,成人2~4 g/d,分2~4次口服,疗程3~4周,停药2周后可进行第二疗程。有报道,孕18周以前应用乙酰螺旋霉素能降低约60%的垂直传播率;而孕18周后感染的孕妇,尤其是诊断或怀疑伴有胎儿感染者,建议应用乙胺嘧啶、磺胺嘧啶、叶酸三联疗法,可明显改善胎儿预后。近年研究证明,阿奇霉素、罗红霉素、6-甲基红霉素均有抗弓形虫的作用。

对患有弓形体病母亲所生婴儿,即使外表健康,在未确定有弓形体感染之前,亦应使用螺旋霉素治疗。

（六）预防

（1）注意卫生，尤其在怀孕后不食生肉，接触过生肉的手、厨房用具要洗净。

（2）生育对象或孕妇应避免与猫和狗等动物接触。有接触史的孕妇，应在妊娠早、中、晚期检测 TOX-IgM，以便早发现早治疗或终止妊娠。

（3）孕妇初次感染弓形虫如为妊娠早期，因胎儿感染机会大，应劝其终止妊娠。对妊娠中、晚期孕妇或不愿终止妊娠者，强调产前诊断。若胎儿已经感染，则应终止妊娠。

四、单纯疱疹病毒感染与妊娠

多年来，由于生殖道疱疹病毒感染增加，胎儿宫内感染及新生儿疱疹病毒感染率也相应增加，给胎儿和新生儿带来不同程度的危害。

（一）病原学

单纯疱疹病毒为疱疹病毒科疱疹病毒属、外包囊膜为直径 145～205 nm 的脱氧核糖核酸病毒具有复杂的结构。可分为两种抗原型：I 型和Ⅱ型。两型均易侵犯机体外胚层组织。妊娠期妇女由于处于免疫抑制状态，免疫力低，易受 HSV 感染。HSV-I 型主要引起生殖道以外的皮肤、黏膜或器官感染，其中仅 10%的感染者出现临床症状；HSV-Ⅱ型主要引起生殖器官 HSV 携带或生殖器疱疹（genital herpes，GH）。胎儿和新生儿 HSV 感染主要由 HSV-Ⅱ引起，但 HSV-Ⅰ有时也可引起胎儿感染和新生儿感染。

（二）流行病学

1.流行情况

孕妇单纯疱疹病毒感染的发生率与社会经济地位、年龄、种族、性乱及检测方法等有关。据国外报道，正常非孕妇 HSV-Ⅱ型感染率为 20%～35%，HSV-Ⅰ型为 50%～70%。在我国，孕妇血清 HSV-Ⅱ IgG 阳性率为 73.18%，HSV-Ⅱ gG 阳性率为 82.03%。孕妇生殖器 HSV 感染的发生率约为 1/280～1/100，较非孕妇高 2～3 倍。国外报道孕妇 HSV 无症状排毒率为 0.12%～5%。

2.传播途径

人是 HSV 的自然宿主，主要传染源是 GH 患者和无症状 HSV 携带者。

母婴传播途径包括：

（1）宫内感染　当羊膜囊未破裂时宫内感染因孕妇 HSV 血症经血液循环到达胎盘，引起局部绒毛炎，由坏死绒毛组织的感染侵入胎儿的血液循环中。病变亦可扩展至胎膜污染羊水，或因胎儿吞咽羊水而感染。

（2）产道感染　HSV 经产道感染是新生儿感染的主要途径。多数由于分娩时产道内的病原体感染婴儿或胎膜破裂后上行引起胎膜、胎盘感染而至胎儿受累。早期宫内感染与胚胎紧密相连，通过邻近细胞而感染胚胎。

（3）医源性感染　医源性因素也可引起新生儿感染，医护人员手、器械、敷料、被褥污染等，都可成为媒介。

(三)临床表现

1.孕妇感染临床表现

(1)原发型　多为HSV-Ⅰ型感染,主要通过性接触传染。平均潜伏期6 d,突然发病,全身不适,发热、头痛、腹股沟及盆腔痛。腹股沟淋巴结肿大。感染部位多为外阴部、阴蒂、阴唇、肛门周围,少见于阴道及宫颈部位。典型疱疹病灶呈红色,边缘扁平而软,表面疱状隆起,内含淡黄色渗出液,可融合成一片丛簇状或表浅溃疡性病灶,局部剧痛,多为左右对称。经10 d后进入恢复期,病灶干燥、结痂,愈合后不留瘢痕或硬节。若发生阴道和宫颈感染,白带明显增多,常合并淋病、滴虫病和霉菌感染。

孕妇感染HSV后病程较非孕妇长,也可以潜伏并长期由宫颈及病损处排泄。Kaufman等报道原发型感染中80%的宫颈分泌物培养阳性。

(2)复发型　多为HSV-Ⅱ型感染,常表现为外阴复发性疱疹或孕妇初次出现疱疹,但感染均在妊娠前。临床表现较原发型者轻。水疱及溃疡形成局限性小片状或斑点状,常不引人注意。不伴腹股沟淋巴结肿大,一般不感染宫颈。

无论原发或复发感染,出现尿痛、尿急时均应考虑为病毒性膀胱炎,此时可从尿中分离出病毒。

2.先天性HSV感染

以HSV-Ⅱ型为主。孕妇感染HSV后产生病毒血症经胎盘或生殖道上行感染引起胎儿宫内感染,诱发自然流产、早产、胎死腹中、FGR和先天畸形等,如小头、小眼球、脉络膜视网膜炎、脑钙化、无脑儿等,也可以发生心脏及肢体异常、皮肤疱疹等。孕20周以前感染者流产率明显增高;孕28周后感染者,早产率明显增高。

3.新生儿HSV感染

经产道感染者,新生儿在出生后4~7 d发病。临床表现包括:①无症状型;②疱疹型。皮肤与咽部有疱疹,常伴有眼结膜炎;③中枢神经型。颅内压增高,脑脊液蛋白含量增高,呕吐、抽搐等症状的脑炎、脑膜炎、脑膜脑炎;④全身弥散型肝、脾、肾上腺等重要器官广泛受累,常出现发热、黄疸、肝脾肿大、肝功能损害、溶血性贫血、血小板减少性紫癜、胃肠道出血,严重病例可致弥散性血管内凝血,继发细菌感染、肾上腺皮质功能衰竭、低血糖、心衰等而死亡,死亡者1/3为早产儿,病死率在80%以上。幸存者多遗留后遗症,如小脑畸形、小眼症、视网膜脉络膜炎、脑积水、小脑或大脑发育不全、脑软化、发育迟缓及智力障碍等。

(四)诊断

1.孕妇HSV感染的诊断

主要依据病史、临床表现和实验室检查结果而定。有不洁性交史,并在生殖器部位出现疱疹时,临床即可做出相当准确的诊断。但临床诊断只能发现约20%的HSV-Ⅱ感染者,故实验室检查仍有一定意义。

(1)病毒培养　在疱疹出现24~48 h后,持续2~4 d取疱疹液、唾液、鼻咽部分泌物、尿液、羊水、阴道拭子及脑脊液等标本进行培养。病毒培养是诊断HSV感染的可靠的方法，但费时（约需 72 h）、费力，对标本要求高，不适合近预产期或分娩发动后需迅速做出诊断者。

（2）HSV 抗原测定　酶免分析（EIAs）已常规使用，其优点在于快速的操作过程，数小时内即可诊断，但其通常不能区分 HSV-Ⅰ和 HSV-Ⅱ。某些 EIAs 的敏感性接近病毒培养是诊断原发感染的主要手段。

（3）HSV 抗体检测　常用酶联免疫吸附法（ELISA）。HSV 感染后约 1～2 周产生 HSV-IgM，最高抗体效价出现于第 3 周，于感染后 8 周即无法测出。通过采取糖蛋白 gGELISA 法对 HSV-Ⅱ IgG 和 HSV-Ⅱ IgG 抗体进行有效的区分，从而对 HSV-Ⅰ和 HSV-Ⅱ抗体可特异性检测。

（4）分子生物学技术　聚合酶链反应（PCR）、DNA 印迹、荧光等技术用于诊断 HSV 感染，也用于妊娠期间无症状 HSV 感染的检测。检测病毒 DNA 有快速、准确、灵敏度高的特点。同时可以使用免疫、核酸原位杂交等方法对病变组织进行 HSV 感染的诊断和病毒分型。

2.胎儿宫内 HSV 感染的产前诊断

HSV 经胎盘感染率极低（可能低于穿刺感染的危险），所以在产前进行穿刺检查仍有争议。

超声检查可以发现病毒感染初期轻度的胎儿宫内发育迟缓、胎儿器官及胎儿附属物钙化、胎儿脂肪量不足以及严重胎儿畸形等，但特异性不够高。

（五）治疗

1.局部处理

（1）局部保持清洁、干燥，防止继发细菌感染。

（2）镇静止痛和局部麻醉药可缓解病灶疼痛。

（3）中药黄连青黛散局部应用有一定效果。

（4）0.1%碘苷（疱疹净）或阿糖胞苷无菌水溶液湿敷。

2.抗病毒治疗

美国 CDC 研究表明孕妇使用阿昔洛韦是安全的，通过抑制病毒 DNA 聚合酶，阻止病毒 DNA 合成，妊娠早期应用阿昔洛韦除短暂的中性粒细胞减少症外，尚未发现对胎儿或新生儿的其他副作用。在孕 35～36 周对此类孕妇定量检测血清 IgM、IgG 抗体，同时检测生殖道皮损病灶的 HSV-DNA 拷贝数，对有前驱症状或活动性感染的孕妇，在孕 36 周给予口服阿昔洛韦 400 mg 口服，3 次/d，连用 7～10 d，或者伐昔洛伟治疗，抑制病毒复制，降低病毒垂直传播风险。

（六）预防

（1）母亲预防 HSV 感染尚无特效疫苗，注意性生活卫生、预防性隔离、加强孕期保健十分重要。

（2）若孕妇有感染可能，必须定期监测有无活动性感染，羊水、生殖道有无病毒存在。清除母体病毒尚难实现，主要是如何防止胎儿及新生儿感染，故注意防治妊娠期局部感染和适当选择分娩方式仍至关重要。产时经生殖道感染 HSV 新生儿约占 50%以上，剖宫产者破膜在 4 h 以内,胎儿感染危险性为 6%,破膜大于 4 h 则为 94%。因此,终止妊娠时应明确胎儿无畸形、羊水无感染,或产道如有感染存在,应争取破膜前实施剖宫产;反之,孕妇有原发型病毒血症、羊水已有感染、胎儿已在宫内受到感染或破膜大于 4 h 则不宜剖宫产。

（张林东、赵冰）

第六章　高危妊娠的监护

第一节　高危妊娠概述

广义的高危妊娠是指产前或产后，孕产妇、胎儿或新生儿现在或将来发病或死亡的危险性增加。病因包括多种因素，如营养不良、产前监护不足、计划外妊娠、遗传异常及妊娠前疾病史。几乎包括了所有的病理产科：①孕妇年龄≤18 岁或≥35 岁；②有异常妊娠病史者，如自然流产、异位妊娠、早产、死产、死胎、难产（包括剖宫产）新生儿死亡、新生儿溶血性黄疸、新生儿畸形或有先天性或遗传性疾病等；③各种妊娠并发症，如妊高征、前置胎盘、胎盘早剥、羊水过多或过少、胎儿宫内生长受限、过期妊娠、母儿血型不合等；④各种妊娠合并症，如心脏病、糖尿病、高血压、肾脏病、肝炎、甲状腺功能异常、血液病、病毒感染（风疹、巨细胞病毒感染）等；⑤可能发生分娩异常者，如胎位异常、巨大胎儿、多胎妊娠、骨盆异常、软产道异常等；⑥胎盘功能异常；⑦妊娠期接触大量放射线、化学性毒物或服用过对胎儿有影响的药物；⑧盆腔肿瘤或曾有手术史等。常使孕产妇和胎儿危险性增加的产科疾病有妊高征、糖尿病、胎盘早剥、早产及小于胎龄儿等。目前世界各国使用的定义不同，导致高危妊娠的发生率存有差异。其涉及多种因素，即使同一因素，不同患者的结果也明显不同。20 世纪 80 年代的美国，直接与产科因素有关的孕产妇死亡率为分娩的 1.2/10 万，孕产妇死亡的主要原因是肺栓塞性疾病和妊娠期高血压疾病，其次是产后出血和感染。与特异性妊娠问题相关的危险因素见表 6-1。

表 6-1　与特异性妊娠问题相关的危险因素

早产	胎儿宫内生长受限（FGR ）
年龄<16 岁或>35 岁	多胎妊娠
社会经济地位低	营养不良
母亲体重≤50 kg	母体发绀型心脏病
营养不良	慢性高血压
早产史	妊娠期高血压疾病
宫颈松弛	反复产前出血
子宫发育不良	吸烟
吸烟	母体糖尿病伴血管病

续表 6-1

早产	胎儿宫内生长受限(FGR)
药瘾和酗酒	胎儿感染
肾盂肾炎或肺炎	胎儿心血管发育异常
多胎妊娠	药瘾和酗酒
贫血	胎儿先天发育异常
胎先露异常	血红蛋白病
胎膜早破	
胎盘异常	过期妊娠
感染	无脑儿
羊水过多	围生期缺氧、酸中毒
糖尿病	胎盘功能不足
胎儿先天发育异常	染色体异常
同种免疫(Rh 或 ABO)	分娩时年龄>35 岁
非免疫性水肿	母亲或父亲平衡易位
羊水过少	
肾发育异常(Potter 综合征)	
破膜时间过长	
胎死宫内	

第二节 产前检查的内容

一、孕早期保健内容(孕 12 周内)

1.及早确定妊娠

应及时进行早孕诊断,一旦妊娠确立,便可及早对胚胎进行保护。人类胚胎大约在受孕后的 3~8 周逐渐形成各种组织器官,这一时期特别容易受到物理和化学物质作用而诱发畸形。各种不同的组织器官形成期对物理和化学物质有易感性的相应时间都比较短暂,所以同一种致畸因素作用于不同的时期可以造成不同类型的畸形。经过临床观察,人体受精后 21~40 d 时,胚胎的心脏最容易受到影响,以后为四肢及眼睛。胚胎和胎儿的神经系统的易感时间最长,从受精后的 20 d 一直到胎儿娩出,因此,临床围生期医师应特别注意胚胎易感的妊娠期限和不良因素对胚胎的影响。目前医学上习惯于以末次月经来计算妊娠的孕龄,实际上受孕时间是在下次月经之前2周,因此实际胚胎受孕孕龄要比末次月经计算所得少2周,月经延迟1周,也就是闭经37 d时,胚胎已经是3周了,并且已经开始进入组织器官分化阶段。孕早期保健内容见表6-2。

表6-2　孕早期保健内容

详细讯问病史
生育史:月经史、性生活史、避孕史、生产史、哺乳情况
感染性疾病史:人类免疫缺陷病毒、乙肝病毒、弓形虫、风疹水痘和细菌性阴道病
致畸因素:职业性接触重金属和有机溶剂、药物(金、银、同位素)
疾病史:心血管疾病、糖尿病、癫痫、甲状腺疾病、免疫性血小板减少症
家族遗传史:β-地中海贫血、α-地中海贫血、镰性细胞病、囊性纤维化、高龄孕妇、遗传病家族史、既往不良妊娠史
营养情况:饮食习惯、维生素与矿物质的使用、食物过敏症、择食、厌食症
高危生活习惯:吸烟、饮酒、吸毒
体格检查:全身体格检查包括血压、脉搏、身高、体重、盆腔与乳腺检查
化验室检查:血尿常规、肝肾功能、血凝功能、乙肝、丙肝、梅毒和HIV检测、TORCH、血型、父母染色体检查

2.避免胚胎遭受各种有害因素的影响

孕早期保健是控制人类生殖危害的重要措施之一,对预防出生缺陷具有重要意义。确定妊娠后,首先应注意孕妇所处的大环境是否安全,有无有害物质和有害因素的存在。既要避免接触有害的化学物质,还要避免有害的物理因素。同时要注意孕妇本身作为胚胎发育的小环境的良好,特别是要预防感染和避免不必要的用药。一旦确定妊娠就应及时对孕妇进行必要的宣教,让其了解孕早期的注意事项。孕早期宣教内容及注意事项,见表6-3。

表6-3　孕早期的注意事项和宣教内容

营养、理想的体重增加以及铁、钙和维生素的补充
孕期的体育锻炼和性生活
常见症状与处理:厌食、恶心/呕吐、背痛、圆韧带疼痛、晕厥、便秘
危险征象:出血、子宫收缩、少尿、阴道炎和体重下降
妊娠的心理和生理的变化,以及身体对妊娠的可接受性
早孕期应避免发热、进行桑拿浴和芬兰浴
应对环境与职业的危害及预防
感染因素(弓形虫、风疹、HIV和水痘)
避免吸烟、酣酒、X线及其他药物

孕妇感染性疾病可能会影响妊娠结局。孕妇患有病毒性肝炎或梅毒,可以造成流产、早产、死胎以及新生儿死亡率增加。巨细胞、风疹、单纯疱疹病毒感染以及弓形虫感染均

可以造成胎儿发育异常,包括各种先天畸形和新生儿智力障碍。有一些感染性疾病可以通过胎盘或在分娩中接触母血传给婴儿,从而形成病毒携带者。孕妇发热也会对胎儿产生不利影响,一般孕妇发热在38℃以上持续数天或1~2周,容易导致胎儿出现神经管畸形。因此必须指导孕妇,妊娠后尽量少去人群密集的公共场所,重视预防细菌和病毒感染。

妊娠期用药对胚胎和胎儿可能造成危害,特别是在孕早期的危害更大。因此必须明确用药指征,绝不滥用药物。孕早期能避免或者暂时不用的药物,坚决不用。

总之,妊娠一经确立就应该进行第一次产前检查。对孕妇要做到三早:早发现、早检查、早确诊。建立孕产妇保健手册,并认真填写各种记录,同时做好登记,并应全面地详细询问病史,做全身检查(包括妇科检查)、血常规、尿常规、血糖、血型、肝肾功能、乙肝表面抗原、梅毒血清试验,HIV筛查,必要时做滴虫、霉菌、淋球菌、沙眼衣原体、血清TORCH检查,甲状腺功能检测,取绒毛做染色体检查进行核型分析及超声检查。尽快筛查高危因素,区分一般高危和严重高危。

二、孕中期保健内容(孕13~27周末)

妊娠进入中期以后,孕早期的妊娠反应已经过去,孕妇饮食开始逐渐转入正常,胎儿迅速成长,而且孕妇本身也不会因妊娠感到身体负担太重。由于妊娠期特有的生理变化,使孕妇自我感觉较好,此时正是胎儿生长发育的重要阶段,因此要特别注意孕妇的营养状况以及监测胎儿的生长发育,并应开始进行胎教和孕妇保健体操的指导。

孕20周以后,应每隔4周进行一次产前检查,高危孕妇应根据不同情况随时进行产前检查。产前检查包括测体重,量血压,查胎心,测量宫高、腹围,检查有无水肿及其他异常情况,复查尿蛋白,了解胎动时间,注意胎儿大小并判断是否与孕周相符及有无羊水异常。同时询问有无异常情况。孕18~28周做超声检查一次,筛查胎儿畸形,必要时行羊膜腔穿刺,做羊水细胞染色体核型分析,如发现胎儿异常,应提出医学指导意见。对孕24~28周的孕妇,进行妊娠糖尿病的筛查,同时给予孕期卫生、营养、心理保健咨询及指导。

1.营养指导

孕期应注意营养的合理搭配,不注意营养就会造成孕妇的营养不良,甚至严重的营养缺乏。但也不应盲目地进食高热量、高脂肪和高蛋白的食物,否则会造成孕妇肥胖超体重,胎儿过大形成巨大儿,容易引发难产,同时也容易造成妊娠期高血压、妊娠期糖尿病等,因此应合理安排孕妇饮食。根据中国营养学会1988年制定的供给量标准,从妊娠16~17周开始,孕妇营养应在原有的基础上每日增加837 kJ(200 kcal),即每日摄入碳水化合物应在200~250 g以上。孕期蛋白质的摄入量至关重要,蛋白质不仅要满足孕妇本身的生理需要,而且妊娠10周以后胎儿脑神经细胞开始进入分裂的高峰期,需要大量的蛋白质物质,一般蛋白质的摄入量比平时增加约15~20 g。同时孕妇还应注意补充一些人体必需的微量元素,如钙、铁、锌、镁和硒等。

2.监测胎儿生长发育

孕期检查既要预防胎儿宫内生长受限,又要预防胎儿发育过度。临床最常用的监测方法有妊娠图及测量孕妇体重,超声波检查也可以测量胎儿的有关生长参数。妊娠图记载孕妇和胎儿两方面的情况,将用数量表示的各项指标参数按照孕周记载于有横纵坐标的图表内,除宫高和腹围外,还有孕妇体重和血压、胎儿体重、胎儿双顶径和胎儿股骨长度等,用以估计胎儿宫内生长发育情况,为诊断胎儿宫内发育异常提供参考。

正常情况下胎儿体重与孕妇宫高、腹围有着十分密切的关系,目前国内外应用宫高和腹围估测胎儿体重的公式很多,但因受多方面的影响,估测结果误差较大。

3.产前诊断

妊娠中期正是产前诊断进行羊水穿刺的最好时机,羊水中存有大量的从羊膜以及胎儿皮肤、消化道、呼吸道、泌尿道等上皮脱落下来的细胞,所以羊水细胞中蕴藏着大量的胎儿遗传物质,进行染色体分析可以诊断胎儿是否患有染色体疾病。

三、孕末期保健内容(孕28周以后)

进入孕末期,除需指导孕妇继续重视孕期营养外,还要指导孕妇进行自我监护,了解孕末期常见的异常情况,一般每隔2周进行一次产前检查,36周后每周检查一次,高危妊娠增加检查次数或住院治疗。测量体重、血压、宫高、腹围,检查有无水肿,积极防治妊娠合并症和妊娠特发性疾病,注意纠正胎位,对胎心异常者应进行胎心监护,注意羊水量,积极治疗胎儿生长受限。指导孕产妇做好孕期自我监护,数胎动、听胎心等,并做好记录。询问孕产妇有无头痛、眼花、水肿、阴道流血等特殊情况。定期检查尿蛋白、血红蛋白等,发现问题及时解决。孕30周以后进行骨盆外测量,孕36周以后做胎儿胎盘功能测定,了解胎儿发育情况,以推测分娩时机。帮助孕产妇做好母乳喂养的身心准备,宣传母乳喂养好。

四、孕期特发性疾病和并发症的防治

妊娠期特发性疾病多发于妊娠中、晚期,对孕产妇和胎儿都会产生不良的妊娠结局,必须积极防治妊娠特发性疾病和妊娠并发症,争取做到早期发现、早期诊断和早期治疗。

五、高危孕产妇的适时分娩

除了妊娠期特发性疾病和孕期并发症外,妊娠期合并心、肝、肾以及血液系统等重要脏器疾病时,由于妊娠使各脏器系统的负担加重,病情常在妊娠晚期加重或恶化,这些均属于高危妊娠的范围。随着围生期医学的不断进展,目前已经可以对胎儿宫内情况以及胎儿成熟度进行比较准确的监测,也有多种措施进行促胎肺成熟的治疗,同时新生儿科对早产儿和低体重儿的复苏抢救、监护、喂养以及护理技术的进步,使临床对母婴围生期的监护水平有很大进步,条件较好的医疗机构就有可能对高危孕产妇选择适当的分娩时机进行适时分娩,这样不仅可以及时终止妊娠以减少孕产妇和围产儿的围生病率以及死亡率,也可以促使孕产妇早日康复。

六、分娩准备教育

分娩准备教育应当列为孕期健康教育的重要内容,使孕产妇在分娩前能在生理上、心理上以及物质上做好充分的准备,克服对分娩的恐惧、紧张心理。在充分了解分娩过程和分娩知识的基础上,能够正确对待分娩疼痛,促使分娩顺利进行。现在分娩准备教育的主要内容包括对分娩知识的了解、分娩前生理和心理以及物质方面的准备、住院时机和住院环境的选择、分娩陪护制度的了解,以及对产程中异常情况的应急干预措施的了解等。

人类生殖虽然属于一种自然的生理现象,但在妊娠中约有 50%以上在临床诊断以前就已经丢失,另外 15%~40%在妊娠早期流产。后者中 60%以上为异常核型,目前尚无方法可以预防其流产。但其他许多引起生殖危险的因素是可以诊断和治疗的,因此产前监护的主要目的之一就是发现危及孕妇和胎儿的疾病,诊断准确才有可能采取预防发病和死亡的措施做到及时干预。实际上,如果整个孕期持续监护,很少发生孕产妇、胎儿和新生儿意外死亡。而且,虽然某些国家和地区孕产妇和围产儿发病率和死亡率高与其经济和工业不发达有关,但经济和工业发展水平相同的组间的差异,与孕产妇和新生儿监护的有效性和质量差异更直接相关。

产前监护(antepartum monitoring)即胎儿发育过程的监护。通过胎儿监护可以确定胎儿发育、生存状态和宫内的安危,预防畸形胎儿的出生和正常胎儿宫内死亡,从而大大降低围生儿病残率和死亡率,提高产科质量。

我国 2018 年孕前和孕期指南推荐产前检查孕周分别为:妊娠 6~13+6 周,14~19+6 周,20~24 周,25~28 周,29~32 周,33~36 周,37~41 周,共 7~11 次。有高危因素者,酌情增加次数。同时 2018 指南制定了速查表,见表 6-4。

表 6-4　孕前和孕期保健指南(2018)的速查表

内容	孕前保健(孕前 3 个月)	第 1 次检查(孕 6-13 周+6)	第 2 次检查(孕 14-19 周+6)
常规保健	1.评估孕前高危因素	1.建立孕期保健手册	1.分析首次产前检查的结果
	2.全身体格检查	2.确定孕周、推算预产期	2.血压、体质量
	3.血压、体质量与体质指数	3.评估孕期高危因素	3.宫底高度
	4.妇科检查	4.血压、体质量与体质指数	4.胎心率
		5.妇科检查	
		6.胎心率(孕 12 周左右)	
必查项目	1.血常规	1.血常规	无
	2.尿常规	2.尿常规	
	3.血型(ABO 和 Rh 血型)	3.血型(ABO 和 Rh 血型)	
	4.空腹血糖水平	4.空腹血糖水平	
	5.肝功能	5.肝功能	
	6.肾功能	6.肾功能	
	7. HBsAg 筛查	7.HBsAg 筛查	
	8.梅毒血清抗体筛查	8.梅毒血清抗体筛查	
	9.HIV 筛查	9.HIV 筛查	
	10.地中海贫血筛查	10.地中海贫血筛查	
		11.早孕期超声检查(确定宫内妊娠和孕周)	
备查项目	1.子宫颈细胞学检查	1. HCV 箱查	1. NIPT(孕 12~22 周+6)
	2.TORCH 筛查	2.抗 D 滴度(Rh 血型阴性者)	2.孕中期胎儿染色体非整倍体母体血清学筛查(孕 15~20 周)
	3.子宫颈分泌物检测淋球菌	3.75 g OGTT(高危妇女)和沙眼衣原体	3.羊膜腔穿刺术检查胎儿染色体(孕 16~22 周)
	4 甲状腺功能筛查	4.甲状腺功能筛查	
	5.75 g OCTT(高危妇女)	5.血清铁蛋白(血红蛋白<110 g/L 者)	

续表 6-4

内容	孕前保健(孕前 3 个月)	第 1 次检查(孕 6-13 周+6)	第 2 次检查(孕 14-19 周+6)
备查项目	6.血脂检查	6.结核菌素(PPD)试验	
	7.妇科超声检查	7.子宫颈细胞学检查(孕前 12 个月未检查者)	
	8.心电图	8.子宫颈分泌物检测淋球菌和沙眼衣原体	
	9.胸部 X 射线	9.细菌性阴道病的检测	
		10.孕早期胎儿染色体非整倍体母体血清学筛查(孕 10~13 周+6)	
		11.孕 11-13 周+6 超声检查(测量胎儿 NT 厚度)	
		12.孕 10-13 周+6 绒毛穿刺取样术	
		13.心电图	
健康教育及指导	1.合理营养、控制体质量	1.流产的认识和预防	1.流产的认识和预防
	2.有遗传病、慢性疾病和传染病而准备妊娠的妇女,应予以评估并指导	2.营养和生活方式的指导	2.妊娠生理知识
	3.合理用药	3.避免接触有毒有害物质和宠物	3.营养和生活方式的指导
	4.避免接触有毒有害物质和宠物	4.慎用药物	4.孕中期胎儿染色体非整倍体筛查的意义
	5.改变不良生活方式;避免高强度的工作、高噪音环境和家庭暴力	5.改变不良生活方式;避免高强度的工作、高噪音环境和家庭暴力	5.非贫血孕妇,如血清铁蛋白<30 ng/L,应补充元素铁 60 mg/d;诊断明确的缺铁性贫血孕妇,应补充元素铁 100~200 mg/d
	6.保持心理健康	6.保持心理健康	6.开始常规补充钙剂 0.6~1.5 g/d
	7.合理选择运动方式	7.继续补充叶酸 0.4~0.8 mg/d 至 3 个月.有条件者可继续服用含叶酸的复合维生素	
	8.补充叶酸 0.4~0.8 mg/d 或经循证医学验证的含叶酸的复合维生素		

续表 6-4

内容	第 3 次检查(孕 20~24 周)	第 4 次检查(孕 25~28 周)	第 5 次检查(孕 29~32 周)	第 6 次检查(孕 33~36 周)	第 7-11 次检查(孕 37~41 周)
常规保健	1.血压、体质量	1.血压、体质量	1.血压、体质量	1.血压、体质量	1.血压、体质量
	2.宫底高度	2.宫底高度	2.宫底高度	2.宫底高度	2.宫底高度
	3.胎心率	3.胎心率	3.胎心率	3.胎心率	3.胎心率
			4.胎位	4.胎位	4.胎位
必查项目	1.胎儿系统超声筛查(孕 20~24 周)	1.75 g OGTT	1.产科超声检查	尿常规	1.产科超声检查
	2.血常规	2.血常规	2.血常规		2.NST 检查(每周 1 次)
	3.尿常规	3.尿常规	3.尿常规		
备查项目	经阴道超声测量子宫颈长度(早产高危者)	1.抗 D 滴度复查(Rh 血型阴性者)	无	1. CBS 筛查(孕 35~37 周)	子宫颈检查(Bishop 评分)
		2.子宫颈分泌物 FN 检测(子宫颈长度为 20~30 mm 者)		2.肝功能、血清胆汁酸检测(孕 32~34 周、怀疑 ICP 孕妇)	
				3. NST 检查(孕 32~34 孕周以后)	
				4.心电图复查(高危者)	
健康教育及指导	1.早产的认识和预防	1.早产的认识和预防	1.分娩方式指导	1.分娩前生活方式的指导	1.分娩相关知识
	2.营养和生活方式的指导	2.妊娠期糖尿病筛查的意义	2. 开始注意胎动	2.分娩相关知识	2.新生儿免疫接种
	3.胎儿系统超声筛查的意义		3.母乳喂养指导	3. 新生儿疾病筛查	3.产褥期指导
			4.新生儿护理指导	4.抑郁症的预防	4.胎儿宫内情况的监护
					5.孕≥41 周,住院并引产

注: OGTT 表示口服葡萄糖耐量试验;HCV 表示丙型肝炎病毒;NT 表示颈部透明层;NIPT 表示无创产前基因检测;IFN 表示胎儿纤连蛋白;GBS 表示 B 族链球菌;ICP 表示妊娠期肝内胆汁淤积症;NST 表示无应激试验

第三节 胎儿生长发育的监测

一、临床检查

1.确定孕龄

确定孕龄对高危妊娠的处理有重要意义。孕龄在影响围生儿预后中起着决定性作用,比新生儿体重更为重要。胎龄越小,出生时新生儿体重越轻,新生儿死亡率也越高。观察胎儿在宫内生长发育情况,首先必须明确胎龄。最简单的方法为计算末次月经,从末次月经来潮第一天计算停经的时间为胎龄。对月经周期接近 28 d 者,则可按 Naegele 公式计算预产期,从末次月经来潮第一天算起,满 280 d 为预产期。分娩发动日以预产期为中心取常态分布,绝大多数孕妇是在预产期加减 1 个标准差范围内临产,亦即在预产期前后 2 周内发动分娩。若既往月经周期紊乱或末次月经日期不能确定者,应综合早孕反应、胎动出现日期、子宫大小及 B 超加以推算。

2.测耻骨联合上缘中点至子宫底的距离

测量时,令孕妇取平卧位,两腿伸直,否则耻骨联合可能会抬高,腹壁放松,膀胱排空,用塑料软尺自耻骨联合上缘中点量至宫底。各孕周的宫底国内多数按 1980 年卓晶如测量的结果作为标准。如发现子宫底高度与孕期不符,低于正常同期妊娠子宫底高度的第 10 百分位,则提示可能为小于胎龄儿或胎儿生长受限(fetal growth restriction,FGR),再结合其他检查指标以便早期发现和早期治疗,见表 6-5。

表 6-5 各孕周宫底高度

孕周	宫底高度(cm)		
	10 th	50 th	90 th
20	15.3	18.3	21.4
21	17.6	20.8	23.2
22	18.7	21.8	24.2
23	19.0	22.0	24.5
24	22.0	23.6	25.1
25	21.0	23.5	25.9
26	22.3	24.0	27.3
27	21.4	25.0	28.0
28	22.4	26.1	29.0
29	24.0	27.3	30.0
30	24.8	27.5	31.0
31	26.3	28.0	30.0

续表 6-5

孕周	宫底高度(cm)		
	10 th	50 th	90 th
32	25.3	29.3	32.0
33	26.0	29.8	32.0
34	27.8	31.0	33.8
35	29.0	31.0	33.3
36	29.8	31.5	34.5
37	29.8	32.0	35.0
38	30.0	32.5	35.7
39	29.5	32.8	35.8
40	30.0	33.3	35.3

二、B 型超声监测

用 B 超诊断孕龄及估计胎儿发育情况是一种简便有效和可靠的方法。超声检查为无创伤性检查,可定期多次监测动态观察。通常可测量胎头双顶径、头臀径、股骨长、胸径和腹径等综合判断。胎儿大小与妊娠周数有密切关系,孕早期以胎儿顶臀长度(CRL)来估计胎龄,12 孕周以后胎头显示清晰,可用所测量的双顶径(BPD)与正常 BPD 标准值对比,推算待查胎儿的胎龄。孕早、中期如 BPD 每周增长>2 mm 就应引起重视。但至孕晚期 32 周后胎头增长缓慢,单以 BPD 衡量胎儿生长则不够准确。如只作一次测量,其准确率仅 84%(误差 9 d)。因此,最好同时测量胎儿腹围或头围/腹围比值(HC/AC)和股骨长度(FL),腹围对反映同期胎儿体重增长程度及发现不均称型胎儿生长受限比较准确,胎肝发育受到的影响最大,胎脑最后才受影响,故早期仅表现腹围缩小。通常认为胎儿双顶径达到 8.5 cm 以上,则 91%的胎儿体重超过 2 500 g。若头围/腹围比值小于正常同龄平均值的第 10 百分位时,则可诊断为胎儿生长受限。见表 6-6~表 6-10。

表 6-6　胎囊与孕龄的关系(d)

妊娠龄/(d)	妊娠囊/(mm)	妊娠龄/(d)	妊娠囊/(mm)	妊娠龄/(d)	妊娠囊/(mm)
31		49	19	67	36
32	3	50	20	68	37
33	4	51	21	69	38
34	5	52	22	70	39
35	5.5	53	23	71	40
36	6	54	24	72	41
37	7	55	25	73	42

续表 6-6

妊娠龄/(d)	妊娠囊/(mm)	妊娠龄/(d)	妊娠囊/(mm)	妊娠龄/(d)	妊娠囊/(mm)
38	8	56	26	74	43
39	9	57	26.5	75	44
40	10	58	27	76	45
41	11	59	28	77	46
42	12	60	29	78	47
43	13	61	30	79	48
44	14	62	31	80	49
45	15	63	32	81	50
46	16	64	33	82	51
47	17	65	34	83	52
48	18	66	35	84	53

表 6-7 胎儿头臀径与孕龄的关系(d)

妊娠龄		头臀径	妊娠龄		头臀径	妊娠龄		头臀径
天	周	mm	天	周	mm	天	周	mm
40	5.7	2	55	7.9	15	70	10	31
41	5.9	3	56	8	16	71	10.1	32
42	6	3.5	57	8.1	17	72	10.3	34
43	6.1	4	58	8.3	18	73	10.4	35
44	6.3	5	59	8.4	19	74	10.6	37
45	6.4	6	60	8.6	20	75	10.7	38
46	6.6	7	61	8.7	21	76	10.9	40
47	6.7	8	62	8.9	22	77	11	41
48	6.9	9	63	9	23	78	11.1	42
49	7	9.5	64	9.1	24	79	11.3	44
50	7.1	10	65	9.3	25	80	11.4	46
51	7.3	11	66	9.4	26	81	11.6	48
52	7.4	12	67	9.6	28	82	11.7	50
53	7.6	13	68	9.7	29	83	11.9	52
54	7.7	14	69	9.9	30	84	12	54

表 6-8 胎儿双顶径与孕周的关系(mm)

孕周	双顶径		孕周	双顶径	
	均值	均值±2SD		均值	均值±2SD
12	20.1	16.3~23.9	25	61.9	57.5~66.4
13	22.2	18.8~25.6	26	65.0	59.0~71.0
14	27.1	23.3~30.9	27	67.7	63.1~72.3
15	32.2	28.4~36.0	28	71.1	64.8~77.4
16	35.2	30.5~40.0	29	74.6	68.1~81.0
17	39.6	35.1~44.1	30	76.6	71.2~82.0
18	42.8	38.3~47.3	31	79.7	74.1~85.2
19	46.2	41.9~50.5	32	82.0	77.8~86.3
20	49.3	45.2~53.4	33	83.9	78.1~89.8
21	52.3	47.6~56.9	34	88.6	80.0~91.0
22	55.2	51.2~59.2	35	88.5	83.5~93.6
23	58.8	53.9~63.6	36	92.3	86.3~98.4
24	61.9	57.5~66.4	37-40	95.2	88.8~101.6

表 6-9 胎儿股骨长度与孕周的关系(mm)

孕周	平均值	95%标准差范围	孕周	平均值	95%标准差范围
27	49	45~54	34	65	60~69
28	52	47~56	35	67	62~71
29	54	50~59	36	68	64~73
30	56	52~61	37	70	65~74
31	59	54~63	38	71	67~76
32	61	56~65	39	73	68~77
33	63	58~67	40	74	70~79

表 6-10 胎儿腹围与孕周关系(mm)

孕周	均值	均值±2SD	孕周	均值	均值±2SD
21	164	139~189	31	270	245~295
22	175	150~200	32	280	255~305
23	186	161~211	33	290	265~315
24	197	172~220	34	300	275~325
25	208	183~233	35	309	284~334
26	219	194~244	36	318	293~343

续表 6-10

孕周	均值	均值±2SD	孕周	均值	均值±2SD
27	229	204~254	37	327	302~352
28	240	215~265	38	336	311~361
29	250	225~275	39	345	320~370
30	260	235~285	40	354	329~379

三、妊娠图

1972年瑞典学者Westin建立了产前检查正常值——妊娠图。该图通过观察妊娠期母亲的子宫高度、腹围、体重的变化来了解胎儿宫内生长情况，并制成一定的标准曲线图。将妊娠图与生化、超声波等监护方法进行比较，发现妊娠图在预测胎儿发育有无异常方面优于其他方面。在瑞典使用后，围生儿的死亡率由16‰下降至8‰，从而得到围生学界的密切关注，目前在发达国家已列入产前监护常规。北京、上海均已建立了国人正常参数。国内大量的资料显示产前使用了妊娠图，明显降低了围生儿的死亡率。

妊娠图简单易掌握，只需一张纸和一条皮尺，不受设备条件限制，既经济又有效，适用于我国国情，无论城市、基层或广大农村，都可推广应用。妊娠图采用系统、定量动态的方法来监护妊娠经过，具有连续性、可比性，并可直视图表来诊断，了解妊娠全过程，是对孕期进行人工监护和科学管理的好方法。

1.宫高增长曲线

自妊娠16周始，产前检查测量宫高，测量时孕妇仰卧伸直双腿，紧贴腹壁测量子宫前壁耻骨联合上缘至子宫底间的长度，为减少偏差，各测量者手法力求一致。孕16~36周，宫高平均增长0.8~1.0 cm/周，36周以后增长稍缓慢，36~40周增长0.4 cm/周，孕40周的宫高平均为32 cm。

2.腹围增长曲线

自孕16周起，每次产前检查时绕脐一周测量每例孕妇腹围。孕16~42周平均腹围增长21 cm，增长率为0.8 cm/周，孕20~24周，腹围增长最快，速率为1.6 cm/周，孕24~36周为0.84 cm/周，孕34周增长明显减缓为0.25 cm/周。因腹围受孕妇腹壁及体型的影响，所以腹围增长速率的变化更为重要。用腹围和宫高综合分析可排除胎儿生长受限或双胎。

3.体重增长曲线

妊娠期体重增加主要来自母亲储存体液的增加。胎儿及其附属物只占25%左右。因此，体重的增减可作为观察孕妇水钠潴留程度和判定治疗效果的依据。正常妊娠16周以后，体重开始增加。孕16~24周增长较快，约为0.41 kg/周。母体体重增加过快提示体液过度潴留，体重不增加应警惕胎儿生长受限的发生，体重增长曲线可有效地监测妊高征、糖尿病、胎儿生长受限等高危妊娠。

4.妊娠图的综合分析

将子宫高度、腹围、体重综合分析时，腹围增长缓慢者，低体重儿可达90%；腹围虽为低值而腹围体重增长正常者均分娩正常体重儿；子宫高度持续高值、腹围增长缓慢、体重增长正常者见于臀位；子宫高度持续低值、腹围增长过快而体重增长正常者多见于横位及悬垂腹。子宫高度不增长和(或)增长缓慢，而腹围、体重增长过快，伴血压增高和蛋白尿者，应警惕妊高征、胎儿生长受限和(或)腹水；若子宫高度、腹围、体重呈快速增长型多为双胎或羊水过多。子宫高度、腹围增长停止伴有体重下降者，应警惕胎死宫内。

第四节　胎儿宫内安危的监护

胎儿在宫内的安危状况以及胎儿对低氧和缺氧的代偿能力的评估直接关系到新生儿的预后。胎儿宫内缺氧已经成为围产儿死亡的首位原因，也是远期神经系统后遗症和致残的重要原因。因此，无论在孕期还是在分娩期及时了解胎儿宫内缺氧情况，及时给予相应的急救措施将是改善围产儿结局的关键。

一、胎动监测

胎动是指胎儿在宫内的活动，是胎儿存活的象征，是胎儿情况良好的一种表现，胎儿活动度和胎盘功能状态直接相关。若胎盘功能不良，使胎儿处于慢性缺血、缺氧状态，胎动可以减少甚至消失。一般自妊娠 18~20 周起，孕妇可自觉胎动，同时亦可经腹壁触到、听到甚至看到。大量临床资料显示：孕妇自我计数胎动与电子仪器及医生听诊计数的结果相近，且方法简便。因此，胎动的自我计数监护方法是判断胎儿安危的指标。

1.胎动规律

胎动在妊娠的不同时期及每昼夜的不同时间均有变化，正常孕妇 16~20 周开始感到胎动，孕 20 周时，胎动 200 次/d，随孕周增加，胎动也渐增，孕 32 周达高峰 575 次/d，孕 38 周后由于胎儿先露部下降，胎动有所减少，平均 282 次/d，过期妊娠明显减少。在妊娠末期，受胎儿生理睡眠周期的影响，胎动在上午 8~12 点比较均匀，下午 2~3 点减至最少，晚上 8~11 点又增至最多。当孕妇休息或睡眠时，由于全身肌肉放松，对胎动较敏感。在正常情况下，胎动次数每天约 30~40 次，个体差异较大，每个孕妇都有自己的规律。

2.胎动的分类

胎动是一种主观感觉，个体差异很大，受羊水量、胎盘附着部位、腹壁厚度和孕妇对胎动敏感程度等因素的影响。根据孕妇感觉到胎肢体、躯干活动的部位、力量、持续的时间可分为滚动、简单、微动和呃逆，以及不能被孕妇本人感觉到而只有 B 超下才能观察到的呼吸样运动，见表 6-11。

表 6-11　胎动的分类

胎动	部位	强度	时间(s)	孕妇的感觉
滚动	全身	强	长 3~30	翻动　牵拉
简单	躯干及下肢	强	短 1~15	踢　肢体移位
微动	单肢体	弱	快<1	颤抖　弱碰撞
呃逆	膈肌抽动	强	短 0.12~0.4	规律抽动
呼吸样运动	前胸及腹壁	稍强	短 0.4~1.2	无

3.胎动计数方法

孕妇在安静室内集中精神,最好侧卧位进行自数胎动次数,分早、中、晚3次,每次1 h,并将胎动次数记录于表格内,3次数胎动数之和乘以4为12 h的胎动总数。大于30次为正常。

有时孕妇不能掌握正规胎动计数方法,也可以在每晚测1 h或清晨测1 h,乘以12即为12 h胎动总数。值得注意的是,胎动计数的条件应该尽量做到相同,或卧位或坐位,或饭前或饭后。每天应将监护结果记录在自我监护记录卡中。妊娠28周以后,应每周进行胎动计数1次;妊娠32~36周,应每周进行胎动计数2次;妊娠36周以后,应每天进行胎动计数。

4.影响胎动的因素

(1)胎龄　胎动在不同孕周有差异。最早的肢体活动从第9周开始,由于胎儿小、活动轻,仅见于仪器检测下;第11~12周有孤立的肢体活动;第12~16周后肢体、头和躯干相结合的移动;第17~20周胎儿四肢活动加剧,孕妇可自我感觉;第29~38周时宫腔容积较大,羊水增多,胎儿大,活动强而多,为胎动活跃期;妊娠足月至分娩胎盘功能减退,羊水减少及胎先露固定,活动稍减。

(2)胎儿的"生物钟"现象　随着神经系统发育的完善,胎动有一定规律性。健康胎儿有活动期(清醒期),胎动活跃;静止期(睡眠期),胎动减少。黄昏时胎动较频,白天工作时胎动较少。

(3)孕妇的血糖浓度　大多认为孕妇饥饿时血糖浓度低,胎动减弱;饱食或饮糖水、注射葡萄糖后胎动增加。

(4)药物　孕妇吸烟或处于吸烟的环境(被动吸烟),或给孕妇应用镇静及麻醉药物如苯比妥钠、冬眠药、硫酸镁等可致胎动减少。

(5)外界的刺激　强光、碰击、摇动胎儿、声音(音乐、诗朗诵)可使胎动增加。

(6)宫缩　在宫缩时胎动伴胎心率加速表示胎儿情况良好;在第一产程末及第二产程,由于胎头受压反射性引起副交感神经兴奋,胎动减少,胎心率减慢是正常现象。

5.胎动监测的临床意义

90%以上的高危孕妇胎动计数正常,其胎儿死亡很少见,产时胎儿窘迫的发生率低于5%;5%~10%的孕妇胎动计数异常,如果不做进一步检查或干预,这些孕妇中约有10%~30%将出现胎死宫内,进一步的检查和试验可以发现40%~70%的胎儿存在危险。由于胎动计数正常是胎儿健康的可靠指标,因此国际上十分赞同将胎动计数作为产前监护的主要方法。

(1)正常胎动　孕妇感觉持续每小时胎动3~5次以上且有力,或累计12 h胎动大于30次为正常。

(2)胎动减少　每小时胎动<3次或12 h胎动<10次。或逐日减少超过50%而不能恢复,提示可能胎儿宫内窘迫。

(3)胎动消失　这是胎儿危险的信号,当胎动消失12 h为胎动警报信号(movement alarm signal,MAS),提示胎儿有死亡的可能。大多学者认为胎不动发生胎儿宫内窘迫明显增多,其中半数死产或新生儿窒息严重,复苏后预后不良。对于胎动减少或消失者,应及时就诊。胎儿已成熟,排除畸形,在 12 h 内终止妊娠,以抢救胎儿。

(4)胎动急剧　胎儿都有自己的胎动规律,如果突然胎动增加或增强,称为胎动急剧。胎动急剧后停止,提示胎儿因急性宫内窘迫而死亡,常见于脐带严重受压、重型胎盘早剥等所引起。

(5)呃逆　孕妇感觉或产前检查时见孕妇腹部有阵发性规律的跳动,胎儿监护时可闻及有规律的撞碰声,B 超检查见胎儿膈肌有规律抽动,有报道其发生率为 66.7%,追踪出生后情况均良好。故有学者认为呃逆是胎儿早期的呼吸运动,有助于胎儿肺血管发育。

二、胎儿电子胎心监护

随着电子技术在产科的应用,自 1971 年和 1972 年在胎心监护的国际研讨会上,统一了监护的术语和标准以来的 40 年的临床应用,胎心率电子监护克服了听诊的缺点,通过了解胎心率瞬时的变化,观察胎心率与胎动、宫缩之间的关系,并可连续监护妊娠晚期胎儿心率的动态变化,已成为筛选胎儿宫内窘迫、评判胎儿胎盘储备功能的首选项目,为临床正确处理、适时终止妊娠或结束分娩提供了可靠的依据。

胎心率电子监护仪由两个系统组成:一是接受胎心率变化信号和子宫收缩力的接纳系统;另一为描绘系统,将所接受的信号经过选择放大,换能后绘成可供分析详定的图形。

1.胎心率监护的生理基础

胎儿在宫内的生长情况可以通过心脏机械活动或心肌收缩产生的电子活动进行分析评估。体内环境如血液 pH、PO_2、PCO_2 的改变,对胎儿的生存有影响,而这些影响可从胎心率(fetal heart rate,FHR)记录上表现出来,而 FHR 又是中枢神经系统功能的表现。因此,胎心电子监护不仅能够监测胎儿心脏功能,而且能够监测胎儿中枢神经系统的调节功能。

胎儿从孕 24 周出现胎心变异功能,表明中枢神经系统发育成熟,功能完善。随妊娠进展,胎儿心率呈一定幅度的摆动,是由两个自主神经系统进行控制,当交感神经兴奋时心率加快,而副交感神经兴奋时则心率减慢。此外,外界刺激(如声音、宫缩等),血内氧、二氧化碳浓度和血压变化均可通过各种相应的感受器传到调节中枢引起胎心率变化。

正常胎心率为 110~160 次/min,早、中期较快,晚期稍慢。胎心的节律和频率反映了交感和副交感两个自主神经系统对胎儿心脏调节功能的动态平衡。交感神经广泛分布于心肌,它可释放去甲肾上腺素使心率加快,增强心肌收缩强度,增加心输出量;而副交感神经的神经纤维沿窦房结及房室结走行,它可释放乙酰胆碱,作用于心肌神经肌肉接头处,使心率减慢。此外,分布于主动脉弓、颈动脉窦的压力感受器,将血压变化及时传到中枢并产生相应的调节。颈动脉体和主动脉体的化学感受器对外周血氧、二氧化碳浓度的变化也产生相应的心率变化。

大脑皮质对胎动和睡眠做出反应,胎动时胎心率加速、变异性增加,而睡眠时则相反。下丘脑对两个自主神经系统进行协调作用。此外,体液因素如内分泌、血容量、胎盘内压力也参与调节,使胎心率保持正常节律及变异。

2.胎心率基线

胎心率基线是指在一定时间(至少 10 min 以上)无胎动、无宫缩或两次宫缩间所记录的胎心率平均值,即每分钟的心搏数(bpm)。胎心率基线以胎心基线率水平及胎心基线变异来评议。基线心率图形必须在基线心率稳定于某一状态持续 10 min 才能分析。

(1)胎心率基线心率水平

1)正常胎心率水平:胎心率 110~160 bpm 者为正常胎心率水平。

2)心动过速:胎心率>160 bpm 持续 10 min 以上者,为胎儿心动过速(图 6-1)。如胎心率 161~180 bpm 为轻度心动过速;胎心率>180 bpm 为明显心动过速。胎儿心动过速可由多种因素引起。胎心率>180 bpm 或持续>160 bpm,同时伴有胎心率基线变异的明显减弱及消失,或伴有晚期减速及严重的变异减速,多为胎儿宫内窘迫所致。非持续性轻度心动过速可为胎儿未成熟、胎动频繁、胎儿受外界声音或机械刺激、孕妇运动或情绪激动时胎儿的生理反应。

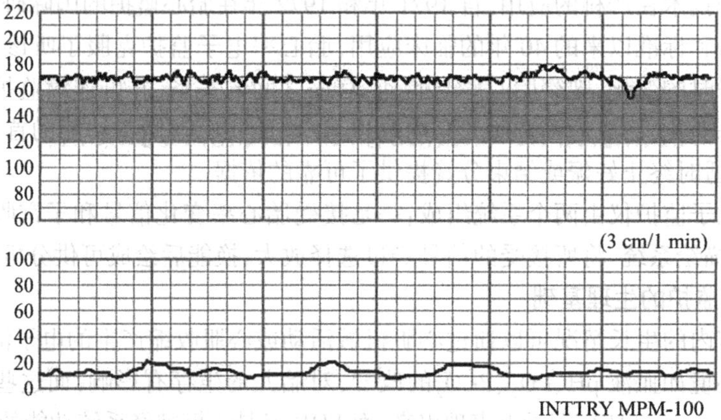

图 6-1　心动过速

其他引起胎儿心动过速的非窘迫性原因有以下几种:

a.胎儿缺氧,部分病例胎儿心动过速是胎儿窘迫的表现,但当胎儿窘迫时,一般伴有变异减弱或消失,或伴有减速。单纯的心动过速,基线变异良好,并非胎儿危险的征象。

b. 母体感染是胎儿心动过速的最常见原因之一。全身感染时母体体温增高,胎儿体温亦随之增高。绒毛羊膜炎时,胎儿心动过速的出现可先于母体体温增高,母体体温每升高 1 ℃,胎儿心率平均升高 10~15 次/min。

c. 胎儿心律不齐性心动过速如室上性心动过速,胎心率多>180 bpm,持续性室上性心动过速可因胎儿充血性心力衰竭所致,需用 B 型超声监护胎儿心衰的程度。目前已有通过孕妇毛地黄化治疗胎儿心衰成功的报道。

d. 妊娠合并症如贫血、甲亢等。

e. 使用拟交感神经药物或副交感神经阻滞药物,如阿托品和肾上腺素等。

3)心动过缓:胎心率<110 bpm 持续 10 min 以上者,为胎儿心动过缓。如胎心率100~110 bpm,为轻度心动过缓,见图 6-2。若伴有正常的胎心率基线变异,多系原因不明的特发性减缓或第二产程因胎头受压引起的迷走反射所致,预后多良好;若伴有胎心率基线变异明显减少,高度提示胎儿窘迫。如胎心率<100 bpm,为明显心动过缓。若伴有基线变异明显减少、消失或晚期减速是重度宫内窘迫、胎儿心肌细胞受抑制失代偿的表现,需快

速终止妊娠或结束分娩。

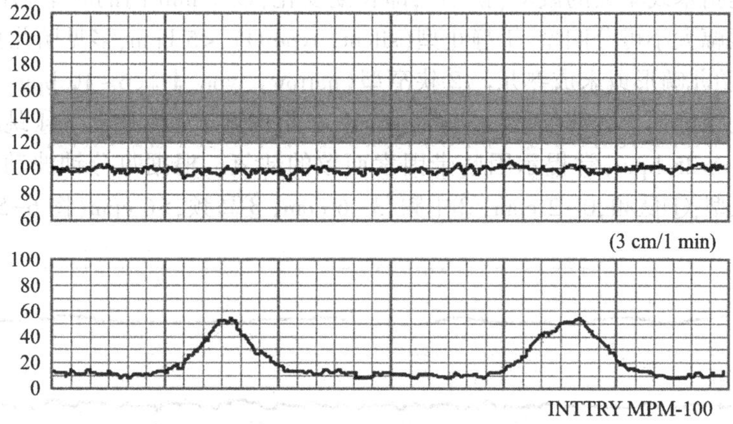

图 6-2　心动过缓

其他引起胎儿心动过缓的原因有：

a.胎儿Ⅱ度房室传导阻滞，多表现为持续性心动过缓，基线心率<70 bpm，伴胎心率基线变异减弱。

b.仰卧性或药源性低血压。

c.子痫抽搐期。

d.使用拟交感神经阻滞药物、镇静药物及麻醉药物如心得安、硫酸镁、利血平等。

(2)胎心基线变异　胎心基线变异是指在胎心率基线上的上下周期性波动，是胎儿中枢神经系统、自主神经及胎儿心脏传导系统协调运动的综合表现。根据变异大小可分为短变异(STV)和长变异(LTV)。见图 6-3、图 6-4。

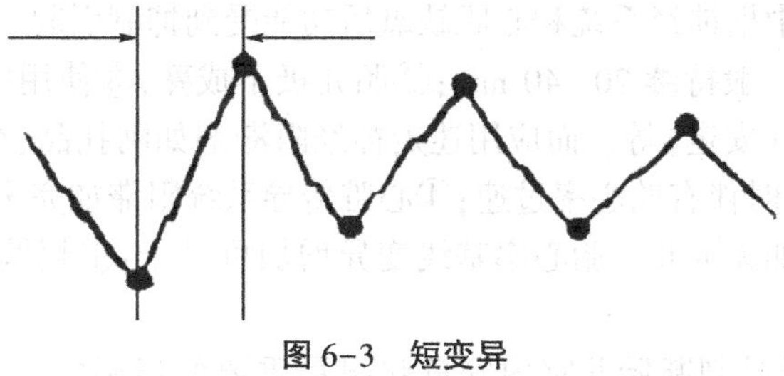

图 6-3　短变异

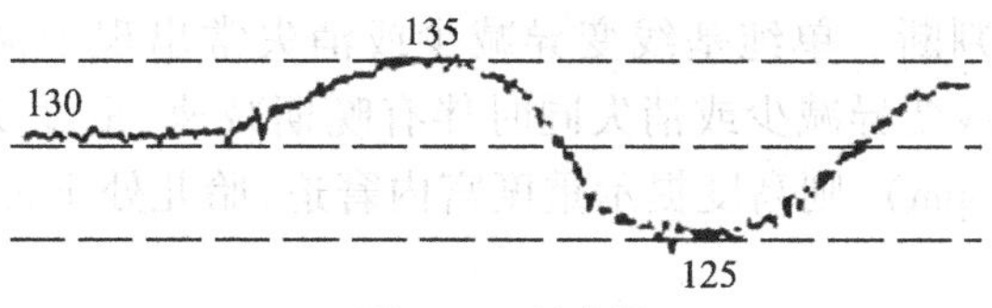

图 6-4　长变异

短变异是指胎心率基线变异中最快最小的变异，是跳与跳(beat to beat)之间的振幅差异，即短期变化。因其是瞬间变化，一般在图形上无法用肉眼辨认，只有通过胎儿心电图才可获得。如果胎心基线变异反映的是心电图中的 QRS 综合波的话，那么短变异就是

R-R 间期的变化。

长变异是指基线率大的波动(摆动),即长期变化,以 1 min 内的频率和振幅来衡量。根据长变异振幅大小可分四型:①静止型(silent, type O),<5 bpm,多见胎儿宫内缺氧、代谢性酸中毒、胎儿畸形或未成熟儿。②狭窄型(narrow, type Ⅰ),6~10 bpm,见于胎儿睡眠或母体使用镇静剂。③波浪型(undulatory, type Ⅱ),见于正常胎儿。④跳跃型(salutatory, type Ⅲ),>25 bpm,常提示因脐带因素而致的缺氧。根据每分钟波动周期的频率(cpm)可分三型:①低频,0~2 cpm;②中频,3~6 cpm;③高频,>6 cpm(图 6-5)。

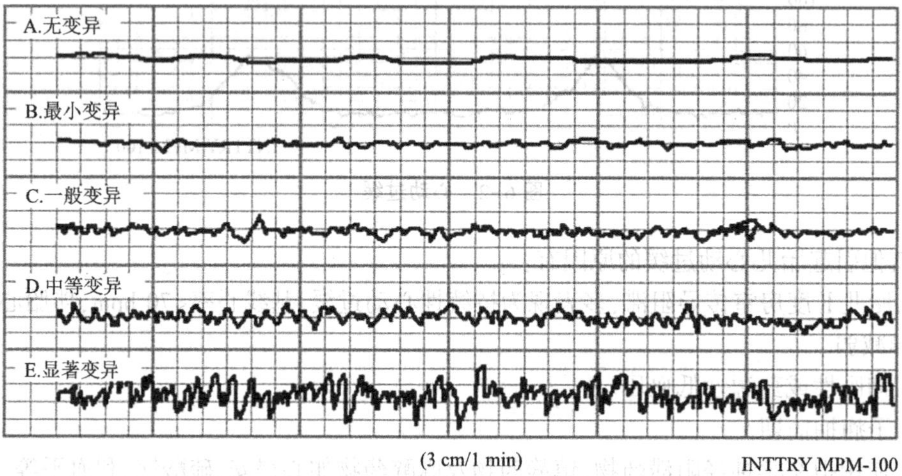

图 6-5 各种胎心率基线变异

当胎儿宫内缺氧时可出现长期变异幅度减少和波动周期减少,但以变异幅度减少更为重要。胎心率基线变异减少或消失最常见于胎儿慢性缺氧及酸中毒,如过期妊娠、妊娠期高血压疾病等,系中枢神经系统和心肌缺氧后功能受到抑制引起。其他原因有:①胎儿处于生理睡眠状态,一般持续 20~40 min;②胎儿极不成熟;③使用中枢神经抑制药如麻醉药、哌替啶、地西泮(安定)等。而应用迷走神经阻滞剂如阿托品、东莨菪碱等多在胎心率基线变异减少的同时伴有胎心率过速;④心脏传导系统阻滞如完全性房室传导阻滞;⑤胎儿缺乏大脑皮质,如无脑儿。胎心率基线变异增加可见于:①频繁胎动;②急性缺氧早期;③脐带因素。

胎心率基线变异是判断胎儿宫内安危状况最重要的指标之一,但须结合其他胎心率图形指标进行综合判断。单纯基线变异减少或消失常出现于极不成熟儿或胎儿处于生理睡眠阶段。基线变异减少或消失同时伴有晚期减速、重度变异减速或明显的心动过缓(胎心率<100 bpm),则高度提示重度宫内窘迫,胎儿处于失代偿期,需迅速终止妊娠。

(3)周期性胎心改变　周期性胎心改变是指与子宫收缩有关的胎心率变化。可分 3 种类型:①无变化。指子宫收缩后 FHR 仍保持原基线率无变化。表明胎盘功能良好,胎儿有足够的储备力;②加速。FHR 短暂上升后又回复到基线水平;③减速。FHR 从原基线基础上下降,根据其发生时间与宫缩的关系可分四种:早期减速、晚期减速、变异减速及延长减速。

胎心率加速指胎心一过性的增速，也可随着宫缩出现和消失。表示胎儿有良好的心血管系统交感神经反应。亦可提示有脐带因素或早产。这种加速的范围往往为15～20 bpm，很少超过35～40 bpm。FHR加速的原因可能为胎儿躯干受压造成的交感神经反射或暂时脐静脉受压，回心血量减少，动脉压力感受器反射性使心率加速。因此，这种加速多为短暂FHR加速，基本无害，但若脐静脉的受压时间过长则可发展成减速。

1）早期减速（early deceleration，ED）：FHR减速与宫缩同时出现，宫缩达最高峰，胎心率下降到最低点或相差在15 s内，宫缩结束后胎心率回到原水平，胎心率减速幅度不超过40 bpm。一般认为ED是生理性，多发生在第一产程后期，胎头受压使颅内压暂时增高，脑血流一过性减少，反射性引起心率减慢；也可能由脐带受压，血流短暂中断引起。若减速幅度大、过早、持续地出现ED应予重现，可能提示脐带因素或羊水过少，见图6-6。

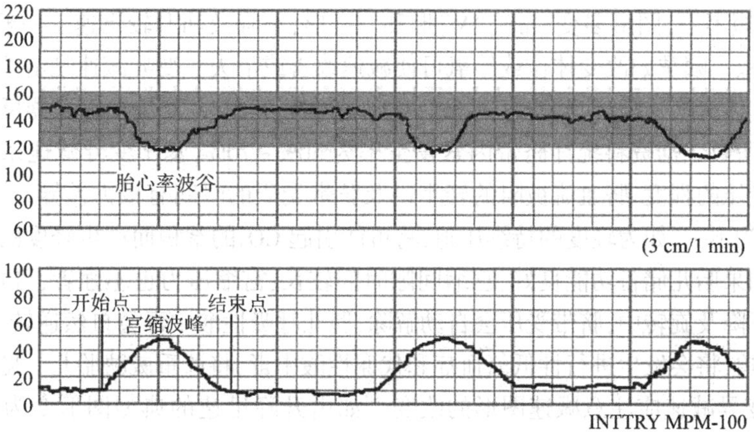

图6-6　早期减速

晚期减速（late deceleration，LD）：减速始于宫缩高峰后，平均在宫缩开始后30～40 s才出现。减速下降缓慢，恢复亦缓慢，持续时间较长。LD多提示子宫胎盘功能不良，胎儿宫内缺氧。晚期减速是子宫-胎盘单位氧交换发生障碍，胎儿缺氧后，经化学感受器引起的反射性迷走神经兴奋所致。当缺氧进一步加重，胎儿心肌受抑制时，在晚期减速持续的基础上出现其他异常胎心率图形。如胎心率基线变异减弱、消失或心动过速、心动过缓。上述图形的出现是胎儿心、脑等重要脏器缺氧失代偿的信号，需迅速终止妊娠和结束分娩。引起晚期减速的原因可分为两类：①子宫胎盘单位功能正常，然而强直性宫缩、孕妇低血压、胎盘早期剥离等引起子宫血流骤减，供氧不足所致的迷走神经反射性晚期减速，经改变孕妇体位、给氧、停用缩宫素（催产素）及其他病因治疗有可能使晚期减速改善或消失。如病因未能清除，将进展至心肌缺氧性晚期减速。②先兆子痫、子痫、过期妊娠、胎儿生长受限、孕妇严重心血管疾病等伴有子宫-胎盘功能减退引起胎儿慢性缺氧，多为心肌缺氧性晚期减速。见图6-7。

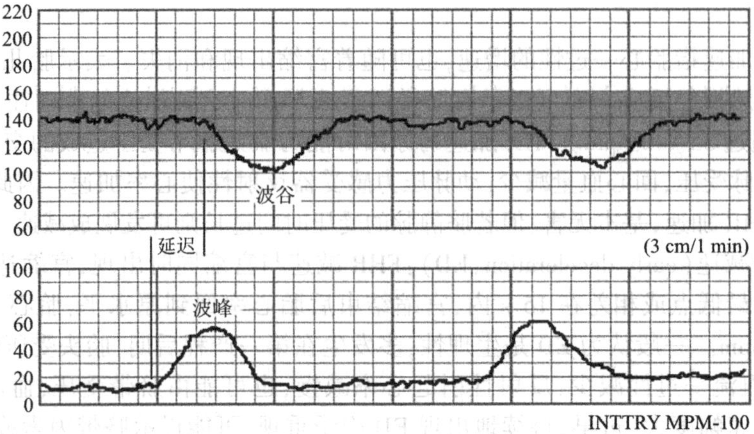

图 6-7　晚期减速

3)变异减速(variable deceleration,VD):减速的出现不一定与宫缩有关,减速幅度和持续时间长短不一,图形多变,常呈"V"形和"U"形,下降及回升较迅速。一般认为 VD 由脐带受压所致。嘱孕妇改变体位或给氧可使减速改善或消失。变异减速是由于胎儿脐带受压,母儿间气体交换受阻,使胎儿氧供减少及血压增高,经压力及化学感受器反射性引起迷走神经兴奋所致。据资料统计脐带因素发生率为 50%~70%,基于变异减速系脐带因素所致,而脐带受压的程度、脐血流被阻的轻重以及脐带受压的时间有极大差异。因此,对胎儿的影响也颇为不一,如为轻度的持续压迫,将可能引起 CO_2 的蓄积而产生轻度的呼吸性酸中毒。然而,如果胎儿储备功能良好、宫缩间隙时间较长、宫缩压力也不强者,可在母体翻身、胎动、胎儿下降及旋转中,脐带受压会自动解除,胎儿呼吸性酸中毒会自然逆转。相反,如果强力持续压迫,将会发生进行性低氧血症和代谢性酸中毒,将严重威胁胎儿。见图 6-8。

另外,变异减速应注意减速图形的改变。如由升降迅速的典型图形变为回升缓慢或接近晚期减速图形,也是缺氧加重的表现。与此相反,如果图形具备下列条件,则预后良好:①减速的持续时间不超过 30~60 s;②减速后能够迅速返回原基线率水平;③保持正常的胎心率基线及正常的基线变异。

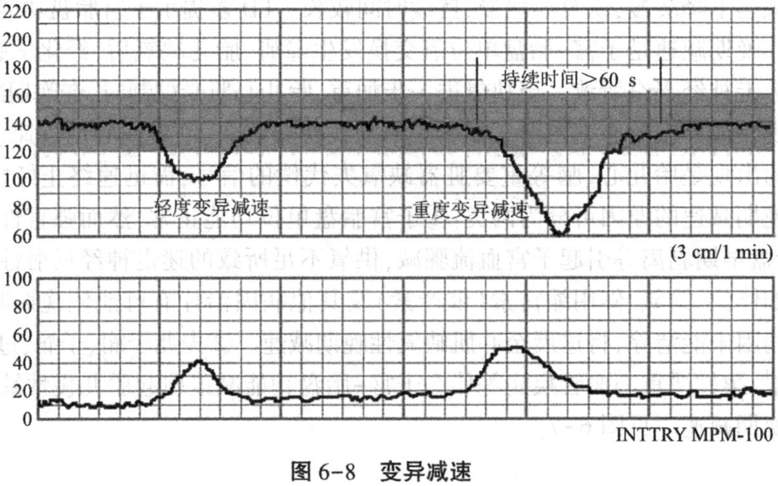

图 6-8　变异减速

4）延长减速（prolonged deceleration，PD）：胎心减速幅度>30 bpm，持续 2 min 以上，接着可出现心动过速及基线变异减少或消失。PD 常见原因：①严重变异减速及晚期减速的发展；②脐带隐性或显性脱垂；③缩宫素（催产素）应用不当或胎盘早剥引起的不协调子宫收缩；④严重的子宫胎盘功能减退；⑤孕妇体位性和（或）麻醉引起的低血压以及子痫抽搐期的急性缺氧，过量麻醉药或硫酸镁引起的呼吸抑制等；⑥其他，如阴道检查、头皮采血、胎头下降迅速等。当上述病因消除，胎心率即可回复至基线心率水平者，胎儿预后良好。但在严重变异减速或反复发生的晚期减速后出现的延长减速，往往是胎儿濒临死亡的信号，需迅速终止妊娠或分娩。无明显原因反复发生的延长减速多系脐带受压所致，预后亦不良，以终止妊娠为宜。见图 6-9。

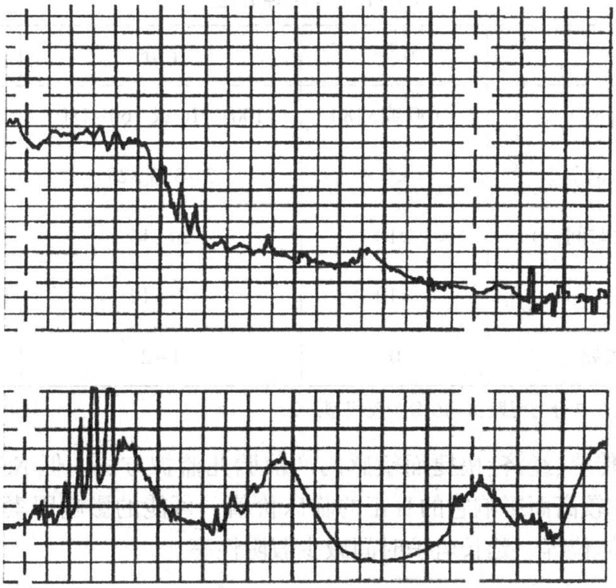

图 6-9　延长减速

三、无应激试验

无应激试验（nonstress test，NST）是指在无宫缩、无外界负荷刺激情况下，对胎儿进行胎心率宫缩图的观察和记录。通过观察胎动时有无胎心加速情况，来了解胎儿储备能力，故又称胎儿加速试验。

NST 不会给母儿带来任何负荷，操作简单易行。大量的研究证明，孕 24 周后，胎儿的胎动中枢发育逐渐趋向完善，但加速中枢要到妊娠 28 周后才能发育完善。所以在妊娠 28 周以后，NST 可作为全部孕妇的常规监护试验，以便早期发现胎儿宫内发育障碍，及时采取治疗措施。然而，健康胎儿的典型图形一般多在妊娠 32 周以后出现，因此，临床上可作为筛选胎儿窘迫的首选项目。尤其是高危妊娠，如妊高征、妊娠肝内胆汁淤积症、高龄初产妇及珍贵儿、过期妊娠、不良生产史、慢性高血压、糖尿病、心脏病及胎盘功能不良者。

1.NST 的实施方法

监护环境要相对安静，孕妇情绪安定，无饮酒、茶、咖啡和镇静剂等情况。孕妇取半低卧位、侧卧位或坐位，为防止发生仰卧位低血压综合征而影响监护结果。查清胎位，用涂有耦合剂的多普勒探头放在胎心清楚位置，用具有弹性的腹带固定。嘱孕妇拿着记录胎动的手动按钮，并教会在感到胎动时立即用手指按一下按钮。观察时间为 20~40 min，必要时延长时间。

2.评分方法

临床上常用有无应力试验评分法（NST 评分法，表 6-12）和胎心监护多因素评分法（Krebs 法）及产时胎心监护的三级评价系统，见表 6-13 至表 6-14。

表 6-12　NST 评分法

指标	0 分	1 分	2 分
胎心率基线（bpm ）	<100 或>180	100~110 或 160~180	110~160
波动幅度（bpm）	<3	3~5 或>25	6~25
胎动时胎心率持续时间（s）	<10	10~14	>15
胎动时胎心率改变（bpm）	<10	10~14	>15
20 min 胎动次数	0	1~2	>3

注：1~4 分为无反应型，5~7 分为可疑，8~10 分为反应型。

无应力试验是传统、经济、快捷而敏感的产前胎儿监护方法。但 NST 易受各种因素的影响，其假阳性率较高而影响它的真正的临床价值。可能的影响因素有胎儿生理性睡眠周期、药物、母体体位等。延长监护时间减少假阴性率。

表 6-13　胎心监护多因素评分法（Krebs 法）

指标	0 分	1 分	2 分
胎心率基线（bPm）	<100 >180	100~110 160~180	110~160
基线变异	<5	5~9 或>25	10~25
频率（次/min）	<3	3~6	>6
加速反应	0	>1~4	>15
晚期减速	>2 次	1	无或早减
胎动（次/min）	0	1~4	>5

注：本评分法满分为 12 分，>9 分为正常，<9 分提示有慢性缺氧，预后较差。

表 6-14　产时电子胎心监护的三级评价系统

分类	描述	意义
Ⅰ类	同时包括以下各项： 基线：110~160 次/min 正常变异 晚期减速或变异减速：无 早期减速：有或无 加速：有或无	正常的胎心监护图形，提示在监护期内胎儿酸碱平衡状态好。后续的观察可按照产科情况常规处理，不需要特殊干预
Ⅱ类	除Ⅰ类或Ⅲ类以外的图形，包括以下任何一项： 1.基线率胎儿心动过缓但不伴基线变异缺失或胎儿心动过速 2.基线变异：变异缺失不伴反复性减速、微小变异、显著变异 3.加速：刺激胎儿后没有加速 4.周期性或偶发性减速： ①反复性变异减速伴基线微小变异或正常变异、延长减速、反复性晚期减速伴正常变异 ②变异减速有其他特征，如恢复基线缓慢，"尖峰"或"双肩峰"	可疑的胎心监护图形，既不能提示胎儿宫内有异常的酸碱平衡情况也没有充分证据证明是Ⅰ类或Ⅲ类胎心监护的图形。需要持续监护和再评估评估 时应充分考虑产程、孕周，必要时实施宫内复苏措施见表 6-15。如无胎心加速伴微小变异或变异缺失，应行宫内复苏。如宫内复苏后胎心监护图形仍无改变或发展为Ⅲ类监护图形，应立即分娩
Ⅲ类	包括以下任何一项： 1.基线变异缺失伴以下任何一项：反复性晚期减速、反复性变异减速、胎儿心动过缓 2.正弦波形	异常的胎心监护图形，提示在监护期内胎儿出现异常的酸碱平衡状态，必须立即宫内复苏，同时终止妊娠。

注：变异减速的前后出现一过性胎心率上升，称为代偿性加速，也称为变异加速。这是脐带受压、胎儿血液急剧变化时，进行代偿而发生的交感神经反应，亦称为"尖峰"或"双肩峰"。

表 6-15　宫内复苏措施

目标	相关的胎心率模式	可行的干预措施
提高胎儿血氧饱和度和子宫胎盘血供	反复性晚期减速；延长减速、胎儿心动过缓；微小变异、变异缺失	改变体位；吸氧；静脉输液；减慢宫缩频率
抑制宫缩	胎儿心动过速	停用缩宫素或促胎肺成熟药物；使用宫缩抑制剂
减少脐带受压	反复性变异减速、延长减速、胎儿心动过缓	改体位；如果脐带脱垂在抬高先露部的同时准备立即分娩

3.正弦图形胎心率

正弦图形胎心率,见图6-10。

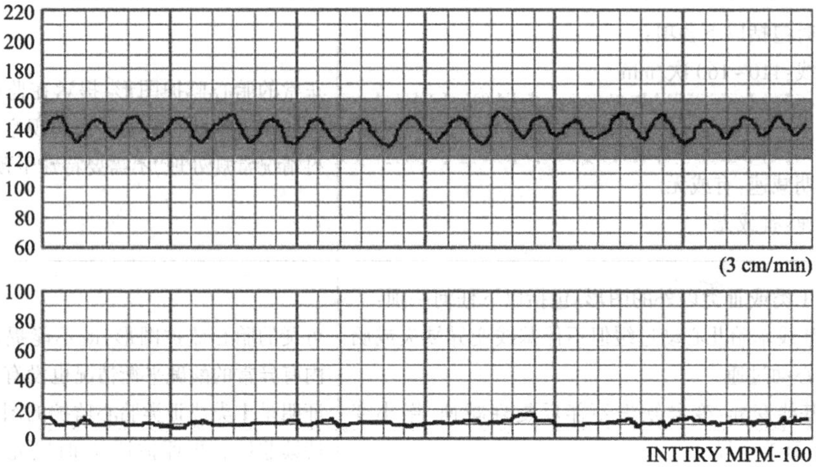

图6-10 正弦图形胎心率

正弦图形是指在无胎动反应的基础上,基线心率保持在正常的范围内并呈现极度规律的周期性正弦波形摆动,摆动频率固定,缺乏短期变异。其特点为:①波形连续,反复出现;②波形圆滑,短变异消失,无胎动;③波形的振幅小者5~15 bpm,大者30~50 bpm;④周期变异比较一致,一般为3~5 bpm;⑤持续时间在10 min以上。正弦波常见于:①胎儿重度贫血,Rh血型不合引起的胎儿溶血或双胎输血综合征;②严重胎儿宫内窘迫,胎儿濒死;③重度妊高症或过期妊娠。

Rh抗体阳性,胎儿严重溶血时应根据孕龄及病情进展情况采用换血疗法或终止妊娠。非Rh母儿血型不合者可作CST或OCT,试验阳性并估计胎儿出生后能存活者应尽快结束分娩。试验阴性者应在24~48 h内重复NST并进行胎儿生物物理相观察。产时出现正弦波胎心率应作Rh抗体测定及胎儿头皮血pH测定。

1991年Murply报道一种假正弦波形图,是因周期性胎心加速混入基线变异所致,在正常监护中15%可见到。可能与麻醉药物及缩宫素(催产素)有关,也可能与一过性脐带受压有关,应予定期复查,并结合B超等其他检查进一步确诊。

四、宫缩应力试验

宫缩应力试验(CST)系通过子宫收缩造成的胎盘一过性缺氧负荷来测定胎盘功能和胎儿储备能力试验。主要有自然宫缩应力试验(contraction stress test,CST)和缩宫素(催产素)激惹试验(oxytocin challenge test,OCT)。

OCT立意在于测定胎盘功能是否低下,故凡是疑有胎盘功能不良的高危妊娠者将均可为其适应证。CST的相对禁忌证即阴道分娩的禁忌证。研究显示,对于妊娠<37周的孕妇,如EFM出现NST无反应型,应用CST对胎儿进行评估是安全、有效的,并且不会增加胎儿死亡和产科并发症的发生。值得注意的是,当NST严重异常,如出现正弦波形,胎儿宫内缺氧状态已非常明确,不需要进行CST,以免加重胎儿缺氧状态,并延误抢救胎儿

的时机。然而,宫缩可能给已有缺氧的胎儿带来更大损害,所以 OCT 的临床应用受到了限制。下列情况是 OCT 的禁忌证:①妊娠晚期出血;②既往剖宫产史;③多胎妊娠;④羊水异常;⑤先兆早产及宫颈松弛症;⑥严重胎儿窘迫;⑦软产道及胎位异常者;⑧妊娠合并严重的内科疾病等。

1.实施方法

(1)先行 NST 20~40 min,监护结果评为 6 分以上者即可促发宫缩。

(2)缩宫素 2.5U 加入 5%葡萄糖液 500 mL 中静脉点滴,初始滴速为 8 滴/min,以后可每 5 min 增加 2 滴,至每 10 min 有 3 次宫缩(持续 40~60 s)为止,滴数不再增加。

(3)正常宫缩建立后,若无严重减速,监护记录至少持续 40 min 以上。

(4)试验结束后,停滴缩宫素监护直至宫缩消失为止。

2.注意事项

(1)必须在住院时进行,并有可以急救胎儿窘迫的准备。准备好氧气和宫缩抑制剂。

(2)一旦发生过强宫缩,立刻减慢滴速或停药。

(3)试验中宫缩以 10 min 有 3 次、持续 40~60 s。观察 10 次宫缩为宜。

(4)发生连续晚期减速等异常图形,应仔细观察及时处理,以免损害胎儿。

3.评判标准及临床意义

正确的 OCT 结果,取决于正常有效的宫缩强度。因此,在对监护图形进行分析判断之前,应先查看本试验宫缩强度是否达到要求范围内,否则无法评价监护记录。OCT 结果的评判标准有以下 5 类:

(1)阳性　出现晚期减速或重度变异减速>30%,提示胎盘功能低下,胎儿处于危急状态,但应排除假阳性,可再作其他宫内缺氧指标检查,以决定分娩方式。

(2)阴性　胎心率无晚期减速或重度变异减速,提示胎盘功能良好,一般情况下安全期为 1 周。

(3)可疑　虽有晚期减速或重度变异减速,但发生率<30%,或有频发早期减速,应隔天继续观察或其他胎儿缺氧指标检查。

(4)宫缩过强　每 10 min 超过 5 次宫缩,或宫缩持续时间>90 s,若出现晚期减速也不说明问题。

(5)不成功　不能触发有效宫缩,或因孕妇不合作、其他原因导致胎心率记录不全。

后两种情况皆为无法判断的结果,应调整速度,或改日再进行试验。

OCT 或 CST 阳性时,胎死宫内的发生率、5 min 低 Apgar 评分、FGR、羊水粪染、临产时晚期减速均增加,但是还存在着假阳性率,为 8%~35%。其主要原因与不正确的判断、子宫的过度刺激、在试验后胎儿的情况又改善等有关。

五、胎儿生物物理相监护

胎儿生物物理相评分是在评价胎心率(fetal heart rate,FHR)、胎儿呼吸样运动(fetal breath movement,FBM)、胎儿肢体运动(gross fetal body movement,BM)和胎儿肌张力(fetaltone,FT),以及测量羊水量(quantitative amniotic fluidvolume,AM)的基础上,将每一项的数字等级(2~0)相加得出的总分。虽然有的学者主张将超声的胎盘分级列入观察指标,但目前尚未被广泛使用。慢性子宫胎盘灌注不足时引起的胎儿低氧血症对控制胎儿肌张力、运动、呼吸和心率的中枢神经系统有不同的影响。心率最容易受累,即对宫内应激最敏感,是最早可被检测的因素;胎儿呼吸对应激也十分敏感,呼吸样运动消失可能是胎儿危险的最早信号;而肌张力所受影响最小;羊水量不受中枢神经系统变化的影响。胎儿生物物理相评分评价羊水量发现羊水过少和异常妊娠结局有十分密切的关系。慢性胎儿应激反应导致羊水过少的机制目前尚不清楚。

1.评分方法

首先进行NST(无负荷试验),根据检查结果再进行持续实时超声检查以获得胎儿生物物理相的其他项目,若胎儿正常,整个检查可能只需20 min。评分见表6-16。

表6-16 生物物理相评分

项目	正常(2分)	异常(0分)
羊水量	羊水池≥1 cm×1 cm	羊水过少
无负荷试验	反应型	无反应型
呼吸样运动	≥1次,持续至少30 s	无呼吸样运动
肢体运动	3次分散的运动	3次以下的运动
胎儿肌张力	至少1次躯干或肢体伸展	无运动

2.评分的评估

0~2分为试验阳性,提示胎儿宫内危险,应立即终止妊娠。

4~6分为可疑,应根据临床情况决定是否终止妊娠或24 h后复查。

8~10分为试验阴性,提示胎儿宫内健康。

不同评分的临床意义,见表6-17。

表6-17 BPP不同评分的处理措施

评分	诊断	处理措施
10	正常儿	每周1次产前检查 有合并症者应每周检查2次
8(羊水量正常)	正常儿	每周1次产前检查有合并症者应每周检查2次
8(未行NST)	正常儿	每周1次产前检查有合并症者应每周检查2次
8(羊水过少)	可疑胎儿窘迫	应除外胎儿泌尿系统异常,密切监护,必要时终止妊娠
6(羊水量正常)	可疑胎儿窘迫	妊娠36周后适时终止妊娠;小于36周应做肺成熟度检查,必要时24h后复查,如仍为6分,可终止妊娠
6(羊水过少)	可疑胎儿窘迫	适时终止妊娠
4	可疑重度胎儿窘迫	2h后复查仍为4分,立即终止妊娠
0-2	重度胎儿窘迫	立即终止妊娠

六、胎儿心电图(FECG)

FECG是一种非侵入性的诊断手段,通过置电极于孕妇或胎儿体表,获得胎儿心脏动作电位及其心脏传导过程中的图形,胎儿心电图所提供的心脏活动的客观指标,能区分胎儿心电变化的微细差别,是反映胎儿在子宫内活动的又一项客观指标。

1.方法

(1)直接法 检查时将电极经阴道直接置于胎先露部位,如胎儿头皮或胎臀,第二电极置于母体会阴部,无关电极置于母体大腿内侧,然后分别将电极导线接入仪器,所记录的FECG是一种较清晰而稳定的纯胎儿心电图,因不受母体心电干扰,可显示p波、QRS群波、T波和ST段。对研究胎儿心电活动及产时监护,尤其对发现胎儿宫内缺氧能提供可靠的数据资料。但此方法仅适用于宫颈已开大2 cm以上且胎膜已破的产妇。其缺点为受时间限制,只能用于分娩期,易引起感染。

(2)间接法 将电极置于母体腹部表面,也称电极法。检查时将电极置于母体腹壁,其中正电极置于宫底部,负电极置于耻骨联合上胎先露处,无关电极置于母体腹侧壁或大腿内侧,然后连续记录30 s以上。由于此方法检查时胎心活动所产生的生物电流需通过羊水、子宫肌层、腹肌和脂肪等组织的衰减,所以传出的胎儿心电信号较弱,且易受母体心电等因素的干扰,所记录的胎儿心电电压较低,P波和T波不能显示,只有QRS综合波。因其操作简便易行、无创、不受时间限制、可随时监测,是目前临床上常用的方法。其记录的波形主要有三种,即母体与胎儿的QRS波以及二者的混合波。母体QRS波振幅大,频率慢。而胎儿QRS波振幅小,频率快。混合波为二者的重叠波。当胎先露为臀位时,胎儿QRS主波可向下。

2.胎儿心电图的正常表现

(1)P波 代表左右二心房除极的波形,前半部系右心房除极产生,后半部系左心房除极产生。正常胎儿自17周起P波开始逐渐增宽,反映胎儿心房发育,临产后P波宽度缩小,振幅降低。

(2)P-R间期 代表自心房除极开始至心室除极开始的时间,产前随孕周增加而延长,产时在第二产程中P-R间期逐渐缩短。可能与胎儿交感神经因受宫缩刺激产生兴奋有关。

(3)QRS综合波 系心室肌除极的电位变化,时限随妊娠月份增长逐渐增宽,与胎儿心脏重量相平行。正常胎儿心电图QRS波时限0.02~0.05 s,若≥0.06 s则为异常。

(4)ST段 QRS波群终点至T波起点间的电位线。正常ST段为等电位,上抬或下移5 μV为异常。

(5)T波 为心室的复极波。振幅较低而时限较长,并可有缺失。

3.诊断标准

正常FECG为胎心率110~160 bpm,QRS期限0.02~0.05 s,QRS振幅10~30 μV,ST段无明显偏高等电位。超过上述正常范围时诊断为异常。

4.临床应用

(1)诊断胎儿宫内窘迫 胎儿缺氧初期交感神经兴奋,R-R间期缩短,胎心加快。缺氧后期迷走神经兴奋,R-R间期过长,胎心减慢,严重或异常酸中毒时则ST段明显压低。

临产后胎儿心电图异常,特别是ST段改变,应警惕脐带异常。

(2)诊断先心方面　严重先天性心脏病与心脏传导异常、心脏扩大及心室肌增生有关,因此可出现胎儿心率失常、P-R间期延长、胎心减慢、QRS波增宽,可作为初筛。至于传导系统疾病及先天性心脏病的确诊,还要结合直接FECG或彩色多普勒超声检查胎儿心脏结构,以确定胎心失调的性质并指导处理,估计预后。

(3)诊断胎儿大小　由于QRS波时限与振幅和心脏重量相平行,胎儿体重与心脏重量密切相关,故可根据QRS的时限和振幅判断胎儿大小,如巨大儿,则胎儿心脏重量增加,QRS时限>0.05 s,振幅>30 μV,如胎儿生长受限则相反,可出现QRS时限缩短。

(4)诊断羊水过少　羊水过少时QRS波振幅明显增高,即使胎儿体重偏低也同样增高,QRS振幅往往>30 μV,有时可达80~100 μV以上,其检出率为65%。

(5)诊断胎儿心律失常　R-R间期不等,胎心率变化范围>25~30次/min,或有间隙、早搏、二联或三联律,若每分钟出现多于6次为频发性。QRS综合波提早出现,其后可出现代偿间隙。常见原因:①胎儿心肌炎;②胎盘老化,慢性胎儿窘迫;③胎儿心脏调节系统发育未健全。出生后可自然消失,预后良好。

(6)诊断双胎　FECG见两套胎儿心电图,各有其规律。

七、超声多普勒血流检测

1978年Mccallun等首次报道用多普勒超声检测胎儿脐动脉的血流速度波形(flowvelocity waveforms,FVWs)。1983年Campbell等提出用多普勒超声检测子宫动脉的血流速度波形。从此多普勒超声仪为人类了解胎儿-胎盘循环的血流动力学改变提供了一种简便、有效、可重复、无损伤的检测方法。30年的基础和临床研究表明多普勒超声检测脐动脉的血流速度波形,能及时地了解胎儿宫内血流动力学改变,并与各种高危妊娠、围生儿预后不良等有密切的关系。脐动脉的血流速波形指标能提供独特的关于胎儿安危的信息,是其他胎儿监护方法所不能替代的。

(一)常用血流速度指数

1.S/D比值

1978年MuCallan最早提出S/D在围生儿监护中的应用,现经围生医学界近二十余年的临床验证,已积累了完整的系统资料,成为围生儿监护中最常用的血流速度指数,其中S和D分别为收缩期末最大血流速度(end systolic velocity)与舒张期末最大血流速度(end diastolic velocity)的缩写。它体现了在心动周期中血流速度变化的幅度,特别是心脏舒张期内血流速度的减速度。

在心脏舒张期,血流主要受循环末梢阻抗的作用而作减速运动,循环末梢阻抗越大,血流减速度越大,心脏舒张期内血流速度下降程度也越大,整个心动周期中血流速度变化幅度也越大,因此S/D比值将明显增高。可见S/D体现了被测动脉远端循环末梢阻抗,当循环末梢阻抗上升时,S/D值也表现为升高。此外,由于D以S作参照对象进行比较,而S值则直接受心脏泵血功能控制,因此S/D比值也体现了由于心功能不良而致的相对性末梢循环阻抗增高。无论循环末梢阻抗绝对或相对增高,末梢循环的血液灌注量均将减少。综上所述,无论何因,当S/D比值增高时,末梢循环的血液灌注量就减少。但当循环末梢阻抗急剧升高时,可使心脏舒张期末最大血流速度的方向与收缩期末最大血流速度相反,形成高阻抗循环模式,此时 S/D 比值在数学上将出现负值,这不能很好地表达血流阻抗的物理学和生物学含意,需引阻抗指数(resistance index, RD)和搏动指数(pulsatility index,PI)表达。

2.阻抗指数

1991 年 Manlik 等曾对用 S/D、RI、Pl 预测胎儿预后的效果进行了比较和研究,提出在围生儿预后监测中 RI 较另两项指标更有效,目前阻抗指数在围生儿监护中正越来越多地受到重视。阻抗指数 RI=(S-D)/S。RI 为心动周期中血流速度变化幅度与收缩末期最大血流速度的比例关系。末梢循环阻抗增大,使速度下降加快,变化幅度(S-D)增大,在低阻抗循环中,变化幅度越低与收缩末期最大血流速度(S)接近,RI 值就越大。此外,RI 将速度的方向关系给予了科学的处理,当"S"与"D"方向相同时,(S-D)<S,而当相反时(S-D)>S,这使 RI 的数学模式与其所代表的物理和生物模式均相符合。此外,RI 同样也能体现由于心功能不良而致的相对性末梢循环阻抗增高。因此,RI 能更客观地反映舒张期末的血流,是反映末梢循环阻抗的监护指标。

3.搏动指数

PI 即是高阻抗循环的末梢阻抗指数,它能较客观地反映平均血流速度。搏动指数 PI=(S-D)/mean(mean 为平均血流速度)。PI 体现了心脏舒张期血流速度下降幅度与平均速度的比例关系,如末梢循环阻抗越大,则速度下降幅度越大,其与平均速度相差的比例越悬殊,PI 值就越大。因此,PI 是代表末梢循环阻抗又一监护指标。

4.快速血流比

快速血流比(fast flow velocity rate,FVR)计算公式如下:FVR=QI/Q。QI 为当血流速度为收缩末期最大血流速度之 0.707 倍时的射血量以上速度时,所含的血流量;Q 为心动周期中总的血流量。FVR 反映血流量信息,表示血流速度超过射血期最大血流速度的 0.707 倍时的射血量占整个心动周期射血量的比值。FVR 在临床上除反映外周血管阻力对心脏带来的负荷外,还反映了心脏的作功情况。不仅从频谱图的几个特殊点,而且从整个频谱图波形变化出发,了解其与脏器血流量变化的关系。有学者认为 FVR 更好地反映了远端器官的血液灌注量,但尚未有更多的报道,需进一步研究。

(二)超声多普勒血流波特点

1.脐动脉血流速波

(1)脐动脉的特性 脐动脉 S/D 值体现了胎儿胎盘循环胎盘端末梢阻抗,鉴于脐动脉是胎盘与胎儿间唯一的联系通道,故它间接地反映了胎盘的血液灌注量。因此,脐动脉是记录血流的理想血管,其大小固定,无分支,走行在羊水中,上游为胎儿心脏,下游为脐侧胎盘血管床,其动脉供应区处于低阻力状态。正常妊娠时,随着妊娠进展,脐侧胎盘的血流阻力继续减低,形成脐动脉和子宫动脉 FVW 在舒张期血流丰富的特点,因而收缩期和舒张期血流速度相对增加,有利于胎儿生长发育。由于舒张期血流丰富,呈现特有的血流波形,而异常妊娠时,脐动脉、子宫动脉的舒张期血流减少,子宫动脉在收缩期舒张期具有明显的重波切迹,故在舒张期也有向前的血流。常用血流收缩期峰速与舒张末期最低速度之比值(S/D 或 A/B)作为血流阻力(RD)测定的指标,以此为临床判断及预测妊娠结局提供了较可靠的依据。

(2)脐动脉波形的特点　标准脐动脉血流速度频谱图具有5大特点:①在同一幅图中,脐血流收缩期末最大血流速度的多普勒频移是一致的,即在同一幅图中各波的峰值高度一致;②脐血流舒张期末向收缩期转变时,频谱图的包络线处的转折是一次性的,即转折期曲线是光滑的;③频谱图所包络的面积内,声强密度的表达是不同的,一般在图的中部区域声强密度较同边带为低,形成如同"开窗"状的图形;④脐血流图底边区域不应有连续的高声强密度反射,即在图形上底边无明显连续信号表达;⑤由于胎盘循环为低阻抗循环,故在正常状态下,脐血流收缩期与舒张期的血流方向均为一致,即图形表示均为同一方向。

综上所述,标准脐动脉血流图具有如下特点:峰值一致,谷底光滑,中间开窗,底边无光。

(3)妊娠期脐动脉血流的变化　正常妊娠时,在妊娠早期,脐动脉无舒张期血流,随着孕周的增加,三级绒毛逐渐成熟,其中的细小动脉数目逐渐丰富,致使胎盘血管阻抗逐渐降低,子宫胎盘血流随之增加,胎儿和母亲交换面积趋向正常。于孕12~14周时,出现舒张期血流,自孕16周开始,脐动脉血流速波在舒张期就回到了基线,随孕周进展,胎盘血流阻力逐渐减小的同时,舒张期脐血流速逐渐增加,脐动脉血流速率在收缩期末和舒张期末的比值(S/D)、搏动指数(PI)和阻力指数(RI)也随之下降。S/D的比值在孕24周前下降迅速,以后下降趋缓慢,由孕24周前的≤4降至孕30周后的<3,多数学者以孕晚期(40周)S/D比值<2.2±0.3,上限为3.00作为正常值。

2.脐静脉血流

脐静脉随孕周增加而管径增宽,但妊娠晚期脐静脉血流速稳定。正常脐静脉血流量为110 mL/(kg·min)。

3.子宫动脉血流速波

胎盘循环的特点是具有高流量血流,其中舒张期血流占较大的比例。妊娠后子宫血流自50 mL/min短期内增加,足月时达500~750 mL/min。子宫动脉血流量随着妊娠月份的增加而提高,尤其是舒张期血流的加快比较明显,由此导致S和D的降低。但在20孕周以前变化不大,维持在8左右,Rl为0.6~0.8,频谱的舒张期仍可见有血管弹性引起的切迹。此后至妊娠26周左右,舒张期血流速度呈进行性增加,形成高舒张期血流的三角形谱形,收缩期血流上升较快,舒张期下降较慢,在孕26~30周以后,S/D降低至3以下。

母体的疾病可以对子宫动脉的血流产生明显的影响,如高血压、糖尿病、动脉硬化、先兆子痫、心脏疾病、肾脏疾病等。

子宫静脉显示为低速、均匀的血流,随着妊娠周数的增加,其平均血流速度随之增加。

(三)超声多普勒血流检测的临床应用

1.妊高征

(1)由于妊高征的病理基础为全身小动脉痉挛,外周阻力增高,同时存在胎儿-胎盘、子宫-胎盘循环阻力增高,重度妊高征时RI增高更为显著,所以S/D比值增高出现于异常NST或其他生物物理相评分之前,有时可出现舒张期末血流缺如(AEDV),往往伴有围生儿预后不良。在妊高征的监护中可有下列几种情况:

脐动脉血流速度异常，但子宫动脉血流波正常，说明原发的损伤在胎儿胎盘方面，配合其他的胎盘功能测定有助于临床处理。

(2)脐动脉和子宫动脉流速波均异常，说明损伤在母体子宫胎盘附着处，常见于母体伴有并发症和慢性高血压。

(3)子宫动脉流速波 S/D 比值升高，尤其舒张期波形有切迹或出现血流停止或倒流时，常伴死胎、早产、FGR 和母亲伴重度子痫前期。在重度子痫前期中，脐动脉的多普勒指标的异常出现在母体高血压之前，提示胎盘血管损伤比妊高病的临床症状较早出现，伴有尿蛋白的重度子痫前期中有 2/3 的脐动脉 S/D 比值升高。

2.胎儿生长受限

大量临床资料显示脐动脉血流指标与胎儿体重呈负相关性。目前认为胎儿生长受限的致病因素可导致绒毛发育异常，子宫-胎盘血液循环障碍，使脐动脉血流 S/D 值、RI 值、PI 值随孕周数而增加，胎儿-胎盘循环阻力增高，血流减少。当脐动脉血流 S/D>3、PI 值>1.7、R 值>0.7 时提示胎儿宫内窘迫。胎儿脐动脉血流阻力指数与 B 超的联合检查，可提高胎儿生长受限的准确性。足月 S/D 比值>3 时，新生儿预后不良的发生率明显增高，当脐动脉血流出现逆流时，围生儿死亡、胎儿畸形和染色体异常发生率明显增加。胎儿静脉导管多普勒波形为双向，第一个峰对应心室收缩期，，随后是舒张末期与心房收缩期。在正常胎儿整个心动周期中，静脉导管内的血流为持续的前向血流。胎儿静脉导管 A 峰的减少、消失、甚至反向通常代表胎儿心肌损伤和由于右心室后负荷增加所引起的心室舒张末期压力增加，这种静脉导管的不正常波形可在胎儿生长受限胎儿频谱图上记录到，并且与新生儿死亡率增加有关。

3.妊娠期糖尿病

在妊娠期糖尿病中，胎儿宫内死亡率较高，是非糖尿病妊娠的 8.7 倍，在糖尿病伴有酮症酸中毒的妊娠过程中，胎儿宫内死亡率高达 75%。在糖尿病不伴酮症酸中毒的妊娠中，也有突发的胎死宫内发生，胎儿多普勒血流检查在预测妊娠期糖尿病的围生儿预后中具有十分重要的意义。

妊娠期糖尿病的脐动脉血流阻力比非妊娠期糖尿病的脐动脉阻力高，并且脐动脉阻力异常升高的围生儿预后较差。

脐动脉血流波 S/D 比值和母血清葡萄糖含量呈正相关，在血糖控制不理想病例中，胎儿脐动脉血流指标明显改变，且 S/D 比值升高时间与糖尿病大于孕龄(LGA)胎儿的生长加速期是同步的，所以 S/D 比值的监护可作为控制血糖水平的一项指标。

当妊娠期糖尿病发生血管病变时，胎儿脐动脉指标改变较早。

4.妊娠期肝内胆汁淤积症

奸娠期肝内胆汁淤积症(intrahepic cho-lestasis of pregnancy，ICP)患者易发生早产、胎儿宫内窘迫和胎死宫内。在 ICP 孕妇中，由于体内高浓度的胆汁酸和胆红素使绒毛间隙胆汁沉积，绒毛间隙变窄，绒毛水肿，胎盘阻抗增加，使 S/D 和 PI 值异常升高，而影响子宫-胎盘的血液循环。浙江大学医学院附属妇产科医院对 5 年 ICP 孕妇进行研究显示，CP 孕妇的 S/D 和 PI 值明显高于正常妊娠(P<0.005)，同时显示 S/D 和 PI 异常组的围生儿预后不良明显增高(P<0.001)。因此，超声脐动脉血流分析在 ICP 孕妇中，是了解

胎盘功能、预测围生儿预后的一种敏感、有效的监护手段。S/D 和 PI 可作为评估胎儿宫内安危的指标,在临床上可起指导作用。当 S/D 和 PI 均正常时,示胎儿宫内情况良好;当 S/D 或 PI 一项异常时,应引起重视,并结合 B 超和胎儿监护等综合判断,以便及时治疗和处理;当 S/D 和 PI 均异常时,提示胎儿宫内缺氧,易引起围生儿预后不良,应及时终止妊娠。

5.胎儿宫内窘迫

胎儿的氧气供应来自胎盘血液与母体血液的正常交换。任何母体或胎儿及其附属物异常影响母体与胎盘的血液交换时均可引起胎儿窘迫。缺氧时血液重新分配,以保证胎儿重要器官氧气的供应,称为"脑保护效应"。此时,流向胎儿下部身体的血流减少,脐带血流速度降低,尤其是舒张期血流降低更为明显,由此引起胎儿腹主动脉和脐动脉的血流峰值速度、流速积分等降低,S/D、PI、RI 升高,而胎儿的颈内动脉和大脑中动脉的 S/D、Pl、Rl 维持正常甚至反而降低。研究发现,当胎儿大脑中动脉的 S/D<4、PI<1.6、RI<0.6 时常提示胎儿宫内缺氧。依此预测胎儿缺氧的特异性为 86%,敏感性 88%。此外,胎儿腹主动脉、脐动脉与颈内动脉、大脑中动脉的反常变化,也可能与缺氧时影响胎儿心脏的收缩能力并且缺氧对右心室影响大于左心室或胎儿体内反射性的调节有关。

6.双胎

在双胎妊娠中,胎儿体重与妊娠相适应时,其脐动脉血流波形基本正常,通常双胎 S/D 比值的均值要高于单胎。但必须注意的是,根据测得脐动脉血流不同的声音和速度应分辨出两个分开的脐带,必要时可在 B 超检查下以确定胎儿的位置,分别测出每一胎儿的 S/D 比值,若两胎儿的 S/D 值相差>0.4 时,双胎儿重量可差≥349 g,差异越大者,胎儿生长受限可能性就越大。

7.早产

有作者研究早产孕妇在接受治疗前 16.7%脐动脉血流 S/D 比值测定是升高的,S/D 升高的孕妇中 60%抗早产治疗失败,认为 S/D 比值持续升高则预示早产。早产伴有脐动脉血流阻力增高者,往往易发生胎儿生长受限、胎儿成熟较晚、出生后新生儿死亡率较高。

8.羊水过少

当今对羊水过少很重视,随 B 超的广泛应用,检出率大大提高。有作者认为,超声诊断羊水过少,而多普勒又出现异常脐血流图形时可确诊胎儿受损。

表 6-18 胎儿脐动脉、大脑中动脉静脉导管及子宫动脉超声测量研究及特征

多普勒参数	孕周	测量定位	常见的错误	异常	与异常相关联
脐动脉	>23	胎儿腹部脐带插入部位(推荐),其他部位也可定位	在胎儿呼吸时测量	舒张末期血流减少(包括消失或倒置)	死产,神经发育障碍

续表 6-18

多普勒参数	孕周	测量定位	常见的错误	异常	与异常相关联
大脑中动脉	>23	最佳取样角度校正为 0°	取样角度>30°	舒张期血流增加	新生儿酸中毒，神经发育障碍
静脉导管	>23	与脐静脉交汇血流混叠除	选取的是下腔静脉	A 波减少、消失和倒置	新生儿酸血症围产期死亡
子宫动脉	18～23	刚越过髂内血管	选取的是孕妇髂内动脉或子宫动脉的会阴部分支	出现切迹或 PI 增高	在一些研究中该动脉与预测 IUGR 胎儿相关

八、羊膜镜检查

羊膜镜检查是在胎膜完整时插入子宫颈管观察羊膜及羊水情况的器械，在妊娠晚期或分娩期应用羊膜镜检查观察羊水的量、性状，能及时诊断胎儿宫内窘迫、是否破膜或母儿血型不合，也可协助诊断胎盘早剥。自 1962 年 Saling 首次介绍了该技术以来，羊膜镜检查操作简单、安全、省时，是目前作为监测胎儿宫内安危状况的又一种方法，正在逐渐推广应用。

1.羊膜镜的结构和种类

羊膜镜由一个圆锥形的金属中空管内装圆钝头探芯组成，并附有特制光源。圆钝头探芯可避免操作时刺破羊膜，还附有一个抓钳，用以在观察时夹持棉球拭去宫颈管内血和黏液，亦可作破膜用。金属管长 20 cm，前端直径分别有 12 mm、16 mm、20 mm 及 33 mm 四种，以适应不同的宫颈条件，后端直径 34 mm。羊膜镜种类很多。光源可分为冷光源（纤维光导束）及热光源（用电池及小灯泡）两种。也有单管及双管之分。扩张阴道的器械也有管形和伞形的不同。如国外使用的有 Saling 羊膜镜、放大镜式羊膜镜、子宫内窥镜式羊膜镜，以及带有光纤镜头的、可通过宫颈口安置于子宫内膜与羊膜间进行子宫内连续摄影的羊膜镜。

2.监护条件

进行羊膜镜检查必须具备以下条件：①子宫颈管消失或子宫颈口开大>1 cm（使用直肠镜宫口开大须>1.5 cm）；②子宫颈口无出血、无黏液；③子宫颈管不过度后屈；④有前羊水囊存在；⑤无前置胎盘。

3.适应证

临床上，羊膜镜检查主要用于妊娠晚期的胎儿监护，高危妊娠和（或）出现胎儿窘迫与胎盘功能减退者的监护，如过期妊娠、妊高征、胎儿生长受限、母儿血型不合、有不良孕产史等，也可作为胎膜早破的诊断方法或进行人工破膜。

4.禁忌证

（1）凡不具备前述羊膜镜监护条件者，不宜进行羊膜镜检查。

(2)前置胎盘,尤其是中央性前置胎盘者。

(3)因羊膜镜检查有可能刺激宫颈及宫缩诱发临产,故孕周<37 周、胎儿尚未成熟者,不宜进行羊膜镜检。

(4)习惯性早产史或宫颈内口松弛者。

(5)羊水过多、臀位行羊膜镜检,可人为地导致胎膜破裂,故不宜施行羊膜镜检。

5.操作方法

(1)准备工作 检查前B超先确定胎先露为头先露,并除外前置胎盘。器械用75%乙醇浸泡消毒20~30 min,使用时取出并用无菌生理盐水冲洗,应用前常规检查所有器械及光源性能,确认正常方可使用。

(2)操作步骤

1)患者排空膀胱后,取膀胱截石位,常规冲洗消毒外阴,擦洗阴道,铺无菌巾。

2)术者行阴道检查,按宫口大小选择合适型号的羊膜镜进行检查。放入方法有两种:①盲式放入法。在阴道检查的手指引导下,直接徐徐放入羊膜镜,经宫颈外口伸入颈管直达内口,再轻轻向前1 cm,以30°角向骶骨方向放入子宫,然后取出探芯,将窥镜稍向后退并移回水平位,打开光源,即可看见羊膜囊下缘。如有宫颈黏液或血性分泌物,可用抓钳夹持棉球拭净;②直接放入法。用窥阴器协助扩张阴道后直视下放入羊膜镜。

3)可将羊膜镜前后左右轻轻移动,仔细检查。

4)检查完毕,退出窥镜,关闭光源,然后取出套管。如采取直视放入法,则取出窥器。检查完毕,所有器械清洗消毒备用。

6.诊断标准

(1)正常羊水 羊水透明或半透明、清晰无色或乳白色,可混有胎脂。

(2)胎儿窘迫 羊水呈黄绿色或深绿色,混浊不清,胎脂及毛发均分辨不清。

(3)胎盘早期剥离 粉红色或鲜红色的血性羊水。

(4)母儿Rh血型不合、宫内胎儿溶血症 羊水呈黄色或金黄色。

(5)胎死宫内 羊水呈暗红色、红褐色,混浊如肉汁状,有时可见胎儿颅骨重叠形成。

(6)过期妊娠或高位破膜无前羊水 胎膜紧贴胎头,有时见胎头上有绿色的胎粪痕迹,此为羊水再吸收,是妊娠过期的征象。

(7)脐带先露 如检查时见羊水内有白色带状物应仔细观察是否脐带先露。

(8)宫内感染 羊水为脓性。

7.注意事项

检查前应耐心向患者解释检查目的,取得患者的配合,有利于观察和减少并发症的发生。

操作宜慢、轻、稳,切勿插入过深,以免刺破胎膜,发生上行感染,尤应注意勿损伤宫颈组织,避免出血影响观察。

检查时前后方向轻轻移动羊膜镜,促使羊水中的胎脂块移开,因反射颜色常由于胎脂块位置不同而有差异,且胎脂块有时很难与胎粪相区别。如胎发较多,可左右移动羊膜镜或将先露上推,以便观察羊水情况。

观察中应注意有无隐性脐带脱垂,此时尤需避免刺破胎膜,防止脐带滑出降至胎头以下，危及胎儿生命。

8.并发症及防治

胎膜早破：文献报道羊膜镜检查时胎膜破裂发生率为 2%～3%，原因常为操作不熟练，动作粗暴，亦可能有潜在的羊膜炎存在因素。技术娴熟，可以避免。羊膜镜检宜于 37 孕周后进行，以免发生早破水引起的早产。

出血：在无前置胎盘的情况下，一般不会有多量出血，故检查前 B 超检查排除前置胎盘尤为必要，阴道检查时在弯窿部可触及胎头，无海绵状胎盘感觉时方可进入宫腔。

上行感染：注意无菌操作，且羊膜镜检查是在胎膜完整时进行，故一般并不增加产后病率的可能。若原有亚急性宫颈炎症，激惹后有可能发生感染。

引起宫缩：文献报道羊膜镜检查引起宫缩发生率为 25%～30%。但因此操作是在妊娠晚期、宫颈成熟条件下进行的，如诱发临产对母婴无不良后果。

九、胎盘功能监测

胎盘是胎儿与母体联系的重要器官，担负着物质交换、新陈代谢、屏障等作用。同时胎盘还是妊娠期特有的、人体最大的内分泌器官。已知其分泌的激素种类之多、数量之大是机体任何内分泌器官所无法比拟的。胎盘能合成许多非孕期所没有的物质或平时含量很低的激素，并有一定的分泌规律。检测胎盘产物在母体血尿中的含量，了解胎盘功能，从而了解胎儿的宫内状况，如胎儿生长受限、胎儿窘迫等情况，对高危妊娠的诊断、治疗和计划分娩有一定帮助。

随着放射免疫核素测定法的开展，对胎盘激素的合成和代谢等方面的研究有了很大进展，逐渐形成了胎儿胎盘单位（fetal-placental-materal unit）的新概念。其功能十分复杂，与许多物质直接相关，通过这些关系，建立起各种检查胎儿、胎盘及胎儿胎盘单位功能的方法，成为目前围生期监护的主要内容之一。其检测的方法主要有两类：一是生物化学检测；二是生物物理相的监护如 B 超、胎儿电子监护、羊膜镜等方法。但因生物化学监护受到一定条件的影响，故目前胎盘功能监护逐渐趋向于生物物理相监护。本章节主要介绍几种常用的胎盘功能的生物化学监护。

胎盘合成的物质很多，常用来做胎盘功能监测的物质包括以下几种：甾体激素（主要是雌三醇）；蛋白类激素，如绒毛膜促性腺激素、胎盘催乳素；妊娠特异糖蛋白类以及各种胎盘产生的酶。这些物质的检测，能帮助了解胎盘功能，在一定程度上反映胎儿宫内的状况。

（一）雌激素

孕早期母体的雌激素主要由妊娠黄体产生雌二醇及雌酮，至孕 2～3 个月后黄体萎缩，胎盘接替了黄体分泌雌激素的功能，但主要产物是雌三醇（E_3）。

孕妇血及尿中所含雌激素总量随妊娠期的增长而升高，35 周时快速上升，到妊娠晚期时达高峰，雌三醇约为非孕期的 1 000 倍。雌二醇和雌酮为非孕期的 100 倍，而 E_3 占总雌激素的 90%，因此在检测胎儿-胎盘功能时既可直接测母血或尿中 E_3 值，又可间接测尿中 E/C 值以代表 E_3 值。

1.测定方法

（1）24 h 尿液测 E_3　Brown 于 1963 年首先报道留孕妇 24 h 尿，以 Brown 测 E_3 值判断

胎儿-胎盘功能。由于留24 h尿不方便,且Brown测定法太复杂,因此现已被尿E/C比值法所代替。

(2)尿E/C比值法　留一夜至清晨尿或随意尿测总雌激素/肌酐(E/C)比值,代替留24 h E_3值。已证明E/C值与24 h E_3之间比例相当,且不用记录尿量。正常足月应为E/C ≥15,11~15为警戒值,≤10为危险值。

(3)血E_3测定　系测孕妇血浆或血清中的游离E_3。血浆与血清中的游离E_3值相差不大,因此可用任何一种标本。一般用放免法,此法灵敏、准确,孕26周以后上升明显,孕足月可达15 μg/L以上,若<10 μg/L为异常,<5 μg/L则提示预后不良。见表6-19。

表6-19　各孕周正常妊娠血游离E_3

孕周	血浆E_3(ng/mL)
26	4.54 ± 0.5
27~28	5.99 ± 1.36
29~30	6.14 ± 1.1
31~32	6.37 ± 2.66
33~34	7.59 ± 2.29
35~36	10.16 ± 2.29
37~38	13.05 ± 2.29
39~40	15.52 ± 3.3
41~42	16.18 ± 3.22
43~44	14.06 ± 1.08

2.临床应用

一般认为E_3水平与胎儿发育、体重及胎盘重量有关。除胎盘功能和胎儿状况外,要考虑其他影响E_3值的可能性,孕妇的肝、肾功能,标本的收集等都对E_3值产生影响。E_3的个体差异大,整个孕期分泌量各孕周之间重叠交叉,因此仅单次测定意义不大,连续测定非常重要。因E_3在测定值范围很大,必须多次测定进行自身对照或作动态检测,各实验室可根据检测方法应建立各自的正常参考值。过期妊娠时可出现E_3值逐渐下降。如下降较明显,则说明胎盘功能损害,应积极治疗,若E_3值急剧下降30%~10%,说明有胎死宫内的危险。

(二)人胎盘催乳素

人胎盘催乳素(human placental lactogen,HPL)是由胎盘的合体滋养层合成和分泌的蛋白质激素,有生乳、促黄体、促生长和分解脂肪的作用。HPL的分泌同胎盘的体积成正比。

1.测定方法及参考值

在临床上多采用放射免疫法,与垂体泌乳素(PRL)及HCG有交叉反应。于孕5~6周开始就可用免疫法在母血浆中测出HPL,以后其量随孕周的增长而缓慢上升。到15~30周时上升加快,在妊娠30周以后,母血HPL在4~11 μg/mL,34~36周以后达到5~11

μg/mL。如在 34 周以后 HPL 低于 4 μg/mL 被认为是胎盘功能减退,伴随出现胎儿发育障碍,胎死率及低体重儿明显增高,新生儿 Apgar 评分明显降低。有些学者把 4 μg/mL 作为胎儿危险值。

2.临床应用

由于妊娠期母血清 HPL 值高,半衰期短,其浓度与胎儿体重正相关,常被用来作为监护胎盘的一项指标。

高危妊娠晚期监护:妊高征时常合并胎盘病变,HPL 分泌减少,如连续测定均呈低值时,说明胎盘损害严重,应加强对胎儿的监护。过期妊娠妇女如血清 HPL 正常时,新生儿多无过熟现象。而分娩时有胎儿过熟或慢性胎儿宫内缺氧者,HPL 值明显低于正常。若 HPL 值下降 50%以上时,表示胎盘功能明显减退,应积极终止妊娠。对于过期儿突然出现的窘迫诊断无帮助。

先兆流产患者的监护:妊娠早期有阴道出血者,如 HPL 持续上升,经保胎治疗,大部分可继续妊娠。如果血清 HPL 不上升而下降,则流产的比例较高。可以用 HPL 预测先兆流产的预后。

(三)妊娠特异糖蛋白

妊娠特异性 β1 糖蛋白(SP1,或 pregnancy specificβ,Glycoprotein)是由胎盘合体滋养层分泌的一种特异性蛋白,分子量 90 000 道尔顿(dalton),含 29.3%的碳水化合物,故称糖蛋白。受精后 7~10 d 即可在孕妇血中测到。血清 SP1 浓度随着孕周而增加,妊娠 36 周达高峰,最高可达 200 μg/mL,为 HPL 的 20~30 倍。产后自产妇血中消失的半衰期为 20~40 h。有人认为 SP1 比 HPL 更能反映胎盘功能。

1.测定方法及参考值

各家报道的方法,多为放射免疫分析法,灵敏度为 8~10 μg/mL。也有用免疫扩散法或免疫电泳法,其方法较简便,但灵敏度与准确度不如放免法。

2.临床意义

测定母体血液 SP1,能间接了解胎儿情况,这是因为测 SP1 符合胎儿-胎盘功能血浆成分的要求:非妊娠期血清中不含此物质;半衰期短;血浆中浓度高。

早孕诊断:早孕诊断不如 HCG 敏感。先兆流产时,SP1 降低,若<20 μg/mL 则预后不良。

妊娠合并症:妊娠合并糖尿病时 SP1 降低。但重度妊高征患者,SP1 大部分正常。

胎儿生长受限:70%患者 SP1 降低,胎死宫内前 SP1 迅速降低。

有报道用 SP1 来监护滋养细胞疾患,因为它与 LH 无交叉反应。葡萄胎患者 SP1≥16.5 mg/L 时,发生绒癌的比例增加 9 倍。研究证明 SP1 与 HCG 的比例能反应滋养细胞分化的程度,比值越高,表明分化越好。

因此,临床应用 SP1 监测胎儿宫内情况和胎盘功能时,最好与其他监护指标联合判断,若与测 E3 值联合则较两指标单项检测的阳性率均高。

(四)血清酶的测定

妊娠期孕妇血清中多种酶的浓度随妊娠进展而增加,例如:耐热碱性磷酸酶、缩宫素酶、组胺酶等。可以用这些酶作为正常与异常妊娠的观察指标,常用的为前两种酶。

1.耐热碱性磷酸酶

耐热碱性磷酸酶(heat-stable alkalinphosphatce,HSAP)碱性磷酸酶广泛分布于身体内,胎盘合体滋养层产生的碱性磷酸酶的特点在于耐热,在56~60 ℃数分钟不被灭活,故称耐热碱性磷酸酶。利用生化反应和比色法,先测定碱性磷酸酶总量,然后加热破坏其他来源的碱性磷酸酶,在一定的pH和温度条件下,血清中的碱磷酶作用于磷酸苯二钠,使之水解而释出酚。酚在碱性溶液中与4-氨基安替比林作用,再经高铁氰化钾氧化而形成红色醌。根据颜色深浅与标准酚比色,计算碱性磷酸酶活力单位,每毫升血清中碱磷酶的活力能产生1 mg酚者为1金氏单位。正常值见表6-20。

表6-20 各孕周HSAP正常值

孕周	HSAP(金氏单位)	Aleam
26	2.5	3.2~7. 3
30	4.0	4.7~10.8
34	6.6	3.5~16.6
38	8.0	7.7~17.1
40	8.5	7.3~19.5

临床意义:

妊娠16~20周可从血中测出,随孕周而增加。

妊高征患者血清HSAP升高,重度先兆子痫尤为明显,有时临床症状出现前2~3周已见HSAP上升。有报道胎死宫内前HEAP可突然上升。

糖尿病患者HSAP降低。

HSAP对胎儿预后的价值,意见尚不一致。

单次测定不如连续观察意义大。

2.缩宫素酶

缩宫素酶又称胱氨酸氨基肽酶(CAP),由胎盘合体细胞产生,半衰期2~3 d,只存在于母血液中,脐血和羊水中测不到此酶,因此认为CAP可反映胎盘功能。

正常值:孕19~20周以前此酶活性无增加,20周以后至分娩前进行性升高,妊娠38周达高峰,产后急骤下降。

临床应用:如CAP持续低值表示胎盘功能不良,低体重儿比率增加,并有胎儿成熟不良,或有早产及死胎的可能;CAP急骤下降时,表明急性胎盘功能障碍。CAP水平与新生儿体重和Apgar评分无相关关系。CAP下降与胎死宫内时期并不一致。多胎妊娠的CAP水平较高,与胎盘体积大有关。个体差异大,连续测定意义大。妊娠晚期,缩宫素酶逐步增加则提示预后良好。

总之,应用以上数种生物化学方法检测胎儿-胎盘功能监护胎儿宫内安危的情况,各有优缺点。如母血或尿E3(或E/C)系直接反映胎儿-胎盘功能,理论上应是最佳方法,一度临床上应用最多,也为临床大多数医生所信任,但E3值有昼夜间波动的缺点。血浆HPL及SP1值可反映胎盘功能而间接反映胎儿情况,虽无昼夜间波动,但个体差异很大,临床上应用较少。所以用这三种方法都应作多次测定，进行动态监测，则可提高对胎儿宫内安危和胎盘功能的正确评估和判断。

十、胎儿成熟度监测

胎儿成熟度的测定在高危妊娠管理中有非常重要的意义。高危妊娠中约70%因病情需要计划分娩，在保证孕产妇安全的前提下，围生儿能否存活取决于胎儿成熟度，更重要的是胎肺的成熟度，因为肺透明膜病是早产儿的主要死亡原因，也在早产儿死亡中占有越来越明显的构成比，因此，在高危妊娠计划分娩前了解肺成熟度是决定高危妊娠处理方针的依据，是提高早产儿成活率的关键。

胎儿成熟度的测定方法有多种，主要为胎肺成熟度的测定，常用的方法如下。

（一）临床检测

1.孕周的确定

详细询问月经史、早孕反应、胎动时间，如能早期内诊检查子宫大小，或20周前B超测量胎儿大小更有助于肯定孕周。

2.胎儿发育指数

胎儿发育指数=宫底高度（cm）-3×（月份+1）。

若指数<-3表示胎儿未成熟；如在+3与-3之间，表示已成熟；>3，则提示胎儿过大或双胎或羊水过多。此公式的应用也在确定孕周的基础上，同时受腹壁厚薄、测量点正确与否等影响，因此仅作参考，尤其不适于糖尿病妊娠。

3.宫高

妊娠子宫宫底随妊娠月份增大，按一定规律逐渐增高。文献报道宫高与胎儿出生体重有良好的相关性，产前检查中的宫底高度测量可作为预测胎儿生长发育情况的指标之一。孕20~34周，宫底高度平均每周增加约1 cm，孕34周后，增长速度趋于缓慢。一般认为，当宫高>30 cm以上时，提示胎儿已成熟。

（二）超声检查

1.胎盘成熟度

胎盘成熟度根据胎盘基底板、绒毛板及胎盘实质的图像变化分为0~3级，以此间接判断胎儿成熟度。胎盘分级和胎盘功能并非同义，在正常妊娠情况下，孕周、胎儿生长发育和胎盘成熟度三者以平行的速度进展，一般认为胎盘能达到Ⅱ级可视为胎儿成熟的表现。而在某些病理妊娠，如妊高征、胎儿生长受限、妊娠合并糖尿病等三者不相平行，胎盘Ⅲ级可提前或延缓出现。

2.胎头双顶径

胎儿大小与妊娠周数密切相关，产前检查中常规用B超测量胎头双顶径来估计妊娠周数和预产期。孕25~36周，双顶径平均每周增加0.22 cm。孕36周时，双顶径可达8.5 cm，当双顶径≥8.5 cm，91%胎儿体重超过2 500 g，表明胎儿已基本成熟，因此超声常以BPD>8.5 cm作为胎儿成熟度的一个指标。但也有国家和地区以8.7 cm为指标，但是，只凭单一双顶径值灵敏度仅33%而已，尤其是胎头入盆俯屈不良、变形及临产后，胎头双顶径测量困难，灵敏度更低，应结合临床资料综合评价各种监护结果，再行处理。

3.股骨长度

应用B超测量胎儿股骨长度(femorallength,FL)可了解胎儿宫内发育状态和预测体重。正常妊娠胎儿股骨长度随孕周增长,妊娠14~15周,每周增加0.48 cm,27~28周,每周增加0.22 cm,此后至足月,增长速度渐趋缓慢,每周增加0.17 cm。若股骨长度≥6.9 cm,提示胎儿成熟。

4.B超测骨骺中心

妊娠12周,多数胎儿出现骨骺中心,B超检查胎儿骨骺中心在28周的阳性率明显升高。若股骨骨骺中心>6 mm,胫骨骨骺中心>3~4 mm可提示胎儿成熟。

B超还可测量头围(HC)、胸围(TC)、腹围(AC)、肱骨长度(HL)、腹横径(ATD),多参数值的测量可弥补单一测量数值的误差,更加精确地了解胎儿在宫内生长发育的状况,提高胎儿成熟度判断的准确率,减少胎儿围生期死亡率。

(三)羊水成熟度分析法

羊水是用于判断胎儿成熟度较好的标本。因羊水中含有来自母体和胎儿、胎盘和胎膜的成分,所以羊水和胎儿关系密切,用羊水的生化测定来判断胎儿脏器功能发育和胎儿宫内代谢情况更具有重要意义。近年来国内外许多作者在羊水生化分析的结果中获得大量资料,特别是胎肺成熟度检查,显著降低了早产发生率。

1.羊膜腔穿刺术

妊娠晚期羊膜腔穿刺术是取羊水标本的唯一方法,选择穿刺羊水的部位很重要,在进行晚期妊娠羊膜腔穿刺取羊水必须注意:①B超胎盘定位,避免穿刺进入胎盘引起出血;②选择合适的穿刺部位,胎头未入盆时,选择耻骨联合上部穿刺比较安全;或先露下方前羊水囊较易穿刺;先露已入盆者可选择胎前三角区或胎颈后方穿刺缓慢抽取,注意羊水外观性状也可判断胎儿成熟度,羊水清亮、透明为未成熟,如乳白色,内有絮状物伴有胎脂则为成熟,或抽取羊水10 mL送检。

2.特异性羊水成熟度分析

羊水特异性分析胎儿成熟度方法,是指直接检测胎儿肺的成熟度。妊娠34~36周时,胎肺小泡的上皮细胞扁平,出现Ⅰ型和Ⅱ型细胞。Ⅰ型细胞占95%,主要进行气体交换。Ⅱ型细胞较大呈圆形,含有特殊的层状包涵体,有分泌功能,能合成肺表面活性物质,贮存在包涵体内。在近足月时Ⅱ型细胞快速增殖,出生后分泌表面活性物质在肺小泡液面与气体交接面上形成一极薄层,减少表面张力,以稳定肺泡功能。即当呼气时肺小泡缩小,表面活性物质维持肺小泡一定张力,残留一定量气体,使肺小泡不致完全紧缩或塌陷,否则造成肺小泡不张而发生呼吸窘迫综合征(RDS)。

肺表面活性物质由90%脂类及少量碳水化合物组成,脂类中90%由磷脂组成。表面活性物质可通过肺泡、支气管至胎儿口腔直接进入羊水中。因此可以根据羊水中磷脂的有无及量判定胎儿是否成熟。

常用检测方法如下:

(1)卵磷脂/鞘磷脂比值(lecithin/sphin-gomyelin,L/S) 该方法以羊水薄层层析法测定L/S比值。磷脂一般在孕24~26周时在羊水中出现,34~35周升高迅速。开始时鞘磷脂比卵磷脂先出现,在孕32~34周时L/S比值相等,以后鞘磷脂下降,至妊娠35~36周时 L/S>2 表示胎肺已成熟。是目前临床上用于高危妊娠监护胎儿成熟度最多的方法，其与临床符合率可达约 95%~99%。

（2）泡沫试验或震荡试验　泡沫试验是检测胎肺成熟度的一种准确简便和快速测定的方法。方法：抽取羊水后应立即进行操作，否则应放入冰箱保存。取普通干净试管 5 支，分别加入羊水 1、0.75、0.5、0.25 及 0.2 mL；再分别补入 0.9%生理盐水至 1mL，即按顺序加入 0、0.25、0.5、0.75、0.8 mL；最后各管均加入 1 mL 95%乙醇，量都必须准确，用干净瓶塞盖紧试管，迅速用力振荡 15 s 后，静置 15 min 看结果。结果：如在试管中的液面上布满泡沫则为阳性；如出现泡沫但未布满液面则为可疑，无泡沫则为阴性。观察结果时注意切勿振动试管或试管架，光线要好。判断：五管均出现泡沫为强阳性，表明胎儿肺功能已成熟。第二管及以后试管未出现泡沫为中间型，表明胎肺功能可能未成熟，新生儿出生后有可能发生新生儿呼吸窘迫综合征。现已有不少医院将五管简化为二管进行观测。羊水泡沫振荡试验阳性与 L/S 试验者有很好的相关性。阳性胎儿出生后均无 RDS 发生。

（3）磷酸酰甘油（phosphatidyl glycerol，PG）　PG 代表羊水中总磷脂的 LD，35 周后出现于羊水中，只要从羊水中检测出 PG 即代表胎肺成熟。测定方法与 L/S 相同，但 PG 测定较 L/S 比值具有优越性。PG 检测不易受血液与胎粪污染的影响；PG 判断胎肺成熟度正确率高于 L/S 比值；只要在羊水中测到 PG 就不会发生 RDS。如糖尿病患者 L/S>2 时，新生儿有发生 RDS 者，但若出现 PG，就不发生 RDS。

3.羊水非特异性分析胎儿成熟度方法

通过检测羊水中反映胎儿其他器官成熟情况的指标，可间接了解胎肺的成熟。

（1）肌酐　羊水中肌酐是肌酸的代谢产物，经肾脏排泄于羊水中，因此肌酐值可代表胎肾成熟度。自妊娠中期起羊水肌酐浓度逐渐增加，于妊娠 34 周迅速增加，据报道 36 周后肌酐量≥2 mg/dL 表示胎肾已成熟。

（2）脂肪细胞计数　脂肪细胞主要反映胎儿皮脂腺成熟情况，可脱落至羊水中。胎儿皮肤的皮脂腺随妊娠期增长逐渐成熟。因此检测羊水中发现皮脂腺的脂肪细胞的出现可判断胎儿成熟度。其方法为羊水离心后，将沉淀液涂在玻片上，以硫酸尼罗蓝（nileblue）染色，在显微镜下观察成熟的脂肪上皮细胞，内有脂肪颗粒染呈橘黄色为阳性，其他上皮细胞为蓝色。随着胎儿逐渐成熟，阳性细胞百分比逐渐增加，于孕 34 周以前羊水只有 1%胎儿细胞为橘红色；34~38 周时可出现 1%~10%阳性细胞。因此当羊水中橘红色细胞>20%时，则为胎儿已成熟，为安全值；<10%为危险值；10%~20%为警戒值。

（3）淀粉酶测定　淀粉酶来源于胎儿胰腺和唾液腺，前者在孕期变化不大，而后者随孕周增长而增多。通常以 301~449 U/L 为基本成熟，如≥450 U/L 为成熟，36 周以前大部分<300 U/L。糖尿病、无脑儿、妊高征、消化道畸形等时呈低值。

（4）胆红素　胆红素测定了解胎儿肝脏成熟度，随孕周进展，胆红素因肝酶系统功能日趋完善而逐渐减少以至消失。正常妊娠时，胆红素高峰在孕 20~24 周，孕 36 周时消失。因此，如测不到胆红素表明肝脏已成熟。

（崔世红、张婷、王媛、崔雪鉴）

第七章 围产期用药

妊娠期为了适应胎儿生长发育的需要,母体各系统生理功能都有明显变化。胎儿在整个孕期各器官发育、生长处于不同的阶段,而孕妇在40周孕期内难免会发生各种疾病,需要各种药物治疗。有时因胎儿的原因,需进行宫内治疗。文献报道,孕妇在妊娠期间至少曾服用过一种药物者占90%。不合理的用药会给孕妇和胎儿带来不可逆转的后果。20世纪60年代初期,西欧和北美国家"反应停"一药引起婴儿"海豹儿"畸形的教训使专家们推翻了胎盘是一个"天然屏障"的学说。妊娠期母体代谢状态,胎儿的生长发育,胎盘功能都会影响药物的吸收、分布、代谢、排泄、对药物的毒性产生不同程度的影响。母体用药后,药物既存于母体,又可通过胎盘进入胎儿体内,对胎儿产生影响,所以孕产妇要合理用药。

第一节 妊娠期药物代谢与转运

一、妊娠期药代动力学特点

1.药物的吸收

妊娠期孕妇受雌激素的影响,胃酸分泌减少,孕酮浓度升高,使胃肠系统的张力及活动力减弱,胃排空时间延长,肠蠕动减慢、减弱使药物吸收减慢。另外由于早孕反应,孕妇恶心、呕吐,使药物吸收减少。如果需要药物快速发挥作用,应采用注射给药。

2.药物的分布

妊娠期孕妇血容量逐渐增加,妊娠32~34周达高峰并持续到分娩,血浆增加多于红细胞增加,血液稀释。药物吸收进入增多的血浆、体液及脂肪组织中,使药物浓度稀释。药物分布容积明显增加,故孕妇的血药浓度低于非妊娠妇女。

3.药物与蛋白结合

妊娠期血浆容积增加,血浆蛋白浓度下降,形成生理性的血浆蛋白低下。同时妊娠期的一些内分泌激素增加,占据了很多蛋白结合部位,使药物的蛋白结合能力下降。妊娠期的这些特点使孕妇血浆中的结合型药物减少,游离型比例增加,孕妇的用药效力增加。

4.药物的代谢

妊娠期肝微粒体酶活性下降,由肝降解的药物减少,同时孕妇体内雌激素水平的提高,使胆汁淤积,药物从胆囊排出减缓,药物从肝脏排出的速度减慢。

5.药物排泄

妊娠时的心搏出量增加,肾血流量增加,肾小球滤过率增加,从肾排出的药物也增多。

尤其是那些主要从尿中排出的药物,排出增多,如硫酸镁、地高辛等。但妊娠晚期因子宫压迫下腔静脉,肾血流减少,肾排出药物时间延长,所以孕妇孕晚期应注意多取左侧卧位,以利静脉回流,促进药物清除。

二、药物在胎盘的转运与代谢

胎盘由羊膜、叶状绒毛膜和底蜕膜构成,是胎儿和母体间进行物质交换的重要器官,其滋养层的内层为基膜,起着胎盘屏障作用。药物自母体血循环经子宫动脉至绒毛间隙渗入胎盘,通过胎盘屏障后,再经毛细血管汇入脐静脉至胎儿。转运的部位主要在血管合体膜,其为合体滋养细胞、合体滋养细胞基底膜、绒毛间质、毛细血管基底膜和毛细血管内皮细胞共同组成的薄膜。药物交换速度和程度与血管合体膜的厚度呈反相关系,与绒毛膜的面积呈正相关系。文献报道晚期妊娠时血管合体模厚度仅为早期妊娠时的 1/10,妊娠足月时胎盘的绒毛表面积较中期妊娠增加 12 倍,可达 12~14 m^2,相当于成人肠道总面积,这种变化利于胎儿与母体间物资交换,又使药物转运增加。胎盘功能极为复杂,药物经胎盘转运绝非单纯滤过作用。

1.转运方式

药物在胎盘中的转运有 5 种方式。

(1)简单扩散　亦称被动转运,是药物转运的主要形式,物质从高浓度区被动扩散至低浓度区,浓度差别愈大扩散速度愈快,直到达到母儿血浓度平衡。水、电解质、气体均以此形式通过,相对分子质量不足 1 000 的药物都是通过单纯扩散方式经过胎盘。如吗啡、乙醇、镇静剂等。

(2)易化扩散　是借助于胎盘的一种特异载体系统从高浓度向低浓度的扩散,扩散速度快,且扩散速度与浓度差不呈正相关,不消耗能量。葡萄糖即通过这种方式通过胎盘。

(3)主动转运　物质从低浓度逆向高浓度区扩散,需消耗能量。氨基酸、水溶性维生素及钙、铁等,在胎儿血中浓度均高于母血,通过此形式经胎盘向胎儿转运。

(4)特殊转运　又称内吞作用,是指较大物质可通过血管合体膜裂隙,或通过细胞膜内陷吞食方式进入细胞内。具体过程为某一物质与细胞上某种蛋白质有亲和力而相结合于膜上,继而该部分质膜内陷形成小泡向细胞内移动,这种现象称为内吞作用,若内吞的物质为固体则称为吞噬作用,若内吞的物质为液体则称为胞饮作用。通常大分子蛋白质、免疫球蛋白及某些大分子药物等是通过此种方式自母体进入胎儿体内的。

(5)直接进入胎儿血液循环　直接通过膜孔进入胎儿血循环是一种少见的运转方式。由于滋养叶细胞及胎儿血管内皮细胞有不完整之处,胎儿血循环与绒毛间隙直接沟通。这种情况发生于绒毛有坏死时,如胎盘有感染或受外伤时。

2.影响药物在胎盘中转运的因素

(1)药物的脂溶性　脂溶性高的药物易经胎盘扩散到胎儿循环。如安替比林、硫喷妥钠等,虽然其离子化程度低,但能很快以扩散方式通过胎盘。相反,脂溶性低的物质经过胎盘较慢。如不溶于脂肪的药物肝素、琥珀胆碱、箭毒碱等是高度离子化的,经过胎盘非常慢。

(2)药物的相对分子质量　小相对分子质量的药物比大分子量药物的扩散速度快。相对分子质量在250~500的药物通过胎盘容易;相对分子质量在700~1 000的物质,如多肽及蛋白质通过胎盘较慢;相对分子质量大于1 000的物质不易通过胎盘。

(3)药物的离子化程度　电荷影响物质经过胎盘的速度。离子化程度低的经胎盘渗透较快,反之,则慢。如Na^{2+}、K^{+}、Cl^{-}通过胎盘的速度比水、尿素及其他未负电荷的小分子穿过胎盘速度慢。

(4)与蛋白结合能力　药物与蛋白结合后分子量变大,而不易通过胎盘。所以药物与胎盘结合能力与通过胎盘的速度成反比。如甲氧西林和双氯西林与蛋白结合率分别为40%、90%,前者通过胎盘的速度较快。

(5)胎盘血流量　胎盘血流量对药物在胎盘的转运有明显影响,如妊娠期患感染性疾病,合并糖尿病、心脏病、妊高征等,胎盘可能发生病理变化,药物在胎盘的转运减少。子宫收缩、孕妇体位、脐带受压、麻醉时引起子宫胎盘血流量改变,也可减缓药物的转运。在胎盘发生病理改变时常能破坏胎盘屏障,使胎盘的渗透和转运发生变化,有时使正常妊娠时不易通过胎盘屏障的药物变得容易通过。

(6)不同妊娠时期胎盘绒毛上皮与血管内皮细胞量的变化　早孕时生物膜约25 μm厚,随着妊娠进展,胎儿与母体的间隔变薄,孕晚期时生物膜仅约2 μm,同时面积增大,胎盘的血流量也增加,故胎盘的渗透性增加,药物通过胎盘的量和分布量均增加。

3.药物在胎盘的代谢

药物一般来说在胎盘不需转化即可通过胎盘,但有些药物需经过代谢转化,才能成为容易经胎盘转送的物质。如母血中葡萄糖在进入胎儿循环前,需经过胎盘磷氧基化,转变为果糖。胎盘有许多有活力的酶系统,具有生物合成及降解药物的功能。因此有些药物通过胎盘代谢增加活性,而有些则减低活性。试验证明,皮质醇和泼尼松通过胎盘转化为失活的11-酮衍生物;而地塞米松不经过代谢通过胎盘。所以治疗胎儿疾病时可用地塞米松,而治疗孕妇疾病可用泼尼松。

第二节　胎儿药代动力学特点

由于胎盘屏障不能完全保护胎儿免受药物的影响,大多数药物可经胎盘进入胎儿体内,且有相当多的药物经过代谢形成了有害物质,而致胚胎死亡或致畸。

一、药物的吸收

药物进入胎儿的途径有两种:一是通过胎盘转运至胎儿循环再到胎儿组织,这一途径不存在吸收。二是经羊膜进入羊水中,这一途径存在吸收。羊水中的药物可被胎儿吞咽进入胃肠道,并被吸收入胎儿血循环。胎儿每小时吞咽5~70 mL羊水。其代谢产物由胎尿排出,排出的部分代谢产物又可被胎儿重新吸收入胎血循环,形成羊水肠道循环。此外,胎儿皮肤也可自羊水中吸收药物。药物通过胎盘到胎儿体内发生药物反应,一般较母体出现的反应为晚,药物浓度也较低。

二、药物的分布

药物分布的主要影响因素是血流量。血循环量对胎儿体内的药物分布有较大影响，药物在胎儿体内的分布与胎儿血循环分布一致。由于胎儿的肝、脑等器官在身体占的比例相对较大，血流量多，药物的浓度在肝、脑中较高。

妊娠16周时胎儿体内的水含量为94%，足月妊娠时下降为76%，细胞外液减少。早孕时水溶性药物在细胞外液中分布较多此外由于早孕时胎儿脂肪蓄积少，脂溶性药物在脂肪的分布和蓄积也少。随胎龄增加，脂肪蓄积渐渐增多，脂溶性药物在脂肪的分布和蓄积也增加。

药物在胎儿体内通过门静脉与下腔静脉进入右心是主要通道。另外有部分脐静脉进入肝脏后，不是流经肝血窦而是经静脉导管直接进入下腔静脉到达右心房，减少了药物在肝内的代谢，提高了药物直接到达心脏和中枢神经系统的浓度，这一特点在对母体快速静脉给药时应予足够重视。

三、药物的代谢

胎儿体内药物的代谢主要在胎儿肝脏中进行，但胎儿肝脏缺少氧化酶和醛化酶，代谢从质和量上较成人差，代谢能力低，因而出现某些药物的胎儿血浓度高于母体。肾上腺也承担某些药物的代谢，肾上腺内代谢的酶作用物可能与肝相同。

四、药物的排泄

妊娠11~14周开始胎儿肾脏虽已有排泄功能，但因肾小球滤过率低，药物及降解物排泄延缓，而且胆道的排泄能力也较弱。并且代谢后形成极性和水溶性均较大的物质，较难通过胎盘屏障向母体转运，而在体内存积造成损害。同时，由于药物排泄至羊膜腔后可能被再度吞咽则形成了“羊水肠道循环”。

第三节　药物对胎儿的影响

药物对胎儿的影响取决于药物性质、剂量、用药时间、药物所作用器官的发育和成熟程度及遗传因素。

一、药物的性质

药物的性质是指药物有什么药理作用、毒性和理化学特性；药物的功效是什么；药物在动物实验中是否有致畸作用；药物是否容易通过胎盘等。脂溶性、离子化程度低、分子量小的药物容易经胎盘转运至胎儿。

二、用药时孕龄

胎儿各器官对药物的敏感性在妊娠的不同时期有很大差别。根据胎儿对外源性有害物的敏感性，将胎儿在宫内的发育分为三个阶段。

第一阶段:受精至2周的胚胎。此期胚胎对药物高度敏感,极易受到药物的损害。但此期是以细胞分裂为主,分化程度不高,胚胎受损后可能造成的后果只有两种,一是胚胎严重受损,造成胚胎死亡而发生早期流产;二是受损不严重,胚胎可完全修复受到的损害并继续发育不发生后遗症,即"全或无效应"。

第二阶段:胚胎和胎儿发育的3~12周。在这一阶段,胎儿对药物的敏感性极高,同时又是胚胎和胎儿各器官高度分化、迅速发育和形成阶段。药物在此期的影响可使某些系统和器官发生严重畸形。此期也叫作"敏感期"。此期用药应特别慎重。

第三阶段:即胎儿发育至12周以后。在此阶段胎儿对药物的敏感性降低,同时绝大多数系统和器官已经形成,器官在此期以生长和功能的发育为主。但小脑和大脑皮质及泌尿生殖系统在此期仍在发育,继续分化,仍对一些药物敏感。一般来讲,在妊娠12周以后用药仅能影响胎儿生长发育过程,使全身发育(包括中枢神经系统的发育)迟缓。

三、药物的剂量

药物效应与剂量有很大关系,小剂量的药物可能只造成暂时的机体损害,而大剂量的药物则可造成胚胎死亡或永久的机体损害。用药时间长,重复使用都会加重对胚胎或胎儿的损害。药物的量除了取决于服用量外,还取决于通过胎盘的量。

四、机体对药物的亲和性

药物对机体的损害与机体的遗传因素有关。同样药物在动物与动物之间,动物与人之间有不同的影响。不同人因遗传素质不同,对药物的反应也不尽相同。如反应停,人比小鼠敏感性强60倍,比大鼠敏感性强100倍。所以,动物的致畸试验对人只能作为参考。

第四节　妊娠期用药的选择

一、药物致畸性的评定

目前认为可能引起胎儿畸形的因素很多,但绝大多数并不是很明确其致畸的机制。1986年Beekman报道,因药物引起的先天畸形较少见,仅占所有畸形原因的1%。另外,至今对药物致畸危险性的评定仍以动物试验为主,但动物实验资料与临床实践并不完全符合,流行病学调查中也存在颇多干扰因素。因而当前仍只能对药物致畸的危险度作估计。

二、妊娠期用药的原则

(1)用药必须有明确的用药指征,并对治疗孕妇疾病有益。可用可不用的药物不宜应用。

(2)选用已证明对灵长动物胚胎无害的药物。

(3)用药时应了解孕周,严格掌握药物剂量及持续时间,合理用药,及时停药。

(4)有些药物虽可能对胎儿有不良影响,但可治疗危及孕妇健康或生命的疾病,用药时需权衡利弊,如治疗甲亢的硫酰胺类药物。

(5)两种以上的药物同时有效时,应选用对胎儿危害较小的一种药物,或选用在临床上使用多年,对胚胎或胎儿影响了解比较清楚的药物,而少用或不用新上市虽有动物实验资料但缺乏临床资料的药物。

(6)孕早期能不服或暂停用的药,应不用或暂停用。分娩时用药需考虑对新生儿影响。

(7)妊娠早期若病情允许,尽量推迟到妊娠中晚期再用药。

(8)若病情所需,在妊娠早期应用对胚胎、胎儿有害的致畸药物,应先终止妊娠,随后用药。

(9)中药或中成药一般可按药物说明书孕妇"慎用"或"禁用"执行。

三、药物的分类

根据药物可能对胚胎或胎儿的危险性,美国药物和食品管理局(FDA)对药物进行危害性等级分类,分类标准如下。

A类:在有人类作为对照组的研究中未见对胎儿有危害,是最安全的一类药物。如维生素E、叶酸等。

B类:动物实验显示对胎儿有危害,但临床研究未能证实,或动物实验未发现有致畸作用,但无临床验证资料。多种临床常用药属此类,例如红霉素、青霉素、克林霉素等。

C类:仅在动物实验证实对胎儿有致畸或杀胚胎作用,但在人类缺乏研究资料证实。此类药物只有在权衡了对孕妇的好处大于对胎儿的危害之后方可应用。如硫酸庆大霉素、氯霉素、磺胺类等。

D类:有对胎儿有危害的明确证据,但治疗孕妇疾病的疗效肯定,如孕妇有严重疾病或受到死亡威胁急需用药时,可考虑应用。

X类:动物验证和临床研究均表明它可使胎儿异常。本类药物禁用于妊娠期妇女或将妊娠的妇女。

四、已知的致畸药物

有些药物已证明对胚胎和胎儿有严重的致畸作用,不可用于妊娠期,见表7-1。

表7-1　对胎儿有害的药物

药物	不良影响
甲氨蝶呤	多发畸形
环磷酰胺	多发畸形
氯霉素	灰婴综合征的危险性增加
甲苯磺丁脲	新生儿低血糖、畸形率上升
可的松	腭裂概率上升
卡那霉素	听力、肾损害

续表 7-1

药物	不良影响
巴比妥类、地西泮	长期用药新生儿对药物有依赖性
四环素	牙齿、骨骼发育受损
氯奎	视网膜损害
三甲双酮	骨骼畸形、小头畸形
碳酸锂	心血管畸形
美沙酮	长期应用新生儿对药物有依赖性
甲睾酮	女性胎儿男性化
炔诺酮	女性胎儿男性化
己烯雌酚	男性胎儿女性化、苗勒管发育障碍、阴道腺癌、宫颈透明细胞癌
苯妥英钠	唇裂、腭裂
沙立度胺	四肢短小畸形
双香豆素	鼻畸形、眼损害、智力发育障碍、心脏畸形、流产、死胎、耳聋
三环类抗抑郁药	血细胞损害
合成维甲酸	流产、颅面畸形、心脏、中枢神经、胸腺畸形

五、常用抗生素对胎儿的影响

妊娠期常需应用的药物属抗感染药，目前市场上的抗感染药物品种繁多，如何安全有效的用药是产科临床医生最大的困惑。为临床常用的抗感染药的分类及其对胎儿的影响，见表 7-2。

表 7-2 抗感染药的分类及其对胎儿的影响

药物	对胎儿的影响
一、抗生素	
氨基甙类	C,D
阿奇霉素	B
氨曲南	C
头孢菌素	B
氯喹	C
红霉素	B
氟喹酮	C
亚胺培南	C
甲硝唑	B

续表 7-2

药物	对胎儿的影响
呋喃坦啶	B
青霉素	B
喹诺酮	C
利福平	B
磺胺	B
四环素	D
三甲氧苄氨嘧啶	C
万古霉素	C
二、抗病毒药	
阿昔洛韦	C
去羟肌苷	B
更昔洛韦	C
斯坦呋啶	C
三、抗原虫药	
林丹	B
甲苯达唑	C
噻嘧啶	C
奎宁	D
四、抗真菌药	
两性霉素	B
氟康唑	C
伊曲康唑	C
酮康唑	C
制霉菌素	B

第五节　孕产期慎用及禁用的药物

一、抗感染药

1.青霉素类

青霉素是妊娠期常用的一种抗感染药，在妊娠期内任何时期用药均对母儿无害。除早期妊娠外，药物很快通过胎盘达到胎儿体内及羊水内。氨苄青霉素与蛋白结合率低，可以通过胎盘，治疗胎儿宫内感染的效果好。易发生过敏反应。

2.头孢菌素类

产科领域应用广泛，目前无对母儿有害报道。由于药物应用时间不长，尚无大量病例分析报道。药物很快通过胎盘，胎儿体内及羊水中有足够的杀菌浓度。

3.氨基糖甙类

这类药物包括链霉素、丁胺卡那霉素、庆大霉素、卡那霉素、新霉素等。氨基糖甙类药物的毒副作用主要有耳毒性、肾毒性等。对人类胚胎无致畸报道，动物实验也无致畸作用。在391例长时间使用卡那霉素的回顾性报道中，9例小儿听力丧失，庆大霉素及丁胺卡那霉素无孕期用药引起新生儿先天性耳聋的报道。但用药应慎重，不可过量，用药时间不可过长。链霉素对听神经及前庭功能有轻度损伤作用，在全妊娠期都会有影响，故孕期应慎用链霉素。

4.大环内酯类

抗菌谱与青霉素相似。药物通过胎盘的量少。有报道230例孕期使用红霉素中，其中79例用于妊娠早期，但无致畸。螺旋霉素为近年来使用的新药，未见到对孕妇和胎儿有害的报道，但交沙霉素需慎用。

5.四环素类

药物对孕妇肝脏有毒性作用，严重者可引起妊娠期特发急性脂肪肝。药物易通过胎盘使胎儿骨骼发育异常，牙釉发育不全，出生后牙呈灰色或棕色色素沉着，为典型的孕期致畸药物。孕期禁用药，主要包括四环素、土霉素、强力霉素及金霉素。

6.酰胺醇类

氯霉素可通过胎盘，并进入乳汁，抑制骨髓。有报道，大剂量应用可引起“灰婴综合征”，特别是在早产儿中。孕期禁用。

7.奎诺酮类

主要为诺氟沙星(氟哌酸)、环丙沙星等。主要机制为抑制细菌DNA旋转酶，影响胎儿软骨发育。孕期禁用。

8.磺胺类

磺胺类药物在妊娠任何阶段都很快通过胎盘，磺胺不致畸。但磺胺对有些动物可致畸，如大剂量应用可使大鼠发生唇裂及骨骼畸形。磺胺类药物在体内与胆红素竞争与白蛋白结合，使胎儿游离胆红素增加，游离胆红素可自由通过血脑屏障，可能引起核黄疸，故近预产期时应避免使用。尤可能发生新生儿黄疸的孕妇，如葡萄糖6磷酸脱氢酶缺乏症者，更不宜使用。

9.抗结核药

异烟肼：一线抗结核药，易通过胎盘。有抗DNA的作用，其代谢产物乙酰异烟可引起肝中毒，属慎用药。

乙胺丁醇：无致畸报道。此药是次于异烟肼的药物，相对安全且对胎儿无害的抗结核药物。孕期结核时可应用。

利福平：对小鼠有致畸作用。人类用药后的胎儿致畸率为4.4%。除非病情严重否则孕期不必三种药同时应用。

10.抗真菌药

妊娠期患真菌性阴道炎比较常见,应用克霉唑、制霉菌素未见对胎儿有明显不良影响。但灰黄霉素可致联体双胎;酮康唑对动物致畸,人类无证据。氟康唑可能导致胎儿缺陷,孕期禁用。

11.抗寄生虫病药

滴虫性阴道炎孕期常见,对硝基咪唑类如替硝唑、甲硝唑的应用有争议。甲硝唑在动物有致畸,但临床未证实。故有人认为孕早期不宜应用该类药物,孕中、晚期可选用。抗疟原虫的奎宁致畸,作用较肯定,应禁用。

12.抗病毒药

抗病毒药物的安全性临床资料不多。加之孕期孕妇感染病毒本身就可能引起胎儿宫内感染,造成流产、畸形、死胎、胎儿宫内发育迟缓等,因此孕期是否应用抗病毒药物治疗值得进一步探讨。常用的抗病毒药物有:利巴韦林、阿昔洛韦、阿糖腺苷、更昔洛韦等。

二、解热镇痛药

1.阿司匹林

阿司匹林(乙烯水杨酸)为常用解热镇痛药物。临床资料报道不一,虽均未发现有致畸作用,但有报道可能使胎儿宫内生长受限、死胎甚至新生儿死亡。也有报道分娩前一周使用小剂量阿司匹林引起新生儿凝血功能不良,出现轻度出血症状。孕晚期药物容易通过胎盘,且新生儿血中药物浓度较母血高。孕期慎用。

2.对乙酰氨基酚

是孕期解热镇痛的首选药物。短期用一般治疗量是安全的。与阿司匹林不同,此药不影响血小板功能。孕晚期不增加母儿出血的危险性。有报道,226例孕早期用药,未发现与致畸有相关关系。个别报道发现新生儿先天性关节脱位的百分比稍高,原因不明。

三、强心和抗心律失常药

妊娠合并心脏病常用药物有:减轻心脏前负荷的药物硝酸甘油、异山梨酯;减轻心脏后负荷的物酚妥拉明、硝普钠等;其他治疗心功能不全的强心剂如地高辛、洋地黄毒苷、西地兰等,如果正确使用均对母儿无害。

四、抗高血压药

1.甲基多巴

兴奋血管运动中枢的α-受体,从而抑制外周交感神经,产生降压效果。可以通过胎盘,无对胎儿不利报道。

2. 钙离子拮抗剂

硝苯地平,能松弛血管平滑肌,扩张周围小动脉,降低外周血管阻力从而使血压下降。常用于的患者。但目前有关药物对母儿的影响报道不多。

3.α、β 肾上腺素能受体阻断剂

拉贝洛尔,降低血压且不影响肾及胎盘血流量,并可对抗血小板凝集,促进胎儿肺成熟。孕期应用安全。

4.α-受体阻断剂

酚妥拉明,短效阻断剂,扩张小动脉和毛细血管,增加组织血流量,改善微循环。但目前有关药物对母儿的影响报道不多。

5.肾素血管紧张素类药物

可致胎儿生长受限、胎儿畸形、新生儿呼吸窘迫综合征,孕期禁用。

6.硝普钠

强有力的速效血管扩张剂,扩张周围血管使血压下降。能通过胎盘,其代谢产物氰化物对胎儿有毒性作用,用于其他降压药无效时,孕期慎用。

五、镇静、镇痛及抗惊厥药

1.苯妥英钠

抗癫痫药物。动物试验有致畸作用,如腭裂、四肢短小、肾畸形及脑积水。在人类也有致畸报道,如腭裂、鞍鼻及指萎缩,称为先天性苯妥英钠综合征。

2.卡马西平

抗惊厥药物,其致畸性尚有争议。药物可大量通过胎盘,胎儿血浓度为母血的50%~80%,孕妇服药其新生儿可多发畸形。但另有学者认为癫痫患者的胎儿易发生畸形并非药物所致。

3.巴比妥类

广泛用于抗惊厥的安全药物,但药物可引起胎儿维生素K缺乏,甚至新生儿出血,故用药同时应补充维生素K。过去多认为药物无致畸作用。但近年有对照研究表明,用药组较对照组先天畸形的发生率明显增加,常见畸形为无脑儿、唇腭裂、四肢畸形、两性畸形、先天性髋关节脱位、颈部软组织畸形、多趾(指)、副耳。

4.安定(地西泮)

具有镇静、肌肉松弛及抗惊厥作用。用于妊高征、癫痫和精神病患者。有研究报道,孕早期应用胎儿唇腭裂的危险高4~6倍,甚至可导致心脏畸形。孕晚期长期应用且剂量大于30~40 mg/d,药物可产生蓄积作用,使新生儿肌张力下降、对外界刺激反应减弱及吸吮困难。

5.甲丙氨酯(眠尔通、安宁)及氯氮卓(利眠宁)

孕早期可能有致畸作用,整个孕期服用可引起宫内发育迟缓、新生儿吸吮能力差及适应外界环境能力差。

6.其他

可待因、美沙酮、吗啡、哌替啶等,可导致新生儿戒断症状、婴儿突然死亡、呼吸中枢抑制、宫内生长受限、新生儿药物依赖等。

六、平喘药

氨茶碱类治疗哮喘的药,属C类药。虽为临床常用药,但应注意剂量和用药时间。

间羟舒喘宁疗效较满意,且对胎儿安全,属B类药。在急性哮喘发作时,皮下注射肾上腺素也未见明显不良反应。但要及时停药不可长期使用。

七、降血糖药

妊娠合并糖尿病可能对孕妇和胎儿造成严重危害,其母婴死亡率仍处于高危妊娠中的较高水平。药物治疗时,应首先选择胰岛素,该药为B类药,安全性大,不通过胎盘,动物试验无致畸作用,是目前最常用的降血糖药。磺酰脲类降糖药如甲苯磺丁脲有致畸作用的报道;苯乙双胍可使新生儿黄疸加重,这些药物均属D类药。格列本脲属于第二代磺酰脲类口服降糖药,属于C类药,孕期使用格列本脲对胎儿较为安全,国外已经将该药用于饮食控制无效的GDM孕妇。二甲双胍属于B类药,近年来研究显示,其在孕前和孕早期应用不增加胎儿畸形的发生,可用于治疗GDM.

八、止吐药

在治疗妊娠呕吐时,应严格掌握指征,在选择治疗药物时严禁选择D类药物,C类药如吩噻嗪类(氯丙嗪嗪、异丙嗪)应慎用;美克洛嗪和塞克利嗪属B类药,流行病学调查及动物试验均未发现有致畸作用。

九、激素类

1.肾上腺皮质激素

泼尼松、氢化泼尼松属B类药,而地塞米松被列为C类药,其在动物试验中发现孕小鼠腭裂的发生率增加,但孕妇中未发现有致畸作用。上述的皮质激素均可通过胎盘,但只有地塞米松通过胎盘不被代谢,故在妊娠期需长期使用皮质激素时多选用泼尼松或氢化泼尼松,而用于促进胎儿肺成熟时选用地塞米松。短期应用未见明显不良后果,长期可导致过期妊娠、宫内生长受限、死胎、电解质紊乱、感染及腭裂、骨畸形。

2. 性激素

(1)雌激素　天然雌激素包括雌二醇、雌酮和雌三醇。合成的衍生物有:长效雌激素苯甲酸雌二醇、戊酸雌二醇、环戊酸雌二醇,以及口服的炔雌醇、炔雌醚。雌三醇激素活性比雌二醇弱。此外还有非甾体合成雌激素如己烯雌酚。已烯雌酚曾用于防止流产、早产、胎死宫内或妊高征,但以后发现可造成青春期后发生阴道或宫颈的透明细胞癌、阴道腺癌、生殖道畸形等,在男胎可能以后引起不育。故妊娠期不应使用雌激素。

(2)孕激素　天然孕激素为黄体酮,合成的衍生物有甲孕酮(安宫黄体酮)、炔诺酮、甲炔诺酮、甲地孕酮、己酸孕酮等。有报道称孕激素可使女性胎儿男性化,并可发生脊柱、肛门、心脏、气管、食管、肾以及肢体的综合缺陷,但是动物试验大剂量的孕酮对鼠类母仔无害。孕期应慎用。

(3)避孕药　口服短效避孕药是雌孕激素复方药物。国外近年报道认为口服短效避孕药后近期内妊娠或妊娠后短期内服用了短效避孕药,对胎儿无不利影响,一旦发现已怀孕应及时停药。如用长效避孕药或探亲避孕药或阴道避孕药膜(杀精剂)后失败者应终止妊娠。

十、甲状腺素和抗甲状腺药物

1.甲状腺素

用于治疗妊娠合并甲状腺功能低下者，药物通过胎盘的量极少，对母儿无害。

2.抗甲状腺素药物

硫脲类药物是临床应用的主要抗甲状腺素药物。妊娠期首选丙基硫氧嘧啶，药物可通过胎盘，对胎儿无致作用。孕12周前，胎儿甲状腺尚未发育，故孕早期用药对胎儿无影响。孕12周以后胎儿甲状腺开始发育，如用药量过大，可造成胎儿甲状腺功能减退，影响胎儿脑及骨骼的发育，少数情况下胎儿甲状腺可肿大。故孕期应小剂量用药。孕期禁用放射性碘治疗甲亢，以免造成胎儿先天畸形、甲状腺功能低下及呆小病。

十一、抗肿瘤药

大多数抗肿瘤药物影响蛋白质及核酸的合成。在动物试验中，所有抗肿瘤药物都对胚胎的正常发育有潜在的不良影响，应禁用。

十二、抗精神失常药

1.抗精神病药物

这类药物包括：氯丙嗪、奋乃静、氟奋乃静、氟哌碇醇、氟哌利多、泰尔登等。多数人认为这类药物对母儿无害，但也有个例报道认为奋乃静、泰尔登可能致畸。

2.抗焦虑药物

安定、去甲羟基安定、氯硝安定等。药物无致畸作用。但在妊娠后期长期使用该类药物或在分娩前大量使用该类药物，可能造成新生儿呼吸抑制。

3.抗躁狂和抗抑郁药物

(1)锂　为目前临床最常用的抗躁狂药物。孕早期用药可能引起胎儿畸形，主要是心血管系统的畸形。药物可以通过胎盘。孕晚期用药可使胎儿中毒，但出生后可以恢复。孕期应用的安全性有争议。

(2)丙米嗪　抗抑郁药物有致畸作用，妊娠期禁用。

(3)阿米替林　抗抑郁药物药物有致畸作用，妊娠期禁用。

(4)麦普替林　抗抑郁药物。无致畸报道。动物试验无致畸、致癌和致突变或影响生育的报道。

(5)哌甲酯　抗抑郁药物。服药期间畸形率未见增高，能否哺乳无资料。

十三、维生素类药物

服用维生素A过量可致自然流产、脑积水、心脏畸形、胎儿骨骼发育异常或先天性白内障。服用维生素D过量引起主动脉狭窄、面部畸形、血钙过高、智力发育障碍。服用维生素K过量使新生儿发生溶血，并导致肝损坏及核黄疸。

十四、哺乳期用药

母亲服用的多数药物会分泌至乳汁中。许多因素影响药物的泌出：药物的血浆浓度、血浆蛋白结合率、血浆及乳汁的酸碱度、离子化程度、脂溶性及其相对分子质量。一般来说，婴儿吸收的药物剂量是很小的。母乳中的药物浓度和血浆中药物浓度的比值称为母乳血浆药物浓度比。大多数药物母乳血浆药物浓度比为1或更低，大约5%的药物比值大于1，约15%的药品比值大于2。哺乳期药物的应用的情况见表7-3、表7-4；对妊娠有危害的药物分类见表7-5。

表7-3 哺乳期禁忌使用的药物

药品	禁忌原因
溴隐停	抑制泌乳
可卡因	可卡因中毒
环磷酰胺	可能免疫抑制，对生长与致癌有关，中性粒细胞减少症
环孢霉素	可能免疫抑制，对生长与致癌有关
多柔比星	在乳汁中浓集，呕吐、腹泻和痉挛
锂	在婴儿存在1/3~1/2的治疗药物的血药浓度
甲氨蝶呤	可能免疫抑制，对生长与致癌有关，中性粒细胞减少症
苯茚二酮	抗凝血作用
苯环已哌啶	引起母亲幻觉
放射性碘和其他	母乳喂养不同阶段禁忌放射性元素

表7-4 哺乳期可以选用的药物

药物种类	可选药名或药品类
镇痛药	对乙酰氨基酚，布洛芬，氟比洛芬，酮洛酸甲芬那酸，舒马坦，吗啡
抗凝血药	华法林，醋硝香豆素，肝素
抗抑郁剂	舍曲林，三环类的抗抑郁剂
抗癫痫药	卡马西平，苯妥英钠，丙戊酸
抗组胺剂	氯雷他定，西替利嗪
抗生素	青霉素，头孢菌素，氨基甙类，大环内脂类
肾上腺素能拮抗剂	拉贝洛尔，普萘洛尔
内分泌药物	丙硫氧嘧啶，胰岛素，左旋甲状腺素
糖皮质激素	泼尼松龙，泼尼松

表 7-5 对妊娠有危害的药物分类表(FDA)

药物通用名	英文名	分类
α-干扰素	Interferon alpha	C
α-羟基噻吩青霉素	Ticarcilin	B
β-干扰素	Interferon beta	C
γ-球蛋白	Gamma globulin	C
2-n-丙基戊酸	Valproic acid	D
5-氟脱氧尿苷	Floxuridine	D
阿巴卡韦	Abacavir	C
阿苯达唑	Albendazole	C
阿达帕林	Adapalene	C
阿德福韦酯	Adefovri Dipivoxil	C
阿伐斯汀	Acrivastine	B
阿芬太尼	Alfentanil	C; D——如在临近分娩时长期、大量使用
阿呋唑嗪	Alfuzosin	B
阿卡波糖	Amcarbose	B
阿坎酸	Acamprosate	C
阿来组单抗	Alemtuzumab	C
阿立哌唑	Aripiprazole	C
阿氯米松	Alclometasone	C
阿伦膦酸	Alendronle acid	C
阿霉素	Doxorubicin	D
阿米卡星	Amikacin	D;产品制造商提供的资料
阿米洛利	Amiloride	B ;D——如用于妊娠高血压患者
阿米替林	Amitriptyline	C
阿莫沙平	Amoxapine	C
阿莫西林	Amoxicillin	B
阿那格雷	Anagrelide	C
阿那曲唑	Anastrozol	C
阿普唑仑	Alprazolam	D
阿奇霉素	Azithromycin	B
阿曲可宁	Atracurium besilate	C
阿司咪唑	Astemizole	C

续表 7-5

药物通用名	英文名	分类
阿司帕坦	Aspartame	B;C——如用于苯丙酮尿症患者
阿司匹林	Aspirin	C; D——如在妊娠晚期大量使用
阿糖胞苷	Cytarabine	D
阿糖腺苷	Vidarabine	C
阿替普酶	Alteplase	C
阿替洛尔	Atenolol	D
阿托伐他汀	Atorvastatin	X
阿托品	Atropine	C
阿维	AAcitretin	X
阿维 A 酯	Etretinate	X
阿昔洛韦	Aciclovir	B
阿扎那韦	Atazanavir	B
阿扎他定	Azatadine	B
埃索美拉唑	Esomeprazole	B
艾司洛尔	Esmolol	C
艾司西酞普兰	Escitalopram	C
艾司唑仑	Estazolam	X
安非拉酮	Amfepramone	B
安氟醚	Enflurane	B
安普尼定	praclonidine	C
安其敏	Buclizine	C
安他唑啉	Antazoline	C
安胃灵	Oxyphenonium bromide	C
安西奈德	Amcinonide	C
胺碘酮	Amiodarone	D
氨苯蝶啶	Triamterene	C;D——如用于妊娠高血压患者
氨苯砜	Dapsone	C
氨苯磺胺	Sulfanilamide	C;D——如在临近分娩时使用
氨苄西林	Ampicillin	B
氨茶碱	Aminophylline	C
氨砜噻吨	Tiotixene	C

续表 7-5

药物通用名	英文名	分类
氨基己酸	Aminocaproic acid	C
氨甲丙二酯	Meprobamate	D
氨甲环酸	Tranexamic acid	B
氨甲酸胆碱	Carbachol	C
氨力农	Amrinone	C
氨磷汀	Amifostine	C
氨鲁米特	Aminoglutethimide	D
氨氯地平	A mLodipine	C
氨曲南	Aztreonam	B
昂丹司琼	Ondansetron	B
奥布卡因	Oxybuprocaine	C
奥氮平	Olanzapine	C
奥芬那君	Orphenadrine	C
奥卡西平	Oxcarbazepine	C
奥利司他	Orlistat	B
奥洛他定	Olopatadine	C
奥美拉唑	Omeprazole	C
奥曲肽	Octreotide	B
奥沙拉嗪	Olsalazine	C
奥沙利铂	Oxaliplatin	C
奥沙普秦	Oxaptizin	C;D——如在妊娠晚期或临近分娩时使用
奥沙西泮	Oxazepam	D
奥索克隆 CD3	Muromonab CD3	C
奥昔布宁	Oxybutynin	B
巴氨西林	Bacampicillin	B
巴利昔单抗	Basiliximab	B
巴龙霉素	Paromomycin	C
巴抓芬	Baclofen	C
白蛋白	Allbumin	C
白陶土	Kaolin	C
白消安	Busulfan	D

续表 7-5

药物通用名	英文名	分类
保泰松	Phenylbutazone	C;D——如在妊娠晚期或临近分娩时用药
贝卡普勒明	Becaplermin	C
倍氯米松	Beclometason e	C
倍他洛尔	Betaxolol	C; D——如在妊娠中、晚期用药
倍他米松	Betamethasone	C; D——如在妊娠早期用药
苯巴比妥	Phenobarbitone	D
苯丙醇胺	Phenylpropanolamine	C
苯丁酸氮芥	Chlorambucil	D
苯海拉明	Diphenhydramine	B
苯海索	Trihexyphenidyl	C
苯甲曲嗪	Phendimetrazine	C
苯甲酸磺胺	Sulfabenzamide	C; D——如在临近分娩时使用
苯那普利	Benazepril	C;D——如用于妊娠高血压患者
苄青霉素	Benzylpenicillin	B
苯托沙敏	Phenyltoloxamine	C
苯妥英	Phenytoin	D
苯氧苄胺	Phenoxybenzamine	C
苯氧丙芬胺	Isoxsuprine	C
苯乙肼	Phenelzine	C
苯异妥英	Pemoline	B
苯佐卡因	Benzocaine	C
苯唑西林	Oxacillin	B
比卡鲁胺	Bicalutamide	X
比马前列素	Bimatoprost	C
比哌立登	Biperiden	C
比沙可啶	Bisacodyl	B
比索洛尔	Bisoprolol	C; D——如在妊娠中、晚期用药
吡多辛	Pyridoxine	A;C——如剂量超过美国的每日推荐摄入量
吡格列酮	Pioglitazone	C
吡甲胺	Tripelinnamine	B
吡喹酮	Praziquantel	B

续表 7-5

药物通用名	英文名	分类
吡氯苄氧胺	Carbinoxamine	C
吡罗昔康	Piroxicam	C;D——如在妊娠晚期或临近分娩时用药
吡美莫司	Pimecrolimus	C
吡嗪酰胺	Pyrazinamide	C
苄氟噻嗪	Bendroflumethiazide	C
苄星青霉素	Benzathinebenzylpenicillin	B
表柔比星	Epirubicin	D
别嘌醇	Allopurinol	C
丙吡胺	Disopyramide	C
丙泊芬	Propofol	B
丙磺舒	Probenecid	C
丙卡巴肼	Procarbazine	D
丙硫氧嘧啶	Propylthiouracil	D
丙米嗪	Imipramine	D
丙戊酸半钠	Valproate semisodium	D
波生坦	Bosentan	X
丙氧尿苷	Ganciclovir	C
波希鼠李皮	Cascara	C
伯氨喹	Primaquine	C
博来霉素	Bleomycin	D
布比卡因	Bupivcaine	C
布地奈德	Budesonide	B
布可利嗪	Buclizine	C
布林佐胺	Brinzolamide	C
布酚宁	Buphenine	C
布康唑	Butoconazole	C
布洛芬	Ibuprofen	B;D——如在妊娠晚期或临近分娩时用药
布美他尼	Bumetanide	C;D——如用于妊娠高血压患者
布他比妥	Butalbital	C;D——如在临近分娩时长期、大量用药
布替林	Butriptyline	D
布托啡诺	Butorphanol	C;D——如在临近分娩时长期、大量用药

续表 7-5

药物通用名	英文名	分类
茶苯海明	Dimenhydrinate	B
茶碱	Theophylline	C
茶碱胆碱	Choline theophyllinate	C
长春花碱	Vinblastine	D
长春瑞宾	Vinorelbine	D
长春新碱	Vincristine	D
重组人粒细胞集落刺激因子	Filgrastim	C
重组人类红细胞生成素	α-Epoetinalfa	C
雌氮芥	Estramustine	X
雌二醇	Estradiol	X
雌酮	Eatrone	X
促甲状腺激素释放激素	Protirelin	C
促肾上腺皮质激素	Corticotrophin	C
促卵泡素	α Follitropin Alfa	X
促皮质素	Corticotrophin	C
醋丁洛尔	Acebutolol	B;D——如在妊娠中、晚期用药
醋磺己脲	Acetohexamide	C
醋酸吡布特罗	Pirbuterol acetat e	C
醋酸氟轻松	Fluocinonide	C
醋酸钙	Calcium acetate	C
醋酸格拉太咪尔	Glatiramer Acetate	B
醋竹桃霉素	Troleandomycin	C
达肝素钠	Dalteparin sodium	B
达卡巴嗪	Dacarbazine	C
达那唑	Danazol	X
达托霉素	Daptomycin	B
大观霉素	Spectinomycin	B
丹曲林	Dantrolene	C
单硝酸异山梨酯	Isosorbide mononitrate	C
胆骨化醇	Colecalciferol	A;D——如剂量超过美国的每日推荐摄入量
胆碱水杨酸镁	Choline Magnesium Trisalicylate	C;D——如在妊娠晚期或临近分娩时用药

续表 7-5

药物通用名	英文名	分类
氮卓斯汀	Azelastine	C
氮芥	Chlormethine	D
得帕乐钠	Danaparoid Sodium	B
地尔硫卓	Diltiazem	C
地芬诺酯	Diphenoxylate	C
地氟烷	Desflurane	B
地高辛	Digoxin	C
地红霉素	Dirithromycin	C
地拉韦啶	Delavirdine	C
地洛他定	Desloratadine	C
地美环素	Demeclocycline	D
地诺前列酮	Dinoprostone	C
地匹福林	Dipivefrine	B
地塞米松	Dexamethasone	C;D 如在妊娠早期用药
地索奈德	Desonide	C
地西卢定	Desirudin	C
地西泮	Diazepam	D
地西帕明	Desipramine	C
碘	Iodine	D
碘达酸	Iodamide	D
碘甘油	Iodinated Glycerol	X
碘苷	Idoxuridine	C
碘化钾	Potassium Iodide	D
碘化钠	Sodium iodide	X;D——如作为祛痰药使用
碘化异丙胺	Isopropamide iodide	C
碘塞罗宁	Liothyronine	A
丁苯那嗪	Tetrabenazine	C
丁丙诺啡	Buprenorphine	C
丁卡因	Tetracaine	C
丁螺环酮	Buspirone	B
东莨菪碱	Hyoscine	C

续表 7-5

药物通用名	英文名	分类
毒扁豆碱	Physostigmine	C
对乙酰氨基酚	Paracetamol	B
多巴胺	Dopamine	C
多巴酚丁胺	Dobutamine	B
多库酯钠	Docusate sodium	C
多塞平	Doxepin	C
多噻嗪	Polythiazide	C;D——如用于妊娠高血压患者
多沙普仑	Doxapram	B
多沙唑嗪	Doxazosin	C
多西环素	Doxycycline	D
多西拉敏	Doxylamine	A
多西他赛	Docetaxel	D
多粘菌素 B	Polymyxin B	B
多佐拉敏	Dorzolamide	C
鹅脱氧胆酸	Chenodeoxycholic acid	X
厄贝沙坦	Irbesartan	C;D 如在妊娠中、晚期用药
厄洛替尼	Erlotinib	D
厄他培南	Ertapenem	B
恩夫韦地	Enfuvirtide	B
恩氟烷	Enflurane	B
恩他卡朋	Entacapone	C
二苯基醋酸	Piperidolate	C
二苯西平	Dibenzepin	C
二氮嗪	Diazoxide	C
二氟尼柳	Diflunisal	C;D 如在妊娠晚期或临近分娩时用药
二甲双胍	Metformin	B
二甲茚定	Dimethindene	B
二氯磺胺	Dichlorphenamide	C
二氢丙茶碱	Diprophylline	C
二氢速甾醇	Dihydrotachysterol	A;D 如剂量超过美国的每日推荐摄入量
伐地那非	Vardenafil	B

续表 7-5

药物通用名	英文名	分类
伐地昔布	Valdecoxib	C
伐昔洛韦	Valaciclovir	B
法莫替丁	Famotidine	B
番泻叶苷 A 和 B	Sennosides	A &B C
泛酸	Pantothenic Acid	A;C 如剂量超过美国的每日推荐摄入量
泛昔洛韦	Famciclovir	B
放线菌素	DDactinomycin	C
非洛地平	Felodipine	C
非那西丁	Phenacetin	B
非那雄胺	Finasteride	X
非那吡啶	Phenazopyridine	B
非尼拉敏	Pheniramine	C
非诺贝特	Fenofibrate	C
非诺洛芬	Fenoprofen	B; D——如在妊娠晚期或临近分娩时用药
非诺特罗	Fenoterol	B
非索非那定	Fexofenadine	C
芬氟拉明	Fenfluramine	C
芬太尼	Fentanyl	C; D——如在临近分娩时长期、大量使用
芬特明	Phentermine	C
酚苄明	Phenoxybenzamine	C
酚丙喘宁	Fenoterol	B
酚酞	Phenolphthalein	C
酚妥拉明	Phentolamine	C
奋乃静	Perphenazine	C
呋喃妥因	Nitrofurantoin	B
呋喃唑酮	Furazolidone	C
呋塞米	Furosemide	C;D——如用于妊娠高血压患者
伏立康唑	Voriconazole	D
5-氟脱氧尿苷	Floxuridine	D
氟胞嘧啶	Flucytosine	C
氟比洛芬	Flurbiprofen	C;D——如在妊娠晚期或临近分娩时用药

续表 7-5

药物通用名	英文名	分类
氟达拉滨	Fiudarabine	D
氟伐他汀	Fluvastatin	X
氟奋乃静	Fluphenazine	C
氟伏沙明	Fluvoxamine	C
氟甲睾酮	Fluoxymesterone	X
氟卡尼	Flecainide	C
氟康唑	Fluconazole	C
氟考龙	Fluocortolone	C
氟马西尼	Flumazenil	C
氟美龙	Fluorometholone	C
氟尼缩松	Flunisolide	C
氟尿嘧啶	Fluorouracil	D;X 外用
氟哌啶醇	Haloperidol	C
氟哌利多	Droperidol	C
氟哌噻吨	Flupentixol	C
氟氢可的松	Fludrocortisone	C
氟轻松	Fluocinonide	C
氟他胺	Elutamide	D
氟替卡松	Fluticasone	C
氟西奈德	Huocinolone Acetonide	C
氟西汀	Fluoxitine	C
氟西泮	Flurazepam	X
氟硝西泮	Flunitrazepam	D
氟硝丁酰胺	Flutamide	D
氟新诺龙	Fluocinolone	C
福莫特罗	Formoterol	C
福辛普利	Fosinopril	C;D——如在妊娠中、晚期用药
复方磺胺甲基异恶唑	Co-trimoxazole (sulfamethoxazole&trimethoprim)	C;D——如在分娩前用药
钆喷酸葡胺	Gadopentetic acid	C
钙	Calcium	B

续表 7-5

药物通用名	英文名	分类
甘精胰岛素	Insulin Glargine	C
甘露醇	Mannitol	C
杆菌肽	Bacitracin	C
干扰素 α	Interferon Alfa	C
干扰素 β	Inlerferon Beta	C
干扰素 γ	Interferon Gamma	C
肝素	Heparin	C
睾酮	Testosterone	X
戈那瑞林	Gonadorelin	B
戈舍瑞林	Goserelin	X
格拉司琼	Granisetron	B
格雷沙星	Grepafloxacin	C
格列本脲	Glibenclamide	C
格列吡嗪	Glipizide	C
格列美脲	Glimepiride	C
莨菪碱	Hyoscyamine	C
更昔洛韦	Ganciclovir	C
枸橼酸钾	Potassium Citrate	A
骨化二醇	Calcifediol	C;D 如剂量超过美国的每日推荐摄入量
骨化三醇	Calcitriol	C;D 如剂量超过美国的每日推荐摄入量
胍法辛	Guanfacine	C
胍乙啶	Guanethidine	C
鬼臼毒素	Podophyllotoxin	C
鬼臼属	Podophyllum	C
桂利嗪	Cinnarizine	C
过氧苯甲酰	Benzoyl peroxide	C
海他西林	Hetacillin	B
核黄素	Riboflavin	A; C——如剂量超过美国的每日推荐摄入量
红霉素	Erythromycin	B
红细胞生成素	Erythropoietin	C
后马托品	Homatropine	C

续表 7-5

药物通用名	英文名	分类
琥珀酸雌三醇	Estriol succinate	X
华法林	Warfarin	X
环孢素	Cyclosporin	C
环丙扎林	Cyclobenzaprine	B
环吡酮胺	Ciclopirox	B
环扁桃酯	Cyclandelate	C
环丙沙星	Ciprofloxacin	C
环磷酰胺	Cyclophosphamide	D
环丝氨酸	Cycloserine	C
环戊醇胺酯	Cyclopentolate	C
环戊氯噻嗪	Cyclopenthiazide	C;D——如用于妊娠高血压患者
黄体酮	Progesterone	D
黄酮哌酯	Flavoxate	B
磺胺甲噁唑	Sulfamethoxazole	C; D——如在临近分娩时用药
磺胺甲基噻唑	Sulfamethizole	C; D——如在临近分娩时用药
磺胺美曲	SuHameirole	C; D——如在临近分娩时用药
磺胺嘧啶	Sulfadiazine	C; D——如在临近分娩时用药
磺胺异噁唑	Sulfafurazole	C; D——如在临近分娩时用药
磺胺肝葵纳	Fondaparinux Sodium	B
灰黄霉素	Griseofulvin	C
吉非贝齐	Gemfibrozil	C
吉非替尼	Gefitinib	C
吉西他滨	Gemcitabine	D
己二烯雌酚	Dienestrol	X
己酸羟孕酮	Hydroxyorogesterone caproate	D
己酮可可碱	Pentoxifylline	C
己烯雌酚	Diethylstilbestrol	X
加巴喷丁	Gabapentin	C
加兰他敏	Galantamine	B
加尼瑞克	Ganirelix	X
加替沙星	Gatifloxacin	C

续表 7-5

药物通用名	英文名	分类
加压素	Vasopressin	B
甲氨蝶呤	Methotrexate	X
甲苯磺丁脲	Tolbutamide	C
甲吡咯烷基甲酚噻嗪	Methdilazine	C
甲苯达唑	Mebendazole	C
甲醋唑胺	Methazolamide	C
甲地孕酮	Megestrol	X
甲地嗪	Methdilazine	C
甲芬那酸	Mefenamic acid	C;D——如在妊娠晚期或临近分娩时用药
甲氟喹宁	Mefloquine	C
甲睾酮	Methyltestosterone	X
甲磺酸苯扎托品	Benzatropine mesilate	C
甲磺酸钠黏菌素	Colistimethate sodium	C
甲基多巴	Methyldopa	B
甲氯灭酸钠	Meclofenamate sodium	B;D——如在妊娠晚期或临近分娩时用药
甲氯噻嗪	Methyclothiazide	B;D——如用于妊娠高血压患者
甲哌卡因	Mepivacaine	C
甲泼尼龙	Methylprednisolone	C
甲羟孕酮	Medroxyprogesterone	X
甲巯咪唑	Thiamazole	D
甲炔诺酮	Norgestrel	X
甲硝唑	Metronidazole	B
甲氧苄啶	Trimethoprim	C
甲氧氯普胺	Metoclopramide	B
甲氧沙林	Methoxsalen	C
甲状腺素	Thyroid	A
间羟胺	Metaraminol	C
降钙素	Calcitonin	C
金刚烷胺	Amantadine	C
金硫十二钠	Sodium Aurothiomalate	C
金霉素	Chlortetracycline	D

续表 7-5

药物通用名	英文名	分类
金诺芬	Auranofin	C
肼苯哒嗪	Hydralazine	C
石酸布托啡诺	Butorphanol tartrate	C;D——如在临近分娩时长期、大量使用
聚苯乙烯砜钙	Calcium polystyrene sulfonate	C
聚苯乙烯磺酸钠	Sodium Polystyrene Sulfonate	C
聚维酮碘	Povedone-iodine	D
聚乙二醇干扰素	a2aPeginterferon Alfa2a	C
聚乙二醇干扰素 α2b	Peginterferon Alfa2b	C
卷曲霉素	Capreomycin	C
卡巴胆碱	Carbachol	C
卡巴拉汀	Rivastigmine	B
卡巴胂	Carbarsone	D
卡巴沙明	Carbinoxamine	C
卡巴胂	Carbarsone	D
卡比多巴	Carbidopa	C
卡比马唑	Carbimazole	D
卡泊三醇	Calcipotriol	C
卡铂	Carboplatin	D
卡立普多	Carisoprodol	C
卡马西平	Carbamazipine	D
卡麦角林	Cabergoline	B
卡莫司汀	Carmustine	D
卡那霉素	Kanamycin	D
卡培他滨	Capecitabine	D
卡前列腺素	Carboprost	X
卡替洛尔	Carteolol	C;D——如在妊娠中、晚期用药
卡托普利	Captopril	C;D——如在妊娠中、晚期用药
卡维他洛	Carvedilol	C;D——如在妊娠中、晚期用药
咖啡因	Cafffeine	B
坎地沙坦	Candesartan	C;D——如在妊娠中、晚期用药
抗环血酸	Ascorbic Acid	A; C——如剂量超过美国的每日推荐摄入量

续表 7-5

药物通用名	英文名	分类
抗凝血酶	Ⅲ Antithrombin Ⅲ	B
抗抑制因子凝血复合物	Anti-inhibitor Coagulant Complex	C
考来替泊	Colestipo	B
考来烯胺	Colestyramine	C
可待因	Codeine	C;D—如在临近分娩时长期、大量使用
可的松	Cortisone	C;D——如在妊娠早期用药
康复龙	Oxymetholone	X
可乐定	Clonidine	C
克拉布兰酸	Clavulanic acid	B
克拉霉素	Clarithromycin	C
克利溴铵	Clidinium bromide	C
克林霉素	Clindamycin	B
克拉屈滨	Cladribine	D
克拉维酸	Clavulanic Acid	B
克罗米通	Crotamiton	C
克霉唑	Clotrimazole	B
克塞平	Loxapine	C
奎尼丁	Quinidine	C
奎宁	Quinine	X;产品制造商提供的资料
喹硫平	Quetiapine	C
喹那普利	Quinapril	C;D——如在妊娠中、晚期用药
拉贝拉唑	Rabeprazole	B
拉贝洛尔	Labetalol	C;D——如在妊娠中、晚期用药
拉布立酶	Rasburicase	C
拉米夫定	Lamivudine	C
拉莫三嗪	Lamotrigine	C
拉坦前列素	Latanoprost	C
来氟米特	Leflunomide	X
来匹卢定	Lepirudin	B
来曲唑	Letrozole	D
赖氨酸甲压素	Lypressin	C

续表 7-5

药物通用名	英文名	分类
赖脯胰岛素	Insullin Lispro	B
赖诺普利	Lisinopril	C;D——如在妊娠中、晚期用药
兰索拉唑	Lansoprazole	B
莨菪碱	Hyoscyamine	C
劳拉西泮	Lorazepam	D
雷贝拉唑	Rabeprazole	B
雷洛昔芬	Raloxifene	X
雷米普利	Ramipril	C;D——如在妊娠中、晚期用药
雷尼替丁	Ranitidine	B
锂	Lithium	D
利巴韦林	Ribavirin	X
利多卡因	Lidocaine	B
利福布汀	Rifabutin	B
利福喷汀	Rifapentine	C
利美索龙	Rimexolone	C
利培酮	Risperidone	C
利塞膦酸	Risedronic Acid	C
利托君	Ritodrine	B
福平	Rifampicin	C
利鲁唑	Riluzole	C
利奈孕酮	Lynestrenol	D
利司培酮	Risperidone	C
利托那韦	Ritonavir	B
利妥昔单抗	Rituximab	C
利血平	Reserpine	C
链激酶	Streptokinase	C
α 链霉素	Dornase Alfa	B
利链霉素	Streptomycin	D
两性霉素	BAmphotericin B	B
亮丙瑞林	Leuprorilin	X
林旦	Lindane	C

续表 7-5

药物通用名	英文名	分类
林克霉素	Lincomycin	B
磷霉素	Fosfomycin	B
磷酸氟达拉滨	Fludarabine phosphate	D
磷酸钙	Calcium phosphate	C
膦甲酸钠	Foscarnet sodium	C
硫胺	Thiamine	A;C—如剂量超过美国的每日推荐摄入量
硫代苹果酸金钠	Sodium aurothiomalate	C
硫利达嗪	Thioridazine	C
巯鸟嘌呤	Tioguanine	D
硫喷妥钠	Thiopental Sodium	C
硫普罗宁	Thiopropazate	C
硫普哌嗪	Thiopropazate	C
硫酸镁	Magnesium Sulfate	B
硫酸鱼精蛋白	Protamine Sulfate	C
硫糖铝	Sucralfate	B
硫唑嘌呤	Azathioprine	D
柳氮磺吡啶	Sulfasalazine	B;D—如在临近分娩时使用
六甲蜜胺	Altretamine	D
六氯酚	Hexachlorophene	C
氯草酸钾	Dpoussium Clorazepate	D
氯胺酮	Ketamine	B
氯贝胆碱	Bethanechol Chloride	C
氯贝丁酯	Clofibrate	C
氯倍他索	Clobetasol	C
氯苯那敏	Chlorphenamine	B
氯吡格雷	Clopidigrel	B
氯丙嗪	Chlorpromazine	C
氯氮平	Clozapine	B
氯氮卓	Chlordiazepoxide	D
氯法齐明	Clofazimine	C
氯胍	Proguanil	B

续表 7-5

药物通用名	英文名	分类
氯化氨甲酰甲胆碱	Bethanechol chloride	C
氯化琥珀胆碱	Suxamethonium Chloride	C
氯化筒箭毒碱	lubocurarine ChlorideK	C
氯化乙酰胆碱	Acetylcteline Chloride	C
氯化铵	Ammonium chloride	B
氯化钙	Calcium chloride	C
氯化钾	Potassium chloride	A
氯化乙酰胆碱	Acetylcholine chloride	C
氯环嗪	Chlorcyclizine	C
氯磺苯脲	Chlorpropamide	C
氯甲稀土霉素	Meclocycline	B
氯已定	Chlorhexidine	B
氯喹	Chloroquine	C
氯雷他定	Loratadine	B
氯马斯汀	Clemastine	B
氯霉素	Chloramphenicol	C
氯米芬	Clomifene	X
氯米帕明	Clomipramine	C
氯普噻吨	Zuclopenthixol	C
氯噻嗪	Chlorothiazide	C;D——如用于妊娠高血压患者
氯噻酮	Chlortalidone	B;D——如用于妊娠高血压患者
氯沙坦	Losartan	C;D——如用于妊娠高血压患者
氯替泼诺	Loteprednol Eubonate	C
氯烯雌醚	Chlorotrianisene	X
氯硝西泮	Clonazepam	D
氯唑沙宗	Chlorzoxazone	C
氯唑西林	Cioxacillin	B
罗非昔布	Rofecoxib	C;D——如在妊娠晚期或临近分娩时用药
罗格列酮	Rosiglitazone	C
罗库溴铵	Rocuronium Bromide	C
罗匹尼罗	Ropinirole	C

续表 7-5

药物通用名	英文名	分类
螺内酯	Spironolactone	C;D——如用于妊娠高血压患者
螺旋霉素	Spiramycin	C
洛伐他汀	Lovastatin	X
洛度沙胺	Lodoxamide	B
拉卡比	Loracarbef	B
洛莫司汀	Lomustine	D
洛美沙星	Lomefloxacin	C
洛洛哌丁胺	Loperamide	B
洛匹那韦	Lopinavir	C
麻黄碱	Ephedrine	C
马拉硫磷	Malathion	B
马普替林	Maprotiline	B
马吲哚	Mazindol	C
吗啡	Morphine	C;D——如在临近分娩时长期、大量使用
麦角胺	Ergotamine	X
麦角钙化醇	Ergocalciferol	A;D——如剂量超过美国的每日推荐摄入量
麦角新碱	Ergometrine	X
麦考酚酸	Mycophenolic Acide	D
毛果芸香碱	Pilocarpine	C
毛花苷丙	Lanatoside	C　C
美雌醇	Mestranol	X
美法仑	Melphalan	D
美格鲁特	Miglustat	X
美金刚	Memantine	X
美克洛嗪	Meclozine	B
美洛培南	Meropenem	B
美洛西林	Mezlocillin	B
美洛昔康	Meloxicam	B
美沙拉嗪	Mesalazine	B
美沙酮	Methadone	C;D——如在临近分娩时长期、大量使用
美司钠	Mesna	B

续表 7-5

药物通用名	英文名	分类
美索巴莫	Methocarbamol	C
美索达嗪	Mesoridazine	C
美托拉宗	Metolazone	B;D——如用于妊娠高血压患者
毛花洋地黄苷	CLanatoside	C C
霉酚酸	Mycophenolic acid	C
美法仑	Melphalan	D
美洛地尔	Minoxidil	C
美托洛尔	Metoprolol	C;D——如在妊娠中、晚期用药
美西律	Mexiletine	C
门冬酰胺酶	Asparaginase	C
门冬胰岛素	Insulin Aspart	B
孟鲁司特	Montelukast	B
咪达唑仑	Midazolam	D
咪康唑	Miconazole	C
咪喹莫特	Imiquimod	B
米氮平	Mirtazapine	C
米多君	Midodrine	C
米非司酮	Mifepristone	X
米力农	Milrinone	C
米诺地尔	Minoxidil	C
米诺环素	Mitnocycline	D
米索前列醇	Misoprostol	X
米托恩醌	Mitoxantrone	D
眠尔通	Meprobamate	D
免疫球蛋白	Immunoglobulin	C
莫达非尼	Modafinil	C
莫尔普利	Moexipril	C;D——如在妊娠中、晚期用药
莫林酮	Molindone	C
莫米松	Mometasone	C
莫匹罗星	Mupirocin	B
莫西沙星	Moxifloxacin	C

续表 7-5

药物通用名	英文名	分类
那法瑞林	Nafarelin	X
那格列奈	Nateglinide	C
那拉曲坦	Naratriptan	C
那屈肝素钙	Nadroparin calcium	B
纳多洛尔	Nadolol	C;D——如在妊娠中、晚期用药
纳布啡	Nalbuphine	B; D——如在临近分娩时长期、大量使用
纳洛酮	Naloxone	B
纳曲酮	Naltrexone	C
纳他霉素	Natamycin	C
奈非那韦	Nelfinavir	B
奈替米星	Netilmicin	D
奈韦拉平	Nevirapine	C
萘丁美酮	Nabumetone	C; D——如在妊娠晚期或临近分娩时用药
萘啶酸	Nalidixic Acid	C
萘多罗米	Nedocromil	B
萘夫西林	Nafcillin	B
萘普生	Naproxen	B;D——如在妊娠晚期或临近分娩时用药
南诺龙	Nandrolone	X
尼古丁	Nicotine	C
尼卡地平	Nicardipine	C
尼鲁米特	Nilutamide	C
尼莫地平	Nimodipine	C
尼扎替丁	Nizatidine	B
尿促卵泡素	Urofollitropin	X
尿促性素	Human Menopausal Gonadotrophin	X
尿促性素	Menotrophin	X
尿激霉	Urokinase	B
凝血因子	IX FactoIX	C
凝血因子	Ⅷ FactorⅧ	C
凝血因子	XⅢ　FactorXⅢ	C
诺氟沙星	Norfloxacin	C;妊娠妇女慎用,尤其是妊娠早期

续表 7-5

药物通用名	英文名	分类
诺龙	Nandrolone	X
帕利珠单抗	Palivizumab	C
帕罗西汀	Paroxetine	C
帕米膦酸	Pamidronate	C
哌吡庚啶	Azatadine	B
哌甲酯	Methylphenidate	C
哌拉西林	Piperacillin	B
哌迷清	Pimozide	C
哌嗪	Piperazine	B
哌嗪雌酮硫酸酯	Estropipate	X
呱替啶	Pethidine	B; D——如在临近分娩时长期、大量使用
哌唑嗪	Prazosin	C
泮库溴铵	Pancuronium bromide	C
泮托拉唑	Pantoprazole	B
培高利特甲磺酸盐	Pergolide mesilate	B
培哚普利	Perindopril	C;D——如在妊娠中、晚期用药
培高利特	Pergolide	B
培美曲塞	Pemetrexed	D
喷布洛尔	Penbutolol	C;D——如在妊娠中、晚期用药
喷他脒脒	Pentamidine	C
喷他佐辛	Pentazocine	C; D——如在临近分娩时长期、大量使用
喷昔洛韦	Penciclovir	B
硼替佐米	Bortezomib	D
匹莫林	Pemoline	B
匹莫齐特	Pimozide	C
品多洛尔	Pindolol	B;D——如在妊娠中、晚期用药
泼尼松	Prednisone	C;D——如在妊娠中、晚期用药
泼尼松龙	Prednisolone	C; D——如在妊娠早期用药
扑米酮	Primidone	D
扑灭司林	Permethrin	B
葡糖酸钾	Potassium Gluconate	A

续表 7-5

药物通用名	英文名	分类
葡萄糖酸钙	Calcium Gluconate	C
普伐他汀	Pravastatin	X
普环啶	Procyclidine	C
普拉克索	Pramipexole	C
普鲁卡因胺	Procainamide	C
普鲁卡因青霉素	Procaine Penicillin	B
普鲁氯哌嗪	Prochlorperazine	C
普罗布考	Probucol	B
普罗帕酮	Propafenone	C
普马嗪	Promazine	C
普萘洛尔	Propranolol	C;D——如在妊娠中、晚期用药
齐多夫定	Zidovudine	C
齐拉西酮	Ziprasidone	C
前列地尔	Alprostadil	X
前列腺素	Alprostadil	X
羟保泰松	Oxyphenbutzaone	C; D——如在妊娠晚期或临近分娩时用药
羟苯环嘧	Oxyphencyclimine	C
羟丁安	Oxybutynin	B
羟钴素	Hydroxocobalamin	A; C——如剂量超过美国的每日推荐摄入量
羟基安定	Temazepam	X
羟甲唑琳	Oxymetazoline	C
羟基脲	Hydroxycarbamide	D
羟甲烯龙	Oxymetholone	X
羟氯喹	Hydroxychloroquine	C
羟嗪	Hydroxyzine	C
羟乙哌吖	Opipramol	D
青霉胺	Penicillamine	D
青霉素	VPhenoxymethylpenicillin	B
氢氟甲噻嗪	Hydroflumethiazide	C; D——如用于妊娠高血压患者
氢化可的松	Hydrocortisone	C;D——如在妊娠早期用药
氢可酮	Hydrocodone	C; D——如在临近分娩时长期、大量使用

续表 7-5

药物通用名	英文名	分类
氢氯噻嗪	Hydrochlorothiazide	B；D——如用于妊娠高、血压患者
庆大霉素	Gentamicin	C
y-球蛋白	Gamma Globulin	C
秋水仙碱	Colchicine	D
巯嘌呤	Mercaptopurine	D
曲安西龙	Triamicinolone	C
曲吡那敏	Tripelennamine	B
曲伏前列素	Travoprosi	C
曲氟尿苷	Trifluridine	C
曲氧沙星	Trovafloxacin	C
曲马多	Tramadol	C
曲米帕明	Trimipramine	C
曲普利啶	Triprolidine	C
曲普瑞林	Triptorelin	X
曲妥珠单抗	Trastuzumab	B
去氨加压素	Desmopressin	B
去甲肾上腺素	Norepenephrine	C
去甲替林	Nortriptyline	D
去甲氧基柔红霉素	Idarubicin	D
去羟肌苷	Didanosine	B
去铁胺	Deferoxamine	C
去氧米松	Desoximetasone	C
去氧肾上腺素	Phenylephrine	C
去乙酰毛花苷	Deslanoside	C
曲唑酮	Trazodone	C
炔雌醇	Ethinyl estradiol	X
炔诺酮	Norethisterone	X
炔孕酮	Ethisterone	D
炔诺孕酮	Norgestrel	X
群多普利	Trandolapril	C;D——如在妊娠中、晚期用药
人免疫球蛋白	Human immunoglobulin	C

续表 7-5

药物通用名	英文名	分类
壬二酸	Azelaic acid	B
绒促性素	Chorionic gonadotrophin	X
柔红霉素	Daunorubicin	D
鞣酸后叶加压素	Vasopressin tannate	B
肉碱	Carnitine	B
乳果糖	Lactulose	B
乳酸钙	Calcium Lactate	C
瑞格列奈	Repaglinide	C
瑞舒伐他汀	Rosuvastatin	X
瑞维肝素钠	Reviparin Sodium	B
塞来昔布	Celecoxib	C；D——如在妊娠晚期或临近分娩时用药
塞利洛尔	Celiprolol	B;D——如在妊娠中、晚期用药
噻康唑	Tioconazole	C
噻氯匹定	Ticlopidine	B
噻吗洛尔	Timolol	C;D——如在妊娠中、晚期用药
噻替哌	Thiotepa	D
赛克利嗪	Cyclizine	B
三碘甲状腺氨酸	Liothyronine	A
三甲曲沙	Trimertexate	D
三氟拉嗪	Trifluoperazine	C
三氟噻吨	Flupentixol	C
三甲丙米嗪	Trimipramine	C
三聚乙醛	Paraldehyde	C
三氯噻嗪	Trichlormethiazide	C；D——如用于妊娠高血压患者
三硝酸甘油酯	Glyceryl trinitrate	C
三乙酰竹桃霉素	Troleandomycin	C
三唑仑	Triazolam	X
色甘酸	Cromoglicic Acid	B
沙丁胺醇	Salbutamol	C
沙格司亭	Sargramostim	C
沙奎那韦	Saquinavir	B

续表 7-5

药物通用名	英文名	分类
沙利度胺	Thalidomide	X
沙美特罗	Salmeteror	C
舍曲林	Sertraline	B
肾上腺素	Epinephrine	C
生长激素	Somatropin	C
生长抑素	Somatostatin	B
舒芬太尼	Sufentanil	C；D——如在临近分娩时长期、大量使用
舒林酸	Sulindac	C；D——如在妊娠晚期或临近分娩时用药
舒马普坦	Sumatriptan	C
鼠李蒽酚	Casanthranol	C
双硫仑	Disulfiram	C
双氯芬酸	Diclofenac	C；D——如在妊娠晚期或临近分娩时用药
双氯青霉素	Dicloxacillin	B
双嘧达莫	Dipyridamole	B
双氢麦角胺	Dihydroergotamine	X
双水杨酯	Salsalate	C;D——如用于妊娠晚期
水合氯醛	Chloral Hydrate	C
水合松油二醇	Terpin Hydrate	D
水杨酸铋	Bismuth Salicylate	C
顺苯磺阿曲库铵	Cisatracurium Besliate	B
顺铂	Cisplatin	D
司来吉兰	Selegiline	C
司帕沙星	Sparfloxacin	C 仅用于妊娠早期
司他夫定	Stavudine	C
司坦唑醇	Stanozolol	X
司维拉姆	Sevelamer	C
斯泰夫丁	Stavudine	C
四环素	Tetracycline	D
四硝酸戊四醇	Pentaerythrityl tetranitrate	C
四乙秋兰母化二硫	Disulfiram	C
羧苄西林	Carbenicillin	B

续表 7-5

药物通用名	英文名	分类
缩宫素	Oxytocin	X
索他洛尔	Sotalol	B;D——如在妊娠中、晚期用药
他达拉非	Tadaiafil	B
他克林	Tacrine	C
他克莫司	Tacrolimus	C
他莫昔芬	Tamoxifen	D
他扎罗汀	Tazarotene	X
泰利霉素	Telithromycin	C
坦索罗辛	Tamsulosin	B
碳酸钙	Calcium carbonate	C
碳酸镁	Magnesium carbonate	B
碳酸氢钠	Sodium bicarbonate	C
特比萘芬	Terbinafine	B
特布他林	Terbutaline	B
特非那定	Terfenadine	C
特康唑	Terconazole	C
特拉唑嗪	Terazosin	C
替加色罗	Tegaserod	B
替卡西林	Ticarcillin	B
替鲁屈特酸	Tiludronic Acid	C
替马西泮	Temazepam	X
替米沙坦	Telmisartan	C;D——如在妊娠中、晚期用药
替真唑胺	Temozolomide	D
替尼泊苷	Teniposide	D
替特普酶	Tenecteplase	C
亭扎肝素钠	Tinzaparin Sodium	B
酮康唑	Ketoconazole	C
酮咯酸	Ketorolac	C; D——如在妊娠晚期或临近分娩时用药
酮洛芬	Ketoprofen	B; D——如在妊娠晚期或临近分娩时用药
酮替芬	Ketotifen	C
头孢氨苄	Cefalexin	B

续表 7-5

药物通用名	英文名	分类
头孢吡肟	Cefepime	B
头弛丙烯	Cefprozil	B
头弛泊肟	Cefpodoxime	B
头孢布烯	Ceftibuten	B
头弛地尼	Cefdinir	B
头孢呋辛	Cefuroxime	B
头孢克洛	Cefaclor	B
头孢克肟	Cefixime	B
头孢拉啶	Cefradine	B
头孢雷特	Ceforanide	B
头孢美唑	Cefmetazole	B
头孢孟多	Cefamandole	B
头孢尼西	Cefonicid	B
头孢哌酮	Cefoperazone	B
头孢匹林	Cefapirin	B
头孢羟氨苄	Cefadroxil	B
头孢曲松	Ceftriaxone	B
头孢噻吩	Cefalotin	B
头孢噻肟	Cefotaxime	B
头孢三嗪	Cefatrizine	B
头孢他啶	Ceftazidime	B
头孢替坦钠	Cefotetan disodium	B
头孢妥仑	Cefditoren	B
头孢西丁	Cefoxitin	B
头孢唑啉	Cefazolin	B
头孢唑肟	Ceftizoxime	B
土霉素	Oxytetracycline	D
吐根	Ipecacuanha	C
托吡卡胺	Tropicamide	C
托吡酯	Topiramate	C
托卡朋	Tolcapone	C

续表 7-5

药物通用名	英文名	分类
托拉塞米	Torasemide	B
托美汀	Tolmetin	C；D——如在妊娠晚期或临近分娩时用药
托莫西汀	Atomoxetine	C
托瑞米芬	Toremifene	D
托特罗定	Tolterodine	C
托西溴苄胺	Bretylium Tosilate	C
妥布霉素	Tobramycin	D
妥卡胺	Tocainide	C
妥拉磺脲	Tolazamide	C
妥拉唑啉	Tolazoline	C
拓扑替康	Topotecan	D
万古霉素	Vancomycin	B
维甲酸	Tretinoin	D 仅用于妊娠早期
维库溴胺	Vecuronium Bromide	C
维拉帕米	Verapamil	C
维替泊芬	Verteporfin	C
维生素 E	Vitamin E	A；C——如剂量超过美国的每日推荐摄入量
维生素 D	Vitamin D	A；D——如剂量超过美国的每日推荐摄入量
伪麻黄碱	Pseudoephedrine	C
文拉法辛	Venlafaxine	C
乌洛托品	Methenamine	C
乌诺前列酮	Unoprostone	C
戊巴比妥	Pentobarbitone	D
戊四硝酯	Pentaerithrityl Tetranitrate	C
戊烷脒	Pentamidine	C
西地那非	Sildenafil	B
西多法韦	Cidofovir	C
西甲硅油	Simeticone	C
西拉普利	Cilazapril	C；D——如在妊娠中、晚期用药
西立伐他汀钠	Cerivastatin sodium	X
西罗莫司	Sirolimus	C

续表 7-5

药物通用名	英文名	分类
西洛他唑	Cilostazol	C
西咪替丁	Cimetidine	B
西诺沙星	Cinoxacin	C
西曲瑞克	Cetrorelix	X
沙比利	Cisapride	C
西司他丁	Cilastatin	C
西酞普兰	Citalopram	C
西普利嗪	Cetirizine	B
西妥普单抗	Cetuximab	C
烯丙吗啡	Nalorphine	D
腺苷	Adenosine	C
香豆素	Coumarin	X
硝苯地平	Nifedipine	C
硝普钠	Sodium Nitroprusside	C
硝酸甘油	Glyceryl Trinitrate	C
硝酸异山梨酯	Isosorbide Dinitrate	C
缬更昔洛韦	Valganciclovir	C
缬沙坦	Valsartan	C;D——如在妊娠中、晚期用药
辛伐他汀	Simvastatin	X
新霉素	Neomycin	C
新斯的明	Neostigmine	C
A 型肉毒毒素	Botulinum A Toxin	C
胸腺肽	Thymalfasin	C
熊去氧胆酸	Ursodeoxycholic Add	B
溴苯那敏	Brompheniramine	C
溴吡斯的明	Pyridostigmine Bromide	C
溴丙胺太林	Propantheline Bromide	C
溴美喷酯	Mepenzolate Bromide	C
血管加压素	Vasopressin	B
洗必泰	Chlorhexidine	B
溴化布托品	Butropium bromide	C

续表 7-5

药物通用名	英文名	分类
溴化甲哌佐	Mepenzolate bromide	C
溴莫尼定	Brimonidine	B
溴隐停	Brorocriptine	C
亚胺培南	Imipenem	C
亚叶酸钙	Calcium folinate	C
烟醇	Nicotinyl alcohol	C
烟酰胺	Necotinamide	A;C——如剂量超过美国的每日推荐摄入量
盐酸阿洛司琼	Alosetron Hydrochloride	B
盐酸雷米芬太尼	Remifentanil Hydrochloride	C
盐酸曲恩汀	Trientine Hydrochloride	C
盐酸丙氧苯卡因	Proparacaine hydrochloride	C
盐酸灭吐灵	Metocloppromide hydrochloride	B
盐酸纳曲酮	Naltmrexone hydrochloride	C
盐酸萘发唑酮	Nefazodone hydrochloride	C
盐酸文拉法辛	Venlafaxine hydrochloride	C
盐酸罂粟碱	Papaverine hydrochloride	C
洋地黄毒苷	Digitoxin	C
氧氟沙星	Ofloxacin	C;妊娠妇女慎用,尤其是妊娠早期
氧烯洛尔	Oxprenolol	C; D——如在妊娠中、晚期用药
氧雄龙	Oxandrolone	X
叶酸	Folic acid	A;C——如剂量超过美国的每日推荐摄入量
伊班磷酸	Ibandronate	C
伊达比星	Idarubicin	D
伊发单抗	Efalizumab	C
伊立替康	Irinotecan	D
伊洛前列素	Hoprost	C
伊马替尼	Imatinib	D
伊米苷酶	Imigiucerase	C
伊曲康唑	Itraconazole	C
伊维菌素	Ivermectin	C

续表 7-5

药物通用名	英文名	分类
依非韦伦	Efavirenz	D
依酚氯铵	Edrophonium Chloride	C
依美司汀	Emedastine	B
依那普利	Enalapril	C；D——如在妊娠中、晚期用药
伊贝沙坦	Irbesartan	C；D——如在妊娠中、晚期用药
伊非韦伦	Efavirenz	C
109.伊拉地平	Isradipine	C
依诺肝素	Enoxaparin	B
依诺沙星	Enoxacin	C
依匹斯汀	Epinastine	C
依前列醇	Epoprostenol	B
依索庚嗪	Ethoheptazine	C
依他尼酸	Etacrynic Acid	B；D——如用于妊娠高血压患者
依他凝血素α	Eptacog Alfa(activated)	C
依他西脱	Etanercept	B
依替非特	Eptifibat.de	B
依替膦酸	Etidronic Acid	B
依托泊苷	Etoposide	D
依托度酸	Etodolac	C；D——如在妊娠晚期或临近分娩时用药
依托咪酯	Etomidate	C
依西美坦	Exemestane	D
胰岛素	Insulin	C
胰脂肪酶	Pancrelipase	C
(胰)高血糖素	Glucagon	B
乙胺丁醇	Ethambutol	B
乙胺嘧啶	Pyrimethamine	C
乙琥胺	Ethosuximide	C
乙硫异烟胺	Ethionamide	C
乙炔雌二醇甲酯	Mestranol	X
乙酰半胱氨酸	Acetylcysteine	B
乙酰苯磺酰环己脲	Acetohexamide	C

续表 7-5

药物通用名	英文名	分类
乙酰唑胺	Acetazolamide	C
异丙酚	Propofol	B
异丙嗪	Promethazine	C
异丙肾上腺素	Isoprenaline	C
异丙托溴胺	Ipratropium bromide	B
异环磷酰胺	Ifosfamide	D
益康唑	Econazole	C;不宜使用,尤其是妊娠早期
异美丁	Isomethepene	C
伊曲康唑	Itraconazole	C
异炔诺酮	Noretynodrel	X
异维甲酸	Isotretinoin	X
异戊巴比妥	Amobarbital	D;B——产品制造商提供的资料
异烟肼	Isoniazid	C
抑肽酶	Aprotinin	B
吲达帕胺	Indapamide	B;D——如用于妊娠高血压患者
吲哚洛尔	PindololB;	D——如在妊娠中、晚期用药
吲哚美辛	Indometacin	B;D 如持续使用超过 48 小时,或在妊娠 34 周以后用药
茚地那韦	Indinavir	C
英夫利西单抗	Infliximab	B
荧光素	Fluorescein	C
右芬氟拉明	Dexfenfluramine	C
右氯苯那敏	Dexchlorpheniramine	B
右美沙芬	Dextromthorphan	C
右美托咪定	Dexmedetomidine	C
右溴苯那敏	Dexbrompheniramine	B
右旋糖酐	Dextran	C
右旋糖酐铁	Iron dextran	C
右旋溴苯吡胺	Dexbrompheniramine	C
愈创木酚甘油醚	Guaifenesin	C
扎鲁司特	Zafirlukast	B

续表 7-5

药物通用名	英文名	分类
扎那米韦	Zanamivir	B
扎西他宾	Zalcitabine	C
樟脑	Camphor	C
镇痛新	Pentazocine	C;D——如在临近分娩时长期、大量使用
植物甲萘醌	Phytomenadione	C
酯类	Lipids	C
制霉菌素	Nystatin	C
珠氯噻醇	Zuclopenthixol	C
紫杉醇	Paclitaxel	D
紫杉特尔	Docetaxel	D
足叶乙苷	Etoposide	D
左甲状腺素钠	Levothyroxine sodium	A
左卡巴斯汀	Levocabastine	C
左炔诺孕酮	Levonorgestrel	X
左西替利嗪	Levocetirizine	B
左旋布比卡因	Levobupivacaine	B
左旋布诺洛尔	Levobunolol	C
左旋多巴	Levodopa	C
左旋咪唑	Levamisole	C
左旋氧氟沙星	Levofloxacin	C;禁用于妊娠早期
左乙拉西坦	Levetiracetam	C
佐米曲普坦	Zolmitriptan	C
唑吡坦	Zolpidem	B
唑来磷酸	Zoledronic acid	D

表 7-5 是根据药物对胎儿的危险性而进行危害等级(即 A、B、C、D、X 级)的分类表。这一分类表便于用药者给孕妇用药时迅速查阅。危害等级的标准是美国药物和食品管理局(FDA)颁布的。某些药物标准有两个不同的危害性级别,是因为其危害性可因用药持续时间不同所致。分级标准如下:

A 级:妊娠期患者可安全使用,在有对照组的研究中,在妊娠 3 个月的妇女未见到对胎儿危害的迹象(并且也没有对其后 6 个月的危害性的证据),可能对胎儿的影响甚微。

B 级:在明确指征时慎用在动物繁殖性研究中(并未进行孕妇的对照研究),未见到对胎儿的不良影响。在动物繁殖性研究中表现有副作用,这些副作用并未在妊娠3个月的妇女得到证实(也没有对其后6个月的危害性的证据)。

C级:在确有应用指征时,充分权衡利弊决定是否选用,在动物的研究证明它有对胎儿的副作用(致畸或杀死胚胎)但并未在对照组的妇女进行研究,或没有在妇女和动物并行地进行研究。本类药物只有在权衡了对妇女的好处大于对胎儿的危害之后,方可应用。

D级:避免应用,但在确有应用指征,且患者收益大于可能的风险时严密观察下慎用有对胎儿的危害性的明确证据,尽管有危害性,但孕妇用药后有绝对的好处(例如孕妇受到死亡的威胁或患有严重的疾病,因此需用它,如应用其他药物虽然安全但无效)。

X级:禁用在动物或人的研究表明它可使胎儿异常。或根据经验认为在人,或在动物,是有危害性的。在孕妇应用这类药物显然是无益的。本类药物禁用于妊娠或将妊娠的患者。

(张婷、职云晓、王瑞霞)

第二篇　胎儿医学

胎儿医学(Fetal Medicine)起源于“胎儿是患者”的理念。胎儿医学是涉及基础医学和临床医学多个领域(如遗传学、分子生物学、产科、儿科、外科)的新兴学科。胎儿医学关注的是所有可能影响胎儿的疾病,以及对这些疾病的诊断与治疗。2000年以来,随着医疗技术的进步,对病理生理的了解,胎儿医学从某些遗传病的产前诊断发展到胎儿外科治疗,取得举世瞩目的突破。本编按照胎儿的各系统畸形进行分类,简述临床常见胎儿发育异常的病因及病理、超声表现、遗传相关、预后及产科处理。

第八章　胎儿神经系统畸形

第一节　无脑儿及露脑畸形

一、病因病理

无脑儿病因不明，可能多因素所致，包括遗传、环境、致畸因子如射线、水杨酸盐、染色体异常等。露脑畸形为偶发疾病，致病原因不明。

病理上，眼眶以上头颅的皮肤、肌肉、骨、硬脑膜全部消失。在早期露脑阶段，可有完整的大脑半球，表面覆有薄膜，但脑结构可极度异常。随着软脑膜的破裂，脑袢漂浮于羊水之中，最后脑袢破碎脱落于羊水之中。在无脑儿阶段，大脑半球已经基本脱尽，仅存在散在的岛样组织，与血管和结缔组织形成一团样物，其内含有脉络丛组织。一般来说，小脑，脑干和脑神经尚正常。

二、超声表现

(1)无脑儿畸形　胎儿颅骨光环缺失，无大脑组织回声显示。胎儿头颅横切面不能显示椭圆形的强回声光环，仅见颅底部骨化结构；沿颈项部脊柱方向纵切时，脊柱头侧不能显示颅骨光环及大脑组织，仅显示颅底部强回声的骨化结构及部分脑干与中脑组织，有人称之为“瘤结”，见图 8-1、图 8-2；从面部做正中矢状切面，可显示顶颌径明显缩短。在面部横切和冠状切面上，胎儿面部眼眶平浅致使眼球突出，似青蛙眼。

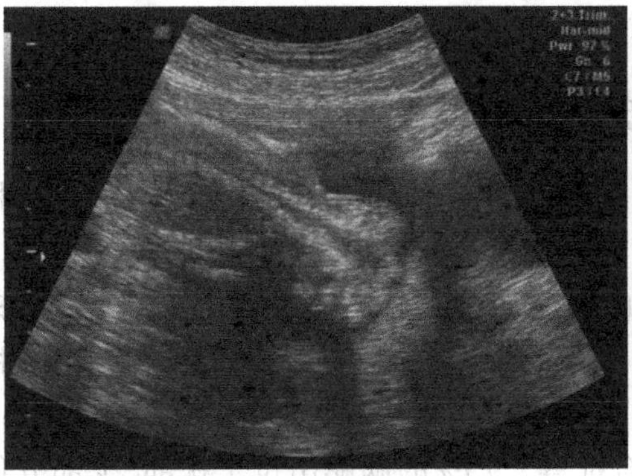

图 8-1　无脑儿

脊柱头侧不能显示颅骨光环及大脑组织

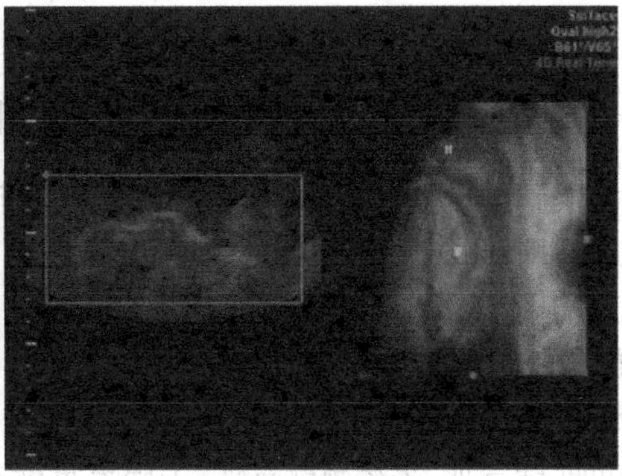

图 8-2　无脑儿

颅底上方可见“瘤结”

(2)露脑畸形　胎儿颅骨强回声光环缺失，脑组织浸泡于羊水中，且脑的表面不规则，脑内结构紊乱，正常颅内解剖结构分辨不清，脑组织回声增强，不均匀，见图 8-3、图 8-4。实时动态超声下，可显示胎手碰触暴露在羊水中的脑组织，羊水暗区浑浊，大量光点漂浮于羊水中，呈"牛奶状"。随着孕龄的增加，胎儿颅内脑组织可越来越少，直至显示不出大脑组织回声而成为无脑畸形。

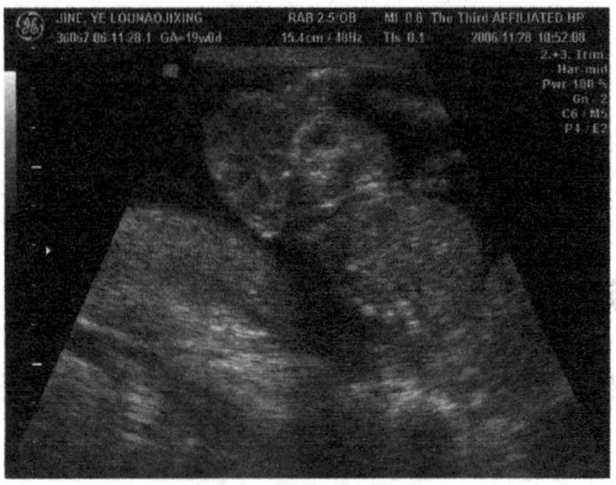

图 8-3　露脑畸形

胎儿颅骨光环消失，脑组织浸泡于羊水中

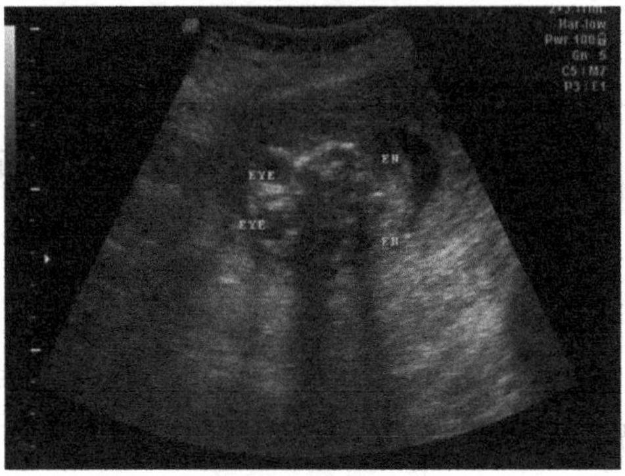

图 8-4　露脑畸形

脑内结构紊乱，脑组织回声不均

(3)50%以上无脑儿畸形或露脑畸形合并开放性脊柱裂，部分合并足内翻，唇腭裂，肺发育不良，脐膨出，腹裂等，常伴有羊水过多。

(4)双胎或三胎等多胎妊娠时，亦可合并一胎无脑畸形或露脑畸形，此时注意与单绒双羊之无心无脑畸胎相鉴别。

三、预后及临床处理

无脑儿及颅脑畸形均不能存活。无论任何孕周，发现后均需及时终止妊娠。

大多数无脑儿是多种原因引起的，再发风险为 2%～5%。如果无脑儿合并其他畸形，应行染色体核型分析。

第二节　脑膨出

一、病因病理

脑膨出是颅内结构通过颅骨缺损处而疝出。分为脑脊膜膨出及脑膨出。前者膨出物仅含有脑脊液，后者含有脑脊液和脑组织。

病因不明，一般认为是由于在胚胎发育时神经管前端未完全闭合所致。孕妇风疹、糖尿病、接触致畸物如 X 射线等，维生素 A 中毒等均可引起脑膨出。75%合并中枢神经系统畸形，其中 44%合并染色体异常。很多综合征也可合并脑膨出，如 Meckel-Gruber 综合征、华法林综合征、羊膜束带综合征等。75%的脑膨出位于枕部，少部分位于前额和顶部。

二、超声表现

(1)脑膨出及脑膜膨出　颅骨缺损,显示颅骨强回声连续性中断。

(2)脑膨出　颅骨缺损处突向外可显示有不均质脑组织的低回声,有包膜,见图8-5;脑膜膨出:颅骨缺损处突向外可显示囊性无回声,囊壁较薄,内透声佳。脑膜脑膨出:颅骨缺损处突向外可同时显示脑组织和囊性无回声。

(3)脑组织膨出　较多时可合并小头畸形,此外还常伴有脑积水、开放性脊柱裂等畸形。

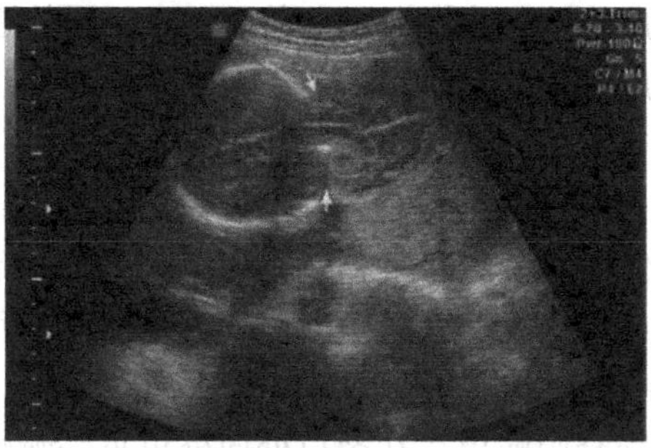

图8-5　脑膨出
颅骨缺损突向外可见不均质低回声

三、预后及临床科处理

存活率低,约21%左右。存活者常合并智力低下及严重的发育迟缓。存活者的预后取决于包块内有无脑组织及脑组织膨出的多少、是否存在小头畸形、有否脑积水及合并其他畸形。

对于早期超声发现的脑膨出,见图8-5,应该建议终止妊娠。对于选择继续终止妊娠者,应让孕妇及其家属了解预后。对于晚期发现的脑膨出,如果膨出严重,预后差,也应该考虑终止妊娠。

具体分娩方式应根据具体情况而定,对预后相对较好的(如单纯脑膜膨出,无小头畸形,未合并其他畸形,脑积水不严重),可考虑剖宫产,以防止阴道分娩时脑膨出破裂或者扭转。反之,存活率机会低的严重脑膨出,则应避免剖宫产。

再发风险主要看是不是孤立的脑膨出。孤立的脑膨出往往无家族性,这与其他神经管缺陷不同,后者往往是多因素遗传的。另一方面,许多脑膨出是特殊综合征的表现之一,属于常染色体隐性遗传。所以诊断脑膨出时,产前产后检查染色体非常重要。应建议孕妇产前诊断,行染色体核型分析和染色体微阵列芯片检测。合并其他畸形者可行相关基因检测。与脑膨出有关的染色体畸形包括13-三体、18-三体和镶嵌性20-三体,以及不平衡易位。孤立的脑膨出再发风险很低。

第三节　脊柱裂

一、病因病理

胎儿脊柱裂是后神经孔闭合失败所致,其主要特征是指背侧的两个椎弓未能融合在一起所致，由于脊椎中线缺损，导致椎管敞开，脊膜或（和）脊髓通过未完全闭合的脊柱疝出或者向外暴露。可发生于任何一段，常见于腰骶部。根据局部皮肤是否完整，分为开放性脊柱裂和闭合性脊柱裂。开放性脊柱裂主要为脊膜膨出和脊髓脊膜膨出，后者的膨出中除了脊膜和脑脊液外，还有神经纤维，而且伴局部皮肤的缺损。闭合性脊柱裂产前容易漏诊。主要介绍开放性脊柱裂。

脊柱裂病因不详，可能与多基因遗传因素有关。自然流产胚胎中染色体异常多见，18-三体，13-三体，三倍体及特纳综合征等。越来越多的单基因变异也被发现与神经管缺陷有关。胎儿期间药物（叶酸的拮抗物），尤其是5~10周的胚胎期，正是器官形成期，药物影响更大。这些药物有丙戊酸钠、甲氨蝶呤等。

二、超声表现

（1）开放性脊柱裂声像图改变　脊柱横切面显示椎体三角形的骨化中心异常，两个椎弓向后开放，呈“V”形或“U”形改变，见图8-6。脊柱纵切面可显示表面皮肤连续性中断，见图8-7。脊柱生理曲度发生异常改变。

（2）当脊柱裂合并脊髓脊膜膨出　在裂口处向外可见一囊性结构，其内含液性暗区，见图8-8。脊柱任何部位均可发生脊柱裂和脊膜膨出，以骶尾部居多。

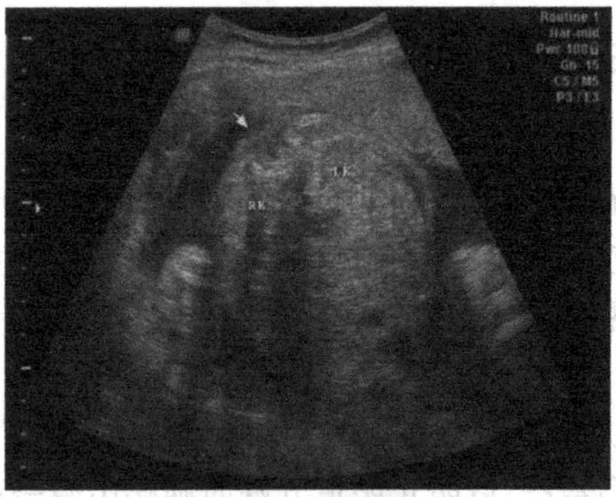

图8-6　脊柱裂

脊柱横切呈“V”形或“U”形

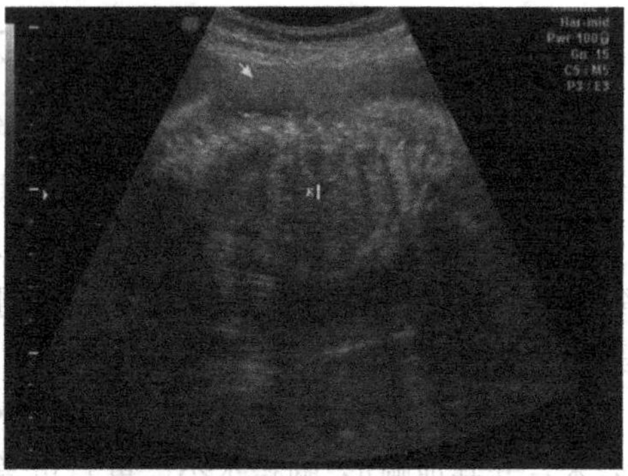

图8-7　脊柱裂

纵切面示脊柱表面皮肤连续性中断

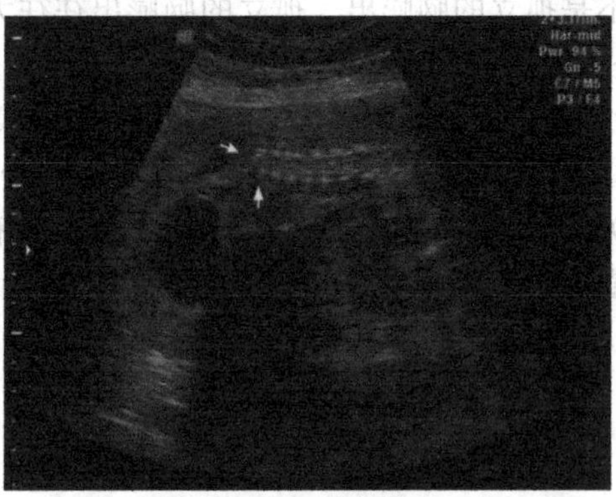

图8-8　脊柱裂

脊髓脊膜膨出裂口处见一囊性结构

（3）脊柱裂的间接征象　颅内小脑形态呈香蕉状改变、头型呈柠檬状，见图8-9，以及继发性双侧侧脑室增宽或脑积水。

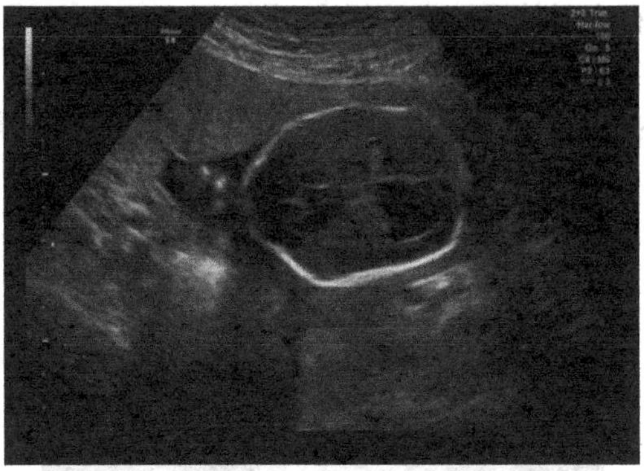

图 8-9　柠檬头

三、预后及临床处理

脊柱裂是一种严重的先天性畸形，死亡率约为 25%。脊髓脊膜膨出的囊极易破裂，其中枢神经系统极易感染，易在出生后几天或者几周内死亡。新生儿进行手术治疗的病例中能活到 7 岁的不到半数。存活者仅 23%能正常行走，其余的能行走者也必须依靠拐杖等支柱工具，患儿大小便失禁也非常多见。许多患者可合并智力低下。近十年来，手术方法改进后 10 年生存率可达 80%。受累节段越低，预后越好。

凡是有生机儿之前诊断脊柱裂，应建议终止妊娠。对继续妊娠或诊断较迟者应详细咨询，并考虑做染色体检查。仍建议做侵入性产前诊断，行染色体核型分析和微阵列基因芯片检测。此外，还应定期随访，观察脑积水情况。分娩方式以剖宫产为主，这样可避免阴道分娩造成脊膜破裂而继发感染。原则上可妊娠至足月，但对那些脑积水进展较快，头围增长速度快的病例可考虑适当提前分娩。患儿出生后可进行手术治疗，及时关闭脊柱裂及引流脑积水。

孕前 3 个月及孕后 3 个月每天补充叶酸 5mg 可降低 75%开放性脊柱裂。

第四节　脑积水

一、病因病理

任何原因引起的脑脊液循环受阻，积聚于脑室内，导致脑室明显扩张者都可称为脑积水。最常见的原因是中脑导水管狭窄以及蛛网膜下腔回流受阻所致的交通性脑积水，其他常见的还有神经管畸形、颅内出血、颅内感染、染色体异常等。中脑导水管狭窄病因可有 X 性连锁遗传和常染色体隐性遗传、继发于感染、颅内出血等。大多数交通性脑积水病因不明。

二、超声表现

（1）侧脑室后角增宽≥15 mm，脉络丛悬吊，双顶径大于同孕周胎儿 2SD，如果一侧脑积水,脑中线可偏向对侧,此时注意观察积水侧的室间孔是否发生病变。重度脑积水时,脑实质受压,变薄。脑积水时第Ⅲ脑室可增宽,其内径≥3.0 mm 见图 8-10。

(2)水脑　典型的水脑超声显示头颅内为一巨大的无回声区,无明显大脑皮层组织。脑干常突入液性暗区内,无丘脑融合等颅内正常结构显示,常合并羊水过多。

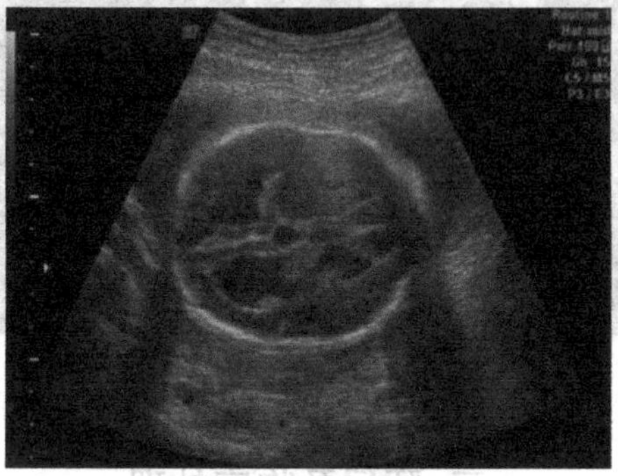

图 8-10　脑积水

横切面示侧脑室增宽,第Ⅲ脑室扩张

三、预后及临床处理

严重脑积水一部分胎儿死于宫内,一部分死于新生儿早期。产后若及时治疗,引流脑脊液,死亡率在 11%~30%,大部分婴幼儿智力发育也正常(IQ70)。然而 X 性连锁遗传性脑积水与颅内感染预后较差,往往合并严重神经系统缺陷。

在有生机儿前诊断脑积水,应建议终止妊娠。非严重的脑积水,应仔细检查其他有无畸形,同时也应检查胎儿染色体基因芯片检测微重复/微缺失。和(或)除外宫内感染。有条件的对产后或引产后病例做二代测序技术检测。对于继续妊娠者,超声定期随访脑室扩张情况,有无进行性加重。如果尽早行脑室-腹腔分流术,脑积水婴儿的智力将得到很大改善,尚未普遍开展。如果没有巨头,也无其他产科指证,分娩途径仍应首先考虑阴道分娩。巨头又合并其他畸形者生存率较低,故也应避免剖宫产而选择头颅穿刺。

X 性连锁遗传性脑积水复发率为 25%,脑积水总的复发率为 4%左右。

第五节　Dandy-Walker 畸形及变异畸形

一、病因病理

典型的 Dandy-Walker 综合征以小脑缺失、第四脑室和后颅窝池扩张为特征,1/3 伴发脑积水。Dandy-Walker 畸形伴发于 50 多种遗传综合征见表 8-1。5%~45%合并染色体异常(多为 18-三体和 13-三体综合征)。先天感染和香豆素也可导致 Dandy-Walker 畸形。Dandy-Walker 畸形也可单独存在,不伴发其他畸形。

表 8-1 Dandy-Walker 畸形新型分类方法(将小脑蚓部畸形列入颅后窝积液的范畴)

疾病名称	病变特征
永存 Blake 陷窝囊肿	小脑蚓部完整,并轻度向上方旋转;窦汇位置正常
后颅窝池增大	小脑延髓池增大(>10mm),小脑蚓部完整且无向上方旋转,窦汇位置正常
Dandy—Walker 畸形	蚓部明显向上方旋转,蚓部可发育不全或发育不良,窦汇位置上移
小脑蚓部发育不良	小脑蚓部发育不良,蚓部中部向上方旋转,窦汇位置正常
小脑发育不良	小脑延髓池增大,小脑体积小,蚓部较小
颅后窝蛛网膜囊肿	囊性占位,且压迫小脑引起变形

二、超声表现

典型的 Dandy-Walker 畸形表现:(图 8-11)

(1)小脑蚓部完全性或部分性缺失。

(2)第Ⅳ脑室扩张,小脑延髓池扩张,其内径>10 mm,且两者相通。

(3)小脑发育不全并双小脑半球分开。

(4)产前约有 20%的 Dandy-Walker 畸形合并有侧脑室扩张(>10 mm),产后可进行性加重为脑积水。

(5)有学者报道约 50%~68%的 Dandy-Walker 畸形还合并有其他部位的异常,包括:胼胝体缺失、脑膨出或脑膜脑膨出、中脑导水管狭窄、小头畸形、室间隔缺损、多囊肾、唇腭裂和多指趾等畸形。

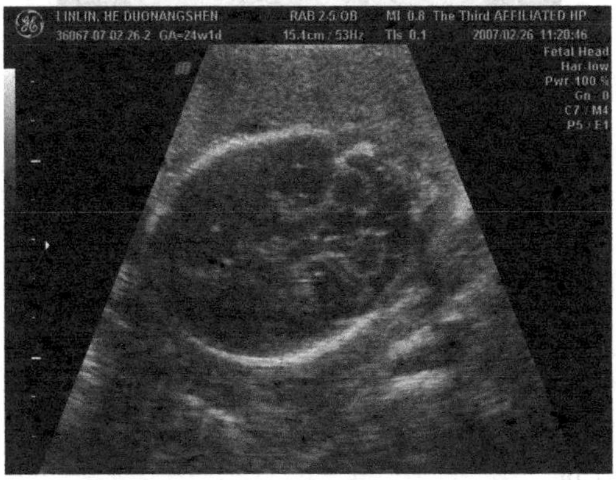

图 8-11 Dandy-Walker 畸形

小脑蚓部缺失,第 IV 脑室扩张,且与小脑延髓池互相贯通

三、预后及临床处理

典型 Dandy-Walker 畸形产后病死率高(20%~30%),存活者常在一岁内出现脑积水或者其他神经系统症状,40%~70%患者出现智力和神经障碍。Dandy-Walker 畸形越典型,预后不良可能性越大。影响预后的两个主要特征是染色体核型和胎儿有无合并其他异常。因此,应建议做胎儿微阵列芯片检查。小脑蚓部发育不良不合并其他畸形或染色体异常者,其预后相对较好,但有待进一步研究和观察。永存 Blake 陷窝囊肿、单纯颅后窝池增大包括 Blake 陷窝囊肿增大(小脑蚓部生理性延迟关闭)在除外染色体异常和其他结构畸形后,可能是颅后窝池的一种正常变异。

第六节 前脑无裂畸形(或者全前脑)

一、病因病理

前脑无裂畸形为前脑未完全分开成左右两叶,而导致一系列脑畸形和由此而引起的一系列面部畸形。发生率 1/10 000。本病常与染色体畸形如 13-三体、18-三体、18 号染色体短臂缺失等有关,也与其他类型的染色体异常如不平衡移位或基因突变有关,但仍有很多病例原因不清楚。

前脑无裂畸形分为无叶前脑无裂畸形,半叶前脑无裂畸形,及叶状前脑无裂畸形。

二、超声表现

(1)全前脑分类主要依据脑室分裂程度　无叶全前脑在颅内横切面上仅见新月形的单个扩张的原始脑室,无大脑镰,无透明隔,而融合的丘脑靠近颅底部(图 8-12 至图 8-14)。

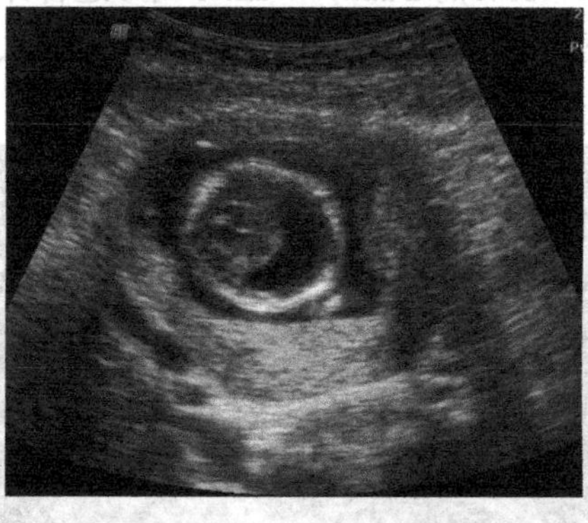

图 8-12　无叶全前脑
横切面见单个扩张的原始脑室

(2)常合并的面部异常

1)眶间距过窄:眼眶内侧至内侧距离小于外侧至外侧距离的 1/3,严重者呈独眼或者两个眼球位于同一眼眶内。

2)鼻部畸形:无鼻、单鼻孔或喙鼻,喙鼻为一软组织突起,位于眼眶上方。

3)中央性唇裂或唇腭裂。

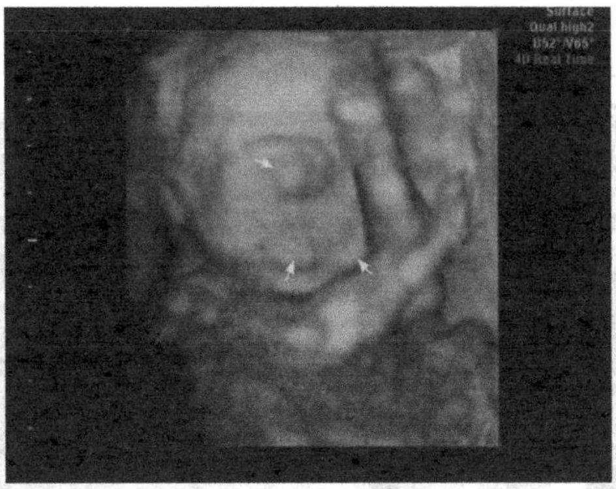

图 8-13 全前脑
喙鼻为一软组织突起,位于眼眶上方

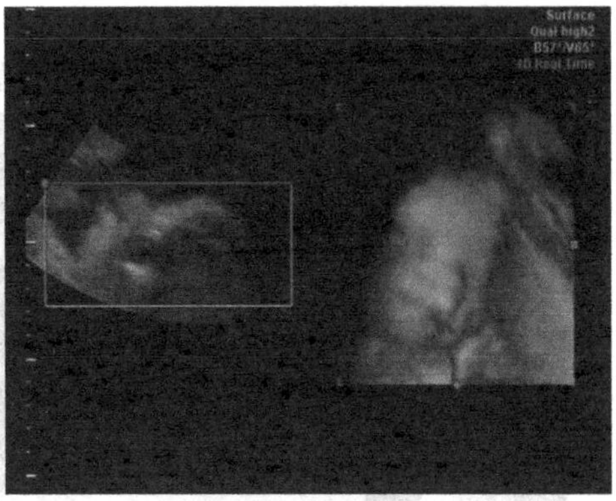

图 8-14 全前脑
中央性唇裂及腭裂

(3)合并其他部位异常 室间隔缺损、单心室、脐膨出、多囊肾、马蹄内翻足、多指(趾)等畸形。

三、预后及临床处理

预后差,多会流产或者出生后 1 年内死亡。轻型者(叶状全前脑)可活至成年,但有严重的智力低下和发育迟缓。任何孕周发现全前脑者,均需终止妊娠。

第七节 胼胝体缺失

一、病因病理

胼胝体连接了左右大脑半球,联系并沟通了两半球的信息交换。它是一种脑白质束状结构,为重要的脑部结构。发病原因可能和单基因突变、染色体异常、环境因素、孕期母体感染(风疹病毒、流感病毒等)、丙戊酸盐、可卡因、酗酒、脑血管异常及损伤有关。

胼胝体缺失分为完全性胼胝体缺失和部分性胼胝体缺失。部分性胼胝体缺失主要指压部缺失。病理解剖上,除了胼胝体缺失,还包括双侧侧脑室前角及体部向左右分开,侧脑室后角扩张,以及第三脑室扩张和向上移位。由于缺失了贯穿左右的束状胼胝体,胼胝体上方的扣带回下移。

二、超声表现

(1)胼胝体缺失 胼胝体缺失超声表现见图 8-15 至 8-16。颅内横切面显示侧脑室前角向外侧展开,失去正常侧脑室前角向中线靠拢的结构,双侧脑室呈平行状。

(2)侧脑室后角扩张($\geqslant$10 mm) 侧脑室前角变窄,而双侧脑室后角扩张,这种前角狭窄后角扩张的改变,被称之为“泪滴状”侧脑室。

(3)第Ⅲ脑室前移并上抬,在双顶径测量平面即可显示第Ⅲ脑室。第Ⅲ脑室常增宽,

>2 mm。

(4)透明隔腔消失。

(5)第Ⅲ脑室上移和双侧大脑半球间裂增宽是预后不良的指标。

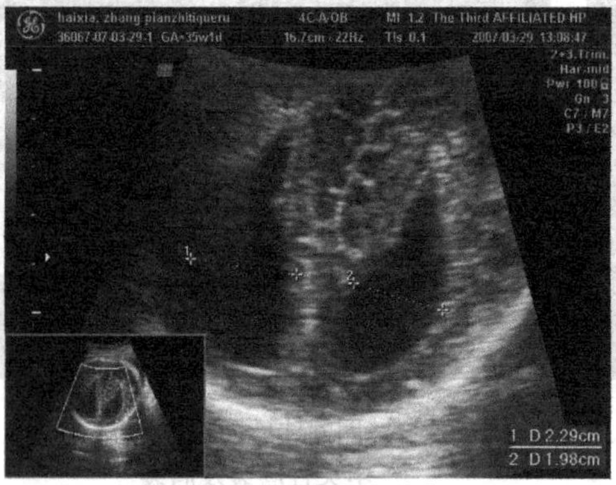

图 8-15 胼胝体缺失

侧脑室前角向外侧展开

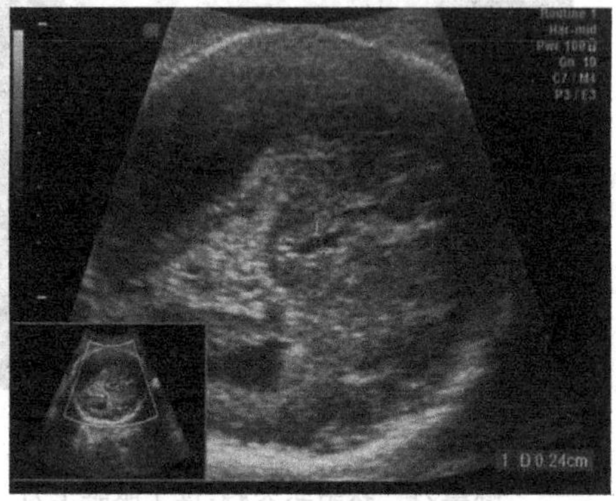

图 8-16 胼胝体缺失

第Ⅲ脑室上移，透明隔消失

三、预后及临床处理

胼胝体缺失的预后和其发生病因有关。当胼胝体缺失合并染色体异常和颅外多发性畸形及染色体异常时，其预后较差，严重者产后数天即可夭折。部分性胼胝体缺失患者的预后也和合并异常有关。

单纯的胼胝体缺失的预后尚不明确。出生后部分病例可无任何症状，仅在例行神经系统检查时发现某些神经系统功能的缺失。但有些患者可出现神经及精神系统症状，如智力障碍、癫痫和精神病。一般认为，引起此类异常的原因并非胼胝体缺失本身引起，而是潜在的脑部异常所致。

由于胼胝体缺失可合并染色体异常或其他部位畸形，因此应仔细超声检查并检查胎儿染色体。除外染色体核型分析，染色体微阵列分析技术，有条件者行全外显子测序技术。有生机儿前检出并且合并其他畸形者可选择终止妊娠；对继续妊娠者，单纯胼胝体缺失的胎儿产科无需特殊处理；合并其他异常者，应视其严重程度，仔细斟酌分娩方式。

第八节 脑室扩张

一、病因病理

脑室扩张用于描述那些不明原因的轻度脑室扩张。正常情况下脑脊液的产生和回流是平衡的，因此正常侧脑室有其相应的正常值，任何孕周都不应到达或超过 10 mm。单纯脑室扩张的原因有：染色体异常、遗传综合征、部分产前不易诊断的脑部畸形、潜在的胎儿异常等，有些原因不明。

二、超声表现

(1)在标准头围测量平面,侧脑室后角最大宽度到达或者超过 10 mm。

(2)脑室扩张可以是双侧对称扩张,也可以为单侧不对称扩张。

(3)需要与脑室内的囊性结构相鉴别:如大型的充满局部脑室的脉络丛囊肿等。

三、预后及临床处理

单纯脑室扩张较难估计预后。归纳如下:①如为孤立性的,10%异常,90%正常;②可以是突发性的、21-三体综合征,胼胝体发育不良、中脑导水管狭窄早期、Arnold-Chiari Ⅱ畸形早期;③30%在宫内缓解;④男性多于女性;⑤3%~10%有非整倍体异常,所以建议侵入性产前诊断;⑥胎儿 MRI 可以多看出 8%的畸形,最好在孕 24 周后进行;⑦超声有时很难判断是否真正孤立性侧脑室扩张。

产前发现脑室扩张,应仔细检查其他部位有无异常,磁共振可能对发现潜在的脑部异常有帮助,并进行染色体检查,必要时除外宫内感染。合并染色体异常或其他部位畸形者有生机儿前可终止妊娠。继续妊娠者应超声定期随访脑室情况。

第九节　颅内出血

一、病因病理

大多数颅内出血原因不明。但也有些原因可引起胎儿颅内出血,如母亲血压过高或者过低、母体癫痫或者休克引起缺氧继发胎儿宫内缺氧、胎盘早剥、免疫性血小板减少性紫癜、凝血功能障碍、宫内感染、严重胎儿生长受限、双胎输血综合征等。

出血部位可以在脑室内、脑实质内、硬脑膜下、蛛网膜下、小脑实质内。其中,以免疫性血小板减少性紫癜相对多见,出血部位则以脑室室管膜下尾状核生发基层多见。

严重的颅内出血可继发脑室系统扩张。脑实质内出血连同坏死的脑组织一起液化形成囊腔结构,有作者认为最严重的病例改变是形成孔洞脑或者水脑。

二、超声表现

(1)脑实质内或脑室内出血早期呈强回声,随访中超声可发现强回声逐渐呈囊性改变。脑实质内的出血囊腔可以为一个或者多个,形态不规则,边界不清晰。

(2)有时脑实质出血区域逐渐减小,后期可以探及钙化灶形成。

(3)脑实质的多个出血囊腔间可相互连接沟通,形成孔洞脑。而液化的孔洞可与侧脑室相通,引起脑室扩张。

(4)陈旧性室管膜下出血后形成的囊性结构称为室管膜下囊肿。突入脑室内的囊肿强回声壁实际上是室管膜回声。

(5)如果出血发生在小脑半球时,出血侧的小脑半球体积增大,早期内部回声增强、后期回声减弱甚至消失。小脑蚓部正常结构常常显示不清,小脑延髓池可消失。

三、预后及临床处理

通常脑实质内出血预后都较差。产前超声发现脑实质内出血,死亡率很高。单纯性脑室内出血的预后相对较好。目前,可通过脑室镜清除脑室内陈旧血块或坏死组织,对有脑积水者可放置引流管引流脑脊液。但是,存活者中可并发癫痫等病症。

有生机儿前明确颅内出血,应建议终止妊娠。如果发生在晚孕期,产科处理比较棘手。

应详细询问病史、服药史、检查血小板情况及是否存在抗血小板抗体。针对病因进行治疗。

第十节 蛛网膜囊肿

一、病因病理

蛛网膜囊肿是脑脊液在脑外异常积聚所致,往往是两层蛛网膜间的积聚。

可分为原发性和继发性两种。原发性是指由于软脑膜发育异常形成的囊肿;继发性是指因蛛网膜囊肿粘连造成的脑脊液积聚和损伤、脑膜炎、脑血管梗死引起的组织坏死或因颅内出血后血块吸收所形成的囊腔。

蛛网膜囊肿多位于大脑半球表面及几条大裂隙如大脑外侧裂、中央裂最为常见。其次,是蝶鞍处、颅前窝、颅中窝,位于颅后窝内蛛网膜囊肿比较少见。蛛网膜囊肿可压迫脑室系统引起脑积水。

入产前绝大多数为散发病例,也有与遗传相关的文献报道,如一些遗传综合症病例发生蛛网膜囊肿的机会增加。

二、超声表现

(1)大脑半球表面及几条大裂隙内显示囊性无回声结构,常呈圆形或椭圆形,透声佳,可单发或多发。

(2)大型蛛网膜囊肿可压迫周围脑组织致发育不良或者出血脑积水声像图改变。

三、预后及临床处理

本病的预后与蛛网膜囊肿发生的部位和大小有关,取决于周围脑组织受压情况及是否出现脑积水。在一些患儿中可能出现癫痫、运动障碍及脑积水。若产后立即行手术引流及时去除囊肿压迫,则可取得比较理想的预后。新近的研究发现,蛛网膜囊肿患者出现内分泌疾病的机会显著增加,如出现性早熟,生长激素缺乏等。

如果有生机儿诊断大型蛛网膜囊肿和严重脑积水,应考虑终止妊娠。凡继续妊娠者应作超声随访和胎儿脑 MRI 以检测囊肿大小及脑组织受压情况。

目前对产前发现的蛛网膜囊肿,特别是复合其他结构异常的病例,建议做产前诊断染色体微阵列芯片检查。

第十一节　骶尾部畸胎瘤

一、病因病理

骶尾部畸胎瘤是指骶尾部附近的先天性胚芽细胞瘤，发生率约 1∶40 000 活产，女性多于男性。骶尾部畸胎瘤起源于胚胎时期的原发性结节。最初该结节位于胚胎背部，以后渐渐向尾部移行（约于胚胎 1 周时），最后停留在尾部的前方。

病理上，骶尾部畸胎瘤有四种类型。Ⅰ型：肿瘤主要是外生性的，从骶尾部长出，表面覆盖皮肤；Ⅱ型：主要是外生性，但也累及骶骨前方；Ⅲ型：主要在骶骨前方，小部分从骶尾部长出；Ⅳ型：主要生长在骶骨前方而不向外生长。

另外，骶尾部畸胎瘤又有成熟性的、非成熟性和恶性之分。一般情况下，肿瘤分化越成熟越表现为囊性；反之则不然，恶性肿瘤大部分为实质性肿块。

当肿瘤内出现动静脉瘘，静脉阻塞或肿瘤内出血均可引起胎儿贫血或胎儿水肿。这些原因加上肿瘤内液体的渗出，往往还有羊水过多的表现。

二、超声表现

（1）声像图显示骶尾部包块，见图 8-17，包块为囊性、实性或者混合性，约 1/3 病例包块内可见钙化灶。

（2）探及外生性畸胎瘤时，还应该仔细检查腹腔内，并注意观察骶骨前方是否累及。

（3）探及内生性畸胎瘤时，还要注意观察膀胱功能，因内生性畸胎瘤可影响盆腔神经产生膀胱功能失调。

（4）Ⅳ 型骶尾部畸胎瘤因包块在盆腔内，易漏诊。

（5）骶尾部畸胎瘤可合并脊柱裂、泌尿系畸形等。

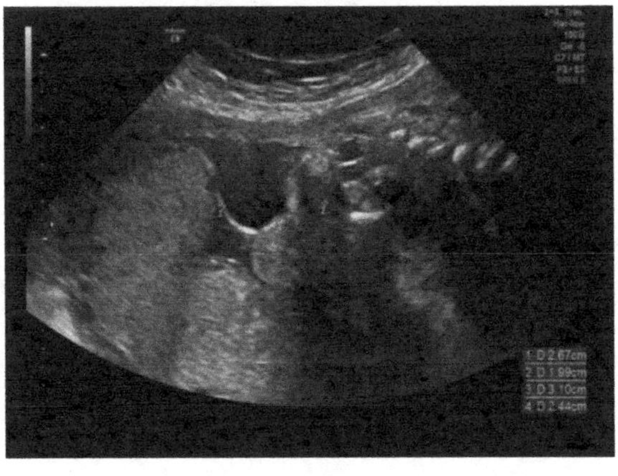

图 8-17　骶尾部包块

三、鉴别诊断

骶尾部畸胎瘤要与骶尾部脊膜膨出及闭合性脊柱裂相鉴别。骶尾部脊柱裂脊膜膨出包块多在脊柱后方,探查骶尾部椎体可以发现异常改变:横切面呈“V”或者“U”形。闭合性脊柱裂声像图也可表现为脊柱末端包块,包膜常较厚,闭合性脊柱裂脊柱末端椎管膨大,而骶尾部畸胎瘤的脊柱无异常显示。

如果骶尾部畸胎瘤合并脊柱裂,则探及两个包块,同时具有两种疾病的声像图改变。

四、预后及临床处理

预后有肿瘤的病理类型和大小而定。出生时,大多数是良性的,应在出生后尽早完整切除,手术后的预后良好。但随着婴儿年龄的增大,肿瘤有恶性倾向,最终可转为恶性而出现转移。恶性畸胎瘤预后很差,几乎均不能存活。肿瘤巨大或生长迅速、动静脉瘘、静脉阻塞和肿瘤内出血,可引起心脏高输出量而出现心衰和胎儿水肿。贫血也可使血容量增加而发生胎儿水肿,其预后也较差。肿瘤明显突入腹腔者,会增加手术的难度。产时因肿瘤巨大而造成各种难产和新生儿夭折。

有生机儿前诊断骶尾部畸胎瘤,可建议终止妊娠。诊断较迟者或继续妊娠,应仔细检查并判断肿瘤类型以及有无合并其他畸形,并随访肿瘤的生长及胎儿全身情况。羊水过多可定期羊水减量避免早产;巨大的囊性肿瘤科考虑产前囊肿穿刺抽吸以缩小肿瘤体积;存在胎儿贫血时可行宫内输血。有学者报道进行宫内手术,在胎儿镜下使用激光凝固肿瘤的血管,延缓疾病进展,改善胎儿贫血和减轻心脏负担,为生后新生儿手术切除肿瘤提供良好的基础,但效果并不确切。

(李根霞)

第九章　胎儿颜面部及颈部异常

第一节　眼异常

一、病因病理

胚胎发育早期，双眼位于原始面部的两侧，两眼目距甚远并朝向外侧。随着脑的发育和颜面的形成，双眼开始逐渐相互靠近并转向前方。眶间距过窄或过宽，主要表现为内侧间距的缩小或增加（内侧眶间距<外侧眶间距的 1/3 或>1/3）。测量眶间距的意义是判断有无眶间距过窄或眶间距过宽，如全前脑畸形表现为眶间距过窄；胼胝体缺失则表现为眶间距过宽。

眼眶间距过宽的病因主要有：原发性或继发性双眼向前移行受阻、颅骨生长异常。眶间距过宽常合并有其他部位的异常或出现于某些综合征。其中，最为常见的综合征是中线面裂综合征及颅缝早闭，其次是胼胝体缺失。此外，还可发生在骨骼系统畸形等病例中。

眼眶间距过窄往往存在严重的畸形，如全前脑。由于前脑不完全分开成左右大脑半球，可形成颜面中部发育不全或缺失，故全前脑病例面部结构多有异常。全前脑除了眶间距过窄，还可出现独眼、喙鼻或单鼻孔、中央唇裂等异常。

眼畸形可由遗传性因素或非遗传性因素所致。遗传因素包括染色体病，基因拷贝数变异和基因突变。非遗传因素包括孕早期接触电离辐射，母体 TORCH 感染，维生素 A 缺乏、母体糖尿病、酒精摄入等。

二、超声表现

（1）眶间距过窄　超声探查眼眶横切面，测量内侧间距缩小（内侧眶间距小于外侧眶间距的 1/3），见图 9-1。眼距过窄还是全前脑的特征性表现。

（2）独眼畸形　两个眼球存在融合，大多病例眼球融合不完全，在一个眼眶内可以探及两个眼球回声。

（3）眶间距异常　①眶河距过宽：超声探查眼眶横切面，测量内侧间距增加（内侧眶间距>外侧眶间距的 1/3）。②发现眶间距异常时应仔细排除其他部位是否合并畸形。③当晶状体呈强回声，透声差时应考虑先天性白内障（9-2）。

（4）小眼畸形　缩小的眼球内有晶状体结构，可单眼受累，也可双眼受累；无眼畸形：小眼眶内无晶状体结构。

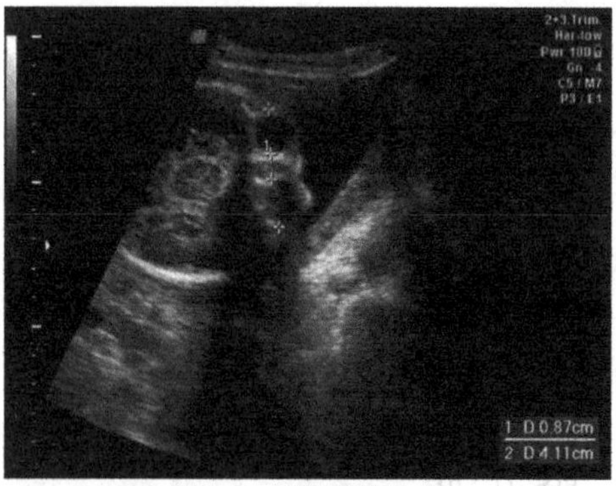

图 9-1　眶间距过窄

内侧眶间距小于外侧眶间距的 1/3

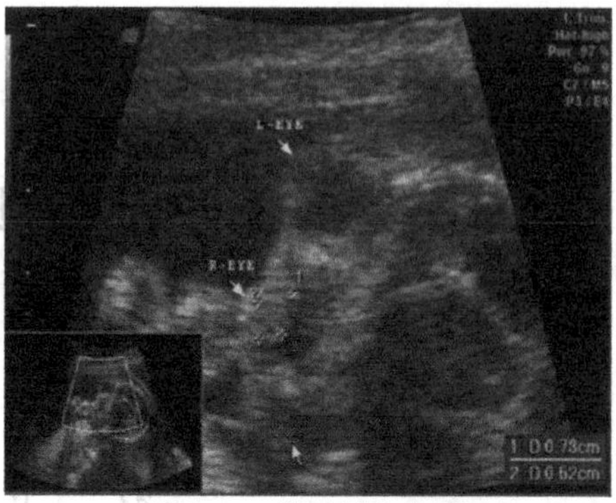

图 9-2　先天性白内障

晶状体呈强回声，透声差

三、预后及临床处理

预后均差。凡是有多发性畸形或被疑为某种综合症者，应进行染色体检查及染色体微阵列分析，染色体异常或合并严重畸形者应终止妊娠。孤立的小眼畸形通常是散发的。大多数小眼畸形患有伴有高度远视，需要屈光纠正治疗。

第二节　鼻异常

一、病因病理

鼻异常包括无鼻（arhinia）、喙鼻（proboscis）、裂鼻（cleft nose）、双鼻等。

（1）无鼻　是由于胚胎时期鼻突未发育或发育不全导致鼻腔、鼻窦的缺失，常伴有眼距过窄或独眼畸形。

（2）喙鼻　是由于外侧和内侧鼻突的发育异常所致。表现为一柱状软组织回声位于独眼上方或两眼眶之间。多见于无叶全前脑。

（3）裂鼻　是由于鼻原基发育向中线移行过程障碍所引起。表现为左右鼻孔间距明显增大，无鼻梁，两鼻孔向外，几乎与眼间距相等。

（4）双鼻　由于两侧鼻原基畸形发育，形成四个鼻凹，可左右排列形成并列双鼻，亦可上下排列形成重叠的双鼻。

二、超声表现

（1）无鼻　面部探查不到鼻的回声。

（2）喙鼻　于面部横切面或矢状切面可探及一干状隆起，见图 9-3、图 9-4，位于眼球水平上方的喙鼻常无鼻孔。

（3）单鼻孔　面部扫查仅显示一个鼻孔回声，有时可无鼻梁显示。

（4）发现鼻异常时　超声一定注意认真探查其他部位有无合并畸形。

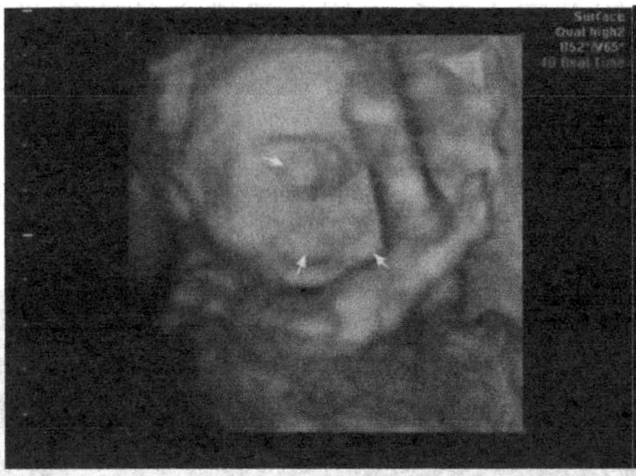

图9-3　喙　鼻

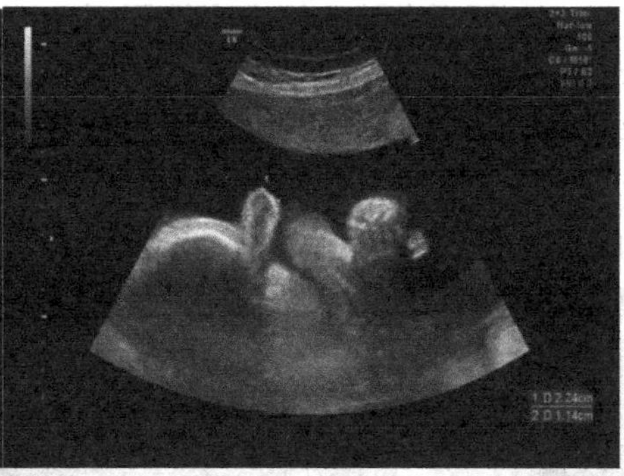

图9-4　喙　鼻

三、预后及临床处理

鼻异常常见于全前脑,预后差。

第三节　唇裂及腭裂

一、病因病理

唇裂和腭裂的发生是由于胚胎时期因上颌突、鼻突融合障碍以及外侧腭突、正中腭突融合障碍所致。病因与遗传或环境因素有关,也有相当一部分原因不明。遗传因素所致的唇裂或腭裂有家族发病倾向,遗传方式为多基因遗传。另外,在基因突变或染色体畸变引起的某些综合征中,也可合并唇腭裂,如13-三体综合征、18-三体综合征、21-三体综合征等。由环境因素引起的唇腭裂正被人们越来越重视。目前,已证实环境污染可直接影响胚胎发育,一些药物也可诱发唇腭裂,其中有可的松、地塞米松、苯妥英钠、环磷酰胺、链霉素和反应停等。

在病理上,唇腭裂可分为单纯性,双侧性及中央性。同时,根据病变累及的范围不同,又将其分为单纯唇裂、唇裂合并腭裂及单纯腭裂。另外,根据病变严重程度还可将其分为完全性和不完全性唇腭裂,前者从唇红一直裂至前鼻孔底部,有时甚至牙槽也裂开;后者裂开未达鼻孔,或仅在唇缘处留一小切迹。若为腭裂,完全性腭裂左右外侧腭突未在中线愈合,也未与前方的正中腭突愈合,不完全性则是指前腭裂或后腭裂。

如果唇腭裂作为某些综合征的表现之一,那么胎儿其他部位也必存在其他异常,包括中枢神经系统、心血管系统、骨骼系统、消化泌尿系统异常改变等等。中央型唇腭裂合并染色体异常的几率高达52%。

二、超声表现

(1)唇裂畸形　颜面部冠状面和横切面探及单侧或双侧上唇连续性中断,断端显示为暗带,见图9-5。

(2)腭裂畸形　横切面扫查显示牙槽突回声中断,严重的完全性腭裂时裂口内外两侧牙槽突可不在同一平面,出现错位,回声中断自唇部、牙槽突直至软腭,见图9-6。

(3)双侧唇裂合并双侧完全性腭裂　双侧上唇皮肤和双侧上牙槽突的连续性均中断，常于鼻下方可探及一向前突出的强回声团，是由于牙槽骨、牙龈以及上唇局部软组织过度生长所致，见图 9-7。

(4)单纯腭裂　单纯腭裂通常只是腭后半部分的异常，不伴有唇裂或牙槽裂，所以产前易漏诊。

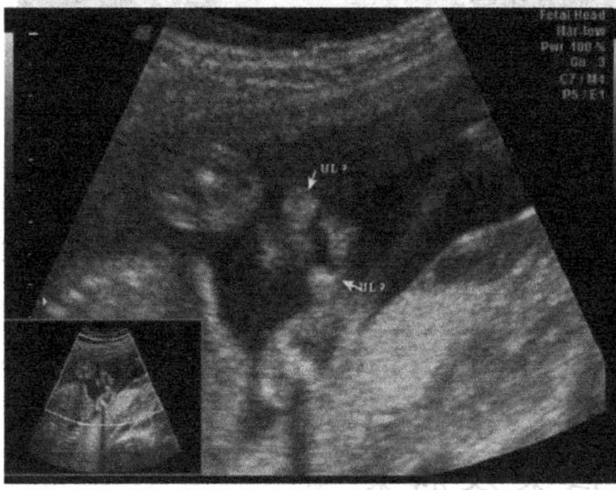

图 9-5　唇裂声像图

双侧上唇连续性中断

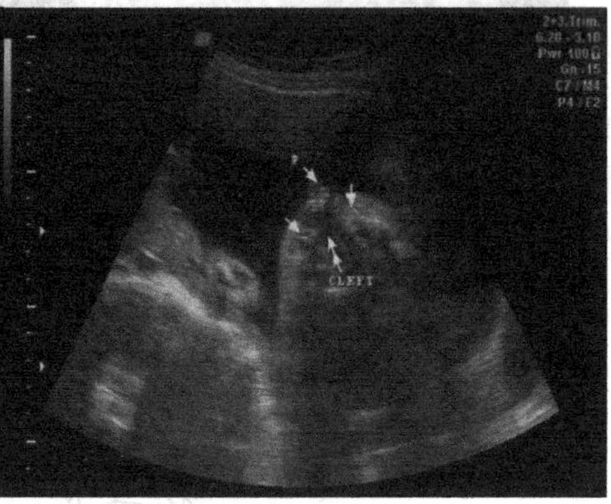

图 9-6　完全性腭裂

两侧牙槽突不在同一平面、出现错位

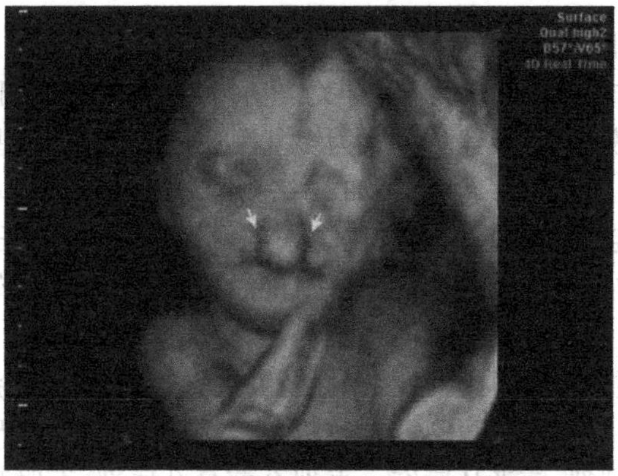

图 9-7　双侧唇裂合并双侧完全性腭裂

鼻下方向前突出强回声团

三、预后及临床处理

预后与是否合并其他部位异常密切相关。一般来说，单纯性唇裂预后较好，合并染色体异常的机会很低，而且目前的整形外科技术能完成很完美的修补手术。微小的腭裂可能不必作修补手术。大的唇腭裂则可引起容貌、吞咽、呼吸及发音问题，手术难度相对较大，其预后则根据最初病变的严重程度及手术修补的效果而定。倘若唇腭裂为某些综合征的表现之一，则预后可能不良，尤其是染色体遗传综合征患儿。

对唇腭裂的胎儿应做其部位的详细检查，必要时建议做染色体核型分析及染色体微阵列芯片。单纯的唇腭裂者产科一般无需特殊处理。在新生儿阶段需特殊照看观察呼吸吞咽功能。

第四节　颈部水囊瘤

一、病因病理

颈部水囊瘤是指由于颈部的淋巴液回流受阻形成的囊肿。在自然流产胎儿中，颈部水囊瘤的发生率高达1∶200。活产中的发生率约为1∶1 000。颈淋巴囊和颈静脉之间的连接发生障碍，使颈淋巴囊内的淋巴液不能回流，在局部积聚，扩张，形成囊肿，同时还可伴有躯体的淋巴液潴留。囊肿往往在颈部的两侧，之间有较厚的隔膜。如果以后囊肿消退吸收，局部就会出现多余皮肤形成的皱褶，称颈蹼。

颈部水囊瘤与很多胎儿病理相关，发现相当一部分合并染色体异常，尤其是特纳综合征。严重的心脏畸形如严重主动脉缩窄或主动脉弓断裂，也会出现颈部水囊瘤及头颈部水肿。

二、超声表现

（1）典型的水囊瘤　超声显示为颈部周围或者围绕颈项部的囊性包块，内透声可，边界清晰，见图9-8。囊肿间可有较厚的隔膜，囊内有时可见细条状光带。

（2）早孕期11周0日~13周6日，超声即可探及颈部水囊瘤的典型声像图改变。

（3）有时囊肿局限于身体某个部位，有时囊肿巨大，超过胎头。

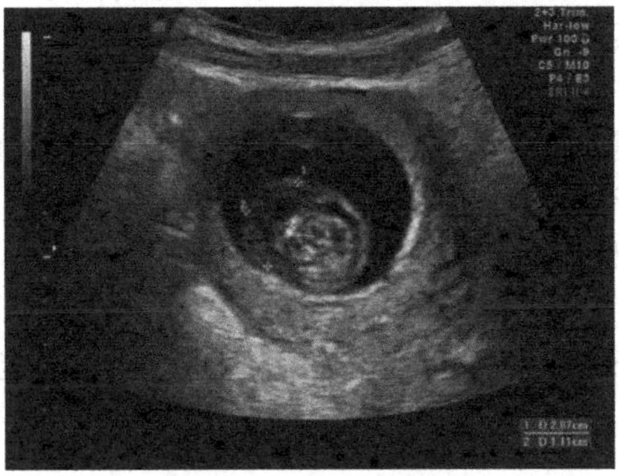

图9-8　颈部水囊瘤

三、预后及临床处理

约有半数的颈部水囊瘤合并染色体异常，因此检查胎儿染色体至关重要应建议行染色体微阵列分析，是否进行罕见的外显子测序排除遗传综合症应在充分的遗传咨询后由孕妇选择性进行。巨大水囊瘤持续不消退又合并胎儿水肿者预后往往较差，宫内死亡机率高，如致死性特纳综合征。18-三体、13-三体综合征即使水囊瘤不大，两者也都是致死性畸形。如果水囊瘤小，仅出现在早孕期，染色体正常，预后也就较好。

（程春花）

第十章　胎儿心脏异常

第一节　室间隔缺损

一、病因病理

是胚胎时期心脏室间隔部位发育不良形成异常通道产生室间隔缺损，在左右心室间出现异常分流的先天性心脏病，它是最常见的先天性心脏病，约占全部心脏畸形25%～30%。病因不明，可能与孕前3个月呼吸道感染，风疹、糖尿病及遗传因素有关。根据室间隔缺损的部位不同，可分为肌部，膜周部，流入道及肺动脉下四种。最常见的是膜周部室间隔缺损，占75%。室间隔缺损可以是单纯性的，也可以是合并心脏其他部位异常或心外畸形。最常合并的心内异常是法洛四联征、大动脉转位等。最常合并心外畸形是中枢神经系统异常、泌尿系统及消化系统异常。有报道超过半数的室间隔缺损可并心外畸形或者染色体异常。

单纯室间隔缺损一般不引起胎儿血流动力学改变，因为两侧心室的压力是相等的。但分娩后肺泡扩张，由于肺循环压力的降低出现左向右分流。缺损越大，分流越多，久而久之可出现肺动脉高压和右室压力升高而转变为右向左分流，临床上出现发绀和充血性心力衰竭。

通常小的缺损和位于肌部的缺损宫内关闭和生后关闭的可能性较大。

二、超声表现

超声探及室间隔部位连续性中断并可见穿隔血流，宫内往往呈双向分流。

(1)膜部室间隔缺损或膜周室间隔缺损　在五腔心切面或左室流出道切面显示室间隔上段回声中断，并可见穿隔血流，见图10-1。

(2)隔瓣后室间隔缺损或肌部流入道室间隔缺损　在四腔心切面可显示相应部位回声中断，并可见穿隔血流。大型的肌部室间隔缺损尤其是肉柱部室缺可显示室间隔肌部回声中断，见图10-2。

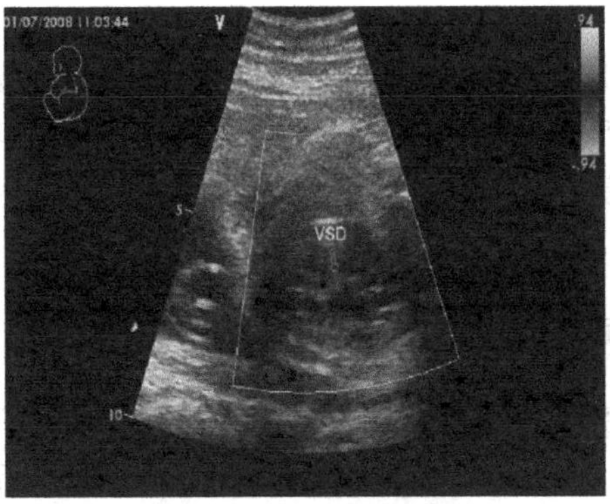

图 10-1 室间隔缺损
彩色多普勒显示缺损处穿隔血流

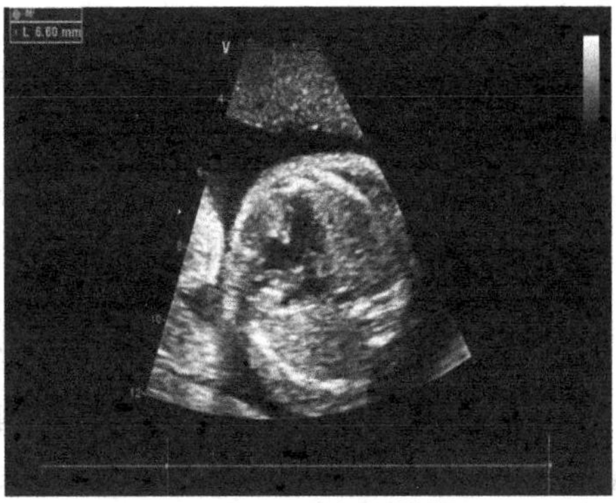

图 10-2 室间隔缺损
四腔心切面显示肌部回声中断

(3)流出道部位室间隔缺损 在左室流出道切面可显示室间隔回声中断及穿隔血流,而在四腔心切面不能显示。

(4)嵴内室间隔缺损 在大动脉短轴切面 12 点部位可见回声中断及穿隔血流。

由于分辨率的限制、孕妇腹壁厚度及胎位等因素的影响,小型的室间隔缺损产前仍易被漏诊。

室间隔缺损可以为单纯性,也可以合并心内及心外其他畸形,所以应仔细探查其他心内结构及心外结构。室间隔缺损常合并心内畸形,如:法洛四联症、右室双出口、大动脉转位、主动脉缩窄、肺动脉闭锁和房室间隔缺损等;心外畸形,如:中枢神经系统、消化系统、泌尿系统等的畸形。

三、预后及临床处理

单纯性室间隔缺损预后较好。少数出生后可因肺动脉高压或急性肺炎而并发心力衰竭。有报道称 46%室缺宫内自行关闭,23%的室间隔缺损一年内自行关闭,31%持续存在。仅一部分大型室间隔缺损因充血性心衰而需要手术治疗。

产前发现室间隔缺损者,除了仔细检查整个心脏及心外结构外,还建议作染色体检查应建议做胎儿染色体微阵列芯片检查,必要时可行外显子测序排除相关单基因遗传病的可能。继续妊娠者产科无特殊处理。

第二节 心内膜垫缺损

一、病因病理

心内膜垫缺损又称房室间隔缺损,房室共道,是一种心脏间隔缺损,但很广,累及房间隔室间隔及房室瓣膜,发生率占心脏畸形的 7%。

心内膜垫缺损是由于胚胎早期房室管背腹两侧的隆起未在中线部融合,或者根本无隆起,以后原始心房顶部和原始心室底部的突便无心内膜垫作依靠,故无法在中央融合。由于心内膜垫参与房室瓣的形成,因此,二尖瓣、三尖瓣也受影响,造成瓣膜畸形。分为部分性和完全性。

心内膜垫缺损常伴发右室双出口,完全性房室传导阻滞、肺动脉闭锁,法洛四联症,另与21-三体综合征相关联。由于房室瓣的发育不良以及心内膜垫的缺失造成两心室容量的负荷增大、心室腔增大,久之出现充血性心衰。胎儿出生后造成肺循环压力降低,导致严重的左向右分流,从而引起肺动脉高压。

二、超声表现

(1)间隔缺损　完全型房室间隔缺损四腔心切面有特征性声像图表现,即"十字交叉"消失,房间隔下部和室间隔上部共同缺失,见图10-3,形成一个较大的房室通道;部分型房室间隔缺损为房间隔下部近十字交叉处回声中断,见图10-4,常合并二尖瓣前叶和三尖瓣隔叶裂缺,胎儿时期超声直接显示裂缺困难,但彩色反流信号自瓣叶根部(非关闭缘)有间接提示作用。

(2)瓣膜位置异常　部分型房室间隔缺损二尖瓣和三尖瓣在室间隔位于同一水平,失去一高一低特点。完全型房室间隔缺损超声显示共同房室瓣悬浮于房室之间,部分可见腱索附着于室间隔上或右心室。

(3)彩色多普勒　舒张期显示四个心腔血流相互混合,收缩期大部分可显示反流信号。

(4)合并房室瓣反流者心胸比增大。

(5)房室间隔缺损易合并其他心内结构异常如法洛四联症、大动脉转位、右室双出口、肺动脉狭窄或闭锁、主动脉缩窄等。

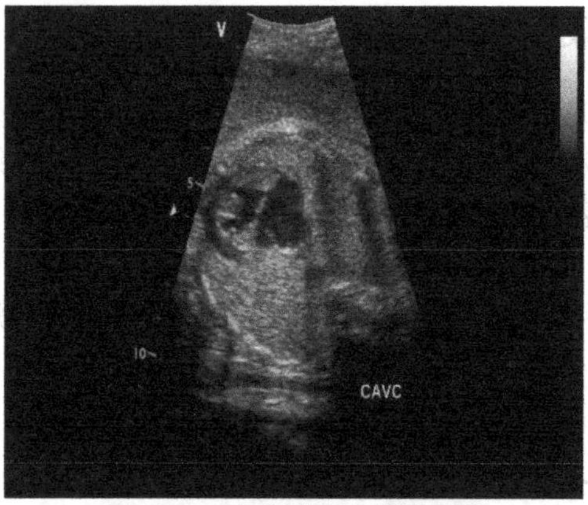

图10-3　完全型房室间隔缺损

心内膜垫十字交叉消失

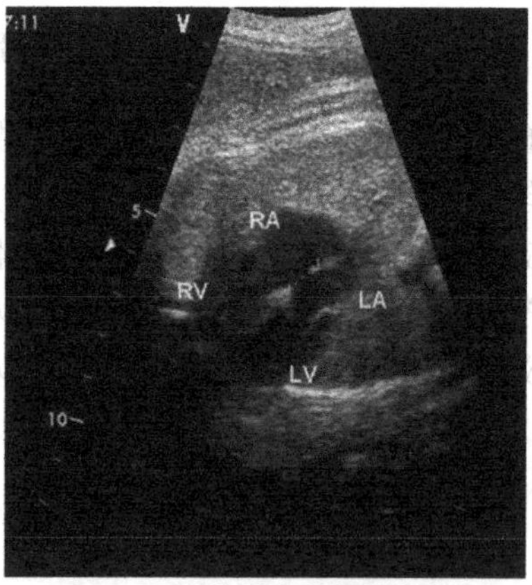

10-4　部分型房室间隔缺损

房间隔下部,十字交叉上段回声中断

三、预后及临床处理

预后差。多早期出现严重肺动脉高压及心力衰竭。80%在2岁内死亡,合并其他心血管畸形预后更差。手术方式主要取决于房室瓣的发育及肺动脉高压的情况。

产前发现心内膜垫缺损,首先考虑染色体异常,尤其是21-三体。有生机儿前做出诊断,应选择终止妊娠。若考虑继续妊娠,应抽取羊水查染色体微阵列芯片检查,必要时可行外显子测序排除相关单基因遗传病的可能。尽量延迟分娩日期,因为早产儿心脏手术的成功率较低。同时,产时应做好抢救新生儿的准备。如果宫内胎儿出现充血性心衰则表明有严重的瓣膜功能不良且预后不佳。

第三节　左心发育不良综合征

一、病因病理

左心发育不良综合征是指左心流入道,流出道发育不良引起左心室灌注不足,致使左心室狭小。发病率占先心病的1%。特点包括二尖瓣和主动脉瓣闭锁,或主动脉瓣闭锁和二尖瓣发育不良、左心室发育不良。左心室狭小,无功能或者完全闭锁。常合并房间隔缺损,室间隔缺损和主动脉缩窄。病因不明,可能与多因子致病有关,包括常染色体隐性遗传。

左心发育不良综合征在胎儿期可以存活,主要由于卵圆孔及动脉导管的存在,肺动脉血可以反流至主动脉弓及升主动脉供应头部、上肢及冠状动脉。由于左心室的异常造成右心容量及压力负荷加重,致使右心出现不同程度的增大,严重者出现右心衰。

胎儿中染色体核型异常风险比较高,占15%,新生儿中比较低3%~4%。最常见的是单体(45X),和18-三体和21-三体异常也与染色体拷贝数据异常或单基因病有关。

二、超声表现

(1)四腔心切面异常　左右心室明显不对称,左心室显著小于右心室,见图10-5,严重者左心室极小,不能显示心腔室,只见右心单一房室血流。左心房可明显小,或者偏小。

(2)二尖瓣狭窄或闭锁时,超声显示二尖瓣叶启闭活动差或者无启闭活动及无血流通过。

(3)升主动脉狭窄或闭锁,左室腔越小,升主动脉狭窄程度越严重。

(4)三血管切面或者三血管气管切面可见主动脉横弓内为逆向血流信号。其颜色与肺动脉血流相反,是由动脉导管血液返流而来,见图10-6。

(5)若发生充血性右心衰竭,超声可显示右房、右室显著增大,三尖瓣大量反流。严重的还可合并心包积液、胸腔积液、腹腔积液和全身水肿等表现。

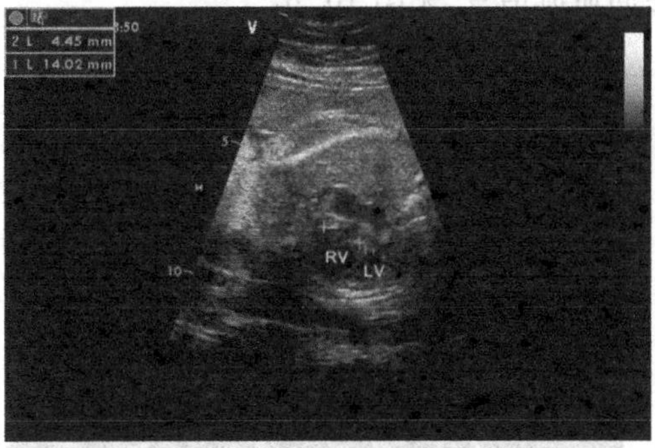

图10-5　左心发育不良综合征
四腔切面左心室明显小于右心室

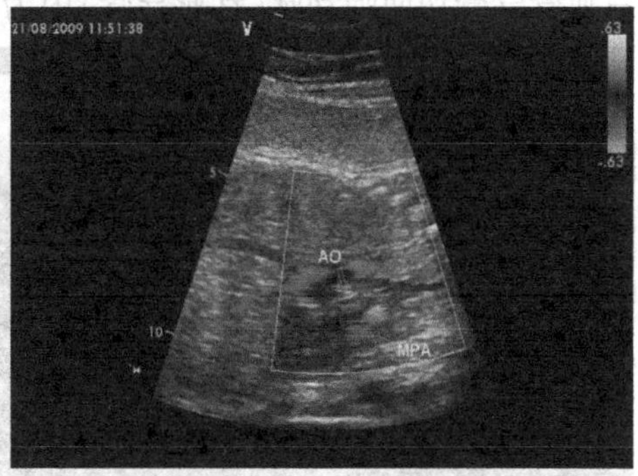

图10-6　左心发育不良综合征
三血管切面主动脉弓内逆向血流

三、预后及临床处理

预后差，及时手术治疗，死亡率仍然较高。由于手术方式的改良，患儿的远期结局有所改善，术后5年的生存率为61%。

产前诊断左心发育不全综合征，应建议终止妊娠。有生机儿后诊断，则应详细咨询患者，告知预后情况。同时，还应仔细检查身体其他部位有无畸形，并做染胎儿染色体微阵列芯片检查必要时行医学外显子测序排除相关单基因遗传病的可能。胎儿一旦出现心衰，极易宫内死亡。另外，对于此类畸形不应为了抢救胎儿而施行剖宫产，分娩也应在做好抢救的情况下进行。

关于胎儿期干预，目前有描述的是针对临界性主动脉狭窄的宫内气囊扩张，但如果狭窄发展为左心发育不良，此措施将无意义。宫内主动脉瓣气囊扩张术应当被看做是一种疗效尚未被证实的预防左心发育不良的经验性干预措施。

第四节　右心发育不良

一、病因病理

右室心发育不良的主要病因是肺动脉闭锁，室间隔完整，右室流出道阻塞使右室的血液难以进入右室。病理上，右心室结构上均正常，仅表现为径线小于正常。在宫内，患儿右心房的血液直接经过卵圆孔进入左心房，无肺动脉输出。肺血管床的血供来源于动脉导管的反流。产后患儿因动脉导管的关闭，临床上出现发绀和呼吸性酸中毒，新生儿极易死亡。

二、超声表现

(1)四腔心切面异常　右心室明显小于左心室，严重者无右室腔显示，见图10-7。

(2)三尖瓣狭窄或闭锁　有时可探及反流信号。

(3)肺动脉狭窄或闭锁　肺动脉内径明显小于正常或无肺动脉显示。在三血管切面或三血管气管切面肺动脉(动脉导管)内为逆向血流信号，见图10-8。

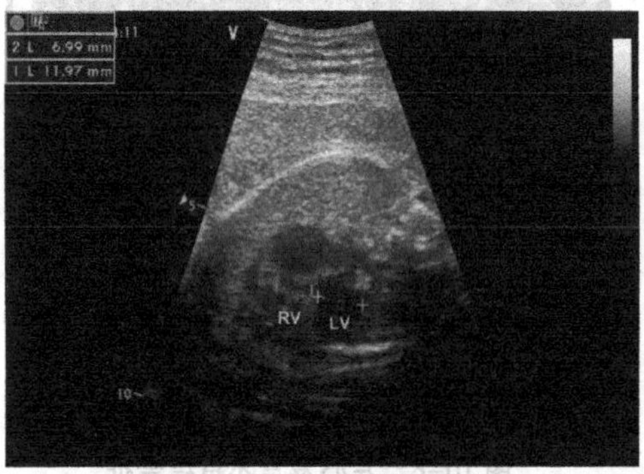

图10-7　右心发育不良图
四腔心切面显示右心室异常小

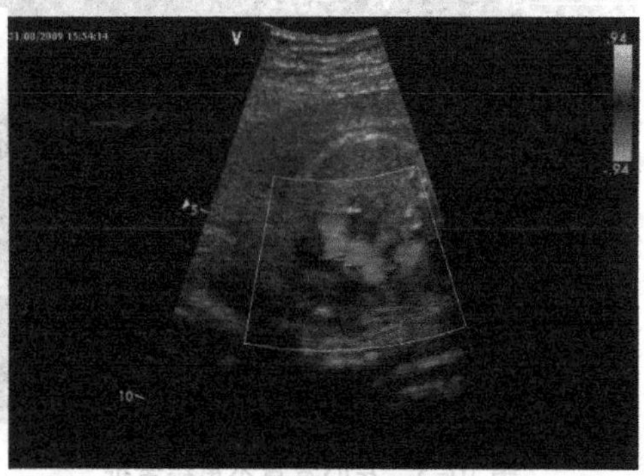

10-8　右心发育不良
肺动脉内为逆向血流

三、预后及临床处理

右心发育不良患儿产后可因动脉导管关闭造成无肺循环，新生儿严重缺氧、发绀，死亡率很高。目前，心脏外科手术方法的改进使右心发育不良患者的存活率有了明显提高。然而，严重三尖瓣反流造成心脏增大，治疗效果仍然不好。

有生机儿前做出诊断，应建议终止妊娠。孕晚期做出诊断或继续妊娠者，应做进一步详细超声检查，同时也应检查胎儿染色体。若患儿无充血性心衰，产科无需特殊处理，只是分娩时心脏科医生到场情况下进行。

第五节 单心室畸形

一、病因病理

单心室畸形的原因可能与室间隔未发育或是某个房室瓣闭锁有关。前者造成单个心室两条流入道，后者造成单个心室单条流入道。本病除了流入道异常外，流出道也有多种变异，如单条流出道或双条流出道。根据主心室腔的形态学，单个心室腔可分为左心室型、右心室型和不定心室型。多数病例表现为左心室型。

单心室的病理解剖复杂，血流动力学改变亦差异较大。由于仅为单个心室，接受来自肺静脉和腔静脉的混合血，故无所谓左右两边的压力是否相等，也不会发生宫内心衰，除非存在某个房室瓣狭窄、闭锁或关闭不全，才会出现左右心房压力差异。如合并肺动脉狭窄者，以右向左分流为主，血流动力学改变类似法洛四联症；如无肺动脉狭窄，肺动脉阻力较低，血流动力学改变类似肺动脉高压型室间隔缺损，以左向右分流为主。

二、超声表现

(1)单心室是心脏只有一个有功能的主心室腔、可有或者没有残余心腔，是产前胎儿超声心动图筛查最易检出的畸形，见图 10-9、10-10。

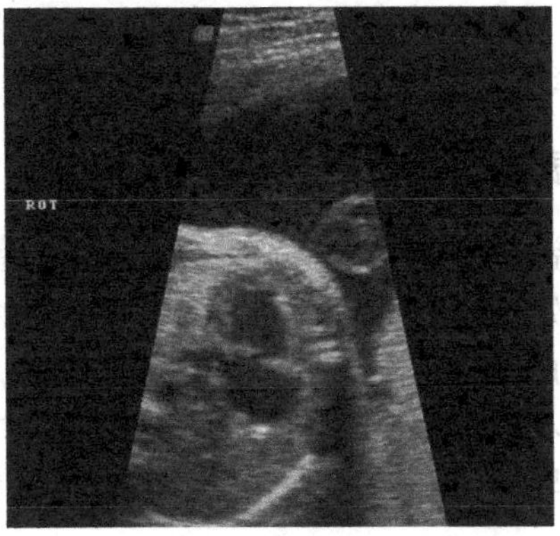

图 10-9 单心室

四腔心切面收缩期显示单房单室

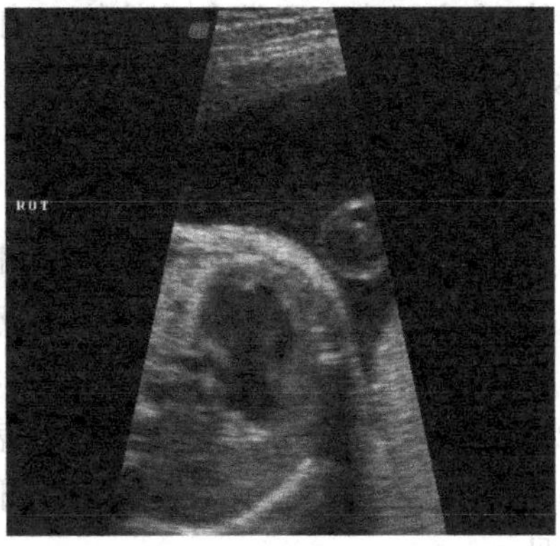

10-10 单心室

四腔心切面舒张期显示单房单室

(2)双流入道单心室时超声显示两个心房、双侧房室瓣及单一心室,彩色多普勒可显示两束房室血流。

(3)单心房单心室时仅显示单一心房、一组房室瓣及单一心室,彩色多普勒仅显示一束血流,亦被称为两腔心畸形。

(4)如果流出道出现异常变化时,声像图也会有相应的异常改变。

(5)注意单心室畸形多伴有心室内乳头肌粗大,尤其是双流入道型单心室,检查时易把粗大肌束误认为是室间隔而造成漏诊,产前应避免。

三、预后及临床处理

单心室预后很差,多数胎儿出生后短期内死亡,其中50%于生后1个月内死亡。主要死亡原因为心力衰竭和肺动脉高压。孕期明确诊断后可终止妊娠。

第六节 右室双出口

一、病因病理

大部分的主动脉及肺动脉均发自右心室,称右室双出口。临床上较为少见,发病率约占所有先心的2%。右室双出口属于圆锥动脉干缺损,表现为心室与大血管之间的连接异常,一般认为由多基因失调引起,造成胚胎时期心球和动脉干的发育异常。根据两条大血管之间的关系,右室双出口又分为以下三种类型:最常见的一类是主动脉位于肺动脉干的后方,两者仍相互螺旋。另两类的特点是,虽然两条大血管互相平行,但主动脉或位于肺动脉干的后方,或位于肺动脉干的前方。右室双出口一定存在室间隔缺损,而且往往较大,缺损可在主动脉下方也可在肺动脉下方。

如果不存在房室瓣膜的梗阻或主、肺动脉的狭窄,一般宫内期间不会发生心衰,因为所有回心的血都进入右心室,最后也都能从右心室流出保持所谓的"进出平衡"。但是,产后右心室因为要承受体循环与肺循环双倍血流量,故负荷过度进而可发生充血性心力衰竭。

此外,右室双出口还常合并其他心内畸形,如房室狭窄或闭锁、单心室、左心发育不良,肺动脉或主动脉狭窄甚至闭锁和主动脉缩窄。

二、超声表现

(1)超声显示主动脉与肺动脉均发自右心室,或者一条大动脉完全发自右心室,另一条大动脉大部分发自右心室。两条大动脉起始处可以平行发出,也可以有交叉。主动脉与肺动脉的关系多样,超声应根据主动脉和肺动脉解剖特征区分两者,见图10-11。

(2)四腔心切面可无异常显示,也可表现右心室稍大于左心室。

(3)超声显示主动脉与肺动脉内径可以相当,也可显示为一粗一细,以肺动脉狭窄或闭锁多见。

(4)室间隔缺损是左心室的唯一出口,见图10-12。

(5)如果合并其他心内异常或者心外畸形,超声也会有相应声像图改变。

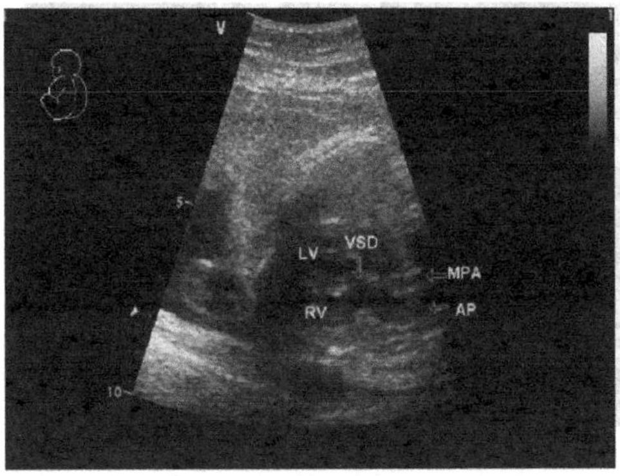

图 10-11 右室双出口

主动脉与肺动脉均发自右心室

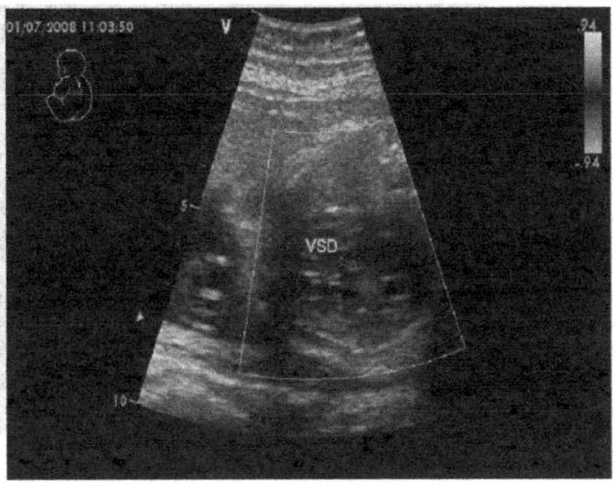

图 10-12 右室双出口

室间隔缺损是左心室的唯一出口

三、预后及临床处理

右室双出口的预后与合并其他心内及心外畸形有关。合并的异常越多,病情就越复杂。以后手术的难度也就越高,预后就越差。

有生机儿前诊断,应建议终止妊娠。对继续妊娠者,应详细检查其他心内畸形及心外畸形,同时应做胎儿染色体微阵芯片,必要时行医学外显子检测排除相关单基因遗传病的可能。包括 Digeorge 综合征。超声随访中应注意观察有无心衰征象,尤其那些合并心内其他畸形如房室瓣狭窄或闭锁的病例。当心衰发生后,应考虑提前分娩。但一旦发生心衰,死亡率就很高。目前没有对右心室双流出道的胎儿进行宫内干预的数据。

第七节 三尖瓣下移(Ebstein 畸形)

一、病因病理

其发病率占先天性心脏病的 0.3%~1%。大部分为散发,也可以为染色体异常综合症的一部分。三尖瓣瓣膜下移至右心室,随后出现右心室部分心房化。可能与胚胎早期心脏内胚层分层障碍有关。主要病理表现为三尖瓣的发育不良及隔瓣、后瓣的下移。血流动力学表现为三尖瓣反流及右心房增大,极易出现充血性心衰。据统计,心衰的发生率达 50%。

二、超声表现

(1)四腔心切面异常 严重不对称,右心房明显增大,严重者右心房巨大。

(2)四腔心切面显示三尖瓣瓣叶前叶冗长,隔叶下移并黏附于室间隔上,重度者甚至下移至右室流出道,见图 10-13,功能右心室减小,房化右心室增大。

(3)三尖瓣隔瓣和后瓣下移合并瓣膜发育不良,造成三尖瓣关闭不全,彩色多普勒显示收缩期大量血液经三尖瓣返流至右心房,反流点低,见图 10-14。

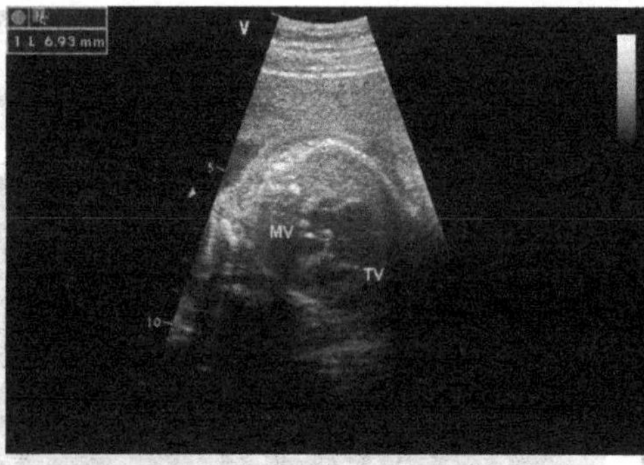

图 10-13 三尖瓣下移

彩色血流示三尖瓣大量反流

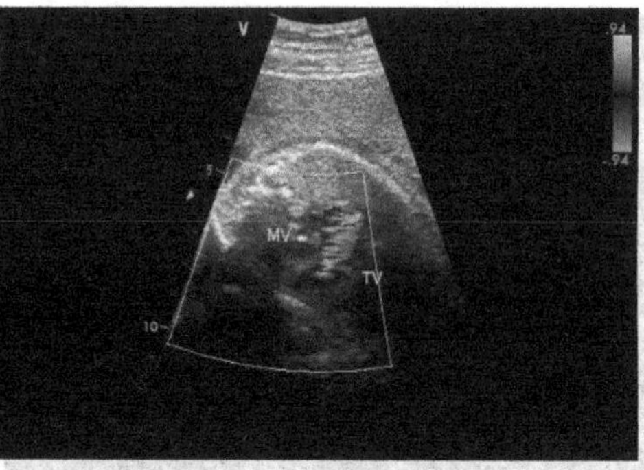

图 10-14 三尖瓣下移

四腔心示右房增大，三尖瓣隔叶下移

(4)右心功能衰竭时，四腔心切面显示心胸比明显增大，心室收缩活动减弱。严重时还可出现胎儿心包积液、腹腔积液、胸腔积液及皮肤水肿等表现。

(5)可合并其他心内结构异常，如法洛四联征、肺动脉狭窄或闭锁、大动脉转位和主动脉缩窄等。

三、预后及临床处理

预后差。胎儿期宫内死亡率高达40%；新生儿期死亡率20%～30%；30%生存时间可超过一个月，如果存活超过一个月，预期寿命将增加。产后死亡的另一原因是右心输出量低，肺发育不良。

对产前发现的三尖瓣下移畸形，应建议做胎儿染色体微阵列芯片检查，必要时可行外显子测序排除相关单基因遗传病的可能。有生机儿前超声诊断三尖瓣下移，可建议终止妊娠。对继续妊娠者或诊断较迟者，做系列超声随访很重要，目的是观察有无充血性心衰的任何表现。若发生心衰，可考虑提前分娩。不过，此类新生儿的死亡率相当高。因此，做好抢救新生儿的准备。

第八节 法洛四联征

一、病因病理

是以主动脉骑跨、室间隔缺损、肺动脉狭窄和右心室肥厚为主要病理特征的先天性心血管复合畸形。胎儿期右心室肥厚不明显，出生后右心室壁才逐渐肥厚。发生率为天性心脏病的7%～9%。法洛四联症与染色体异常关联密切，高达25%的活产儿及50%的胎儿存在染色体异常。最常见为21-三体综合症及22q11.2微缺失。

二、超声表现

(1)法洛四联征 法洛四联征是最常见的青紫型先天性心脏病。室间隔缺损：95%的室间隔缺损位于膜周部，因此在四腔心切面的室间隔显示连续，这是造成法洛四联征产前漏诊的主要原因。向头侧倾斜探头使声束偏向左室流出道，即可清晰显示室间隔回声中断，见图10-15。

(2)主动脉骑跨　左室流出道切面上除了可显示室间隔缺损，还可以显示主动脉增宽并骑跨于室间隔之上，见图 10-16。

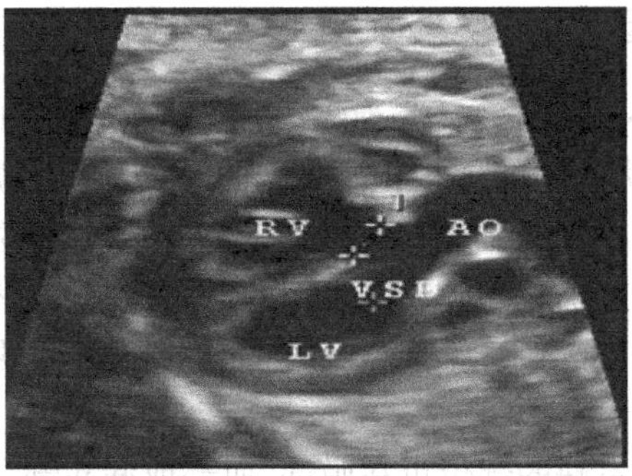

图 10-15　法洛四联症

左室流出道切面示室间隔缺损和主动脉骑跨

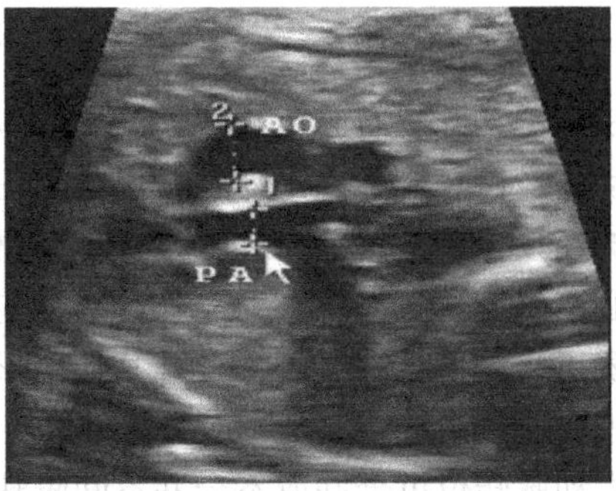

图 10-16　法洛四联症

三血管切面示肺动脉内径小于主动脉

(3)肺动脉狭窄　胎儿时期通常肺动脉内径与主动脉内径相当或稍大于主动脉。法洛四联征时右室流出道切面、大动脉短轴切面、三血管气管切面和动脉导管弓切面均能显示肺动脉狭窄的声像图改变，表现为肺动脉内径小于主动脉内径，狭窄处自右室漏斗部至肺动脉分支，肺动脉内血流变亮或呈花色，肺动脉重度狭窄、其内径严重小于主动脉内径时肺动脉内可见逆向血流。

(4)胎儿时期右室壁肥厚往往不典型。

(5)法洛四联征　合并肺动脉瓣缺失时，超声除了法洛四联征声像图改变，还具有特征性的表现：肺动脉主干及分支呈瘤样扩张，无肺动脉瓣叶启闭活动，彩色多普勒显示肺动脉及分支内呈全收缩期射流和全舒张期反流，脉冲多普勒显示双向射流与反流，伴有右心明显增大和三尖瓣大量反流。

(6)法洛四联征合并动脉导管缺如时，对胎儿血流动力学影响不大，仅在三血管气管切面不能显示肺动脉与降主动脉间连接的动脉导管征象。

(7)法洛四联征可合并肺动脉闭锁，而且也有可能合并其他心内畸形如房室间隔缺损、肌部室间隔缺损、主动脉弓异常、右位心等，同时也可合并心外畸形。

三、预后及临床处理

治疗以手术为主。自手术方法改进后法洛四联症的预后大为乐观。术后存活率可高达 85%，大部分存活者无症状且活动正常。单纯的法洛四联症是一种很容易矫正的畸形。然而，法洛四联症合并肺动脉闭锁或者缺失时，预后就较差。尤其是合并肺动脉瓣缺失，存活率大大降低。

有生机儿前发现法洛四联症，应仔细观察有无合并其他的心内或心外畸形。并且应当做染色体检查，有条件时还应检查 22q11 有无微缺失。应建议做胎儿染色体微阵列芯片检查，必要时行医学外显子测序排除相关单基因遗传病的可能。产前诊断的病例不需要改变分娩方式和分娩时机。

第九节 大动脉转位

一、病因病理

是指主动脉与右心室相连，肺动脉与右心室相连。又分为完全性大动脉转位和矫正性大动脉转位。完全性大动脉转位是指左右房室间的连接正常；矫正性大动脉转位是房室间的连接也有错位，即右心房与左心室相连，左心房与右心室相连，结果左心房的血液经右心室仍流入主动脉，右心房的血液经左心室仍进入肺动脉。因此，无血流动力学的改变。矫正性大血管转位若不合并其他畸形，一般无临床表现。完全性大动脉转位的发生率约占心脏畸形的5%。

大动脉转位可合并或不合并室间隔缺损，室缺的部位可在膜部、肌部或漏斗部。50%可合并肺动脉狭窄、左心发育不良和主动脉狭窄。

大动脉转位无论有无合并室间隔缺损，宫内期间对胎儿血流动力学的影响不大。这是因为卵圆孔及动脉导管的存在，使左右心室负荷相等。出生后，如果不存在左右心的交通如室间隔缺损，动脉导管未闭、房间隔缺损等，新生儿很快就会死亡。

孤立的大动脉转位合并染色体异常的风险较低，涉及多种遗传综合症及单基因病。致畸物质，母亲患糖尿病或感染等环境因素可增加后代患病风险。

二、超声表现

声像图诊断大动脉转位的依据是大动脉与心室连接异常，见图10-17。

(1)先天性心脏病节段分析法　确定内脏、心房位置和连接关系、心房、心室位置及连接关系、心室大动脉位置及连接关系。

(2)根据解剖学特征确定左心室和右心室。

(3)主动脉与肺动脉的区别与关系　正常主动脉与肺动脉起始部呈交叉的关系消失，主动脉与肺动脉起始部平行发出。肺动脉偏后，肺动脉总干不远即分为左右分支，而后直接发出动脉导管至降主动脉；主动脉偏前，直接连接主动脉弓，主动脉弓跨度增大，主动脉弓向头侧发出三条大血管分支，见图10-18。

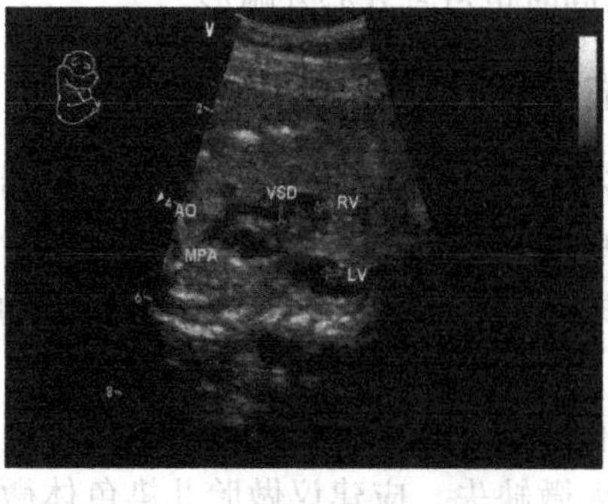

图10-17　完全性大动脉转位

主动脉与右室相连，肺动脉与左室相连

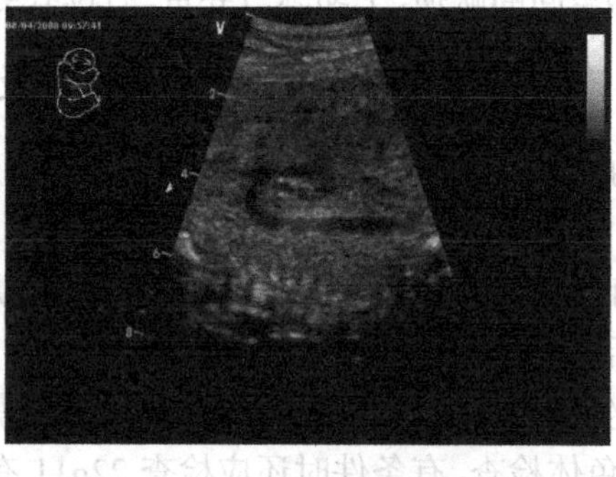

图10-18　完全性大动脉转位

主动脉弓跨度增大

(4)矫正性大动脉转位　心房与心室连接不一致,心室与大动脉连接也不一致。两次连接不一致使体静脉血回流入肺动脉和动脉导管;肺静脉回流血入主动脉,血流动力学无异常。主动脉与肺动脉起始部多平行,主动脉短轴常位于肺动脉短轴左侧。

(5)常合并室间隔缺损、肺动脉狭窄、主动脉缩窄等心内结构异常。

三、预后和临床处理

由于胎儿血液循环的特殊性,完全性大动脉转位胎儿在宫内可继续发育。完全性大动脉转位不伴室间隔缺损时,出生后即刻出现青紫并很快恶化,因严重缺氧而死亡。伴有室间隔缺损时,发绀较轻,通常 2~4 周才出现。对不存在室缺的病例产后应该采取紧急措施维持动脉导管的开放直至有条件进行手术,或先进行简单手术扩张卵圆孔,以尽可能增加左右心的分流。无合并畸形的大血管错位换位手术成功率高,死亡率<5%。10 年的存活率可达 90%,其中 96%的儿童可以正常活动。矫正性大动脉转位若不合并其他畸形,预后良好。反之,预后取决于畸形情况及严重程度。

胎儿期如果诊断大动脉转位,需详细超声检查合并的心脏畸形并考虑行染色体微阵列检查,必要时行外显子测序。产科无特殊处理。若合并肺动脉狭窄,胎儿期可能出现心衰。出现心衰及心脏增大,需要提前分娩。但是,预后不佳。

第十节　永存动脉干

一、病因病理

是指仅一条大血管从心脏发出,在这条大血管上,再分支出冠状动永有动脉干脉、肺动脉及主动脉。约占先天性心脏病的 1%。永存动脉干属于原始心球和动脉干的发育异常,属于圆锥动脉干缺损。染色体异常发生率高 15%~28%。成为遗传综合症的表型之一

根据肺动脉的起源可分为不同的解剖亚型。I 型:肺动脉干起自动脉干动脉瓣的末端,由此再分出左右肺动脉。Ⅱ型和Ⅲ型:肺动脉干缺失,肺动脉两分支起自动脉主干的后方彼此靠近(Ⅱ型)或两侧并距离较远(Ⅲ型)。

永存动脉干一般与两个心室相通,收缩期同时接受来自左右心室的血液、两心室间的压力相等。由于肺动脉自永存动脉干发出,肺动脉与主动干压力相等,因胎儿期肺循环阻力高,并不引起肺循环灌注量增加,故胎儿一般不发生心力衰竭,其发育不受影响。若共同动脉瓣合并关闭不全时,心室的容量负荷增加,可促使心室扩大发生心衰。但出生后肺循环阻力低,肺血流量将明显增加,可早期引起心室扩张和心力衰竭。

二、超声表现

(1)四腔心切面可表现室间隔连续无中断,如果单纯筛查其切面会漏诊该严重畸形。

(2)左室流出道切面可显示较大的室间隔缺损,单一大动脉骑跨在室间隔上,只显示一个半月瓣。

(3)三血管切面和三血管气管切面仅显示一根大动脉,见图 10-19。

(4)永存动脉干常伴有动脉干瓣膜的异常增厚、狭窄及反流。

(5)常合并心内结构其他异常如右位主动脉弓、单心室、永存左侧上腔静脉、二尖瓣闭锁等。永存动脉干合并的心外畸形常有内脏反转、无脾综合征和泌尿生殖道畸形等。

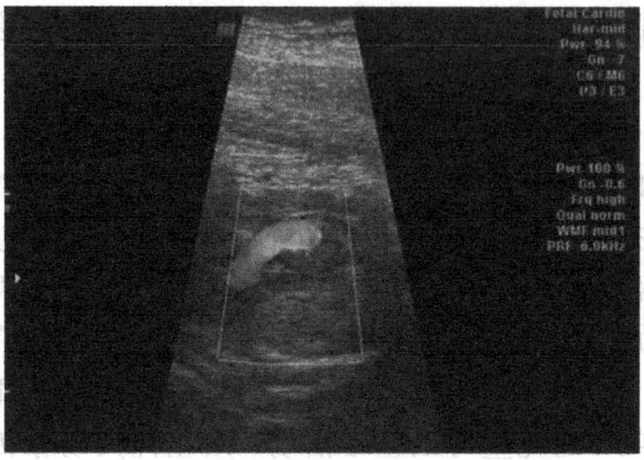

图 10-19　永存动脉干

三血管切面仅显示一根动脉血流

三、预后及临床处理

预后极差。胎儿期血流动力学通常不受影响，出生后影响严重。患儿常呈进行性心衰，未治疗的患者平均死亡年龄为几周至数个月不等。出生后 2~3 个月应做手术修复。手术修复包括肺动脉从共干分离和通过导管与右心室的连接，室间隔缺损的修补，共同动脉瓣的修补。外科手术后 90%可存活。存在动脉干闭锁不全或主动脉弓离断者的预后仍不理想。

有生机儿前诊断永存动脉干，应建议终止妊娠。对继续妊娠者，应详细超声检查有无合并其他畸形，并进行染色体检查包括 22q11 微缺失。因此，应建议做胎儿染色体微阵列芯片检查，必要时行医学外显子测序排除相关单基因遗传病的可能。孕期应定期超声随访，注意有无充血性心衰征象。充血性心衰主要出现于动脉干瓣膜关闭不全的病例中。一旦发生心衰，应考虑尽在分娩。分娩时应充分做好新生儿抢救的准备。

第十一节　主动脉缩窄

一、病因病理

主动脉缩窄的主要特征是导管前主动脉缩窄，严重者可出现闭锁。最常发生于左锁骨下动脉起始部和动脉导管之间的主动脉峡部。左房、左室、主动脉相对发育不全，而右室、右房、肺动脉相对增大，导管增粗。儿童及成人主动脉缩窄还可发生于动脉干的远侧主动脉局限性缩窄。90%的病例伴有心脏其他畸形，主要有主动脉狭窄与关闭不全、房室间隔缺损、大动脉转位、永存动脉干、右室双出口。也可合并心外畸形，如膈疝、特纳综合征。本病可见于各种染色体异常及多种遗传综合症中。除 Turner 综合症外，其他常见的染色体非整倍体,22q11 微缺失和 Willian Beuren 综合症等也可分并。服用致畸药物或母亲患者糖尿病/苯丙酮尿症,其后代患病风险增加。

宫内期间正常胎儿流经主动脉峡部的血液并不很多。约占胎儿心输出量的 10%。因此,主动脉缩窄患者不一定出现心衰。但在早孕末期及中孕妇初期(妊娠 11 周~13 周 6 日),主动脉缩窄却极易出现心衰症状和颈项透明层增厚,甚至出现颈部水囊瘤。但随着妊娠的继续,胎儿心脏发育趋于成熟和淋巴管与颈内静脉的相通,心衰可能得到纠正或部分纠正,颈项透明层增厚可以消退或部分消退。如果有严重主动脉缩窄,以及管状主动脉弓发育不良或存在心房水平或心室水平的左向右分流,其心衰不仅不能得到纠正,反而还会出现右心增大和进行性胎儿水肿等症状。产后,即使患儿有动脉导管延迟关闭,但终因肺内阻力降低使大部分右心室血液进入肺循环,加重患儿右心负荷造成充血性心衰的发生。产后即刻或新生儿期发生心衰的患儿约占 50%。若不存在室间隔缺损,左心也会过度负荷而发生衰竭。

二、超声表现

(1)四腔心切面显示右房右室增大,左房左室减小,见图 10-20。左房左室小时应仔细检查主动脉弓是否可能存在狭窄。

(2)三血管切面和三血管气管切面显示主动脉峡部内径明显减小,小于左侧锁骨下动脉内径。管状主动脉弓发育不良时超声显示主动脉弓某节段的狭窄,病变段内径明显小于升主动脉及肺动脉(动脉导管)内径,见图 10-21。彩色多普勒显示血流明显细于肺动脉血流,甚至出现逆向。

(3)主动脉缩窄时主动脉弓失去正常弯曲形状,呈细小僵直状,伴有肺动脉明显增宽。注意的是主动脉峡部正常时相对较细,产前易误诊,此时可与左侧锁骨下动脉对比,如果主动脉峡部内径大于或等于左侧锁骨下动脉则基本排除主动脉缩窄诊断。

(4)胎儿时期主动脉弓长轴切面容易重叠在动脉导管弓长轴切面内而造成主动脉缩窄的漏诊。

(5)主动脉缩窄常合并室间隔缺损、左心发育不良等心内结构异常。另外发现主动脉缩窄时要认真排除心外畸形。

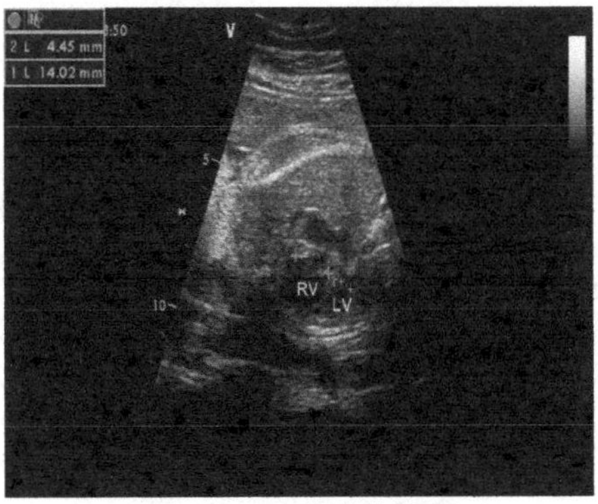

图 10-20　主动脉缩窄

主动脉内径明显小于肺动脉内径

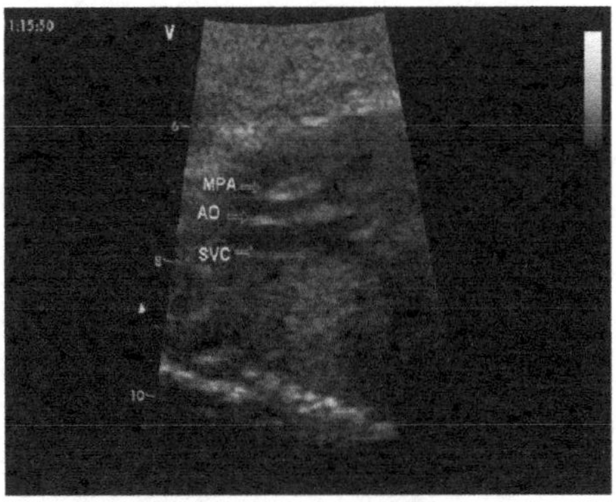

图 10-21　主动脉缩窄

四腔心切面显示左心室小,右心室大

三、预后及临床处理

预后取决于主动脉缩窄的严重程度及手术的时间。单纯主动脉缩窄的术后存活率较高。病变严重者出生后因动脉导管关闭，严重主动脉缩窄，可导致新生儿死亡，因此必须给前列腺素治疗，以维持动脉导管开放。手术死亡率为 10%，存活者术后再狭窄发生率为 15%。

若有生机儿前能做出诊断，孕妇仍有机会选择继续妊娠或终止妊娠。本病合并染色体异常的机会较高，尤其是特纳综合征及 DiGeorge 综合征，故对继续妊娠者，应作染色体微阵列检查，必要时行外显子测序。此外，还应详细超声检查了解患者合并其他心内心外畸形情况。一旦患儿发生宫内心衰，应考虑提前分娩，但预后相对也较差。

（李根霞）

第十一章　胎儿胸腔异常

第一节　先天性肺囊性腺瘤样病变

一、病因病理

先天性肺囊性腺瘤样病变属于肺错构瘤,病理特征为末梢支气管过度生长,呈腺瘤样生长,肺泡发育不良。分为三型:Ⅰ型为大囊肿型,囊肿直径在2~10 cm;Ⅱ型为中间型,表现为多个小囊肿,囊肿直径在2 cm以内;Ⅲ型属于实质性,又称多囊肺。单纯的Ⅰ型,Ⅱ型预后良好,但Ⅲ型易出现胎儿水肿,预后不良。

由于病灶的存在和膨胀,使纵隔移位、心脏血管受压,可导致胎儿非免疫性水肿的发生。如果食管受压,可出现羊水过多。由于正常的肺组织受压不能正常生长发育,产后可出现呼吸窘迫综合征。25%的先天性肺囊性瘤可合并其他异常,常见的为呼吸道其他部位异常,心血管系统异常,泌尿系统异常,消化系统异常和中枢系统异常。

二、超声表现

(1)先天性肺囊腺瘤畸形Ⅰ型表现为大囊肿型,肺实质内见一个或多个较大囊性无回声,囊肿大小不一,多为2~10 cm,见图11-1,囊肿周边可见实质性强回声;Ⅱ型先天性肺囊腺瘤畸形显示为多个小囊肿,直径不超过2 cm;Ⅲ型先天性肺囊腺瘤畸形病变内为大量细小囊肿,直径不超过0.5 cm,常呈均匀一致的强回声区,可无明显囊肿显示。

(2)如果病变肺体积明显增大常可造成患儿纵隔移位,心脏被推向对侧,见图11-2。纵隔严重移位病例中常合并羊水过多、胸腔积液、腹腔积液、胎儿全身水肿、甚至胎儿发生心力衰竭。

(3)先天性肺囊腺瘤畸形合并其他畸形时,可显示相应的声像图改变。

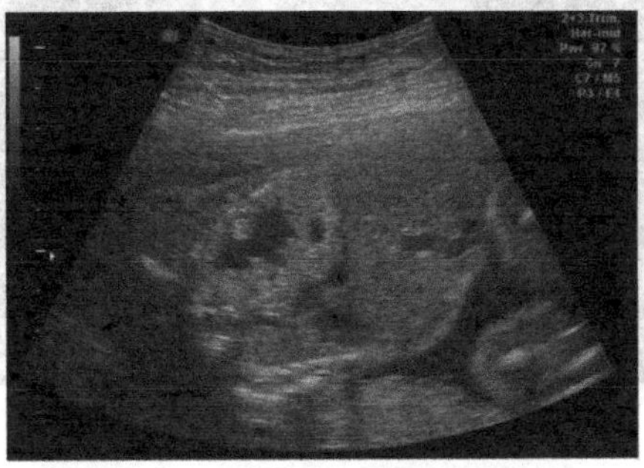

图11-1　先天性肺囊腺瘤畸形Ⅰ型
肺实质内见一较大囊性无回声

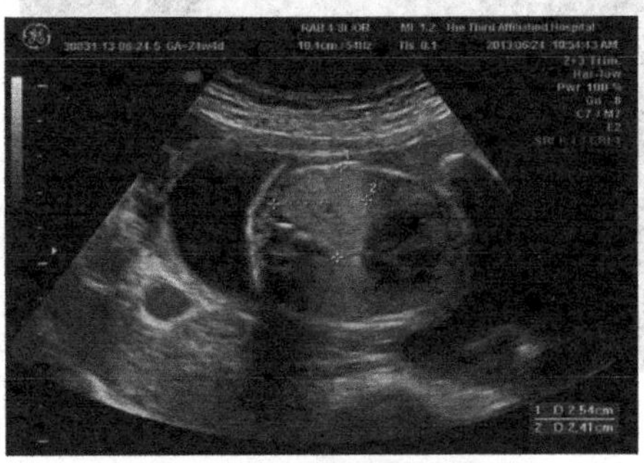

图11-2　先天性肺囊腺瘤畸形
肿块造成胎儿纵隔移位,心脏移位

三、预后及临床处理

文献报道国外存活率80%。预后与病变严重程度,是否存在肺发育不良,纵膈移位、是否出现胎儿水肿和是否合并其他异常有关。凡是单侧性、病变范围小,纵隔轻度移位,不合并其他异常者,其预后较好。一般26周后,CCAM不会继续增大。因此,26周后,如果没有伴发积水,有可能提示此后损害不会有进展。出现积水,存活率非常低。

孤立性的先天性肺囊性瘤样病变伴发染色体异常的风险性和非染色体异常综合征的风险性均极低。当肺囊性瘤伴发其他肺外畸形的时候,可考虑进行染色体核型分析。在有生机儿前诊断中至大型先天性肺囊性瘤样病变或已出现水肿,可考虑终止妊娠。继续妊娠者,定期随访。出现胸腔积液的胎儿进行单纯囊泡抽吸或者胸腔-羊膜腔分流,在一定程度上可改善预后。产后部分病例需行肺叶切除术,其术后疗效一般均较好。

第二节 隔离肺

一、病因病理

是肺的某部分与正常肺分离,其血流供应来自体循环而非肺循环,肺部组织和气管不相通。原因不明,10%可合并肺外畸形。

二、超声表现

(1)隔离肺多为胸腔内单侧性病变,呈均匀强回声包块,呈叶状或三角形,少部分位于腹腔内。主要切面是四腔心切面、左右侧胸腔矢状切面、腹部横切面等。

(2)包块内部可见动脉血管来源于体循环(胸主动脉、降主动脉或肝动脉),见图11-3。

(3)包块较大时常造成纵隔移位、心脏受压移位和胎儿水肿,见图11-4。

(4)部分学者报道有细蒂的包块可能会发生扭转,静脉和淋巴回流受阻产生同侧胸腔积液,并加重纵隔移位。

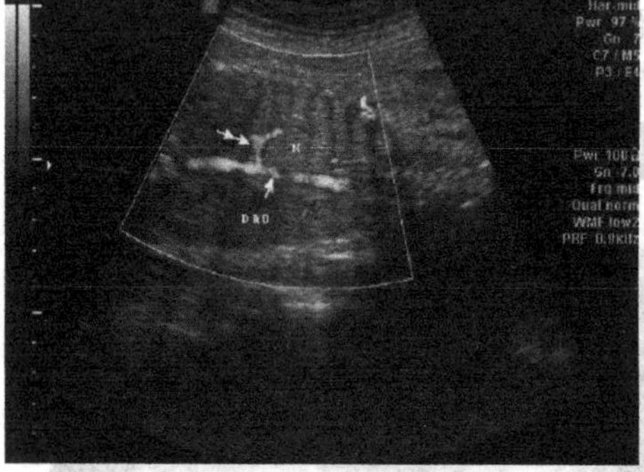

图11-3 隔离肺

包块内部彩色血流信号来源于降主动脉

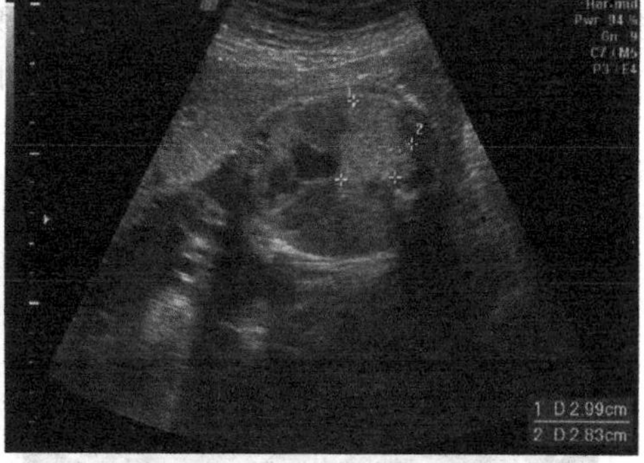

图11-4 隔离肺

包块较大可造成心脏受压移位

三、预后及临床处理

隔离肺的预后通常较好。病变轻者可无任何症状，直至成年后因肺部感染或其他症状做检查时才被发现。若纵隔移位或者出现胎儿胸水或者水肿，预后往往较差。合并其他脏器异常者，预后往往也不佳。此外，部分伴发积水的病例有自然转复及良好预后的可能性。

单纯的隔离肺伴发染色体异常的风险和伴发非染色体异常综合征的风险均极低。在有生机儿前出现大型病灶或者胎儿水肿，可考虑终止妊娠。继续妊娠，需要超声随诊复查包块大小，及有无出现胸腹水及胎儿水肿。可行引流或者胸腔-羊膜分流术将大大提高其存活率。胎儿出生后可行手术切除或者导管插入栓塞滋养动脉。

第三节 膈疝

一、病因病理

是由于膈的发育缺陷导致腹腔内容物疝入胸腔，根据缺损部位分为胸腹裂孔疝、胸骨后疝和食管裂孔疝。大多数发生在左后外侧。染色体异常的发生率5%～15%，尤其是18-三体综合征。非染色体异常综合征发生风险为25%～30%，常见的有 Fryns 综合征 Pallister-Kilian 综合征，Beckwith-Wiedemann 综合征。

第12孕周，生理性脐疝消失，腹内压升高。如果隔膜未正常闭合，则有可能导致腹内容物疝入胸腔。先天性膈疝的主要问题不是缺损本身，而是继发的肺部损害及其严重程度。对于非染色体异常的病例，持续的肺动脉高压和肺组织发育不良是导致胎儿死亡的决定性因素。另外，15%～45%的病例合并其他部位异常。

二、超声表现

(1)超声于四腔心切面或者左右胸腔矢状切面探及胸腔内存在腹腔内容物，见图11-5，以左侧多见，病灶多为混合性回声，常伴纵隔、心脏移位至右侧。如果是胃泡，胸腔可显示一个较大的囊性结构，见图11-6；如果是小肠，则显示为不规则的肠管回声可含有液体及肠蠕动；如果合并肠梗阻，则有相应肠管扩张及肠内容物往返运动；如果是右侧膈疝，疝入脏器为肝实质回声与肺脏回声相近时，可用彩色多普勒血流鉴别。有时胸腔心脏移位至右侧或左侧是产前筛查膈疝的首发线索。

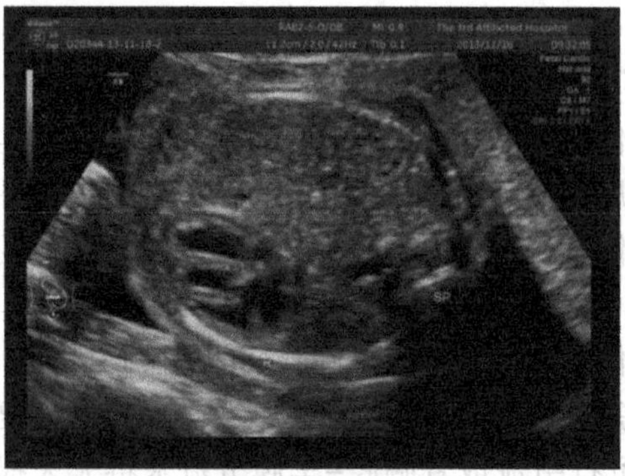

图 11-5 膈疝
胸腔内占位性病变

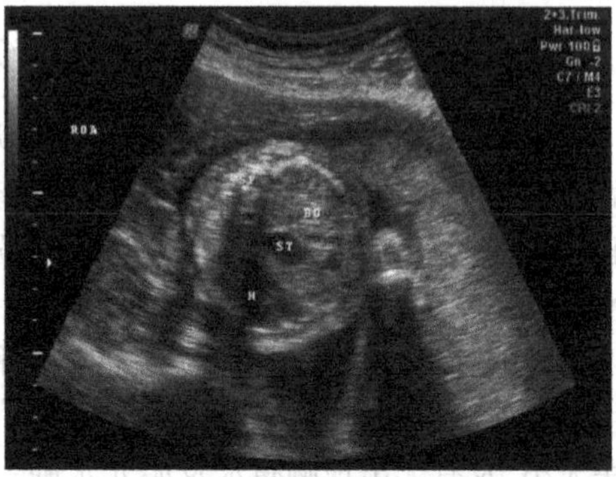

图 11-6 膈疝
胸腔内可见胃泡、肠管回声

(2)膈疝缺损大,大量腹腔内容物进入胸腔时,双侧肺脏受压可产生发育不良,而胎儿腹围测量可相应缩小,腹腔内胃泡回声不显示。

(3)孕周偏小,20 周左右时,肠管回声往往也呈实质性回声,与肺脏回声不易区分,而易漏诊。

(4)严重的纵隔、心脏移位,可影响静脉回流和羊水吞咽,严重者病例出现羊水过多、胸腔积液、腹腔积液和胎儿全身水肿。

(5)交通性膈疝 疝入胸腔的腹腔内容物随腹腔和胸腔间的压力变化而改变,当腹腔压力升高,大于胸腔压力时,腹腔脏器疝入胸腔;反之,疝入胸腔的腹腔脏器回复入腹腔。

(6)膈膨升 于胸腔横切面和矢状切面也显示胸腔内出现腹腔内容物,如胃泡、肝脏回声等,心脏可移位,易误诊。注意膈膨升与同侧肺脏之间存在弧形分隔低回声带,使得胸腔脏器与腹腔脏器出现分界,此特征有助于鉴别。另外胸腹腔冠状切面显示一侧膈肌明显膨升有助于鉴别。

三、预后及临床处理

膈疝的预后通常较差,围生期死亡率 30%~90%。预后与以下几个因素有关:膈疝的部位,大小,疝入的脏器的多少,膈疝出现的孕周:有无胎儿水肿和羊水的多少。孕 24 周前发现,肝脏疝入胸腔,胎儿出现水肿,肺头比小于 1.0,合并染色体异常及其他部位异常,预后均差。肺头比(LHR:用心脏后方右肺的两垂直经的乘积除以头围),仅可用于左侧膈疝。肺头比>1.4 者,存活率很高,<1.0 者,死亡率很高。近年来有学者使用 MRI 评估患胎肺容积作为预后的判断标准,如患胎肺容积小于正常胎肺容积的 25%且合并肝脏疝入胸腔,往往需要宫内治疗。

在有生机儿前发现先天性膈疝,可建议终止妊娠。继续妊娠者或者孕晚期发现者,需要查染色体微阵列芯片检查,必要时行医外显子测序以排除单基因病的可能。和详细超声检查有无合并其他部位畸形。若提前出现心衰症状,用考虑提前分娩,但大多数预后极差。剖宫产无特殊优势。对染色体检查未发现异常者,分娩应做好抢救准备。

先天性膈疝的宫内治疗主要采用胎儿镜下气管闭塞术。利用胎儿镜,经胎儿口腔进入气管,在气管隆突与声带间放置阻塞球囊,从而阻止胎儿肺液流出,增加肺内压,,促进胎肺发育,并促使疝入胸腔的脏器复位。球囊于孕 34 周取出或者产时取出。孕 26~28 周行这项手术使新生儿具备足够的肺功能,为产后手术修复打下基础。

第四节　胸腔积液

一、病因病理

胸腔积液是指液体异常积聚在胎儿胸膜腔内。可以发生在单侧或者双侧,孤立或者广泛积水。病因学多样。包括单一的胸腔因素如乳糜胸;或是其他原因所致胎儿水肿的一个继发性表现,典型的如胎儿非免疫性水肿(NIHF),胸腔积液被认为是胎儿水肿的一种征象,常为双侧,此类积液的病理学均类似于 NIHF。一般的,如果胸膜渗出只是孤立的并且没有其他染色体或非染色体异常伴发时,可能源于胸导管畸形(乳糜胸)。

二、超声表现

(1)横切面声像图表现为环绕在单侧或双侧肺脏周围的液性无回声暗区。

(2)最早期的胸腔积液表现为冠状切面上肺底周围的液性暗区。

(3)大量胸腔积液可引起膈肌下移及纵隔移位。

(4)胸腔积液可一侧或双侧,单侧胸腔积液可以是漏出液或乳糜胸。

三、预后及临床处理

预后取决于积液量的多少及导致胸水的原因。胸腔积液总的围生期死亡率为 50%,如果合并胎儿水肿或者双侧胸腔积液,死亡率更高。死因多为合并染色体的异常或合并其他严重异常。若胸腔积液不合并胎儿水肿或晚期才出现胸腔积液,或随访过程中消失,则预后较好。胸水若不合并染色体或者其他解剖结构的异常,患儿的预后也相对较好。

在有生机儿前发现大量胸腔积液,可建议终止妊娠。如果积液量少,孕妇选择继续终止妊娠,则应进行染色体检查及其他免疫性或者非免疫性水肿原因的检查。孕期中除了系列随访胸水量的增长,羊水的多少,有无胎儿水肿,腹水等外,对大量胸腔积液尤其是单侧积液者可考虑行穿刺抽吸术。抽去胸水可减轻对肺的压迫,减轻纵隔移位,分娩前抽去胸水可使产后肺泡的扩张变得更为容易。孤立的胸腔积液中,胸腔-羊膜腔分流可改善胸膜腔内压增高病例的预后。

（程春花）

第十二章　胎儿腹壁异常

第一节　脐膨出

一、病因病理

脐膨出为腹壁中线缺损，包括肌肉、筋膜、皮肤，腹腔内容物突腹脐带内，表面覆盖羊膜和腹膜。多和染色体异常有关。有报道染色体异常占30%，常见的是18-三体综合征和13-三体综合征。其他少见的有性染色体或常染色体隐性遗传等。

脐膨出的原因是胚胎时期外胚层皮肤向中线包卷失败，腹壁中线缺损，腹腔脏器通过脐根部突入脐带内。肠管、胃泡、肝脏是最常见的脐膨出内容物。脐膨出的大小差异很大，小的仅少许肠管突入，大至含有腹腔内大部分脏器。

二、超声表现

（1）妊娠12周后声像图显示前腹壁中线处腹壁缺损，并可见一向外膨出的包块回声，包块表面可见线状强回声膜覆盖，见图12-1。注意妊娠12周前可存在生理性中肠疝。

（2）膨出包块大小根据腹壁皮肤缺失大小而不同，缺损大者脐膨出包块内除含肠管，还可有肝脏、脾脏等回声；小型脐膨出内通常仅含有肠管回声。

（3）脐带入口往往连接于脐膨出包块的表面，位于中央顶端或者偏于一侧，彩色多普勒超声有助于显示脐动脉血流。

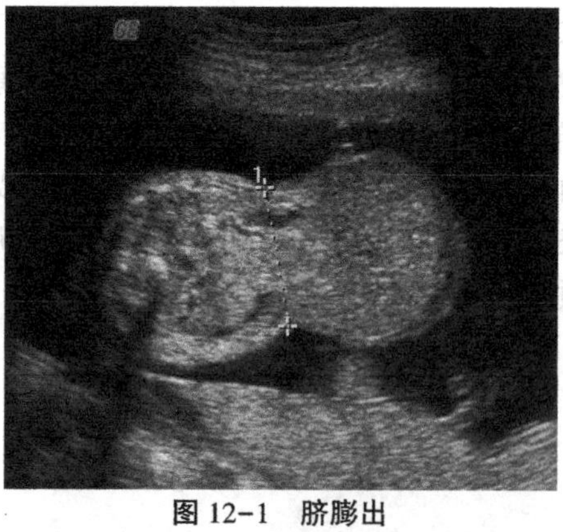

图12-1　脐膨出

前腹壁中线处皮肤缺损并膨出一包块

三、预后及临床处理

单纯的脐膨出未合并其他畸形和染色体异常者,预后较好。其中,仅肠管膨出者预后最好,其死亡率低于10%。而肝脏膨出死亡率为50%~60%。脐膨出合并染色体异常及严重心脏畸形者,死亡率接近100%。

由于脐膨出极易合并多发性畸形及染色体异常,产前超声发现脐膨出,应详细检查其他部位,并建议进行胎儿染色体微阵列检查,必要时行外显子测序以提高检出率。不管染色体正常与否,如缺损巨大,大部分肝脏都膨出体外,或合并其他畸形,有生机儿前建议终止妊娠。对继续妊娠者,应系列超声检查脐膨出大小变化,膜有无破裂,并监测胎儿生长发育情况。产前应与外科医生一起会诊,安排分娩时间和分娩方式以及产后手术计划。

第二节　腹裂

一、病因病理

是指脐旁腹壁全层缺损,伴腹腔内脏突出,以右侧腹壁缺损多见。胚胎发育过程中右脐静脉没有正常复原,或血管发育异常引起腹壁多层缺损,腹内容物脱出,多为胃及肠管,少数为肝脏和胃泡。由于腹腔内脏器在羊水中漂浮,可导致脱出的肠管发生化学性炎症,造成肠管梗阻、扩张,最终引起肠穿孔。很少伴发染色体畸形。

二、超声表现

(1)腹部脐孔水平横切面或矢状切面显示腹壁皮肤强回声线连续性中断。缺损通常位于脐孔右侧。脐带入腹壁处位置显示正常。

(2)腹壁皮肤连续中断,突出的腹腔内容物无膜覆盖,直接漂浮在羊水内。突出的腹腔内容物多为肠管回声,自由漂浮在羊水中,见图12-2、图12-3,外翻的肠管壁增厚,管腔有时可探及轻度扩张性改变。若大量腹腔内容物外突,胎儿腹围将相应减小。

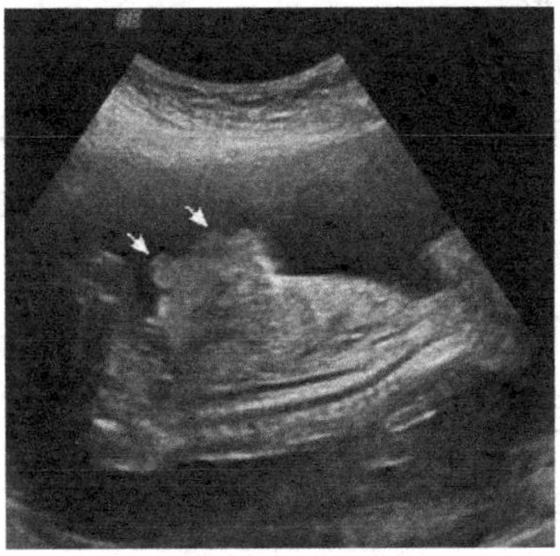

图12-2　腹裂图

腹壁缺损,突出的内脏表面无膜覆盖

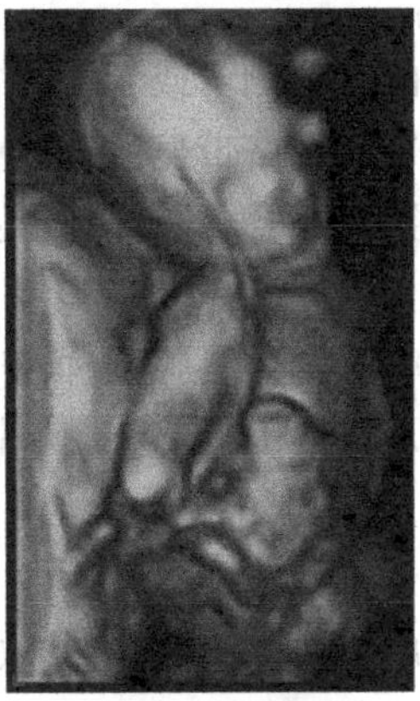

图12-3　腹裂图

三维图示腹部前突出包块

(3)如果合并肠梗阻,超声探及梗阻以上部位肠管明显扩张,可为外翻肠管,也可为腹内部肠管。有时胃泡也探及扩张,羊水过多。实时动态超声发现扩张的肠管突然消失时,提示发生肠穿孔,其超声声像图改变与胎粪性腹膜炎相似。

(4)腹裂畸形较脐膨出合并较少的其他部位的畸形。

三、预后及临床表现

随着外科手术技术的提高,产后腹壁修补的成功率也大大提高,死亡率已小于10%。死亡原因主要是早产,脓毒症及术中并发症。腹裂伴肝脏突出,死亡率有所增加。

产前超声发现腹裂,一般不建议查染色体,但若超声诊断不肯定,或者怀疑其他畸形,就仍应该检查。对于继续妊娠者,应密切超声随访,观察有无进行性肠管扩张,有无羊水过多(判断是否合并肠梗阻),并了解胎儿生长发育情况。一旦有肠梗阻情况,应考虑提前分娩以避免发生肠穿孔。如果不合并肠梗阻,染色体检查未发现异常的,出生后应尽快手术。

第三节　体蒂异常

一、病因病理

是一种严重的腹壁缺损,其特点是体蒂形成失败而造成无脐带、无脐部,可合并头面部、胸腹腔、脊柱、四肢等多系统畸形。确切原因不明。一般情况下,不合并染色体畸形。

病理上,体蒂异常胎儿的内脏均在腹腔之外,严重者胸腹腔也可裸露在外,表面覆盖片状羊膜。内脏直接与胎盘相连,其间有脐血管,但是往往很短且只有一条脐动脉。羊膜与绒毛膜未融合。由于无脐带,导致胎儿腹侧与胎盘相贴,胎体强直、继发骨骼畸形如脊柱前凸、侧凸、下肢畸形等。

二、超声表现

(1)前腹壁皮肤大范围连续性中断。常伴羊水过少,腹壁突出包块常紧贴子宫壁,腹壁皮肤显示不清。

(2)有明显的脊柱侧弯或者脊柱裂畸形。

(3)脐带极短或无脐带显示,腹壁缺损突出包块与胎盘连接紧密。

(4)绝大多数病例合并肢体畸形:如肢体缺失、少指(趾)、足内翻畸形、裂手、裂足、桡骨发育不良等。

(5)颜面部畸形常为唇腭裂、面斜裂等。

(6)颅脑畸形常为脑膨出、露脑畸形等。

三、预后及临床处理

体蒂异常为致死性畸形。一旦做出诊断,均应终止妊娠。

(李根霞)

第十三章　胎儿腹腔异常

第一节　食管闭锁

一、病因病理

食管闭锁是指食管某段闭锁或缺如，大部分病例（90%）都伴有消化道、呼吸道瘘。产前超声诊断困难。在胚胎初期，食管与气管均由原始前肠发生。胚胎前 8 周时，原始前肠血供不足，发育不良或产生分隔，而未将前方的气管部分和后方的消化管完全分开。

病理上，可分为 5 种类型：①单纯食管闭锁；②食管闭锁、气管与近端食管形成瘘管；③食管闭锁、气管与远端食管形成瘘管；④食管闭锁、食管近端与远端均与气管形成瘘管；⑤气管食管瘘而无食管闭锁。第三种类型最为常见。

食管闭锁中染色体异常发生率约 19%，如 21-三体综合征和 18-三体综合征。

二、超声表现

（1）产前超声通常不能直接显示食道闭锁部位，而是通过间接征象推测：实时动态超声反复探查均无胃泡显示或胃泡极小合并羊水过多，见图 13-1。值得注意的是胃泡小和羊水过多不是食道闭锁的特异声像图改变，如无脑畸形、神经肌肉综合征等均可以表现胃泡小和羊水过多。

（2）超声探及胃泡显示，见图 13-2，也不能完全排除食道闭锁，因合并气管食管瘘者胃泡大小可正常范围。

（3）羊水过多是食道闭锁胎儿不能正常吞咽羊水，造成羊水回流障碍所致。

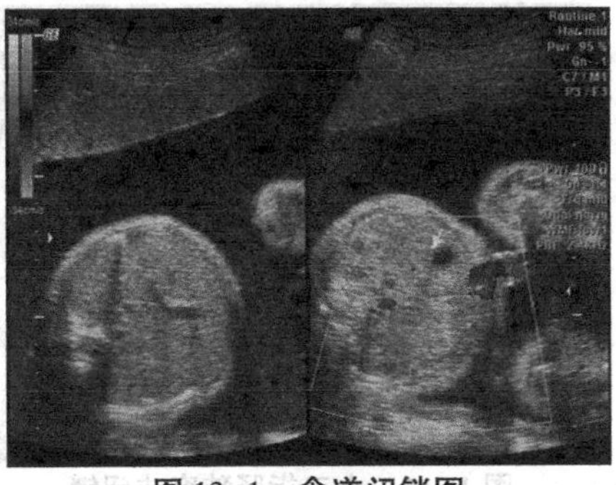

图 13-1　食道闭锁图

胃泡显示，但不能排除食道闭锁

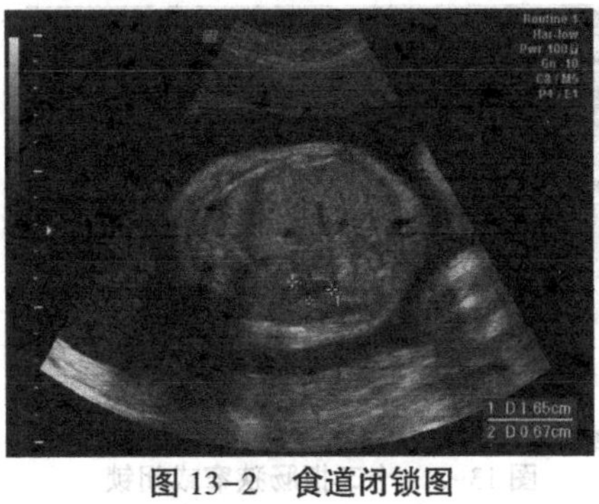

图 13-2　食道闭锁图

超声显示无胃泡和羊水过多

(4)羊水过多常发生在孕中晚期,所以中孕期 20~24 周系统筛查因无羊水过多而易漏诊食管闭锁。

(5)食道闭锁以上部位呈囊性无回声区,孕 26 周后实时动态超声仔细探查可显示此特征性改变:胎儿吞咽羊水时食道闭锁上段呈囊性无回声,不吞咽时,此囊性无回声可逐渐缩小消失。

三、预后及临床处理

主要取决于闭锁的程度及是否伴发染色体异常。与先天性心脏病一样,不同类型而最终结局完全不同。合并其他部位畸形和染色体异常者,预后非常差。但无严重并发症且产后及时处理者,国外报道可以达到 90%的存活率。

一旦产前怀疑食管闭锁,应详细超声检查,以确定有无合并其他畸形。同时应作染色体检查。但是,往往典型症状出现在孕 24 周后甚至晚孕期,因此处理比较被动。如合并其他畸形或染色体异常,可考虑终止妊娠。对继续妊娠者应超声随访羊水量的变化,必要时行羊水减量术延长孕周。产后禁水禁奶以免窒息,首先予以明确诊断。

第二节 十二指肠狭窄或闭锁

一、病因病理

十二指肠狭窄或闭锁是十二指肠的近端和远端之间闭锁,可发生于十二指肠的任何部位。其中 80%是从尾端至壶腹部完全闭锁,其余 20%的病例为管腔内局限性的分隔或隔膜,为不全性闭锁。病因不明。发病机制与其他消化道闭锁类似,器官发生期间的血液供应不良导致。十二指肠闭锁胎儿 40%可伴有染色体异常,主要为 21-三体。

二、超声表现

(1)上腹部横切面显示十二指肠球部扩张及胃泡明显扩张,呈“双泡征”。闭锁或狭窄部位近段十二指肠呈囊性扩张,胎儿吞咽羊水后梗阻积聚于此,见图 13-3。

(2)实时动态观察,扩张的胃泡和十二指肠之间有一囊状结构(幽门管)相连,因幽门肌肉肥厚,此处内径狭小而两端膨大扩张而呈“双泡”样改变,见图 13-4。

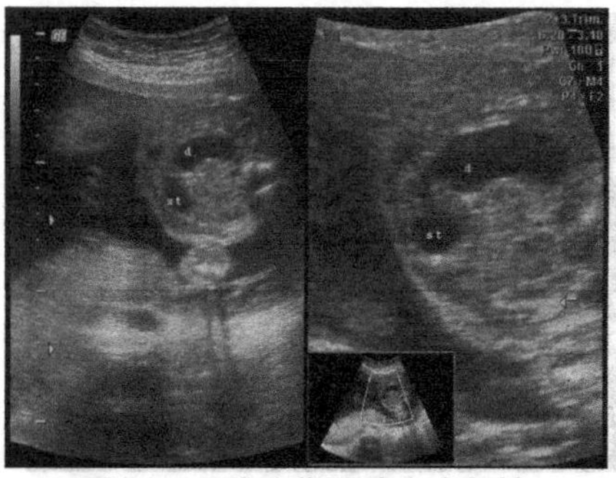

图 13-3 十二指肠狭窄或闭锁

胃泡和十二指肠扩张,呈“双泡征”

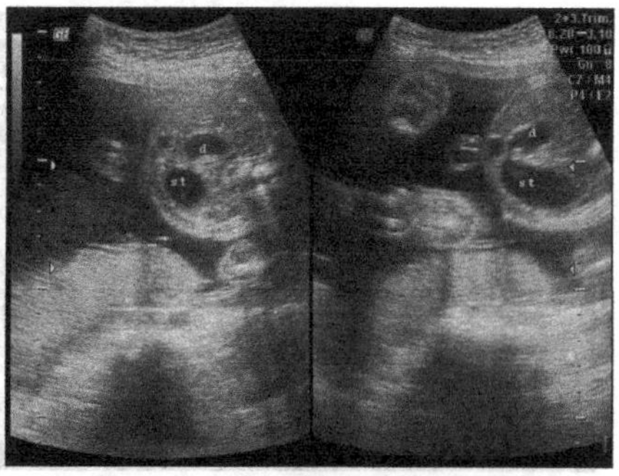

图 13-4 十二指肠狭窄或闭锁

胃泡及十二指肠间狭小结构即幽门管

(3)常合并羊水过多,因胎儿在宫内可发生呕吐,此时胃泡内容物可反吐回羊水,而胃泡大小恢复正常范围。所以胃泡不扩张但有羊水过多时,不能完全排除十二指肠闭锁或狭窄,需要多次复查。

(4)"双泡征"不是十二指肠闭锁或狭窄的特征改变,其他如环状胰腺、肠旋转不良、十二指肠前门静脉等亦可产生此声像图改变。

(5)注意有时超声会探及假"双泡征",如晚孕期结肠内液体较多且与胃泡在同一平面显示时,要注意鉴别。

三、预后及临床处理

与闭锁部位、合并畸形有关。若羊水过多引起早产儿或合并其他部位畸形或染色体异常,预后非常差。单独发生者预后较好。

产前发现十二指肠狭窄或闭锁,应仔细检查其他部位有无合并畸形,并做染色体微阵列芯片检查。如孕妇选择继续妊娠,产前注意预防羊水过多引起的早产,产后及时手术,手术后的生存率较高。

第三节 肠梗阻

一、病因病理

肠梗阻分为小肠梗阻和结肠梗阻。原因由多种原因造成。肠道缺血,中肠动脉旋转过程中营养动脉扭转导致肠道闭锁,肠道受压,中肠受到脐环压迫导致狭窄或闭锁,胚胎期肠道空化障碍等。肛门直肠闭锁和染色体有一定的关系,多为18-三体和21-三体。

病理上,小肠闭锁可分为4种。①肠腔内一个或多个横隔;②肠管盲段之后连接一纤维条索;③病变肠管盲断与远端肠管完全脱离断开;④多发小肠闭锁。所有这些情况都会造成梗阻近端肠管扩张,甚至穿孔。继之,并发胎粪性腹膜炎。

先天性巨结肠多为散发,也可有家族史,为性连锁遗传或常染色体显性遗传。先天性巨结肠引起的肠梗阻是功能性肠梗阻。

二、超声表现

(1)产前超声显示梗阻以上部位的肠管扩张。梗阻部位越低、扩张肠管的长度越长。

(2)肠梗阻通常合并羊水过多。梗阻部位越高,羊水过多就出现孕周越早,也越为明显。低位肠梗阻者孕周小时羊水量往往正常。

(3)超声产前较难鉴别肠梗阻的原因,如肠管狭窄、闭锁或扭转、肠套叠。

(4)实时动态超声探及扩张的肠管突然消失时考虑肠管穿孔,随后可出现胎粪性腹膜炎的声像图表现。

(5)结肠闭锁的产前声像图改变是晚孕期见到下腹部外周扩张的肠管回声,内可见特征性结肠袋,见图13-5。

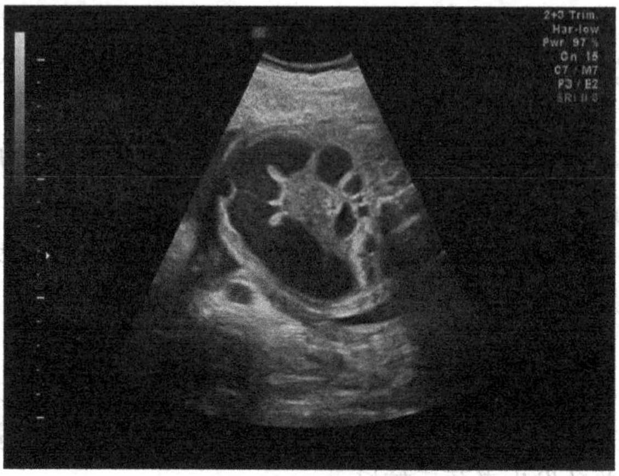

图 13-5 结肠梗阻
晚孕期结肠扩张,内可见特征性结肠袋

三、预后及临床处理

胎儿预后与梗阻部位,梗阻肠管长度、有无肠穿孔以及是否合并其他畸形有关。一般情况下,梗阻部位越低,预后相对越好。出现胎粪性腹膜炎预后差。苹果皮样闭锁和多发闭锁预后差。先天性肠扭转的预后很差,死亡率约为 80%。若不手术,肠闭锁新生儿存活不超过 6 d。

单纯性结肠闭锁只要及时手术,预后良好。

肛门闭锁取决于合并其他畸形及畸形的严重程度。由于大部分肛门闭锁都合并多发畸形,属于某些综合征,故预后往往较差。如果肛门直肠畸形单独存在,预后较好。

由于小肠梗阻多在晚孕期出现典型声像图,也较少合并染色体异常,如分并其他畸形建议行年膜腔穿刺胎儿染色体核型分析和 CMA 检查以及囊性纤维化 DNA 突变分析。等到足月经阴道分娩。但对那些肠管极度扩张的病例可考虑稍提前分娩,以免发生宫内肠穿孔。羊水过多也常可引起早产及胎位异常。肛门直肠畸形的染色体异常的风险相对较高,且羊水通常正常。如疑肛门直肠畸形,应行染色体检查。

第四节 胎粪性腹膜炎

一、病因病理

是指胎儿宫内肠穿孔造成的无菌性化学性腹膜炎,妊娠发生率 1:2 000。导致胎粪性腹膜炎的主要原因有肠扭转、闭锁、供血不足及胎粪性肠梗阻(囊性纤维化),此外,也可能与母体吸毒,巨细胞病毒感染等有关。合并染色体可能性相对较低。有些病例病因不明。

任何原因引起的肠梗阻,一旦发生穿孔即可形成胎粪性腹膜炎。肠穿孔后胎粪进入腹腔,肠道内的消化酶刺激腹膜引起化学性腹膜炎和腹水的渗出。数天后部分病变表现为纤维粘连,腹腔内形成一稠密的包块,内部钙化,最终封闭了穿孔处,另一部分病例则表现为腹腔内形成一包裹性积液，四周围绕肠曲。这种情况表明肠穿孔的局部往往没有被封闭，胎粪持续外流至包裹性积液内。

二、超声表现

（1）胎粪性腹膜炎产前超声声像图特征是多样性和回声杂乱。主要有腹腔内肠管扩张、钙化强回声、胎儿腹水、胎粪性假囊肿和羊水过多。

（2）肠梗阻穿孔所致的胎粪性腹膜炎，则穿孔前超声可探及梗阻近端肠管扩张、肠内容物往返运动等。穿孔后扩张肠管消失，腹腔显示游离液体暗区。

（3）非肠梗阻穿孔所致的胎粪性腹膜炎，腹腔有时也能显示游离液体暗区。病情进展后期，腹腔液性暗区内可显示细小密集光点和条索状光带，与周围肠管、大网膜粘连一起形成不规则的强回声包块，见图 13-6，并显示多发钙化灶回声。

（4）有时游离性腹腔积液逐渐形成包裹性积液，见图 13-7。同时，在盆腔内、肝脏表面、肠曲表面、甚至是膈肌表面都可有散在钙化斑点显示。

（5）病情后期可出现腹腔胎粪性假囊肿。

（6）胎粪性腹膜炎合并腹水通常较浑浊，远场因重力关系回声密集。

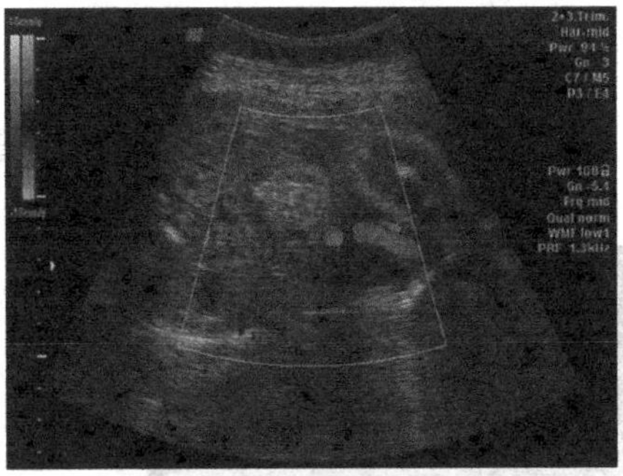

图 13-6 胎粪性腹膜炎
腹腔内不规则强回声包块

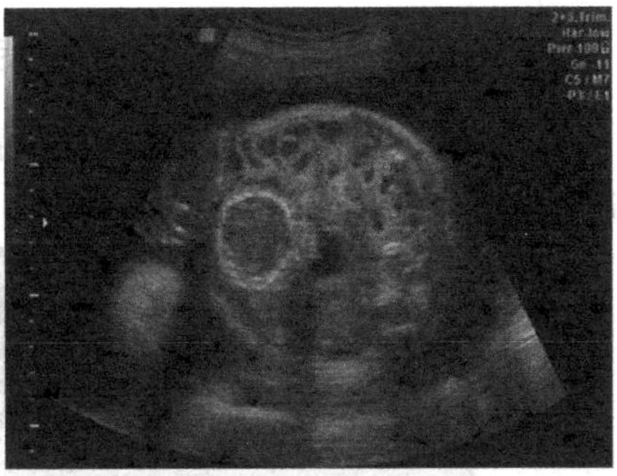

图 13-7 胎粪性腹膜炎
包裹性包块

三、预后及临床处理

胎粪性腹膜炎的预后是较差的，新生儿死亡率高达 60%以上。近年来，随着手术和护理技术的完善，出生后及时手术治疗的预后较好。没有囊性纤维化者，预后一般较好，单纯腹膜腔内钙化灶可能是较轻型腹膜炎，预后较好，不需手术治疗。而超声表现除有腹腔内钙化灶外，还有其他超声表现，则可能为严重的胎粪性腹膜炎，预后较差。

胎粪性腹膜炎多发生在有生机儿之后，如果病灶局限，随访过程中声像图无变化且无腹水，产科处理无特殊。如果病程发展迅速，腹水增加明显，应考虑提前分娩以防止肠管进一步的损伤。一般情况下，应选择尽量经阴道分娩。除非大量腹水腹围过大才考虑剖腹产，在分娩前，对有大量腹水或巨大包裹性积液的病例也可行腹壁胎儿腹腔抽吸腹水术以缩小胎儿腹围。

第五节 腹腔脐静脉的异常

一、病因病理

胚胎 4 周末,脐静脉有左右两条,并直接与静脉窦相连。以后脐静脉与肝血窦吻合,便失去了与静脉窦的连接。胎儿肝脏的发育增长使右肝内的脐静脉纠缠、打结,最终退化。但是,左脐静脉并不退化,集中了所有从胎盘回流至胎儿的静脉血。当左脐静脉与门静脉左支相连进入肝脏后,一部分血液经门脉右支进入右肝,大部分血液经静脉导管直接回流入下腔静脉及右心房。如果右脐静脉不退化,反而左脐静脉退化了,此时,右脐静脉进入肝脏后经吻合支再进入左肝叶。它还直接与静脉导管相连,这样就形成了持续性右脐静脉。造成这一过程的原因尚不清楚。

腹腔内脐静脉曲张的病理改变为局部静脉管腔膨大,形成静脉瘤样结构。有时合并其他部位的异常或染色体异常,有时为全身血液循环异常的一个超声表现,但相当一部分病例不存在任何异常。

二、超声表现

(1)上腹部横切面上显示脐静脉门静脉窦呈弧形弯曲指向胃泡回声,胆囊与胃泡同位于脐静脉左侧,见图 13-8。

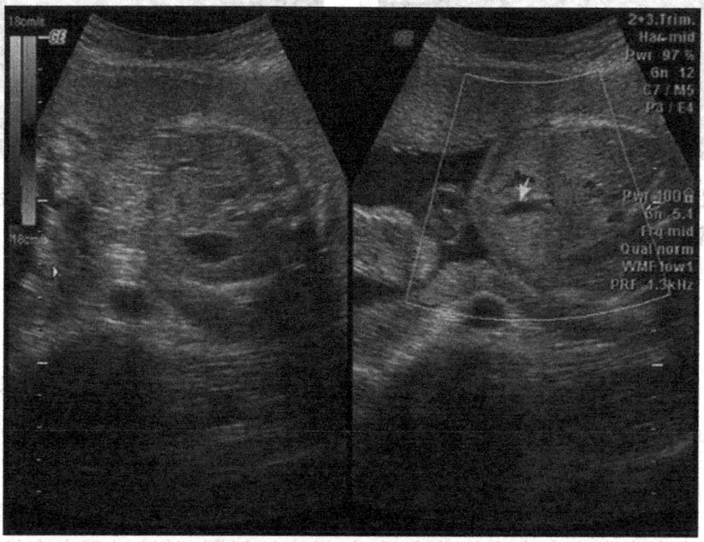

图 13-8 持续性右脐静脉

腹部横切面显示胃泡、胆囊均位于脐静脉左侧

(2)仅少数持续性右脐静脉合并胎儿畸形,如单脐动脉、脑积水、室间隔缺损、主动脉缩窄、尿道下裂等。

(3)超声探及右脐静脉直接回流入下腔静脉或右心房,或者髂静脉,而静脉导管缺如时常合并其他部位畸形，如心脏房室间隔缺损、肾积水、肾缺如、腹腔积液、半椎体、指趾异常和单脐动脉畸形等，或者合并染色体异常。

三、预后及临床处理

永久性右脐静脉不伴其他结构畸形者预后较好，伴有其他结构畸形者，其预后取决于伴发畸形的严重程度，伴发其他畸形者需查染色体。

产前检出脐静脉曲张的临床意义尚有争论。大部分腹腔内脐静脉曲张的病例预后都很好，但也有一部分合并染色体异常或胎儿水肿，或发生不明原因围生儿死亡。产前除了检查其他部位，必要时应检查胎儿染色体，对继续妊娠的病例，还需要加强随访。

（程春花、陈琦）

第十四章　胎儿泌尿系统异常

第一节　肾缺如

一、病因病理

肾缺如是肾脏及输尿管均不发育。双肾缺如可以是单发性的病变,也可以是属于某些综合征中的一个病理改变,如X连锁遗传或常染色体显性遗传。肾缺如是胚胎时期发育过程中,由于中肾管未长出输尿管芽,从而不能诱导后肾原基,使其分化为后肾,导致一侧或两侧肾脏缺如。双肾缺如常合并其他畸形。双肾缺如造成严重羊水过少甚至无羊水,可造成肺发育不良,面部受挤压出现特殊面容,如耳部位低、皮肤过多、双眼内眦间皮肤皱折、鹦鹉鼻和下巴退缩、肢体受挤压出现肢体畸形等。单侧肾缺如者,该侧肾血管亦缺如,而对侧肾脏代偿性增大。单侧肾缺如可以是VACTERL联合征的一个表现,但大部分单侧肾缺如单独存在,不影响其他器官的发育。

二、超声表现

双侧肾缺如三个特征:

(1)羊水极少或者无羊水　羊水极少或者无羊水是孕17周后双肾缺如或双肾严重发育不良(无功能肾)的诊断线索和必要特征之一。

(2)膀胱不显示　多数胎儿孕13周后即可显示膀胱回声。实时动态超声排除膀胱排空可能后仍无膀胱回声显示。

(3)未见双侧肾脏　多切面扫查双侧肾窝内均无肾脏回声,肾上腺形态及位置变化,呈"平卧状",见图14-1,彩色多普勒超声不能显示双侧肾动脉血流,见图14-2。

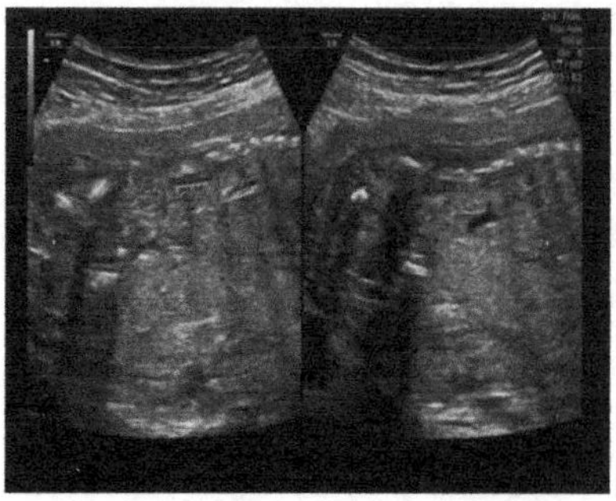

图14-1　双侧肾上腺"平卧状"

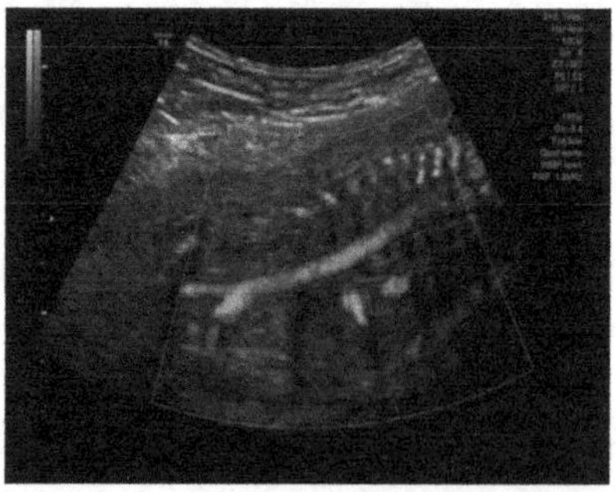

图14-2　双侧肾动脉未显示血流

单侧肾缺如时,于脊柱一侧可探及肾脏回声而另一侧肾窝内无肾脏回声。如果对侧肾脏发育正常则膀胱可以正常充盈,羊水量也位于正常范围。彩色多普勒显示肾缺如侧的肾动脉消失。

单侧肾窝内未探及肾脏回声时,应认真排查其他部位尤其是盆腔内有无异位肾脏回声。

三、预后及临床处理

双肾缺如是致死性的。出生后主要死于严重肺发育不良。不合并其他畸形的单侧肾缺如预后好,不影响寿命。单侧肾缺如不合并其他畸形者染色体异常的概率较低。但仍建议行侵入性产前诊断和染色体微阵列检查。

第二节　异位肾

一、病因病理

肾脏在第6~10孕周时未能上移至腰椎两旁正常肾的位置,肾位于盆腔内、髂窝及腹部正中线前方。有时可合并其他部位异常,如心血管、消化管、骨骼系统,中枢神经系统等畸形。单纯异位肾合并染色体异常几率低。

二、超声表现

(1)盆腔异位肾　一侧肾窝区未探及肾脏回声,同侧肾上腺呈"平卧"征,于盆腔内膀胱右侧或左侧可探及一肾脏回声,此异位肾脏通常体积小、可合并肾积水或多囊性发育不良。

(2)马蹄肾　腹部肾门水平横切面、双肾下极横切面或者冠状切面显示肾下极跨过腹主动脉前方,下缘相接或融合。由于胎儿肾周围肠管回声与肾脏下极融合部位回声相近,因而产前检查易漏诊。

(3)交叉异位融合肾　一侧肾窝未探及肾脏回声,而对侧肾脏体积明显增大,呈上下分叶状,多为下极融合肾,有时也可为完全独立的两个肾脏回声相连。

三、预后及临床处理

单纯异位肾预后良好。有些合并输尿管扩张者产后需要手术治疗。若异位肾发育不良,则该侧肾脏的功能受影响。合并其他畸形者,预后视其他畸形严重程度而定。单纯异位肾产科处理无特殊。

第三节　婴儿型多囊肾

一、病因病理

婴儿型多囊肾是常染色体隐性遗传性先天畸形,一般不合并其他部位的畸形。与6

号染色体短臂上 PKHDI 基因有关。病因是原发性集合管缺陷。肾盂肾盏及肾乳头均无异常,肾单位数目及肾盂、输尿管、膀胱、尿道正常。病变总是累及双侧肾脏,呈对称性。肾脏极度增大,但仍保持正常肾脏椭圆形;双肾集合管扩张成 1~2 mm 的囊性结构,而无梗阻现象。镜下,肾实质内占满了大量的囊泡,受累肾实质百分比可有所不同。这类病例有时还能有肝内胆管增生及肝脏纤维化改变,肾脏病变的严重程度与肝脏的严重程度呈反比。

根据临床上出现症状的时间,胎儿型多囊肾又分为以下四组。

(1)胎儿期　最早可发生在妊娠 48~50 d;表现为双肾极度增大,90% 的肾实质受累,产后胎儿马上死亡。

(2)新生儿期　于产后第一个月内出现症状,这些病变的肾脏不是很大,病变累及 60%的肾实质,患儿常在 1 年内死亡。

(3)婴儿期　产后 3~6 个月内,20% 的肾实质受累,同时还会有中度肝脏纤维化及肝

脾肿大。以后发展为慢性肾功能衰竭、高血压及门静脉高压。

(4)幼年期　于 1~5 岁内发病。肾脏病变较轻或无明显肾脏变化,但肝脏纤维化非常明显。

二、超声表现

(1)婴儿型多囊肾 24 周后声像图显示双侧肾脏体积明显增大,可达正常的 3~10 倍,占满整个腹腔,故腹围明显增大,见图 14-3。注意许多病例在孕 16~19 周时扫查肾脏体积可不增大,羊水也在正常范围。

(2)肾髓质增大并回声增强,周围皮质变薄,呈低回声,见图 14-4。

(3)羊水过少或无羊水以及膀胱不显示。

(4)彩色多普勒显示肾动脉阻力指数明显高于同孕龄儿。

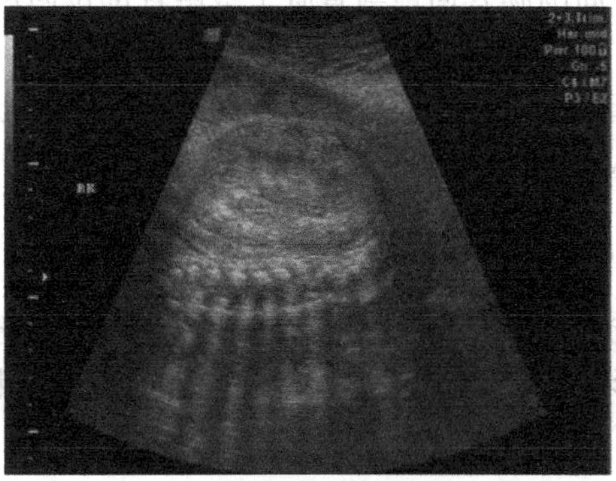

图 14-3　婴儿型多囊肾
肾实质回声增强

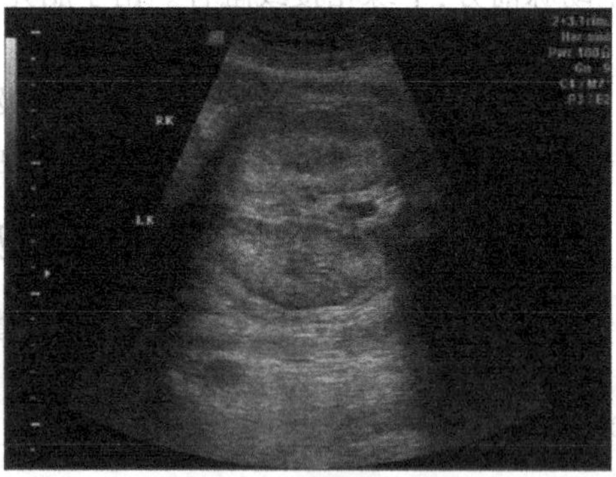

图 14-4　婴儿型多囊肾
肾脏体积增大

三、预后及临床处理

胎儿期发病的预后极差,往往死胎死产或产后死亡。死因多是严重肾功能衰竭或肺

发育不良。新生儿期发病及婴儿期发病者也往往出现严重肾功能衰竭,死于产后数月或数年。幼年期发病的患者由于肾脏本身病变较轻,常可存活至成年。

孕期发现婴儿型多囊肾,应及时终止妊娠。产前有可能通过基因检查本病。产时检查胎儿腹围,双侧巨肾可导致难产。

第四节　成人型多囊肾

一、病因病理

成人型多囊肾,也称 PotterⅢ型,是一种常染色体显性遗传病,为肾实质内多个大小不等的囊肿。这些囊肿可以是扩张的集合管,也可以是肾脏内其他管道系统的扩张。扩张的管道系统多位于壶腹部,但并未累及所有的集合管,肾脏内部既有病变结构也含正常组织。本病双侧肾脏受累,肾脏径线增大,但可不对称。若表现为单侧病变则多提示病情处在早期阶段。偶尔累及肝脏,但多不严重,表现为门脉周围纤维化。多数病例在 30 岁之后才出现临床症状。但本病也可在小儿甚至婴儿期出现,此时仅有轻度肾脏表现。患儿父母有一方常有此病,如果父母一方患有此病,则对本病的诊断很有帮助。

目前的研究认为,本病的发病基因有 3 个,90%以上位于 16 号染色体短臂上的 PKD1 基因有关,1%~4%与位于 4 号染色体的 PKD2 基因有关,此外 PKD3 基因确切位置不清楚。产前有可能通过基因检查本病。

二、超声表现

(1)双侧肾脏体积增大,也可一侧增大。

(2)肾皮质回声明显增强,肾髓质无增大。肾区见多个大小不等的囊性结构,互不相通,见图 14-5、图 14-6。

(3)可有肾积水或者肾盂扩张。

(4)羊水量正常范围或羊水偏少。

(5)彩色多普勒显示双肾阻力指数增高。

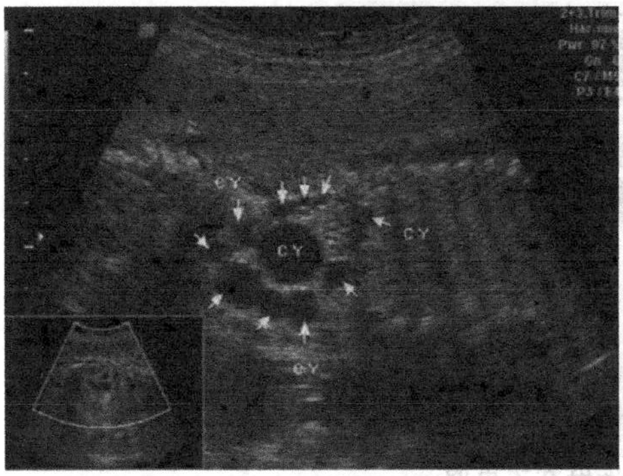

图 14-5　成人型多囊肾

肾脏体积增大,见多个大小不等的囊性结构

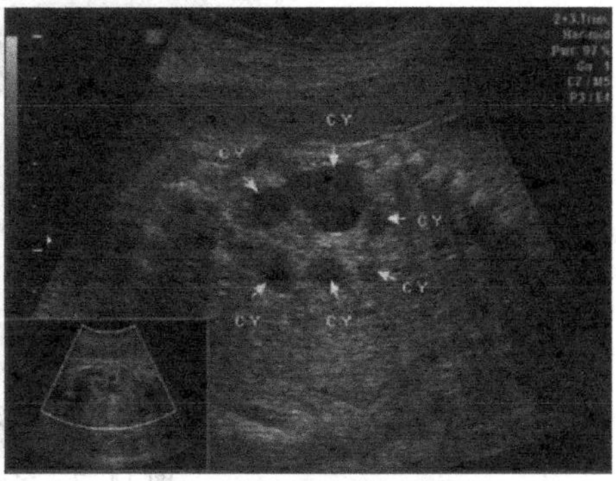

图 14-6　成人型多囊肾

肾实质回声增强

三、预后及临床处理

成人型多囊肾的病变过程较慢,出现病变的年龄约在35岁。有些患者可以始终不出现症状。有的则表现为腰痛,肾脏增大,肾功能不全及尿毒症,超过半数的患者可有高血压。产前诊断本病者,预后较差。有报道43%病例在1岁内死亡,存活者69%发生高血压。约30%在3岁内出现严重肾功能衰竭。

产前诊断成人型多囊肾者,应进行详细遗传学咨询,并对父母双方超声筛查肾脏并考虑基因检测。有生机儿前诊断者,可考虑终止妊娠。对继续妊娠者,产科处理无特殊。

第五节 多囊性发育不良肾

一、病因病理

多囊性发育不良肾也称 Potter Ⅱ型,是一种较常见的先天性肾脏疾患,表现为集合管囊样扩张。病变可以双侧性、单侧性或仅局限于肾脏的某一部分。发病率约1:3 000。多囊性发育不良肾常为散发性,少有家族史,但可发生在一些综合征中。这些综合征包括常染色体隐性遗传病,如Meckel-Gruber综合征,Dandy-Walker综合征,短肋多指综合征和常染色体显性遗传综合征,如Apert综合征。或发生在染色体缺损的病例中。

由于早期输尿管完全闭锁,肾单位诱导停止,集合小管分化受损,导致几乎无正常肾单位发育,集合管末端随意发育成异常的囊泡。病变的肾脏增大且失去正常椭圆形,内含大小不等多个囊泡,少数病例表现为仅有数个囊泡。囊泡多终止于集合管并位于肾脏的中央,周围是结缔组织。双侧病变时左、右肾脏也可表现为大小不一,并出现羊水过少。也可合并其他畸形。

二、超声表现

(1)肾脏体积增大,形态失常,甚至占满整个腹腔。肾区内见多房样大小不等的囊性无回声,互不相通,见图14-7。病变可累及单侧或双侧肾脏,双侧受累时,双肾可以不等大。

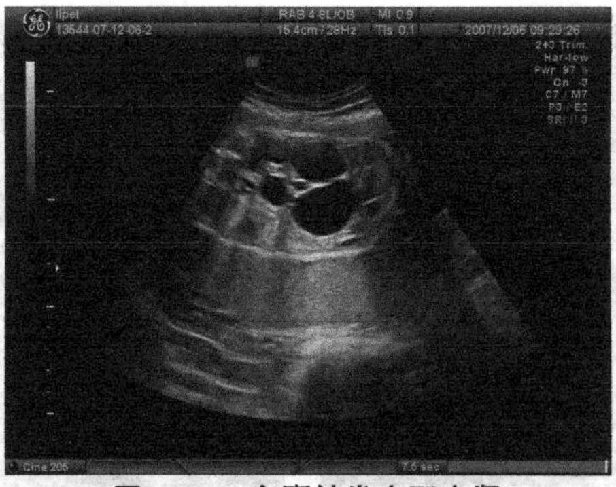

图14-7 多囊性发育不良肾

肾脏体积增大,内由多个大小不等的无回声组成

（2）如果单侧肾脏受累或肾脏不完全受累时，羊水量可位于正常范围；如果双侧均呈多囊性发育不良合并肾功能衰减时，羊水过少或无羊水，同时出现膀胱不显示。

（3）彩色多普勒显示肾内动脉分支紊乱，肾动脉主干显示不清，动脉频谱为高阻力型。

（4）合并其他畸形时，出现相应的声像图表现。

三、预后及临床处理

单侧发病者预后较好。双侧发病者预后差，通常死于严重肺发育不良。合并肾外畸形者预后差。产前发现多个发育不良肾者建议行介入性产前诊断性染色体核型分析和染色体微阵列分析技术栓侧，必要时行二代测序以提高检出率。

第六节　梗阻性囊性发育不良肾

一、病因病理

其也称为 Potter Ⅳ 型，为妊娠早期发生的严重梗阻，导致肾脏未能正常发育。早中孕期严重的肾盂输尿管狭窄或膀胱输尿管狭窄，甚至尿道 ，使泌尿道压力增高，肾盂肾盏压力也升高，影响了肾脏的正常发育。肾脏未分化间质大量增生、肾小球内出现囊性扩张和纤维化变，肾实质萎缩，继之整个肾脏变小。病理上，肾脏正常，肾皮质内见个小囊性结构及周围纤维化。合并的畸形有 VACTERL 综合征、肾盂扩张、泄殖腔畸形等。

染色体的风险 5%～10%，合并其他异常时为 15%～25%。

二、超声表现

（1）梗阻性囊性发育不良肾显示肾脏体积缩小且回声增强，周围皮质可有囊肿形成，见图 14-8。肾脏皮质囊肿是一个重要的声像图特征，提示肾发育不良。

（2）肾脏回声增强提示肾脏发育不良，但是肾脏回声正常也不能排除肾脏发育不良。

（3）有时肾脏梗阻可出现钙化。甚至出现肾周积液，此时肾脏功能已严重损害。

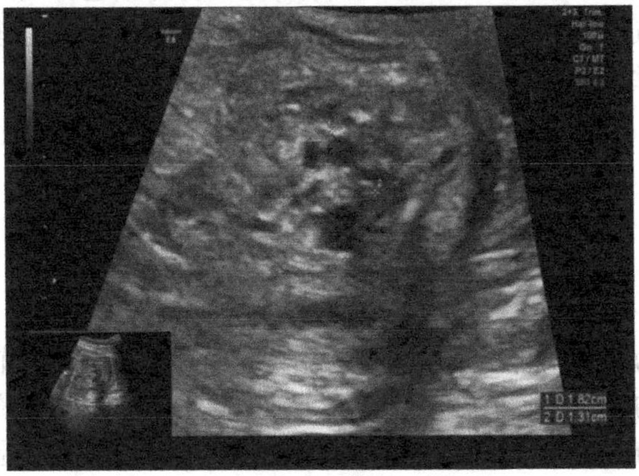

图 14-8　梗阻性囊性发育不良肾

三、预后及临床处理

双侧者预后差,单侧病变的预后根据有无其他异常或畸形。有生机前发现双侧病变者,应终止妊娠。单侧者超声随访对侧肾脏情况及羊水量。应行染色体微阵列检查,必要时以二代测序排除单基因病。

第七节　重复肾

一、病因病理

重复肾也称为重复肾脏系统,是指一个肾脏有两个肾盂,分别连接两条输尿管。发病率1 :9 000。多有家族史。大多数情况下,重复肾下肾盂的输尿管与膀胱连接正常,而上肾盂的输尿管与膀胱连接部位很低,位于膀胱的后下方,有些甚至与尿道相连。由于该输尿管常常存在狭窄或反流而引起输尿管扩张,并继发肾盂扩张。异常的输尿管膀胱连接常导致该处的输尿管狭窄,上方的输尿管成囊状扩张并向膀胱突起,称输尿管疝。

二、超声表现

病变侧肾脏体积增大,显示两个强回声的集合系统,多合并以下改变:

(1)肾积水　多为上肾盂积水,下肾盂轻度液性分离或无分离,两个肾盂互不相通。

(2)输尿管扩张　下腹部显示输尿管迂曲扩张。

(3)输尿管囊肿　输尿管末端囊性无回声,位于膀胱后方并突向膀胱,其大小可随排尿的节律性变化而不同。

三、预后及临床处理

一般来说,如果无输尿管、肾盂扩张的重复肾不会对健康造成影响,也无任何症状。如有输尿管狭窄或反流者,即使是双侧的,预后也往往较好。因为重复肾还存在另一条正常的输尿管。本病一般不合并其他部位的异常,也不合并染色体畸形。对产前做出诊断者,产后应及时做出适当处理,如预防尿道感染等和详细检查明确重复肾输尿管扩张的严重程度,以便进行详细分类,制定治疗方案。

第八节　肾盂积水

一、病因病理

肾盂积水表现为肾盂集合系统的扩张。胎儿肾盂积水是泌尿道轻微至中度梗阻的表现及极少的非梗阻的病变。另外在某些情况下,可能是泌尿生殖系统正常发育过程中的一个短暂表现。目前,较为广泛接受肾盂扩张和异常之间的分界值是,在腹部切面上,在正常情况下肾盂的前后径32周前不超过4 mm和33周后不超过7 mm。引起肾盂积水可能的原因如下:①肾盂输尿管连接处狭窄;②膀胱输尿管连接处狭窄;③巨输尿管(合并或不合并反流)；④泄殖腔生殖障碍；⑤ 结构复杂的重复肾；⑥后尿道瓣膜；⑦膀胱输尿管反流；⑧结肠巨大囊肿，肠蠕动迟缓综合征。

在孤立发病的病例中染色体的风险性是很低的，一些研究显示肾盂扩张的病例中非整倍体异常风险性的发生率增加。然而，由于在胎儿中这种情况广泛发生，我们认为胎儿染色体核型分析仅用于合并其他较大的畸形和同时存在的其他风险时。

二、超声表现

(1)肾积水最常见原因肾盂输尿管连接部狭窄，超声显示肾盂扩张，可以是单侧，也可以是双侧。肾脏横切面上测量肾盂前后径≥10 mm 为肾积水，见图 14-9。

(2)肾积水加重时，肾盏呈一个个液性暗区围绕在肾盂周边，与肾盂相通，呈“花瓣状”改变，见图 14-10。严重的肾积水肾盏可变得较为平坦。

(3)肾积水通常可显示肾皮质回声。重度肾积水时可显示为单个巨大囊腔，肾皮质明显变薄。

(4)单侧肾积水时膀胱通常显示充盈，羊水量位于正常范围；双侧肾积水时羊水量视积水严重程度。如羊水过少多提示双肾积水并肾功能衰竭。

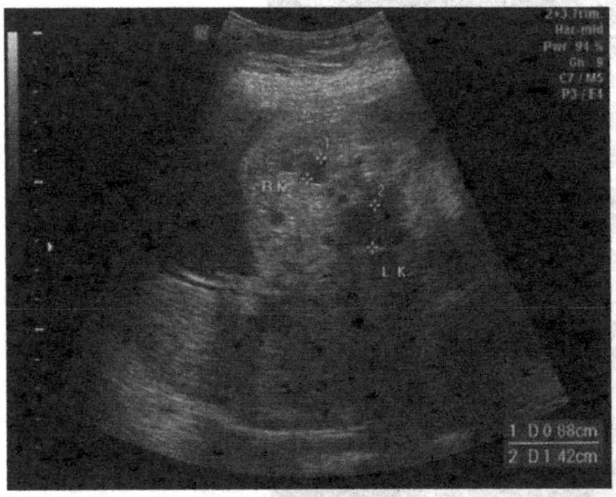

图 14-9　肾积水

左侧肾盂内径≥10 mm

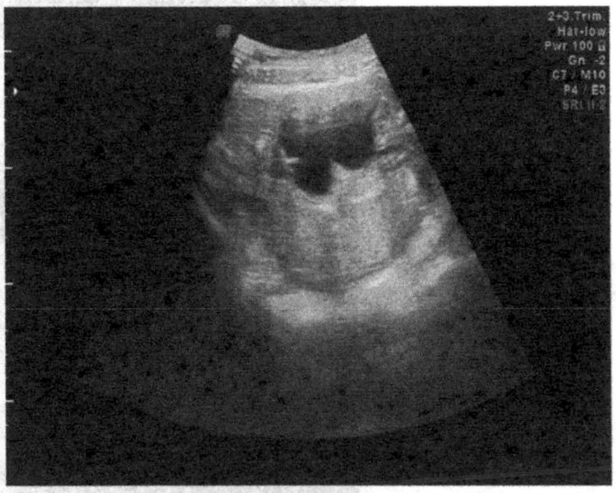

图 14-10　肾积水

肾盏与肾盂相通，呈“花瓣状”

三、预后及临床处理

出生 2 年内，30%～40%病例自愈，另外 20%～50%病例需要手术治疗，这主要由胎儿期肾盂积水的严重程度决定。在双侧发病病例中，因为羊水过少，预后可能较差。

第九节　后尿道瓣膜

一、病因病理

仅发生在男性胎儿，是下尿道梗阻的常见原因。后尿道瓣膜是后尿道内一软组织瓣膜导致尿道梗阻，可能与尿生殖隔分化不全有关。由于尿道瓣膜的影响，尿液不能排除导致膀胱扩张，膀胱壁增厚纤维化。由于膀胱内压力增加，反流导致肾盂输尿管积水。且尿道梗阻增加肾盂压力,导致集合系统扩张和损伤。由于挤压血流流进最近的肾小管,由此产生肾实质损伤导致蛋白质的丢失,这在胎儿尿中不可重吸收。由此恶性循环,最终导致肾功能衰竭。此外,由于尿液不能排除导致羊水过少,进而导致胎儿肺部发育不良,Potter综合征等。

二、超声表现

(1)后尿道瓣膜特征性声像图改变为膀胱明显扩张、膀胱壁明显增厚和后尿道扩张,呈“钥匙孔”征,见图 14-11。

(2)常伴有双侧输尿管扩张和双侧肾积水。

(3)男性生殖器的显示有助于后尿道瓣膜的诊断。

(4)常合并羊水过少。

(5)梗阻极其严重时,膀胱破裂可产生尿性腹水。

(6)同样严重肾积水时,破裂产生肾周尿性囊肿。尿性囊肿提示肾严重发育不良。

(7)肾皮质囊肿或肾实质回声增强,提示肾发育不良。

(8)肾积水可显示非对称性,由一侧肾脏严重反流所致。

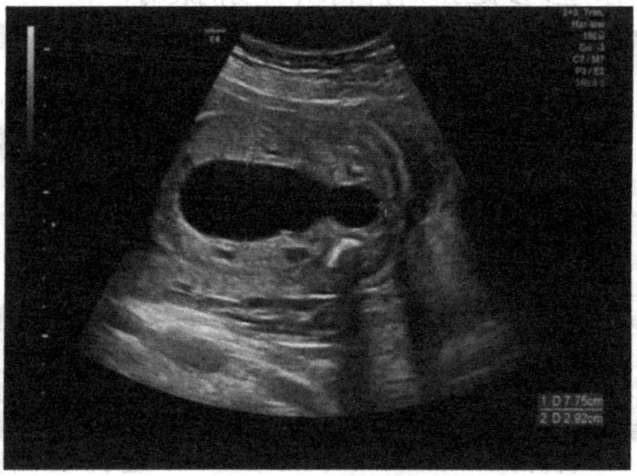

图 14-11 后尿道瓣膜

三、预后及临床处理

本病的总体死亡率可高达 63%,在幸存者中,30%在 4 岁内即可出现终末期肾功能衰竭。如果中孕期出现羊水过少,肾盂积水及肾实质回声增强,预后极差。如果整个孕期羊水正常,肾积水稳定,则预后良好。

国外今年的资料表明,为了提高生存率及防止肾功能不良的发生,胎儿介入治疗是可以选用的。取胎儿膀胱内尿液进行电解质分析对胎儿预后评价最佳。应同时进行胎儿染色体检查,以除外染色体畸形。如果胎儿尿液分析提示预后不良者,进行胎儿介入治疗将不会有显著效果;产前治疗首先要筛查出肾功能良好的胎儿,已发生肾功能不全者,产前治疗虽可提高围生期存活率,但存活者预后不良,超过 85%出现肾衰竭。超声引导下膀胱羊膜腔分流术和胎儿镜下膀胱内镜技术对后尿道瓣膜进行消融和机械破坏是宫内治疗两种常用方法。32 周以上者可考虑进行分娩,产后立即减压。

第十节　膀胱/泄殖腔外翻

一、病因病理

膀胱/泄殖腔外翻是由于胚胎时期下腹尾部包卷异常而形成的一组畸形。呈散发性。在胚胎4~7周(妊娠6~9周)时,尿直肠隔逐步下降将泄殖腔分隔为肛直肠管和尿生殖窦。与此同时,位于前方的泄殖腔膜也渐渐退缩至会阴部,泄殖腔膜上方双侧的中胚层嵴在中线处融合成生殖结节,随泄殖腔膜下降。如果泄殖腔膜不向会阴部退缩,双侧的中胚层嵴就只能在其下方融合,泄殖腔膜就成了膀胱的前壁。在胚胎9周时泄殖腔膜消失,膀胱后壁消失,最后膀胱外翻。如果泄殖腔膜在尿生殖膈分隔泄殖腔为肛直肠管和尿生殖窦之前消失,还有膀胱和直肠均暴露在外,造成泄殖腔外翻。

膀胱外翻除了膀胱后壁翻出外,还有耻骨联合分离,脐孔低,男性睾丸不完全下降、阴茎短小及尿道上裂。女性胎儿则有阴蒂裂。泄殖腔外翻时,外翻的组织中间为肠内壁而双侧为膀胱内壁,并有一输尿管开口。泄殖腔外翻的病理远比膀胱外翻复杂,除了下泌尿道、下消化道、生殖器严重外翻畸形,还可合并椎体异常,脊柱裂、上泌尿道畸形、消化道畸形及下肢畸形等。

在这两种疾病中染色体异常的风险都低。

二、超声表现

膀胱外翻的超声声像图表现主要是下腹壁突出一软组织包块,而腹腔下部无正常膀胱回声显示。产前易漏诊,或误诊翻出的软组织包块是生殖器。如果多次超声探查腹腔下部均未见膀胱回声显示、腹壁外探及一软组织包块而羊水量又在正常范围时,应首先考虑膀胱外翻畸形。

泄殖腔外翻超声显示为下腹壁缺损和下腹壁外翻的软组织包块;泌尿系统异常如盆腔异位肾、肾积水、多囊性肾疾病等;脊柱畸形常为骶尾部闭合性脊柱裂;膀胱不显示;肛门闭锁;回肠脱垂;生殖器畸形;单脐动脉等。部分病例可探及下肢发育异常:足内翻畸形、下肢发育不全等。

三、预后及临床处理

多数膀胱外翻可进行手术修补,但以后不孕症的发生率很高,尤其是男性。女性多见的则为尿道脱垂。

泄殖腔外翻的预后都较差,死亡率为55%。致死原因为神经管缺陷、毒血症、断肠综合征和泌尿系统缺陷。存活者的手术过程也较复杂,包括腹部缺损的修补,再造膀胱、分离下泌尿道与下消化道、恢复膀胱功能等。女性患儿的阴道再造术要等到青春期后再施行。而男性功能性阴茎再造术尚未获得最终成功,故患者不孕是相当普遍的。

早期超声诊断膀胱外翻或泄殖腔外翻,都可建议终止妊娠。

(李根霞)

第十五章　胎儿骨骼发育异常

第一节　成骨不全

一、病因病理

主要是以骨骼脆性异常为主要特征的一系列先天性骨骼发育异常。分为4种类型，发病率0.4/10 000，其中50%为Ⅱ型成骨发育不全。Ⅰ型和Ⅳ型在胎儿期不能诊断，部分Ⅲ型在妊娠晚期能够识别。而致死性的Ⅱ型是唯一可以在产前检出的。成骨不全发病率为0.4/10 000，其中50%为Ⅱ型。病因涉及生产Ⅰ型胶原（COLIA1 和 COLIA2）的两个基因突变。这种类型的胶原蛋白存在于骨骼，肌腱，牙齿的珐琅质、巩膜中。Ⅰ型胶原蛋白异常是导致本病各亚型病症的主要原因。

Ⅰ型：为常染色体显性遗传、发病率约为1/29 000，为非致死性成骨不全。其主要表现为轻度短肢或无明显短肢，胎儿期较少骨折。5%病例在出生时骨折，多数在出生以后发生骨折。可有长骨弯曲，增粗和蓝巩膜。

Ⅱ型：常染色体显性（新突变）遗传或隐性遗传，发生率为1/62 000。此型为致死性成骨不全。表现为严重的短肢畸形、骨化差，胎儿期可出现多发性的骨折，长骨不规则弯曲变形，胸腔狭窄，肋骨骨折，蓝巩膜。

Ⅲ型：常染色体显性（新突变）或隐性遗传，发生率为1/69 000。为非致死性成骨不全。中度到严重短肢畸形、下肢受累较上肢更多，长骨增粗、弯曲变形，不规则，骨化差。可有多发性骨折。出生后可因多次骨折导致骨骼畸形进行性加重，可出现蓝巩膜但听力正常。儿童期即生活在轮椅上。

Ⅳ型：常染色体显性遗传，发生率不祥。为非致死性成骨不全。中度短肢畸形，晚孕期短肢更严重，偶尔有骨折，钙化正常，巩膜和听力正常，但骨质脆弱。

二、超声表现

成骨发育不全宫内超声筛查主要是Ⅱ型，其具有特征性声像图改变。

（1）长骨明显短小、弯曲或者成角骨折等声像图变化，见图15-1。

（2）长骨短小以双侧股骨短小最为明显。

（3）头颅改变为颅骨钙化差，颅骨光环变薄，颅内结构显得异常清晰。应用探头加压胎头，胎头因钙化差可出现变形。

（4）肋骨可显示变形、弯曲，甚至出现多发性骨折改变。

(5)常合并胸腔狭窄时,胸廓形态呈“铃状”或“啤酒瓶状”。

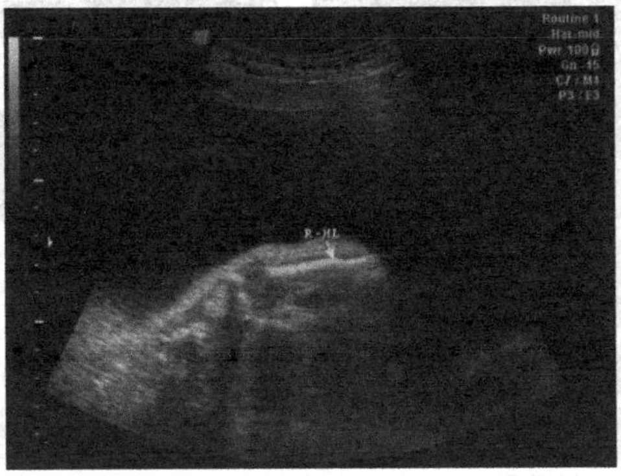

图 15-1　成骨发育不全
长骨明显短小、弯曲

三、预后及临床处理

Ⅱ型是致死型的。Ⅲ型运动型残疾(脊柱后突和骨折),随着年龄增长而恶化。成年后,听力下降,严重者需要辅助行走器,出牙障碍。Ⅰ型和Ⅳ型结局尚好。

第二节　致死性骨发育不良

一、病因病理

致死性骨发育不良是一种致死性的骨骼畸形,发病例为0.69/10 000。主要表现为长骨尤其是股骨和肱骨极短、长骨弯曲,胸腔狭小,头颅相对较大。病理上,长骨尤其是股骨及肱骨极短,并伴有弯曲,有人描述此声像图为(电话筒)样改变。胸腔狭窄、肋骨短,但躯干显示正常。本病脊柱椎体扁平,椎间隙增宽。前额突出,眼距增宽,并有鞍状鼻。患儿手脚正常,但指(趾)短,呈腊肠样。致死性侏儒还由于颅缝早闭,头颅表现为苜蓿叶状,有时还存在脑积水或者脑室扩张。此外,在致死性侏儒中还可发生马蹄肾,肾盂积水,房间隔缺损,三尖瓣异常,无肛和尺桡骨融合。

FGFR3基因突变是本病可能的发病基础,基本为散发与父亲生育年龄增大(>35岁)有关系。再发风险低。

二、超声表现

(1)最显著的超声异常是长骨明显短小、弯曲,呈“听筒”状改变,并以股骨及肱骨尤为显著,见图15-2。

(2)头形呈“三叶”状改变、前额突出和头围增大,不管是否合并脑室扩张。

(3)致死性骨发育不良通常合并胸腔狭小,心胸比增大>60%(心脏占据大部分胸腔),双侧肺发育不良。

(4)胎儿腹部相对膨隆,正中矢状切面显示胸腹部相连处有明显的界限,见图15-3。

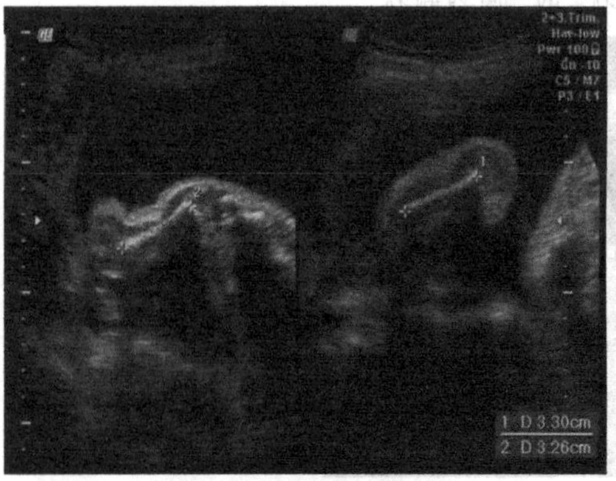

图 15-2 致死性侏儒

长骨明显短小、弯曲

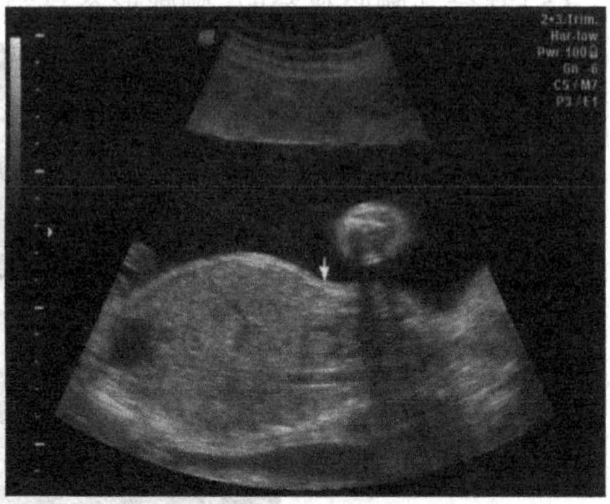

图 15-3 致死性侏儒

胸腔狭小，腹部膨隆

三、预后及临床处理

本病为致死性畸形。任何孕周做出诊断都应终止妊娠。

第三节 软骨发育不全

一、病因病理

发病率为 1∶10 000。软骨发育不全是一种常染色体显性遗传，可有不同程度的表型。纯合子软骨发育不全为致死性骨骼畸形。这里特指杂合子软骨发育不全。病理上，软骨发育不良为软骨内钙化异常。遗传病因学上是由于纤维母细胞生长因子基因突变。这种钙化不是质量上的异常，而是数量上的异常。受累的骨出现短小，多数长骨的两端粗大且弯曲，手脚部的骨骼也较为短小。手指往往向外张开，第三指与第四指不能靠拢，称为“三叉手”。X 射线片上椎弓根间的距离也有可能变小。面部特征有塌鼻、前额突出。下颌骨宽。

有时软骨发育不全的患者可合并脑积水，可能是枕骨大孔小于正常的缘故。

二、超声表现

超声测量肢体严重短小，声像图显示胸廓狭小，常合并脑积水、面裂、心脏和肾脏等畸形和羊水过多。

三、预后及临床处理

软骨发育不全患者可以正常生存，智商大多也都正常。但可以多病如因舌骨发育异常造成咽鼓管狭窄，故耳部常常感染，听力下降。成年后一般身材很很矮小，男性平均 1.3 m，女性平均 1.2 m。一些患者可合并脑积水，但一般不严重。

若为基因突变再发率很低；若一方父母有，再发率 50%；若父母双方都有，再发率为

75%。如果有相应的指证,可考虑羊水穿刺行基因诊断。在产科处理中,由于胎头较大,剖宫产率相对较高。

第四节　躯干发育不良(肢体屈曲症)

一、病因病理

躯干发育不良是一种先天性的障碍,以长骨弯曲为特点,尤其是下肢(如股骨和胫骨)。遗传模式不明。主要的基因突变发生在17q24的SOX9的Y性别决定区,影响到胎儿的睾丸和骨骼的发育。胸腔和肩胛骨发育不良,胸腔狭窄,多有喉,气管软化,胸椎的椎弓根钙化差,常有先天性髋关节脱位。本病可合并其他气管畸形,且每一病例合并畸形明显不同,如心脏畸形,肾脏畸形,面裂畸形,足内翻畸形,小下颌畸形,男性胎儿的性别反转,可表现为阴囊分裂,小阴茎和两性畸形等。

二、超声表现

声像图显示股骨和胫骨明显弯曲变形,其长度可以正常或轻度缩短。肩胛骨常发育不良。可合并胸廓狭小。常合并心脏、肾脏结构畸形、面裂和足畸形等。

三、预后及临床处理

肢体屈曲几乎大部分都是致死的,因为大多存在喉气管的软化。

第五节　马蹄内翻足

一、病因病理

先天性马蹄内翻足是最常见的出生缺陷之一,发生率约1∶250~1∶1 000,可以是单独存在,也可能是其他畸形综合征的一种表现,如肌肉骨骼系统疾病,关节弯曲综合征,遗传综合征、中枢神经系统畸形,染色体畸形等。本病在胎儿中,伴发其他结构畸形的比例可高达83%,本病原因不明。

二、超声表现

(1)小腿纵切面可同时显示小腿胫腓骨和足底平面,而通常情况下是不能同时显示的。

(2)这种姿势持续存在,不随胎位和胎动而改变。

(3)三维超声检查能直接立体显示马蹄内翻足,见图15-4。

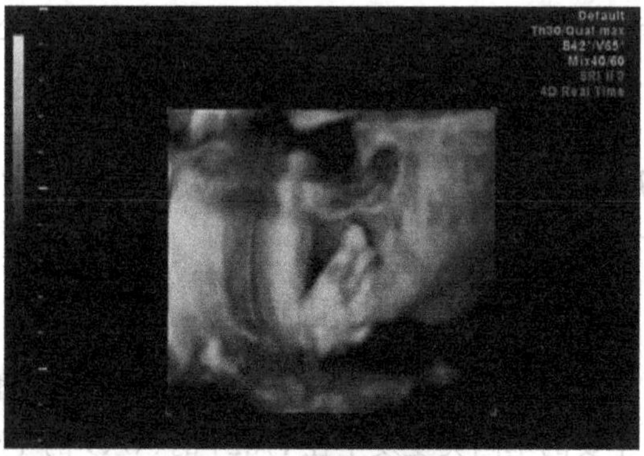

图 15-4　马蹄内翻足
小腿纵切位可同时显示小腿和足底

三、预后及临床处理

单纯足内翻畸形预后较好,50%可通过石膏固定治愈。效果不佳者,外科手术可取得较好效果,伴有其他部位或器官的严重畸形,预后不良。如果有足内翻畸形,不管是单纯足内翻还是伴有其他畸形者,产前应行胎儿染色体检查。生育第二胎发病的风险是2%~5%。

第六节　羊膜束带综合征

一、病因病理

由于早期羊膜破损,羊膜绒毛膜面的中胚层纤维带漏出,渗入并缠绕胎体。活体状态下的纤维带非常坚韧且富有弹性,一旦附着胎儿,很容易造成胎儿畸形如肢体狭窄环、截肢,以及将胎体定在某些姿势。羊膜破损越早,所致的畸形越严重。如胚胎一周破损,可造成头面部及躯干、内脏畸形;中期羊膜破损,可造成肢体及指趾头狭窄环和截肢。造成唇裂和面裂的原因可能是胎儿吞咽羊水时一并吞入了纤维带,由于纤维带的另一端附着在体表和胎盘上,结果造成了面部的切割。另外,也可由因羊膜腔穿刺或其他羊膜腔内操作后,发生羊膜束带综合征。

由于纤维带的缠绕是随意性的,故无一例完全相同的畸形。它们包括肢体及指趾的狭窄环或截肢、马蹄内翻足畸形、双侧肢体不对称和不定性的脑膨出,面部缺损、鼻异常,唇裂以及腹裂等。

二、超声表现

(1)羊膜束带综合征　声像图改变是肢体、躯干、头颅等部位畸形呈多发性、不对称性和不规则性。

(2)肢体畸形　肢体的环形缩窄或者截断是羊膜束带综合征的主要诊断依据。截断肢体远端骨骼突出在软组织外是其特征性表现。超声如果探及畸形指(趾)处有膜状回声包绕,应高度怀疑此畸形。

(3)躯干畸形　腹壁皮肤大范围回声中断,大部分腹腔内脏和心脏均突出在外。

(4)颅脑畸形　常见无脑儿、脑膨出或脑膜脑膨出。脑膨出颅骨缺损部位可任意,且往往不对称。

(5)颜面部畸形　通常显示为不规则、不对称和罕见部位的唇腭裂或鼻发育畸形。

(6)常羊水过少,胎儿活动受限。

三、预后及临床处理

严重畸形者预后差,可建议终止妊娠。畸形不严重者,可行胎儿镜松解肢体。

(程春花、吴娟)

第十六章　非免疫性胎儿水肿

一、病因病理

很多异常情况都可引起非免疫性胎儿水肿，常见的有：

（1）胎儿贫血　RH 溶血和 ABO 溶血所致的胎儿贫血为免疫性胎儿水肿，还有其他许多可引起非免疫性胎儿贫血的原因，如血红蛋白病、细小病毒感染性贫血、胎儿失血等都可造成胎儿贫血。能引起胎儿水肿的血红蛋白是α－地中海贫血，α－地中海贫血是由于珠蛋白基因的缺失或缺陷，使α－珠蛋白链的合成受抑制而引起的溶血性贫血。在我国，此病多见于南方各省，如广西、广东等省。根据遗传情况，珠蛋白基因的缺失可从 1 个至 4 个，4 个缺失则是完全缺失，称α－地中海贫血纯合子。α－地中海贫血纯合子胎儿容易胎死宫内。细小病毒所致的贫血是由于病毒破坏了红细胞生成功能，干扰了红细胞的成熟，导致红细胞危象。引起胎儿失血的原因也有多种，如血小板减少性紫癜颅内出血、胎－母输血、胎儿肿瘤内出血脐血管破裂出血等等。

（2）心脏原因　引起的胎儿水肿的心脏原因多为两种情况，一是胎儿心律失常，二是心脏解剖结构异常。一旦发生胎儿宫内心力衰竭，便出现胎儿水肿。严重的胎儿生长受限，血流动力学异常改变引起右心室失代偿，也会发生心力衰竭和胎儿水肿。心律失常中最易引起心衰的是心动过速和心动过缓。心脏解剖结构异常中能引起心衰的情况有心腔内肿瘤、瓣膜闭锁、瓣膜发育不良、三尖瓣下移、心内膜垫缺损、左心发育不良，静脉导管缺失等等。

（3）胸腔病变　肺囊腺瘤样病变、肺分离、膈疝、胸腔内肿瘤、咽喉和气管狭窄或闭锁等可因纵膈推移，静脉回流障碍而发生胎儿水肿。淋巴液循环异常可引起乳糜胸。

（4）宫内感染　孕妇感染有些病毒或细菌也可能引起宫内感染，进而引起胎儿水肿或局部体腔积液，如弓形体、细小病毒，巨细胞病毒、柯萨奇病毒，风疹病毒、梅毒和水痘等较明确可引起胎儿宫内感染。宫内感染可因为胎儿肝脏受损低蛋白血症或贫血等引起水肿。

（5）骨骼肌肉系统畸形　多种致死性骨骼畸形可发生胎儿水肿，如软骨发育不全，成骨发育不全Ⅱ型、致死性侏儒、短肋多指综合征等。这是因为骨骼肌肉发育不良、胎动减少、淋巴回流减少和胸腔狭小胸腔压力增高、静脉压力升高血流回流障碍所致。

（6）消化道或泌尿系统畸形　消化道梗阻穿孔，胎粪性腹膜炎、泌尿道梗阻、先天性肾盂积水等都可能引起腹腔积液。然而，严格说来，肠穿孔或肾脏破裂导致的是胎儿腹水，但不是胎儿水肿。

（7）染色体异常　染色体异常中尤其是致死性特纳综合征，胎儿往往严重水肿，颈部水囊瘤，胸水、腹水。其他如 13－三体综合征，18－三体综合征，21－三体综合征等也都可引起胎儿水肿，但不如特纳综合征严重。

(8)胎儿生长受限　严重胎儿生长受限，晚期可发生心力衰竭，出现胎儿水肿和胸腹水，甚至心包积液。

(9)其他　双胎输血综合征中的受血儿，因接受了过多的血液，循环血量大大增加，可造成充血性心力衰竭。胎儿肿瘤如畸胎瘤，成神经细胞瘤等。这些肿瘤科引起类似动静脉瘘或静脉回流受阻的血流动力学改变，引起胎儿水肿。胎儿绒毛膜血管瘤是由于肿瘤内动静脉短路，心脏负荷增加继而导致心衰的发生。脐静脉-门脉系统发育异常、胎盘或脐静脉血栓可引起循环紊乱。另外，孕妇严重贫血，严重代谢性疾病，低蛋白血症等都可能导致胎儿水肿。

二、超声表现

(1)声像图表现全身皮肤增厚，头皮水肿，心包腔、胸腔、腹腔内出现液性暗区，见图16-1。

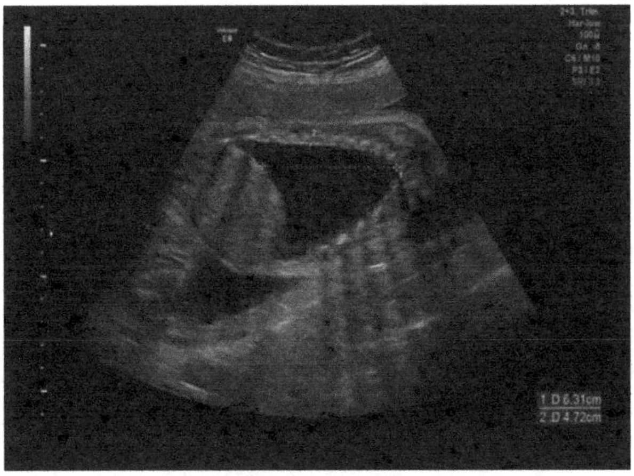

图 16-1　胸腔积液

(2)严重水肿病例可合并颈部水囊瘤，表现为多房囊性包块。

(3)不同病理情况所产生的胎儿水肿声像图改变可不同：如肺部包块和纵隔移位等，首先出现胸腔积液，之后出现皮下水肿、腹腔积液；宫内感染时腹腔积液发生率高，而胸腔积液和皮下水肿少见。

(4)地中海贫血纯合子胎儿通常到孕晚期才出现胎儿水肿表现。同时可出现肝脾大、心脏增大、三尖瓣返流、胎盘增厚等。任何原因产生的胎儿贫血，大脑中动脉峰值流速均显示增高。

(5)胎儿宫内感染声像图多样。如巨细胞病毒、细小病毒、弓形虫、水痘、单纯疱疹、梅毒等感染可能出现胎儿水肿、腹腔积液、胸腔积液或者肠管回声增强、胎盘增厚、羊水过多等，其中弓形虫和巨细胞病毒感染有时还表现腹腔颅内钙化或伴有脑室扩张。细小病毒感染可继发产生胎儿贫血性水肿，大脑中动脉峰值流速增高。

(6)发现胎儿水肿时还应探查胎儿是否合并结构畸形，如先天性心脏病、胸腔包块、骨骼系统畸形等。

三、预后及临床处理

不同原因所致的胎儿水肿其预后不同,相同原因但病变程度不同预后也不同。如α-地中海贫血纯合子是致死性胎儿异常,其结果为死胎或产后数小时死亡。轻度宫内感染新生儿仍能正常生存,严重感染尤其是颅内感染着则预后往往很差。然而,在随访过程中有些不明原因的胎儿水肿宫内可自然消失,产后也无异常发现。反之,有些胎儿水肿胎儿产后仍不能查明原因,最终新生儿死亡。总的说来,非免疫性胎儿水肿围生期死亡率很高,可达70%~90%。

对所有的非免疫性胎儿水肿者均建议行染色体分析及染色体微阵列检查。对于胎儿染色体核型分析和微阵列结果正常的不明原因复发性的非免疫胎儿水肿,可考虑全外显子组成全基因子测序。

(李根霞、赵岚岚)

第十七章　宫内治疗

第一节　宫内治疗概述

1963年,Willianm Liley博士首例成功实施的胎儿宫内腹腔输血是最早的胎儿宫内干预治疗。随着超声影像学技术及分子生物学技术的发展,越来越多的胎儿疾病在产前被筛查和诊断出来。同时在数字光学技术的发展及微型器械的产生的基础上,加上麻醉和早产儿护理技术水平的提升,使一些胎儿疾病的产前胎儿镜诊断及手术成为现实。经过40多年的发展,对一部分胎儿疾病的胎儿宫内治疗已经从动物实验转变为临床标准的治疗和处理方案,从而提高新生儿抢救成功率,降低围生儿发病率和死亡率。

一、胎儿宫内治疗的目的和原则

绝大多数的胎儿治疗为侵入性操作,存在一定的胎儿丢失率,所以进行任何胎儿治疗前都需要反复评估手术的利弊,能否等待至胎儿出生后进一步治疗,仅少数胎儿宫内的病情恶化危及胎儿的安全的情况才需要进行胎儿宫内治疗。宫内干预的目的是改善先天性结构异常胎儿的结局、预防胎儿宫内死亡、预防新生儿出生后死亡或降低远期的死亡率。

20多年前国际胎儿医学及治疗协会提出了胎儿治疗必须遵循的原则,包括:①必须对胎儿疾病进行精确的产前诊断作为前提,不伴有其他畸形;②明确胎儿疾病的病理过程;③疾病的围产期死亡率/发病率高,且目前新生儿期无有效的治疗方法;④动物模型证实手术确实可行,能够改善不良结局;⑤胎儿手术必须在胎儿医学中心进行,经过伦理讨论,充分告知家属胎儿宫内干预的利弊及对母胎带来的风险。另外,不影响妇女再次生育能力,不增加孕产妇死亡率。

对胎儿宫内治疗手术及操作的期望引发了人们对与相关的伦理问题的关注。胎儿宫内治疗实现了某些先天缺陷和/或胎儿畸形的产前干预,但这些操作均为侵入性的,可能缺乏远期效果的相关数据,可能不符合医疗道德要求。深入了解胎儿手术的伦理,有助于正确的决策是否进行胎儿宫内干预、何时干预和如何干预。

医疗机构谨慎引进和监督这些新技术的过程中,逐渐认可了一些胎儿宫内治疗方法的安全性和益处,其中包括胎儿宫内药物治疗(如母体循环给予地高辛治疗胎儿室上性心动过速)、胎儿手术(如胎儿镜下气管阻塞术治疗单纯的先天性膈疝)、胎盘手术(如TTTS的激光胎盘交通支凝固术)等。文献表明,胎儿宫内治疗的风险-效益和相关的母婴并发症风险相比是可以接受的。

二、胎儿医学手术指征的循证医学级别

按牛津大学 EBM 中心关于文献类型的新五级标准将胎儿发育异常或胎儿宫内干预的指征分为五个循证医学的证据质量级别如下：

(1)循证医学Ⅰ级证据(获益的证据来自随机对照的系统评价、随机对照或“全或无”病案研究)的胎儿手术指征包括 4 种：双胎输血综合征、脊髓脊膜膨出、下尿路梗阻、先天性膈疝。如果不及时治疗,这些情况可能会显著增加死亡率或引发严重并发症。

(2)循证医学Ⅱ级证据(获益的证据来自于队列研究的系统评价、队列研究或较差随机对研究、结果”研究;生态学研究、病例对照研究的系统评价、病例对照研究等)的胎儿手术指征包括:宫内输血治疗免疫性和微小病毒 B_{19}感染引起的胎儿贫血、药物治疗胎儿心动过速。

(3)循证医学Ⅲ级证据(获益的证据来自于病例对照研究或个别病例对照研究的系统评价)的胎儿手术指征包括:下尿路梗阻。

(4)循证医学Ⅳ级证据(获益的证据来自于小样本病例研究或个案报道)的胎儿手术指征包括:羊膜束带综合征、先天性囊性腺瘤样畸形(CCAM)、骶尾部畸胎瘤、主动脉瓣狭窄、胸腔积液、胎盘绒毛膜血管瘤和血管前置。

(5)仍颇具争议的胎儿手术指征包括 成骨不全、中脑导水管狭窄、胎儿心脏传导阻滞、肾静脉血栓形成、双胎贫血红细胞增多症序列(TAPS)

三、胎儿宫内治疗的伦理问题

尽管宫内治疗为先天性发育异常胎儿提供了救治机会,但在为患者提出宫内治疗的建议前,需要考虑以下因素,包括外科手术的有创性,胎儿宫内治疗相关的并发症,缺乏长期随访数据。这些因素可能很大程度上限制治疗方案的选择,并使父母难以决定是否手术。

在任何的胎儿治疗中,伦理审查应该考虑三个核心内容：

(一)尊重孕妇的自主权

无论从生理解剖还是心理意识来看,母体和胎儿都是一个整体,胎儿疾病宫内治疗不仅涉及胎儿,而且还影响到母体,两者相互作用、相互影响。即使在最理想的情况下,胎儿宫内治疗也具有侵入性,对母体和胎儿都可能产生负面影响,如出血、感染、胎膜早破、绒毛膜羊膜分离、早产、母体发生肺水肿、凝血功能障碍、麻醉意外等,加之产前诊断和胎儿治疗的复杂性、不确定性和/或争议。因此,术前知情同意和以孕妇为中心的沟通显得尤为重要。应充分告知孕妇胎儿宫内治疗的性质、目的、不同治疗方案的利弊,由孕妇自主决定是否接受手术干预,这有利于协调医患关系的建立和共同决策的制定。在沟通过程中,医生应注意使病人的决策避免受不适当或不切实际的乐观或悲观情绪影响。我们应综合孕妇本人及其家属意见、医疗条件、妊娠结局、母儿并发症、新生儿长期并发症、经济、社会等因素,分析胎儿宫内治疗的利与弊,采取最恰当、最合理的措施,既获得最佳的治疗效果, 又最大限度降低母儿并发症发生率。

(二)尊重胎儿为患者

McCullough 和 anChervenak 提出胎儿是患者的概念。当孕妇就诊于医疗单位时,我们应将胎儿视作患者,根据伦理原则,医生有义务医治胎儿。在任何一项胎儿宫内治疗中,医护人员都应该注意术前、术中和术后胎儿的病情变化,有些病理生理异常可能迅速导致胎儿死亡。当宫内治疗可能造成胎儿严重损害时,进行伦理审查显得更加重要,预防发生"临床均势"。基于伦理要求,胎儿宫内治疗适用于已被证实能改善生存和/或保持正常或接近正常的功能严重畸形,以及潜在的致死性畸形,最大限度地造福患者,防止非有益干预,但由于某些疾病罕见,无法保证数据质量,且缺乏大型多中心研究缺乏国际和机构合作,这限制了我们更好的认知胎儿畸形的发生,结局和产后管理。

(三)医生的医德

是否进行胎儿宫内治疗仍然存在分歧,现有的证据并不能代表所有专家的意见和建议。Chervenak 及 McCullough 提出 3 个标准给专家委员会作为胎儿宫内治疗的循证医学依据:①证据表明胎儿宫内治疗是可靠的,既可以挽救生命也可以预防严重和不可逆转的疾病、伤害或残疾的发生;②与可其他治疗方案相比,宫内治疗进一步降低胎儿的病死率;③孕妇的预期死亡风险极低,孕妇患病、残疾及不孕症发生的风险较低或可控。

实验性的胎儿治疗必须在 RCT 背景下进行。临床医生应坚持胎儿宫内治疗对母胎有利的原则,坚决避免有害或无用的胎儿干预发生;应该明确告知父母,使其清楚了解胎儿目前的状况及胎儿宫内干预试验的性质,为其提供个体化的宣教和咨询有重要意义;应尝试用非指向性咨询,避免为病人指定治疗方案,尽管咨询时保留真正的目标有一定难度,应该让夫妇做出终止妊娠或继续妊娠的决定,并支持夫妇的决定。

多学科的胎儿医学中心不仅应该能够提供安全和高质量的诊断、咨询和孕妇宣教服务,同时不仅能提供必要的手术干预,还能处理胎儿干预后的母亲和新生儿并发症及急诊情况。此外,多学科胎儿医学中心应提供高质量的多学科随访,并公布该中心短期、中期和长期临床结局的随访结果。

胎儿既不能看作新生儿,也不能认为是小的成人,由于妊娠期生理和孕产妇解剖机构的不同,使胎儿宫内手术成为一项技术性高的操作。实施胎儿宫内治疗的医生需要专门的训练和培训。根据美国妇产科医师协会(ACOG)建议,进行胎儿治疗的中心的多学科团队应包括母胎医学专家、新生儿科专家、护士、外科专科医师、遗传咨询专家、超声科医师、伦理学家和机构伦理委员会的成员等。母胎医学专家和儿科专家在胎儿干预的临床、法律和伦理方面也存在重大分歧,多学科咨询及甄选宫内治疗患者重要。

胎儿治疗发展迅速,它已经从一个新兴医学领域逐渐发展成为令人鼓舞、在很多胎儿疾病上改善预后的多学科专业,培养新一代有医学伦理认识的胎儿外科医生对学科进一步发展具有重要作用。

四、胎儿宫内治疗的胎儿镇痛问题

胎儿宫内治疗中应考虑手术导致疼痛对胎儿的影响。在妊娠 18~20 周后,胎儿建立了损伤性感觉通路,出现了脑电图活动。尽管在此方面缺乏大量的证据支持,但目前仍然认为在胎儿手术中需要镇痛。

胎儿镇痛的方法一般联合用阿托品、芬太尼和维库溴铵，根据胎儿估重计算剂量（分别为阿托品20μg/kg、芬太尼15μg/kg和维库溴铵0.2mg/kg），在超声或内镜引导下，通过22G穿刺针经肌肉或静脉用药途径进行镇痛，每45 min需重复一次。联合用药既能抑制应激反应引发的胎儿心动过缓，减少胎儿活动，又可有效地控制术中和术后疼痛，如芬太尼在的胎儿/早产儿中半衰期为12 h。尽管加入了阿托品，但最常见的并发症仍是严重的胎儿心动过缓继发心衰，术中需由胎儿心脏专家超声监测评估胎儿心脏功能。

五、宫内治疗方法

根据宫内治疗的手段可以分为胎儿宫内药物治疗、胎儿手术治疗、胎儿基因治疗等。其中胎儿手术可以分为微创性胎儿手术（包括胎儿镜手术、引流术、宫内输血术等）、。

第二节　胎儿宫内药物治疗

一、胎儿宫内药物治疗途径

（1）经母体给药　采取母体口服、肌注和静脉输注药物方式，药物可以通过胎盘屏障进入胎儿血液循环。

（2）经羊膜腔内注药　羊膜腔穿刺给药后，由胎儿吞咽后经胃肠道吸收。

（3）直接胎儿给药　经超声引导下穿刺针行胎儿脐静脉或胎儿肌肉穿刺后注射药物，也可胎儿腹腔给药。

二、胎儿宫内药物治疗常见适应证

1.宫内感染性疾病

宫内感染的常见微生物有B族溶血性链球菌（GBS）、衣原体与支原体、阴道毛滴虫、淋病萘瑟菌等，另外病毒（巨细胞病毒、风疹病毒）和梅毒等也是引起胎儿宫内感染的主要致病源。根据感染的微生物种类不同，采取不同的治疗方案。

（1）GBS阳性者　在已临产或者胎膜早破者，分娩前给予抗菌药治疗，以青霉素和头孢唑林为主。首选青霉素G，首次剂量500万U，静脉滴注，然后250万~300万U/4 h静滴直至分娩。氨苄西林，首次剂量2 g，静脉滴注，然后1g/4 h静滴直至分娩。若青霉素过敏，可皮试后选用头孢唑啉，起始剂量2 g，然后1g/8 h至分娩。克林霉素900mg/8 h，静脉滴注至分娩（滴注速度不能太快）。对克林霉素耐药、红霉素耐药者，万古霉素1g/12 h，静滴至分娩。不再建议红霉素治疗。

（2）毛滴虫阴道炎者　可阴道内应用甲硝唑栓剂，同时母体口服甲硝唑片2 g顿服或500 mg，2次/d，口服7 d。

（3）淋病萘瑟菌感染者　推荐母体应用头孢曲松钠250 mg单次肌肉注射加阿奇霉素1 g单次顿服。头孢菌素过敏或不能应用该方案及不能应用大观霉素时，向传染病专家咨询。

(4)衣原体与支原体 妊娠期感染沙眼衣原体推荐方案为阿奇霉素 1 g,单次顿服。替代方案为阿莫西林 500 mg,口服,3 次/d,共 7d 或红霉素 500 mg,口服,4 次/d,共 7 d 或红霉素 250 mg,口服,4 次/d,共 14 d 或琥乙红霉素 800 mg,口服,4 次/d,共 7 d 或琥乙红霉素 400 mg,口服, 4 次 / d,共 14 d。在妊娠期间禁用多西环素、氧氟沙星、左氧氟沙星和依托红霉素。所有 CT 阳性的孕妇在治疗完成 3~4 周后复查评价疗效,同时在 3 个月内复查 CT。常见的治疗泌尿生殖道支原体感染的方案为阿奇霉素 1g,单次口服,或 0. 25g,qd,po,首剂加倍,共 5 ~ 7d。

(5)梅毒感染患者 可经母体用苄星青霉素 240 万 U,分两侧臀部肌内注射,1 次/周,连续 3 次为 1 个疗程。或普鲁卡因青霉素 G,80 万 U/d,肌内注射,连续 15 d 为 1 个疗程。孕期进行 2 个疗程治疗,2 个疗程之间需间隔 2 周以上;第 2 个疗程在孕晚期进行并完成。

(6)弓形虫感染孕妇 可给予孕妇口服螺旋霉素治疗(4~ 5g /d, 分 4 次口服, 10 ~ 14d 为 1 疗程, 间隔 1~ 2 周后可重复)。

(7)对巨细胞病毒、风疹病毒阳性患者 目前尚没有有效治疗方法, 不建议常规应用巨细胞病毒高效价免疫球蛋白治疗;不建议妊娠期孕妇常规应用抗病毒药物治疗胎儿先天性巨细胞病毒感染。

2.胎儿心律失常

胎儿心律失常约占整个妊娠的 1%~ 2 % ,可表现为窦性心动过速、窦性心动过缓、窦性心律不齐、异位早搏、室上性心动过速、心房扑动和心房纤颤等。胎儿心律失常一般不影响胎儿血液循环, 只有严重的心动过速(心率> 200 /min)和心动过缓(心率< 50 /min)时, 才会导致胎儿心衰甚至胎死宫内等并发症, 因此对严重的胎儿心律失常需要进行积极的宫内治疗。

(1)伴胎儿水肿的室上性心动过速、心房扑动者 首选地高辛, 推荐用法:先给予负荷剂量 1~2 mg(0.5mg 母体缓慢静推, 加 0.25mg 间隔 6h 静推, 最多 6 次),后口服,0.5~1 mg/d。在给予地高辛负荷剂量之前, 应进行母体心电图检查, 并在用药期间进行母体心电监护, 防止洋地黄中毒。单独应用地高辛对室上性心动过速的治疗成功率达 80 %~85 % , 对心房扑动的治疗成功率达 60%~65% 。如果地高辛达到治疗剂量仍没有缓解异常心律, 则需加用普萘洛尔或索他洛尔等二线药物。

(2)伴胎儿水肿的室上性心动过速 地高辛治疗成功率仅 10%~20% ,氟卡胺是推荐使用的一线药物, 可以单独使用, 也可以和地高辛联合用药, 成功治疗率达 59% ~ 95%。因胎儿水肿,经胎盘到胎儿的药物剂量减小,可以通过胎儿肌注或脐血管给药。

(3)持续性室性心动过速 当心室率>200 次/min。首选短期母体使用镁剂,不超过 48 h。还可静脉使用利多卡因或口服索他洛尔、胺碘酮。

(4)胎儿完全性房室传导阻滞(CAVB) 原因有母体内存在抗 SS-A/Ro、抗 SS-B/La 自身抗体、或病毒感染、长 QT 综合征及胎儿心脏畸形等所致。对于抗 SS-A/Ro、抗 SS-B/La 阳性的 CAVB 胎儿, 如果胎儿心率> 55 次/min, 可给母体应用地塞米松 4~ 8 mg/d,持续 2 周后 4 mg/d),直至妊娠结束,在妊娠末期可减量至 2 mg/d;如果胎儿心率<55 次/min, 可在给母体应用地塞米松同时, 加用 β_2 交感神经兴奋剂(间羟异丁肾上腺素 10

mg/d、或羟甲异丁肾上腺素 30～40 mg/d、或利托君 30～60 mg/d)，治疗有效率达 86 %以上。

(5)胎儿心力衰竭　不论是心律失常还是复杂性先心，影响到胎儿心功能，产生胎儿非免疫水肿，应积极处理。建议母体口服地高辛 0.25 mg，2 次/天。

3.胎儿内分泌疾病

胎儿先天性甲状腺功能低下并非常见，但未及时的宫内治疗可能会导致运动和认知障碍，甚至智力发育异常。对于产前诊断的先天性甲状腺功能低下胎儿，可通过羊膜腔内注入左旋甲状素每周 1 次，200～600 μg/次。

胎儿甲状腺功能亢进也并不常见，主要是由于母亲 Grave 病引起，妊娠母体内高滴度的促甲状腺素受体抗体可通过胎盘进入胎儿体内，导致胎儿及新生儿暂时或长期性甲状腺功能异常。可导致胎儿出现心动过速、胎儿生长受限、心肌肥大、心功能衰竭和死胎、死产等严重的不良后果。通过脐静脉穿刺取脐静脉血进行胎儿甲状腺功能检查方能确诊，母体口服丙基硫氧嘧啶(150 mg/d) 进行胎儿宫内治疗可能有效。

4.先天性肾上腺皮质增生症

先天性肾上腺皮质增生症是一种常染色体隐性遗传病，幼儿可出现不同程度的肾上腺皮质功能减退，表现为女孩男性化或男孩性早熟。这些新生儿可能会出现肾上腺危象，需要出生后提前筛查。曾经生育过先天性肾上腺皮质增生症的患儿者再生育此类患儿的可能性为 25%，有研究者给予孕早期地塞米松治疗(孕妇口服或经羊膜腔给药)，85%患儿男性化症状可完全消失，且可保留生育功能。目前该试验性治疗方法还存在较大争议。

5.促胎儿肺成熟

糖皮质激素具有促早产胎儿肺成熟作用，主要应用于妊娠 24～34 周间有早产风险之孕妇。推荐用法为倍他米松 12 mg，肌内注射，1 次/d，共 2 次，或地塞米松 6 mg，每隔 12 h 肌内注射 1 次，共 4 次。糖皮质激素疗效在用药后 24 h 至 7 d，但若在用药后不足 24 h 分娩，仍可能一定程度地减少新生儿呼吸窘迫综合征的发生并降低新生儿死亡率。对于提前终止妊娠的妊娠合并糖尿病孕妇，可在终止妊娠前 48h 采用羊膜腔内注射地塞米松 10mg，可减少糖皮质激素对血糖的影响，同时促进胎儿肺发育成熟。

第三节　胎儿手术治疗

在孕期或分娩期，将目前已经成熟的外科手术技术运用于未出生胎儿就是胎儿手术。手术方式分为：微创性胎儿手术、EXIT 和开放性胎儿手术，分述如下：

一、微创性胎儿手术

微创性胎儿手术是指在超声引导下，通过插入子宫壁的针或套管针进行的任何手术，一般为非开放性的胎儿手术或宫内干预，不需要做子宫切开术。胎儿镜和仪器可以通过这些端口或套管插入。

(一)胎儿镜激光术治疗双胎输血综合征

胎儿镜激光术是通过胎儿镜下激光凝固胎盘表面的交通血管的手术方式，可用于治疗 TTTS Ⅱ-Ⅳ期、TAPS Ⅱ-Ⅳ期及巨大的绒毛膜血管瘤等。

双胎输血综合征(twin-to-twin transfusion syndrome,TTTS)是单绒毛膜双羊膜囊双胎妊娠的严重并发症。大约有10%~15%的单绒毛膜多胎妊娠发生 TTTS,发病时间通常为16~26周。两个胎盘之间存在血管吻合包括动脉间、静脉间及动静脉吻合3种。单向的AV吻合占优势时,宫腔内一胎儿(供血儿)通过胎盘内的血管吻合向另一胎儿(受血儿)输血。受血胎儿表现为循环血量增加,羊水过多,心脏扩大或心衰伴有水肿;而供血胎儿表现为循环血量减少,羊水过少,生长受限。有时供血儿出现羊水严重过少,被挤压到子宫的一侧,成为“贴附儿”(stuck-twin)。如果不适时进行干预,严重 TTTS 其病死率高达80%~100%。

1.TTTS 的 Quintero 分期标准

Ⅰ期:受血胎儿最大羊水池>8 cm(20周以上,>10 cm),供血胎儿最大羊水池<2 cm;

Ⅱ期:供血胎儿膀胱不充盈;

Ⅲ期:超声多普勒改变(脐动脉舒张期血流缺失或反流,静脉导管血流 a 波反向,脐静脉血流搏动);

Ⅳ期:一胎或双胎水肿;

Ⅴ期:至少一胎胎死宫内。TTTS 的进展可以呈跳跃式进展,Quintero 分期与 TTTS 疾病的严重程度相关,但对于激光治疗后新生儿结局没有很好的预测价值,建议结合胎儿心功能评估胎儿及预测预后。

自20世纪90年代,人们就开始对胎儿镜宫内治疗进行探索,目前胎儿镜激光凝固胎盘血管交通支治疗 TTTS 是胎儿镜技术最为广泛应用的技术之一。我国也于2017年发布了《胎儿镜激光治疗双胎输血综合征技术规范》。

TTTS 最早的治疗方法是羊水减量术,通过降低羊膜腔压力而延长孕周,术后至少一胎存活率为50%~60%。与羊水减量术相比,胎儿镜下胎盘血管交通支激光凝固术能明显改善 TTTS 患儿的预后。Senat 等对142例 TTTS 的随机对照研究发现,胎儿镜激光术治疗后的 TTTS 患儿,其预后明显好于反复的羊水减量术,胎儿镜激光术治疗后的一胎存活率(76%),明显高于羊水减量术(56%);同时,神经系统后遗症的发生率也有所降低,且术后平均分娩孕周(孕33周)也晚于羊水减量术后(孕29周)。

2.TTTS 胎儿镜激光术的实施技术规范

(1)术前知情同意告知 ①告知病情和手术必要性。②告知孕妇及家属胎儿镜治疗的预后和手术成功率。③告知胎儿镜手术的并发症。

(2)适应证 ①Quintero 分期Ⅱ~Ⅳ期。②Quintero 分期Ⅰ期,孕妇腹胀症状进行性加重以及羊水异常有加重趋势者。

(3)禁忌证 ①孕妇存在各系统特别是泌尿生殖系统的急性感染。②先兆流产者应慎行胎儿镜手术。

(4)术前准备 ①进行血尿常规、肝肾功能、心电图、凝血功能、阴道清洁度和细菌学检查,排除急性炎症特别是泌尿生殖道急性炎症。②会诊超声,确定 TTTS 期别、胎盘位置、两个脐带胎盘插入位置及其距离、胎膜上有无脐血管及其走行、穿刺部位与孕妇腹壁血管及子宫血管的关系,最终确认穿刺点及手术方式。

（5）准备及检查设备是否正常状态　胎儿镜影像系统、穿刺套管、胎儿镜系统、激光发射仪、羊水灌注系统及彩色超声诊断仪等。

（6）宫缩抑制剂　术前30分钟吲哚美辛栓50 mg纳肛或口服硝苯地平片10~20 mg，必要时上述保胎药可用至术后24 h。

（7）预防感染　术前静脉滴注头孢唑啉2g；如果对青霉素/头孢菌素过敏者，可静脉滴注克林霉素900 mg。

（8）测量宫颈长度。

3.TTTS胎儿镜激光术的手术过程

（1）麻醉　在超声引导下行局部浸润麻醉，可以用咪唑安定和/或瑞芬太尼进行静脉镇静。

（2）穿刺　选定穿刺部位做皮肤切口，超声引导下在皮肤切口处置入穿刺套管，必要时羊水取样进行产前诊断。置入胎儿镜进入受血胎儿羊膜腔。

（3）胎儿镜下寻找两胎儿间的隔膜、双胎脐带胎盘插入部位、供血胎儿以及血管交通支。尽量对所有通过两胎儿之间隔膜的血管进行全程循迹观察，尽量找到其起源的脐带插入点。确定是否与对侧脐带插入点发出的血管存在交通。注意是否存在胎膜上的血管交通支。

（4）激光导丝通过胎儿镜鞘进入羊膜腔，激光输出功率为25~40 W。激光凝固距离目标位置为1 cm左右，凝固血管长度1~2 cm，激光照射角度尽量保持90°垂直于目标位置。

（5）寻找目标血管并进行激光凝固，目前常用的几种胎儿镜激光凝固血管交通支的方法（如非选择性血管交通支凝固术、选择性血管交通凝固术、Solomon技术），具体优劣尚有争议，建议根据具体情况及术者掌握技术情况选择。

（6）详细记录术中所见的胎盘及其表面血管形态、交通支类型和数量、凝固次序等。测量术后宫颈长度，并根据孕妇具体情况，考虑是否行宫颈环扎术。

（7）前壁胎盘在激光手术中是一个难题。在这些情况下，已经使用了几种技术来解决，包括术前剖腹手术将子宫外置、30°胎儿镜、弯镜鞘、腹腔镜辅助的激光手术（即通过腹腔镜检查从子宫后壁置入胎儿镜）等。

4.胎儿镜术后处理

（1）监测孕妇生命体征。

（2）注意宫缩情况。

（3）注意早产、胎膜早破、胎盘早剥、羊水渗漏等并发症。

（4）注意穿刺点有无出血、渗出、化脓等。

（5）嘱孕妇注意卧床休息和外阴清洁，禁止性生活。

（6）注意腹痛、阴道出血或异常分泌物、发热等，及时随诊。

5.术后随访

（1）术后24 h超声复查确定手术治疗效果：①TTTS病情是否恢复或进展。②胎儿血流多普勒。③胎儿是否存活；④宫颈长度及形态。

（2）术后每周复查超声了解胎儿生长发育、羊水情况、胎儿各种血流多普勒情况、胎儿心脏功能、宫颈长度、是否存在双胎贫血-红细胞增多序列征(TAPS)和TTTS复发等。

(3)定期检查凝血功能及血常规,注意腹痛、阴道流血及阴道分泌物。

(4)普通产科检查。

(5)分娩后处理:检查胎盘、脐带(如果有一胎胎死宫内需要检查死胎),确认胎盘绒毛膜性质与手术效果,条件允许需要行胎盘血管灌注进一步确认手术效果。

(6)随访新生儿。

6.术后常见并发症的预防及处理

(1)胎膜早破　发生率高达28%,是最常见的并发症,胎儿手术后因胎膜早破造成的胎儿丢失率可达50%。胎儿镜下手术时穿刺孔的数目、穿刺孔的直径及手术的操作时间与胎膜早破相关。减少套管针的穿刺孔和缩小套管针的直径;在缝合胎膜时涂胶原蛋白胶,促使羊膜与绒毛膜紧密粘连在子宫壁上,以减少胎膜早破发生。

(2)羊水渗漏　发生率3%~7%。胎儿手术时或术后,羊水从子宫切口或从阴道流出,增加发生绒毛膜羊膜炎及母体水肿的可能。个别持续性的羊水渗漏,可引起羊水过少,导致胎肺发育不全或脐带受压。多数可以自行缓解,随访炎性指标,新生儿预后多良好。

(3)出血　穿刺时超声引导下尽量避开腹壁血管、子宫血管、边缘或帆状附着的脐血管,术后可用止血纱布经乔卡置入子宫穿刺孔止血。穿刺造成的血管损伤,若盆腹腔出血较多,观察血红蛋白下降明显,应立即行腹腔镜甚至开腹止血。胎儿镜激光下激光光纤尖端不能接触胎盘表面和血管,容易造成出血。一旦出血,视野不清,手术失败率明显增加。

(4)感染手术　通过腹部进入宫腔,可能出现术后感染,感染可致胎膜早破及流产。在术中应严格注意无菌操作,合理应用抗生素预防感染。胎膜早破及羊水渗漏是胎儿镜术后容易诱发感染的高危因素,严密监测,尽早发现绒毛膜羊膜炎。

(5)流产和早产　随着胎儿镜治疗操作技术的成熟,以及学习曲线的原因,总的流产率趋于稳定,若出现流产、早产迹象应卧床休息、保胎、对症治疗,提高胎儿存活率。

(6)绒毛膜羊膜分离　胎儿手术可能会导致绒毛膜羊膜分离,可致羊膜带的形成而累及脐带,也可诱发宫缩导致早产。动态随访有无发展为羊膜束带缠绕及胎膜早破。

(二)胎儿镜下气管球囊阻塞术

先天性膈疝在活产儿中的发生率为1:2 200,约85%~90%的膈疝发生于左侧,10%~15%发生于右侧,少数发生在双侧。60%的膈疝是单纯性的或伴有血流动力学或机械学因素所致的畸形,40%的膈疝是复杂性的,可能伴有心脏、胃肠道、肾脏或神经系统的相关异常。单纯性先天性膈疝是胎儿宫内治疗的指征。产前诊断出的先天性膈疝胎儿10%~20%有染色体异常。

通过产前超声或磁共振检查可确诊约60%~90%的先天性膈疝。如果检查时发现胃泡不在腹腔内正常位置则需要考虑膈疝的可能。如果观察到腹腔脏器达到肩胛骨下缘和四腔心位于同一水平时,即可诊断为先天性膈疝。左侧膈疝容易诊断,充满液体的胎胃及小肠与强回声的胎肺形成鲜明对照。

腹部内容物疝入胸腔影响了正常肺的发育,导致肺发育不良和肺动脉高压。单纯性先天性膈疝胎儿的临床过程和预后与肺发育不全的程度和肺动脉高压的严重程度密切相关。肺发育不全的程度受肺发育过程中膈疝发生时间、进入胸腔的内脏体积、膈疝持续时间以及内脏是否疝入和滑出胸腔的影响。胎儿肝脏的位置是评估胎儿预后的最重要的指标之一,也是可重复判定的独立指征之一,肝脏疝入胸腔提示预后较差。

常用膈疝对侧肺的周长和头围比值(lung to head circumference ratio, LHR)作为预测膈疝胎儿生存率的超声指标。LHR 值<0.6 的胎儿即使出生后治疗也无法存活;但 LHR 值>1.35 的胎儿在出生后接受传统治疗(包括体外循环膜氧合器治疗),存活率可达100%;LHR 值在两者之间的患儿生存率为 61%。观测与期待 LHR 的比值(O/E LHR)是最新的评估胎儿预后的较好方法。当 O/E LHR<15%,胎儿存在严重的肺发育不良,几乎无法存活;当 O/E LHR 在 15%~25%时,胎儿的存活率约 15%。除此以外,胎儿的存活率约在 60%。其他评估先天性膈疝病情的方法还有胎儿磁共振直接测定肺体积或测量胎儿肺动脉和降主动脉直径等。

目前对于严重的先天性膈疝胎儿(右侧膈疝或 LHR<1.0)采用可逆胎儿镜下气管球囊阻塞术(fetoscopic endoluminal tracheal occlusion, FETO)、体外膜肺前的产时子宫外处理等措施,其存活率有升高的趋势。在大型医学中心,先天性膈疝的总生存率接近 90%,得益于对大部分产前诊断先天性膈疝进行了包括规范的产后处理流程、低压通气、计划分娩和产后治疗等干预措施。根据相关研究,对于严重的先天性膈疝,宫内治疗的益处大于胎儿出生后治疗。

宫内治疗方法有开放性胎儿手术修补膈疝、气管闭锁术及胎儿镜下气管球囊阻塞术。临床试验初期的结果表明在宫内进行先天性膈疝修复,婴儿存活率不容乐观。在进一步的研究中,人们认识到胎儿气管闭锁会导致肺的增大和增生,加速肺的生长把内脏推回到腹腔中。虽然气管完全封闭术的生物学反应好,但在最初进行的气管闭锁术系列研究中,仅 1 例胎儿存活。加之开放性胎儿气管闭锁术和胎儿镜下气管闭锁术操作难度大,Harrison 等于 1998 年尝试应用 FETO 手术,获得 75%的胎儿存活率,在治疗严重先天性膈疝方面初见成效。术前需系统超声检查、核磁共振、胎儿超声心动图排除其他胎儿结构异常,羊膜穿刺检查核型正常,通常在妊娠 22 周开始评估,妊娠 26~29 周之间实施 FETO 手术。在胎儿镜下用球囊堵塞胎儿气管,防止促进肺生长的肺液流出,增加气道压力,刺激肺部增殖和肺泡形成,促进肺血管发育,约妊娠 34 周取出球囊。

FETO 操作步骤:

(1)超声监测下,胎儿在宫底部面部超上的位置是最理想的位置。

(2)经皮穿刺 22 G 穿刺针麻醉胎儿。

(3)超声引导下,在胎儿正中矢状切平面显示完整的胎儿轮廓,经皮穿刺桥卡,1.3 mm Storz 半软胎儿镜及镜鞘置入桥卡中,在胎儿镜下经胎儿的嘴、声带,进入气管至气管隆突。将球囊放入气管,充盈膨胀堵塞气管,取出胎儿镜。

(4)超声确定球囊大小及位置正常。

(5)手术完毕后,引流过多羊水,监测无异常,取出桥卡。

(6)整个手术过程超声监测胎心率是否正常,术后超声监测羊水量。可用硫酸镁抑制宫缩,保护胎儿脑神经。

(7)取出球囊方法:通常在 34 周进行,术前肌注糖皮质激素促胎肺成熟,预防感染。

操作方法同 FETO，超声确定球囊位置，胎儿镜进入胎儿气管后见球囊，活检钳固定后刺破球囊后取出，再次将胎儿镜置入气管，至气管隆突，确保气道通畅，无异物残留。若胎儿体位不允许胎儿镜取球囊时可以考虑进行超声引导下穿刺针刺破球囊。

如果在球囊取出前开始分娩，需要紧急穿刺球囊，但是如果不能成功，则需进行子宫外产时处理（EXIT）。在极少数情况下，可通过产后即刻喉镜检查或经皮穿刺取出球囊。

（三）胎儿镜下脊髓脊膜膨出/脊柱裂缝合术

脊髓脊膜膨出（myelomeningocele，MMC）是中枢神经系统的先天性缺陷，脑膜和脊髓通过椎弓的缺陷突出，常合并脊髓神经瘫痪，主要表现为不同程度的双下肢运动、感觉障碍及大小便功能障碍等，常并发脑积水、Arnold-Chiari Ⅱ型畸形等。其发病率与人种和地理因素关系密切，以北欧国家为主。由于 MMC 中，胎儿脑脊液的甲胎蛋白（AFP）泄漏到羊水中，进入母体循环，故孕早期母胎血清学甲胎蛋白可产前筛查该疾病。MMC 的病因被认为是多因素的，但孕前和孕期口服叶酸，显著降低其发生率。

目前超声技术的发展使得该疾病可以在早孕期被检查出来，最晚在中孕大结构筛查的时候也可以发现，常见柠檬征、香蕉征、Chiari Ⅱ型畸形、侧脑室扩张、脊椎单元展开、脊髓囊、脊髓脊膜囊等超声异常。当母体肥胖、羊水过少、胎头位置较低或枕后位时，磁共振可辅助超声诊断。

虽然 MMC 的确切病因不明，但对动物胚胎及胎儿的研究支持“二次打击”学说，即脊髓最初是相对正常的，第一次“打击”是指神经胚形成失败，导致脊髓在整个孕期暴露于羊水中；第二次“打击”是指暴露脊髓的继发损伤，原因包括羊水中有毒物质损害、直接的机械损伤、流体压力的损伤或以上所有因素的综合。

近年在动物实验基础上，研究者结合神经外科、产科及儿科手术技术尝试在宫内修复、早期关闭 MMC 病灶以减轻脑积水，避免继发的脊髓神经组织损伤，尽量保留神经功能，促进“后脑恢复”，明显改善患儿预后。其机制可能与手术改变了胎儿脑脊液循环动力学有关。目前的多数研究认为，神经管缺陷常伴发脑发育异常。在一定程度上是由于 MMC 牵拉正常发育的脊髓，导致小脑、脑干及第四脑室向下移位形成小脑枕骨大孔疝，使脑脊液循环梗阻，引起脑水肿、颅内结构异常。在胎儿期实行 MMC 修复，可早期阻断该病理过程，为后期发育创造良好生理环境，Walsh 等称这个过程为“后脑恢复”。

在胎儿宫内治疗出现前，唯一有效的治疗方法为出生后闭合脊髓腔。但是，由此产生的神经损伤却是永久性的，常存在分流依赖性脑积水、尿失禁等后遗症，严重影响患儿的生存和生活。基于“二次打击”学说，许多研究团队首先进行了大型动物实验，发现宫内修复使动物下肢运动功能、排泄功能明显改善，保留神经根和神经节的正常细胞结构，且能够防止或逆转后脑疝宫内修复，明显减少了神经系统缺陷的发生。2011 年发表了里程碑意义的 MOMS（Management of Myelomeningocele Study）研究结果，与标准出生后修复相比，开放性胎儿手术干预组显著优于对照组，婴儿出生后脑室分流术的比例减少了 50%，同时显著降低了 Chiari Ⅱ综合症的发生率。另外，42% 干预组婴儿在 30 月内能独立行走，而对照组中仅为 21%，存在显著性差异。长期随访表明，虽然接受胎儿干预的儿童也存在神经发育延迟，但较未进行宫内修复组的严重程度低。

MMC 胎儿宫内治疗的适应证：单胎、MMC 病变部位在 T1-S1、明显的后脑疝、孕周在

19~25.9周、染色体正常、孕妇18周岁以上和美国居民;排除标准:合并其他胎儿畸形、明显后凸畸形、早产高风险(包括宫颈管缩短、早产分娩史)胎盘早剥、BMI≥35及其他手术禁忌症。

自从MOMS研究后,微创技术不断发展,由于侵入性较小、保持母亲子宫完整性、降低早产流产的风险等优势,胎儿镜下修补MMC逐渐代替了开放性胎儿手术。

胎儿镜下脊髓脊膜膨出/脊柱裂缝合术操作步骤:

(1)术前准备　所有孕23~34周的孕妇手术前用糖皮质激素促胎肺成熟;术前30分钟吲哚美辛栓50 mg纳肛或口服硝苯地平片10~20 mg,或者静滴硫酸镁。预防应用抗生素:术前静脉滴注头孢唑啉2g;如果对青霉素/头孢菌素过敏者,可静脉滴注克林霉素900mg。

(2)保暖　手术室室温25~26°C,保持母亲体温,灌注液温度及子宫表面温度。

(3)麻醉　术前放置硬膜外导管;术中全身麻醉吸入七氟醚,使子宫充分松弛;

(4)体位及设备　膀胱结石位、留置导尿管、消毒铺巾;探头放入无菌探头套中;接CO_2气腹、光缆、胎儿镜。

(5)手术过程

1)腹部耻骨联合上3 cm横切口18~20 cm,逐层进腹,娩出子宫。

2)用超声确定胎盘位置及胎方位,标记胎盘边缘,徒手外倒转胎儿至背部朝上;确定穿刺点,2/0的PDS线在穿刺点周边做2~4针全层缝合子宫肌层及胎膜层,起固定胎膜作用。

3)超声下18G穿刺进入宫腔,拔出针芯,放入导丝,Seldinger技术穿刺第一个12 F桥卡,50 mL注射器抽羊水300 mL;同时进加温CO_2气体(0.5 L/min, 12±2 mmHg);根据病变位置和缝合需要,确定另一个穿刺部点,与前个穿刺孔距离>5 cm,避开胎盘,胎儿镜下缝合并置入第二个12F桥卡;胎儿镜下探查脊柱裂,必要时外倒转胎儿到满意位置;术中间断超声监护胎心,并记录。

4)胎儿麻醉:22 G的穿刺针穿过其中一个桥卡进入羊膜腔,胎儿臀部或四肢肌肉注射由阿片类(芬太尼5~10 ug/kg)、抗胆碱药(阿托品20 ug/kg)和肌肉松弛剂(维库溴铵0.3 mg /kg)的联合麻醉剂。

5)神经外科专业手术游离基板和蛛网膜,联合简化缝合皮肤及硬脑膜,必要时减张缝合切口;

6)冲洗,拔胎儿镜,放CO_2气体的同时宫腔灌注加抗生素温盐水600 mL。剪开固定的线,拔出桥卡,缝合穿刺点止血,将子宫放入腹腔,关腹。

(6)术后随访

1)术后24 h超声复查确定手术治疗效果:①后脑疝情况,手术部位有无血肿。②胎儿血流多普勒。③胎儿是否存活;④宫颈长度及形态。

2)术后每周复查超声了解胎儿生长发育、羊水情况、胎儿各种血流多普勒情况、胎儿心脏功能、宫颈长度等。

3)定期检查凝血功能及血常规,注意腹痛、阴道流血及阴道分泌物。

4)随访新生儿:神经外科会诊,进行近期及长期神经系统功能评估,是否需要二次手术及脑积水引流评估。

(四)超声引导下胎儿体腔-羊膜腔引流术

超声引导下胎儿体腔-羊膜腔引流术的适应证为可能引起胎儿心衰或胎儿水肿的胸腔/腹腔积液、先天性胎儿下尿路梗阻等,通过置双猪尾管进行胸腔/腹腔/膀胱-羊膜腔引流的一种姑息性的治疗方案。下面重点介绍膀胱-羊膜腔引流术。

先天性胎儿下尿路梗阻(lower urinary tract obstruction,LUTO)也称为膀胱出口梗阻,发生率约为2.2/10 000,病死率高达45%,多发生于男性胎儿。LUTO最常见的原因是后尿道瓣膜(PUV)和尿道闭锁。其他不常见的原因包括:前尿道瓣膜,尿道狭窄,梅干腹综合征,可发生在男性和女性的梗阻性小儿输尿管囊肿以及染色体异常(18-三体、21-三体等)。

正常情况下,后尿道瓣膜附着于尿道,依靠其伸展性调节尿量。胎儿尿液流出部分受阻或完全阻塞,使尿液积聚于胎儿膀胱,导致膀胱膨胀。长期膨胀会造成膀胱收缩功能、顺应性和弹性受损。膀胱过度增大使输尿管膀胱瓣膜的生理活动受损,膀胱内尿液向输尿管反流使输尿管积水,进一步导致肾积水、上集合系统的肾盂和肾盏积水扩张,严重者致肾实质受压。尿道完全梗阻者发病较早,表现为膀胱极度膨胀、输尿管肾盂积水、肾纤维囊性发育不良、羊水减少以及肺发育不良,进一步可导致胎儿面部、心脏及四肢发育异常。

超声诊断LUTO的敏感性达95%,特异性达80%。表现为膀胱增大且壁增厚、双侧输尿管积水、双侧肾积水、羊水过少或者无羊水,可见膀胱颈后尿道口呈"钥匙孔"状改变。LUTO并发其他畸形概率增高,染色体异常风险增大,故需要详细地进行超声检查予以排除。超声诊断困难者,MRI可协助诊断。

超声检查时需重点评估羊水量的多少、肾实质有无受压及回声的强弱、有无皮层的囊肿、集合管系统有无扩张、肾脏大小和膀胱大小。有研究认为LUTO时孕周<24周,最大羊水指数≤2 cm,肾皮质和(或)髓质回声与邻近肝脏回声相比明显增强,肾皮质囊性改变均提示预后不良。

胎儿尿液分析是评估胎儿肾功能的常用方法。连续3 d在超声引导下从胎儿膀胱、输尿管及肾脏3个穿刺部位获取胎儿尿液样本,通过分析Na^+、Cl^-、渗透压、Ca^{2+}、总蛋白、β_2微球蛋白评估胎儿肾小球滤过与肾小管重吸收功能,有文献报道了妊娠18~22周的胎儿尿生化标准值,见表17-1。

表17-1 妊娠18~22周的胎儿尿生化标准值

参数	正常值
Na^+	<100mg/dl
Ca^{2+}	<8 mg/dl
渗透压浓度	<200 mOsm/L
β_2-微球蛋白	<4mg/L
蛋白质	<20mg/L

妊娠中期恢复羊水量可减轻胎儿肺发育不良程度,减轻尿道压力,可减缓肾脏与膀胱发生器质性改变的进展。先天性胎儿 LUTO 治疗方式有:开放式胎儿手术、超声引导下膀胱-羊膜腔穿刺分流术、胎儿膀胱镜手术。开放性胎儿手术结局并未优于穿刺,另一方面子宫激惹、早产、胎膜早破和胎死宫内发生率高,故已经禁用。胎儿膀胱镜手术可确定梗阻原因,若发现尿道腔内存在膜样梗阻物,即可诊断后尿道瓣膜,可使用瓣膜打孔以解除梗阻。若未发现膜样梗阻物,可诊断为尿道闭锁,无须打孔。后尿道瓣膜引起的 LUTO,切除后尿道瓣膜可从根本上解决梗阻,有利于胎儿恢复正常膀胱动力和生理功能,取得了良好的临床效果,但对其他原因引起的 LUTO,导管分流可能依然是较好的选择。

超声引导的膀胱-羊膜腔穿刺分流术操作相对简单,是目前使用最广泛的方法,但梗阻原因并没有解除,胎儿生后需要对梗阻进行全面评估和手术治疗。

超声引导下膀胱-羊膜腔引流术操作步骤:

(1)术前超声定位,避开胎盘、脐带,监测羊水量是否正常,必要时行羊膜腔灌注,术中监测胎心,了解胎儿宫内状态。

(2)孕妇腹壁局部浸润麻醉,在超声引导下,避开腹部血管,20mm 穿刺针进行羊膜腔穿刺,抽取羊水送基因检测,进一步穿刺胎儿腹部,连续超声引导,吸取胎儿腹水送电解质检查。

(3)超声引导下放置猪尾穿刺导管,远端放置于胎儿膀胱中,近端放置于羊膜腔中,使胎儿尿液从梗阻的膀胱引流到羊膜腔中。

(4)避免直接穿刺胎儿腹壁和膀胱,因为这可能导致将引流管的近端置入子宫壁。套管针应先定向到羊膜腔,然后再重定向到胎儿膀胱。

(5)超声下拔出穿刺针,对胎儿心率和脐动脉血流进行多普勒检查。术后保胎及预防感染治疗。

(6)术后超声动态评估胎儿羊水量、肾脏大小及回声变化、膀胱大小及引流管位置等。新生儿出生后请小儿泌尿外科会诊。

(7)手术的并发症　超声引导下膀胱-羊膜腔穿刺分流术有一定的并发症,如引流导管堵塞、滑脱、绒膜羊膜炎、胎膜早破、早产、胎盘内出血;胎儿可能的直接损伤包括医源性腹裂、尿性腹水;母体可出现继发性不孕。其安全性和有效性的现有证据不充分,需要大样本、多中心临床随机对照试验加以证实。

(五)超声引导下射频消融减胎术

随着我国二孩政策的放开及辅助生殖技术的发展,多胎妊娠的发生率逐年增高,其中单绒毛膜双胎(MC),因并发症发生率较高,为了改善此类胎儿的预后,在无法同时保障 2 个胎儿生存的前提下,可采用血管阻断的选择性减胎术用于单绒毛膜双胎减胎治疗。2002 年射频消融技术被首次应用于妊娠中期减胎治疗,我国学者也于 2011 年开展此项技术,2017 年发布第一个国内《射频消融减胎术技术》规范。

1.射频消融减胎术的适应证

(1)单绒毛膜多胎妊娠者(≥3 胎)或绒毛膜性不确定者,建议实施射频消融减胎术,减至单胎或双胎。

(2)双胎反向动脉灌注序列征(TRAP)Ⅰb~Ⅱb 期,即无心胎与泵血胎腹围比值≥

50%或(和)泵血儿受累症状。

(3)单绒毛膜双胎其中一胎合并致死性畸形。

(4)选择性生长受限Ⅱ与Ⅲ型在序贯的超声随诊过程中,当出现静脉导管搏动指数(PI)升高>2个标准差或静脉导管血流a波反向等危及胎儿生命的多普勒信号时,需结合患者本人意愿及所处单位的医疗水平及伦理,实施减胎术或终止妊娠。

(5)双胎输血综合征(TTTS)中一胎儿合并致死性畸形、两脐带插入部紧邻而无法实施胎儿镜下激光凝结术操作等情况者,可实施射频消融减胎术;而对于TTTS Ⅳ期,合并胎儿水肿或严重的心功能异常者,建议转到经验丰富的胎儿治疗中心实施胎儿镜下激光凝结术;不具备转院条件者,也可考虑射频消融减胎治疗。

2.射频消融选择性减胎术禁忌证

(1)泌尿生殖系统感染。

(2)先兆流产者。

(3)胎动频繁、胎儿位置、胎盘位置等因素造成穿刺困难者。

(4)母体合并严重的内外科疾病、凝血功能、肝功能等异常者。

3.术前知情同意告知

(1)充分告知患者目前病情的严重性、最佳治疗方案、其他替代方案以及保守治疗方案等。

(2)充分告知实施射频消融减胎术的成功率、妊娠结局、母儿的近远期并发症等。

4.减胎时机射频消融减胎术

根据病情不同,建议尽早实施(>14周),但不应超过26周。具体手术时机的选择要根据临床情况综合决定。

5.术前准备

(1)向患者及家属解释手术方法和过程、手术的必要性及其风险以及可能的并发症,并签署知情同意书。

(2)进行血尿常规、肝肾功、心电图、凝血功能、阴道清洁度和细菌学检查,排除急性炎症特别是泌尿生殖道急性炎症。

(3)进行胎儿系统超声检查,明确绒毛膜性、胎儿及胎盘位置、宫颈情况等常规指标。明确诊断,排除保留胎儿的结构异常,必要时需完善胎儿磁共振检查。

(4)完善胎儿染色体检查,尤其是一胎结构或染色体异常者,必须排除保留胎儿的染色体异常。

(5)必要时预防性使用抗生素及宫缩抑制剂。

6.设备及器械

实时超声显像仪、腹部穿刺探头及配套的穿刺架、射频消融仪、射频消融电极。

7.镇痛或麻醉

手术宜在手术室内进行,一般给予局部麻醉即可,适当使用镇痛、镇静药物;必要时也可采用硬膜外麻醉,开放静脉通路,手术过程中进行心电和血氧监护等。

8.超声引导下射频消融减胎术手术步骤

(1)抑制宫缩　术前吲哚美辛栓50 mg纳肛或口服硝苯地平10~20 mg,必要时上述保胎药可用至术后 24h。

(2)预防感染　术前静脉滴注头孢唑啉 2g;如果对青霉素/头孢菌素过敏,可静脉滴注克林霉素 900 mg。

(3)超声定位　术前采用超声定位胎盘、拟减目标胎儿及保留胎儿的位置。

(4)麻醉　一般给予局部麻醉即可,适当使用镇痛、镇静药物;必要时也可采用硬膜外麻醉,开放静脉通路,手术过程中进行心电和血氧监护等。

(5)患者取仰卧位,2 块电极板分别置于臀部或大腿外侧。于超声引导下,将射频消融电极经皮穿刺进入拟减胎儿腹腔内,使穿刺针针尖位置靠近拟减灭胎儿的脐带附着处,展开伞形针芯,超声再次确定穿刺针位置,以 20 W 的初始能量发射射频,每分钟增加 5~10 W,达到设定温度(100 ℃左右),维持此温度至脐带血流消失,提示手术成功。术中实时监测保留胎儿的心搏及多普勒血流。

9.减胎术后的处理

(1)监测孕妇及胎儿的生命体征。

(2)术后可适当使用宫缩抑制剂或抗生素。注意早产、胎膜早破、胎盘早剥、羊水渗漏、宫内感染、胎死宫内等并发症。

(3)嘱孕妇注意卧床休息和外阴清洁。

(4)注意腹痛、阴道出血或异常分泌物、发热等,及时随诊。

10.术后随访

(1)术后检查孕妇极板附着处有无灼伤。

(2)术后 24 h 复查超声,确认拟减目标胎儿无血流灌注,并了解保留胎儿的宫内情况。如拟减目标胎儿复现血流灌注,可于 24 h 后酌情再次行其他方法进行减胎,如双极电凝法、胎儿镜下脐带结扎法等。术后 24 h 复查凝血功能、血常规、肝肾功能及电解质,注意腹痛、阴道流血、流液及阴道分泌物。

(3)减胎成功后继续产科随诊,根据具体病情,每 1~2 周复查超声检查,必要时完善胎儿头部磁共振检查。

11.术后常见并发症的预防及处理

(1)出血手术　操作时在超声引导下尽量避开血管及胎盘。术后近期出血可能是由于穿刺造成的血管损伤,若盆腹腔出血较多,观察血红蛋白下降明显,应立即行腹腔镜甚至开腹止血。对于胎盘增厚者,需密切动态超声观察,复查血常规,如高度怀疑胎盘早剥,应及时终止妊娠。

(2)感染　感染可致胎膜早破及保留胎儿死亡。在减胎术中应注意严格无菌操作,合理应用抗生素预防感染。术后出现发热等感染症状,合理应用抗生素,有宫内感染证据及感染症状加重者,应适时终止妊娠。

(3)流产和早产　流产和早产是射频消融减胎术的常见并发症,因此术后需要对减胎患者加强管理,增加产检次数,尽量延长孕周,减少流产和早产的发生,改善新生儿预后。

(4)羊水渗漏　少数患者无胎膜早破证据,仅超声提示羊水过少,可于术后 1 周适当进行补液对症治疗,必要时羊膜腔灌注,以延长孕周。

(5)凝血功能异常　极少数患者胎儿死亡后释放大量凝血活性物质,可诱发母体产生 DIC 反应,往往起病紧急,临床表现各异,减胎术后需定期复查凝血功能。

(六)超声引导下胎儿宫内输血

胎儿贫血可用血红蛋白浓度和红细胞比容来定义。血红蛋白浓度低于平均值 2 个或以上标准差时诊断为胎儿贫血。正常情况下,胎儿血红蛋白浓度随孕周的增长而增加。已通过胎儿血液采样建立了各孕周(孕 18~40 周)胎儿血红蛋白浓度参考范围(表 17-2)。

表 17-2　各孕周胎儿血红蛋白浓度参考范围(g/dL)

孕周(周)	1.0 MoM	0.55 MoM	0.65 MoM	0.84 MoM
18	10.6	5.8	6.9	8.9
19	10.9	6.0	7.1	9.1
20	11.1	6.1	7.2	9.3
21	11.4	6.2	7.4	9.5
22	11.6	6.4	7.5	9.7
23	11.8	6.5	7.6	9.9
24	12	6.6	7.8	10.0
25	12.1	6.7	7.9	10.2
26	12.3	6.8	8.0	10.3
27	12.4	6.8	8.1	10.4
28	12.6	6.9	8.2	10.6
29	12.7	7.0	8.3	10.7
30	12.8	7.1	8.3	10.8
31	13.0	7.1	8.4	10.9
32	13.1	7.2	8.5	11.0
33	13.2	7.2	8.6	11.1
34	13.3	7.3	8.6	11.1
35	13.4	7.4	8.7	11.2
36	13.5	7.4	8.7	11.3
37	13.5	7.5	8.8	11.4
38	13.6	7.5	8.9	11.4
39	13.7	7.5	8.9	11.5
40	13.8	7.6	9.0	11.6

胎儿贫血可能由很多病理过程造成,最常见的原因是母亲同种异体免疫和细小病毒感染,其他原因包括遗传疾病如 α 地中海贫血和遗传代谢紊乱以及获得性疾病,如胎儿失血和感染。唐氏综合征、血管瘤与胎儿或胎盘动静脉畸形也是胎儿贫血的罕见原因。

严重贫血可导致胎儿水肿和胎儿死亡。临床常将胎儿红细胞比容<30%作为临界值来确定胎儿贫血,与血红蛋白浓度同样可靠。一般通过胎儿血液采样确诊胎儿贫血,而通过 MCA 多普勒来筛查胎儿贫血。根据不同孕周血红蛋白浓度中位数的倍数(MoM),胎儿贫血的严重程度分为轻度(MoM 0.83-0.65)、中度(MoM 0.64-0.55)、重度(MoM<0.

55)。将 MCA-PSV>1.5MoM 作为筛查严重胎儿贫血的标准,可以考虑进行胎儿血样采集和/或宫内输血。MCA-PSV 诊断胎儿重度贫血的敏感性 75.5%,特异性 90.8%;通过监测 MCA-PSV 的变化趋势,可以将假阳性率控制在 5%以内(表 17-3)。

表 17-3　各孕周大脑中动脉收缩期血流峰值速度的预期值

孕周(周)	中位数倍数(MoM 值) cm/s			
	1.0	1.29	1.50	1.55
18	23.3	29.9	34.8	47.5
20	25.5	32.8	38.2	39.5
22	27.9	36.0	41.9	43.3
24	30.7	39.5	46.0	47.5
26	33.6	43.3	50.4	52.1
28	36.9	46.6	55.4	57.2
30	40.5	52.2	60.7	62.8
32	44.4	57.3	66.6	68.9
34	48.7	62.9	73.1	75.6
36	53.3	69.0	80.2	82.9
38	58.7	75.7	88.0	91.0
40	64.4	83.0	96.6	99.8

1.术前知情同意告知

(1)告知病情和手术必要性。

(2)告知孕妇及家属(胎儿父母)宫内输血的预后和手术成功率。

(3)告知宫内输血的并发症。

2.适应证

任何原因导致的胎儿宫内重度贫血。

3.禁忌证

(1)孕妇存在各系统特别是泌尿生殖系统的急性感染、绒毛膜羊膜炎、急性盆腔或宫腔感染。

(2)先兆流产者。

(3)各种出血性疾病如白血病、ITP、严重的肝肾功能损害者。

(4)严重的心肺等脏器疾患不能耐受者以及精神病或癔症者。

(5)结核性腹膜炎等盆腹腔严重粘连、B 型超声定位不清者。

(6)体温(腋温)高于 37.2°C。

(7)有出血倾向(血小板≤70×10^9/L,凝血功能监测有异常。

4.术前注意事项

(1)向孕妇及家属解释手术方法和过程、手术的必要性及其风险以及可能的并发症,并签署知情同意书。

(2)进行血尿常规、肝肾功能、心电图、凝血功能、阴道清洁度和细菌学检查,排除急性炎症特别是泌尿生殖道急性炎症。

(3)孕34周前分娩的胎儿应用皮质类固醇促胎肺成熟。

(4)如已达可生存的孕周,胎儿血样的采集应在靠近手术室的房间内进行,提醒医护人员可能需要紧急剖宫产。

(5)开放静脉通路,以备因胎儿心动过缓需进行剖宫产或使用静脉镇静。

(6)术前认真核对孕周、适应证、子宫大小、有无穿刺禁忌证,通常在实时超声引导下进行,手术前测量宫颈长度。

(7)宫内输血后经常需进行再次输血,尤其是孕周距足月尚远的胎儿。

(8)可考虑术前预防性使用抗生素,必要时术前预防性使用宫缩抑制剂。

(9)术前体温(腋温)低于37.2°C方可手术。两次体温高于37.5°C以上者,穿刺暂缓。

5.麻醉方式

(1)局麻 利多卡因局部浸润麻醉。

(2)椎管内麻醉 此麻醉方法适用于手术时间较长的病例。

(3)镇静 必要时可使用镇静剂。

6.设备、器械及术前准备

(1)制备血液 宫内输血常用O型Rh(D)阴性血,有时需要其他抗原(如Kell抗原)阴性的血液。供体血液查巨细胞病毒阴性,用相对新鲜的血液以保证2,3-二磷酸甘油酸处于最佳水平。当c抗原的抗体出现时,可用O型RH阳性血。

(2)准备20-22号腰穿针,操作前在与穿刺针连接的注射器内事先加入柠檬酸钠溶液或肝素以预防和减少血凝块形成

(3)备无菌手术洞巾、无菌超声探头套、无菌超声耦合剂、含碘伏或者氯己定的溶液。

(4)准备注射器:1 mL肝素化注射器(8-10支);1 mL注射器1支,装肌松剂阿曲库铵或是维库溴铵);20 mL注射器5~10支(用于储存血液);12 mL注射器4支;5 mL注射器3支,其中2支注满生理盐水;18号或20号针头3个,用于抽血入20 mL注射器;22号或25号针头1个;医用三通阀。

(5)输血量计算

1)常用输血量公式:输血量=(期望HCT-输血前HCT)×EFW(kg)×150/供血标本HCT,期望HCT为40%~50%,输血前胎儿HCT及供血标本HCT通过检验科监测。

2)应用输血系数计算胎儿输血量:胎儿大于24孕周,胎儿估重(g)×系数(见表17-4)=最佳输血量(mL),目标HCT为40%~50%。

3)腹腔内输血量的计算公式:考虑用不导致腹内压过高的最大红细胞输入量。简单的公式为(孕周-20)×10。例如,孕30周的胎儿可接受100 mL血([30周-20]×10 = 100毫升)。腹腔内血液可经7~10 d吸收。

表 17-4 应用输血系数计算胎儿输血量

血细胞比容的预期增量,%	输血系数
10	0.02
15	0.03
20	0.04
25	0.05
30	0.06

EMF(g)×系数(见表)=输血量

采集胎儿血样的红细胞压积、胎儿情况(如出现水肿)和孕周都会影响最佳输血量计算。严重贫血胎儿在孕 18~24 周行宫内输血的并发症风险高,建议此时输血后的红细胞压积升高不超过 25%或者输血前的 4 倍。如果情况需要,可以在 48 h 内进行第二次宫内输血,将胎儿红细胞压积升到正常范围内,第三次输血可安排在第 7~10 d。也有人提出,在胎儿孕周<22 周行腹腔内输血更安全。

(6)胎儿血样采集及输血流程:

1)超声定位。①选择胎盘侧脐带根部,游离脐带,胎儿侧脐带根部或者肝内静脉;②测量从母亲腹壁到脐静脉穿刺部位的距离,从而确定合适的穿刺针长度;③记录胎心率;

2)主刀医生、超声医师和助手参加。

3)采集母血、开放静脉途径,是否应用抗生素取决于术者偏好。

4)洗手、无菌铺巾、暴露孕妇腹部、超声探头套无菌探头套。

5)确定穿刺部位,局麻。必要时胎儿注射肌松剂(维库溴铵或者阿曲库铵)。20~22 号针行脐静脉穿刺、拔出针芯。如果血液立即流出,则用 1 mL 注射器采血并送实验室。如果血液未立即流出,针头可能进入了华通胶,缓慢调整针头方向,再次穿刺脐静脉。

6)有些术者通过注射生理盐水确定是否进入脐血管,抽胎儿血样本前,为避免血标本被生理盐水稀释,应舍弃前 1 mL 的胎儿血。

7)通过与母亲(术前血标本)血红细胞压积和红细胞平均容积,确定为胎儿血标本。若采集游离脐带或者胎儿肝静脉血液,或者经注射生理盐水证实,这一步骤不是必要的。

8)连接输血器,助手缓慢推注血液;观察脐带,判断血流是否进入脐静脉。在获得胎儿血常规化验结果报告前,可以进行小量缓慢输血,防止血液凝固。当胎儿红细胞压积报告结果,确定需要输血时,计算所需输血量。术中超声间断测量胎心率。

(7)如果大量输血,考虑在输血的过程中再次检测红细胞压积;输血完成后,检测最终的红细胞压积,并根据需要抽血标本送检。

(8)有些术者也选择腹腔内输血,7~10 d 缓慢吸收,可延长下次输血的间隔时间。腹腔内输血量的计算公式:{[GA(周)-20]x 10} mL

(9)输血完毕,拔出针头,超声观察穿刺部位有无活动性出血,检查有无胎心动过缓,观察孕妇及胎儿 1 h。

7.胎儿输血术后处理

(1)监测孕妇生命体征。

(2)注意宫缩情况。

(3)注意早产、胎膜早破、胎盘早剥、羊水渗漏等并发症。

(4)注意穿刺点有无出血、渗出、化脓等。

(5)嘱孕妇注意卧床休息和外阴清洁,禁止性生活。

(6)注意腹痛、阴道出血或异常分泌物、发热等,及时随诊。

8.术后随访

(1)术后 24 h 超声复查:①胎儿大脑主动脉峰流速度;②胎儿脐动脉、静脉导管血流多普勒。③胎儿是否存活;④宫颈长度及形态。

(2)术后每周复查超声了解胎儿生长发育、羊水情况、胎儿各种血流多普勒情况、宫颈长度等。

(3)定期检查凝血功能及血常规,注意腹痛、阴道流血及阴道分泌物。

(4)普通产科检查。

(5)分娩后处理:检查胎盘、脐带。

(6)随访新生儿。

9.术后常见并发症的预防及处理

(1)出血手术　操作时在超声引导下尽量避开血管。术后近期出血可能是由于穿刺造成的血管损伤,若盆腹腔出血较多,观察血红蛋白下降明显,应立即行腹腔镜甚至开腹止血。

(2)感染　在术中应严格注意无菌操作,合理应用抗生素预防感染。术前应充分准备及消毒,保持穿刺点及外阴、阴道清洁,特别对术前有阴道出血者应提前应用抗生素预防感染,术后出现阴道出血者需加强管理,一旦出现发热症状,合理应用抗生素。胎膜早破是胎儿镜宫内治疗的主要并发症。

(3)流产和早产　总的流产率趋于稳定,若出现流产、早产迹象应卧床休息、保胎、对症治疗,提高胎儿存活。

二、子宫外产时处理

子宫外产时处理(EXIT)是胎儿外科的一种,即在保持胎儿胎盘循环的同时去除阻碍胎儿呼吸的诱因。EXIT 首创于 1989 年,Norris 等用以救治 1 例合并颈前巨大包块的早产儿。EXIT 技术的基本原理是在进行胎儿治疗的同时保持子宫低张状态和子宫胎盘循环,具体分为两种:一种是对胎儿进行气管插管等方式建立人工通气后再断脐,胎儿离开母体进行下一步处置;另一种是一直保持胎儿胎盘循环,通过胎盘循环对胎儿进行麻醉并进行手术,术后再断脐,将患儿与母体分离。子宫外产时处理相对于开放式胎儿手术及传统的新生儿手术而言有其独特的优点。因此,子宫外产时处理的开展能够极大改善出生缺陷儿的预后。我国于 2017 年出台了《子宫外产时处理技术规范》。

1.EXIT 适应证

主要应用于新生儿呼吸道梗阻和胸部疾病,例如颈部畸胎瘤、淋巴管瘤、血管瘤、甲状腺肿,神经母细胞瘤等;先天性高位气道梗阻综合征,如喉部瓣膜、喉闭锁、喉部囊肿、气管闭锁和狭窄等;喉咽部或口腔部的肿瘤,如舌下囊肿、牙龈瘤等以及严重的小下颌及颅面部发育异常等;胸部病变,如先天性肺囊腺瘤、支气管肺隔离症、EXIT 过渡到胎儿肺部、胸腔或纵隔肿瘤切除术,先天性膈疝(胎儿镜下气管封堵术后或过渡到体外膜肺)等;还可应用分离连体婴儿等方面。

2.EXIT 禁忌证

(1)孕妇存在各器官系统严重合并症,无法耐受手术。

(2)母体存在胎盘早剥等严重影响母儿安危的并发症。

(3)胎儿染色体异常。

3.术前评估

(1)术前知情同意告知　术前与患儿家属充分沟通,包括手术的必要性、可能出现的风险及应对措施,告知病情、胎儿预后及手术的风险与并发症,并尊重家属的意愿。

(2)术前多学科会诊:多学科专家与胎儿医学专家共同评估胎儿病变的类型及严重程度,判断出生后是否存在呼吸道梗阻及其严重程度;排除伴发畸形、染色体异常及手术禁忌证;评估母儿对手术的耐受能力;制定合适的手术方案和手术时机。

4.术前准备

(1)完善各项辅助检查　必要时再次复查超声或者 MRI,确定胎儿胎盘位置,确定分娩方式,如手术则拟定手术切口。

(2)药品的准备　包括常规药品、宫缩抑制剂及促进宫缩药等,预防感染药物如抗生素等。

(3)人员准备　EXIT 需多学科团队合作,包括麻醉医生(2 组)、手术室护士(2 组)新生儿外科医生、产科医生、超声科医生和新生儿内科医生参与。

(4)设备及器械准备　有两张手术台的手术室(可同时进行患儿和母亲的手术);胎儿/新生儿保温设备;新生儿复苏设备;胎儿监测设备(包括胎儿血氧饱和度监测仪);胎心监护仪;彩色超声仪;无菌气管插管及气管切开设备;脐血收集袋;新生儿转运设备(包括新生儿呼吸机);羊水循环设备;相应的手术器械等。

5.手术经过

(1)镇痛或麻醉　术中麻醉是至关重要的,尽量减少子宫收缩的同时不影响产妇血压,从而保持胎儿胎盘血流灌注。EXIT 过程通常采用吸入性全身麻醉,需麻醉科医师现场监测、开放静脉通路、手术过程中心电和血氧监护等。尽管胎儿安全分娩是理想的目标,但在整个过程中,优先考虑产妇安全。

(2)体位　通常取仰卧位,垫高右侧背部以抬高子宫防止其压迫下腔静脉,避免静脉回流受阻,避免仰卧位低血压综合征。

(3)切口选择　剖宫产选择改良的 pfannensteil 切口暴露子宫。在超声实时引导下选择子宫切口应避开胎盘,尽量远离胎盘至少距离胎盘边缘 4~5 cm。用子宫切开吻合器进入子宫腔,一方面可吸收缝线固定羊膜到子宫壁,另一方面可起到止血作用。暴露宫腔后,接羊水循环装置。

(4)胎儿手术　切开子宫,胎儿立即进行麻醉,暴露胎头和一侧胎儿手臂,放置胎儿监护仪,行胎儿喉镜下气管插管/气管切开,离断脐带后由新生儿科医生进行相应处理。根据手术方式儿外科医生进一步暴露胎儿进行手术,如胸部肿瘤切除等。如果需要,充分暴露胎儿手术操作部位，由新生儿外科医生或相应疾病的专科医生进行胎儿手术。产科医生要通过应用宫缩抑制剂和宫腔灌注保持宫腔内压力来尽力避免胎盘过早剥离。术中用超声监测胎盘、胎儿状况，监测胎儿生命体征、血氧饱和度、血流、心脏等状况、保证胎儿的温度及湿度，防止胎儿循环衰竭。

(5)胎儿手术结束后处理　娩出胎儿，交由新生儿科医生处理。采集脐血以备新生儿手术使用。常规剖宫产手术步骤进行胎盘娩出及切口缝合。

6.术后随访

(1)监测产妇生命体征。

(2)可使用抗生素预防感染。

(3)注意预防产后出血及血栓。

(4)随访新生儿。

7.术后常见并发症的预防及处理

(1)产后出血　胎儿断脐后要预防性应用缩宫素、前列腺素等药物促进子宫收缩，如果出现产后出血，要根据产后出血的指南进行及时的救治。术中要仔细检查子宫切口，应用组织钳钳夹切口，确保没有活动性出血点或渗血部位。产后注意子宫收缩及阴道流血情况，定期复查血常规以尽早发现贫血，通过补充铁剂或者输血的方式及时纠正贫血。

(2)产褥感染　EXIT 操作增加了剖宫产的手术时间，增大了出血及术后贫血的风险，因此增加了母亲产褥感染的机会。术后要密切观察，积极预防及治疗，避免产褥感染的发生。

(3)胎儿窘迫或新生儿窒息　原因主要是因操作不当造成手术期间胎盘提前剥离或者脐带受压，导致胎儿血运受阻；母亲术中失血没有及时发现或者子宫肌不松弛，胎儿胎盘循环血量下降，氧供不足；胎儿手术中温度湿度不能满足胎儿需要，影响胎儿循环；胎儿手术失血过多，出现失血性休克等。术前要充分考虑到胎儿的安全问题，做好应对措施，术中严密监测，确保胎儿生命体征平稳。

三、开放性胎儿手术

开放性胎儿手术通过开放孕妇 的腹腔、子宫腔、羊膜腔，在保持胎盘灌注的同时进行胎儿手术，术后依次关闭所开放的腔隙，保胎治疗，尽可能长的维持妊娠的一种治疗方式。1990 年通过大量动物试验，Harrison 及其同事第一次实施了开放性胎儿手术，由于对母亲的子宫完整性的影响，逐渐有被胎儿镜等微创手术取代的趋势。

进入妊娠子宫的步骤、暴露胎儿、母胎监护、麻醉和抑制宫缩治疗方面的内容将在下面作讨论。

1.适应证

胎儿巨大肺囊腺瘤、胎儿脊髓脊膜膨出、骶尾部畸胎瘤、心脏肿瘤等胎儿畸形在宫内危及胎儿生命或出生后手术预后不良者。

2.禁忌证

(1)孕妇存在各器官系统严重合并症，无法耐受手术。

(2)母体存在胎盘早剥等严重影响母儿安危的并发症。

(3)胎儿合并其他畸形或染色体异常。

(4)胎儿疾病出生后手术效果良好的病例。

3. 术前评估

(1)术前知情同意告知　术前与患儿家属充分沟通,包括手术的必要性、可能出现的风险及应对措施,告知病情、胎儿预后及手术的风险与并发症,并尊重家属的意愿。

(2)术前多学科会诊　多学科专家与胎儿医学专家共同评估胎儿病变的类型及严重程度,判断出生后是否存在呼吸道梗阻及其严重程度;排除伴发畸形、染色体异常及手术禁忌证;评估母儿对手术的耐受能力;制定合适的手术方案和手术时机。

4.术前准备

(1)完善各项辅助检查　必要时再次复查超声或者 MRI,确定胎儿胎盘位置,确定分娩方式,如手术则拟定手术切口。

(2)药品的准备　包括常规药品、宫缩抑制剂及促进宫缩药等,预防感染药物如抗生素等。

(3)人员准备　EXIT 需多学科团队合作,包括麻醉医生(2 组)、手术室护士(2 组)新生儿外科医生、产科医生、超声科医生和新生儿内科医生参与。

(4)设备及器械准备:有两张手术台的手术室(可同时进行患儿和母亲的手术);胎儿/新生儿保温设备;新生儿复苏设备;胎儿监测设备(包括胎儿血氧饱和度监测仪);胎心监护仪;彩色超声仪;无菌气管插管及气管切开设备;脐血收集袋;新生儿转运设备(包括新生儿呼吸机);羊水循环设备;相应的手术器械等。

5.手术经过

该手术的技术方面与子宫外产时手术(EXIT)中涉及的方法类似。

(1)抑制宫缩　术前 30 min 吲哚美辛栓 50 mg 纳肛或口服硝苯地平片 10~20 mg,必要时可用至术后 72 h。也可以用常规剂量的硫酸镁。

(2)抗菌药物　术前静脉滴注头孢唑啉 2 g;如果对青霉素/头孢菌素过敏者,可静脉滴注克林霉素 900mg。

(3)麻醉　术前放置硬膜外导管;全身麻醉吸入麻醉剂 MAC 达到 1-3 使子宫充分松弛。

(4)消毒铺巾。

(5)超声探头放入无菌探头套中。

(6)取腹部耻骨联合上 3 cm 横切口 18~20 cm,逐层进腹。

(7)进入腹腔后,用超声确定胎盘位置及胎方位,标记胎盘边缘,旋转胎儿至适当位置。子宫切开术应尽可能避开胎盘。

(8)在子宫切开的两端,在超声引导下缝合子宫全层和胎膜。切开子宫切开的一端,放置切开吻合器扩大切口,可以尽量减少术中子宫边缘的出血,并将胎膜固定在子宫壁上。

(9)将胎儿病变部位暴露在子宫切口的下方,请小儿外科医生缝合病变部位。

(10)术中及手术结束时,用含抗生素的温盐水补充羊水量,分两层连续缝合子宫,关腹。手术结束前开始应用硫酸镁。

(11)注意术中保持母亲体温及子宫温度、超声监护胎儿心脏,术中将加抗生素的37 ℃醋酸林格氏液灌注到羊膜腔中以维持子宫容积和预防子宫收缩,以防止胎盘早剥。手术完成后,关闭子宫切口。

6.术后随访

术后密切监测母儿情况,制定严密的保胎方案,通常孕36周计划剖宫产分娩,如合并其他并发症, 可提前终止。

7.术后常见并发症

早产(最常见)、羊水渗漏、羊膜分离和孕妇非心源性肺水肿等。

第四节　胎儿基因治疗

胎儿治疗的另一个发展方向是无创性治疗,包括胎儿干细胞治疗和基因治疗。利用胎儿干细胞的分化潜能。利用产前富集干细胞进行相应的生物学贮备,便于胎儿在出生后进行更进一步的治疗。一个重要的例子为膈肌重建,与人工合成的膈肌组织不同,干细胞分化后的细胞能够适应婴儿的生长,且具有更好的功能。基因治疗即用选择性的基因序列用于替换或改变缺陷基因,使表达的蛋白质产生预期的治疗效果,所选用基因的载体不会激发胎儿的免疫应答,不致畸,不诱发肿瘤产生,便于合成和管理。和宫内治疗遵循的原则类似,美国国立卫生研究院的相关委员会认为采取产前基因治疗的疾病必须是对胎儿的预后有严重影响,且没有产后进一步治疗方法的疾病。

开展宫内治疗需要对胎儿疾病的发生、发展及转归有充分的了解,掌握必要的技能,具备良好的咨询沟通能力。同时,胎儿医学作为一门新兴学科,它的发展需要依靠循证医学证据,临床、科研及多学科的密切配合。

(李根霞)

第三篇　新生儿医学

第十八章　新生儿概述

第一节　新生儿的分类

新生儿(neonate,newborn)系指从脐带结扎到生后 28 d 内的婴儿。研究新生儿、生理、病理、疾病防治及保健等方面的学科称为新生儿学(neonatology)。

新生儿是人类发育的基础阶段,又是胎儿的继续,因此新生儿学属于儿科学范畴,但又是围生医学的一部分。围生医学(perinatology)是研究小儿出生前后影响胎儿和新生儿健康的学科,涉及产科、新生儿科及有关的遗传、免疫、生物医学工程等领域。

围生期(perinatal period)是指出生前后的一个特定时间,国内外定义不同,我国将围生期定为自妊娠 28 周到出生后 7 d。围生期的婴儿称围生儿。围生儿的死亡率占小儿死亡之首,所以围生期是提高人口素质,降低婴儿死亡率的关键时期。

新生儿的分类有以下几种:

1.根据胎龄分类

胎龄是从末次月经第 1 日起到分娩时为止,常以周表示。①足月儿:胎龄满 37 周到不满 42 周(259~293 d)出生的新生儿;②早产儿:胎龄未满 37 周(<259 d)出生的新生儿,其中胎龄≥34 周者称为晚期早产儿或近足月儿,胎龄<28 周者称为极早早产儿或超未成熟儿;③过期产儿:胎龄满 42 周或以上(≥294 d)出生的新生儿。

2.根据出生体重分类

出生体重指出生 1 小时内的体重。①正常出生体重儿:出生体重为 2 500 g~4 000 g 的新生儿;②低出生体重儿:出生体重不足 2 500 g 的新生儿。大多数为早产儿和小于胎龄儿;③极低出生体重儿:出生体重不足 1 500 g 的新生儿;④超低出生体重儿:出生体重不足 1 000 g 的新生儿;⑤巨大儿:出生体重超过 4 000 g 的新生儿。包括正常和有疾病(如糖尿病母亲的婴儿)者。

3.根据出生体重与胎龄的关系分类

①小于胎龄儿:出生体重在同胎龄儿平均体重的第 10 百分位数以下的新生儿;②适于胎龄儿:出生体重在同胎龄儿平均体重的第 10~90 百分位数之间的新生儿;③大于胎龄儿:出生体重在同胎龄儿平均体重的第 90 百分位数以上的新生儿。

4.根据出生后周龄分类

①早期新生儿:出生后 1 周以内的新生儿,又称围产儿,是从胎儿转变为独立生活新生儿的适应阶段,发病率、死亡率最高;②晚期新生儿:出生后 2~4 周的新生儿。

5.高危儿

指出生后已经发生或可能发生危重疾病而需要特殊监护的新生儿。常见于以下情况:①母亲疾病史:有糖尿病史,有感染、吸烟、吸毒或酗酒史,为 Rh 阴性血型,有过死胎、死产或性传播病史等;②母孕史:母亲年龄>40 岁或<16 岁,患妊娠高血压综合征,孕期有阴道流血、先兆子痫、子痫、羊膜早破、胎盘早剥、前置胎盘等;③分娩史:各种难产(高位产钳、胎头吸引、臀位产)、分娩过程中使用镇静和止痛药物史等;④新生儿窒息、多胎儿、早产儿、小于胎龄儿、巨大儿及先天畸形等。

第二节 正常足月儿和早产儿的特点与护理

正常足月儿(normal term infant)是指出生时胎龄满 37 周不足 42 周、出生体重≥2500g、并<4 000g、无畸形或疾病的活产婴儿。早产儿又称未成熟儿(preterm infant; premature infant),指胎龄不足 37 周的活产婴儿。引起早产的原因有母亲孕期疾病、多胎及胎儿畸形、生殖器畸形、外伤、过度劳累、胎盘异常等。

新生儿由母体内生活转到体外独立生活,体内发生了一系列重大变化,这些解剖和生理上的改变构成了新生儿的特点。

一、正常足月儿与早产儿外观特点

正常足月儿与早产儿在外观上各具特点,见表 18-1。

表 18-1 正常足月儿与早产儿外观特点

部 位	足月儿	早产儿
皮肤	红润,皮下脂肪丰满,毳毛少	绛红、水肿、毳毛多
头发	分条清楚	细、乱、软如绒线头
耳壳	软骨发育好,耳舟成形、直挺	软、缺乏软骨可折叠,耳舟不清
指、趾甲	达到或超过指、趾端	未达到指、趾端
跖纹	遍及整个足底	足底纹理少
乳腺	结节>4 mm,平均 7 mm	无结节或结节<4 mm
外生殖器(男婴)	睾丸已降,阴囊褶裂形成	睾丸未降或未全降、阴囊皱褶少
(女婴)	大阴唇遮盖小阴唇	大阴唇不能遮盖小阴唇

二、正常足月儿与早产儿生理特点

1.呼吸系统

胎儿肺内充满液体,足月儿约 30~35 mL/kg,出生时经产道挤压,约 1/3 肺液由口鼻排出,其余在建立呼吸后经肺间质内毛细血管和淋巴管吸收。选择性剖宫产由于缺乏产道的挤压和自然分娩过程中所形成的促进肺液吸收的微环境,会导致肺液吸收延迟,可导致湿肺的发生,又称为新生儿暂时性呼吸困难。新生儿呼吸频率较快,约为 40~60 次/min,因主要靠膈肌运动,故呈腹式呼吸。

早产儿呼吸中枢发育未成熟，呼吸浅表且节律不规整，常出现周期性呼吸及呼吸暂停。呼吸停止<20 s，不伴有心率减慢及发绀者称为周期性呼吸；呼吸停止>20 s，伴心率<100 次/min 及发绀者称为呼吸暂停。早产儿因肺泡表面活性物质少，易发生呼吸窘迫综合征。由于肺发育不成熟，易因高压力、高容量、高浓度氧损伤而致支气管肺发育不良，急慢性肺疾病。

2.循环系统

胎儿出生后血液循环发生了动力学变化，并与解剖学的变化互为因果：①脐带结扎后，胎盘-脐血循环终止；②随着呼吸建立和肺膨胀，肺循环阻力下降，肺血流增加；③由于肺血管阻力降低后右心压力降低而左心压力增高的原因，使卵圆孔功能上的关闭；④由于动脉氧分压的增高，动脉导管收缩，继而关闭，完成胎儿循环向成人循环的转变。

新生儿心率波动范围较大。通常为 90～160 次/min。足月儿血压平均为 70/50 mmHg（9.3/6.7 kPa）。早产儿心率偏快，120～160 次/min，血压较低，部分可伴有动脉导管开放。

3.消化系统

足月儿吞咽功能已经完善，但食管下部括约肌松弛而幽门括约肌较发达，胃呈水平位，容量小，易发生溢乳；肠道相对较长，肠管壁较薄、通透性高，有利于吸收乳汁中的营养物质，但肠腔内毒素和消化不全产物也容易进入血循环，引起中毒症状；除胰淀粉酶外，其他消化酶均能满足消化蛋白质及脂肪的需要，因此不宜过早喂淀粉类食物；生后 10～12 h 开始排胎便，约 2～3 d 排完，若生后 24 h 仍不排胎便，应检查是否有肛门闭锁或其他消化道畸形；胎便主要由浓缩的消化液及咽下的羊水等组成，呈墨绿色，较黏稠；肝尿苷二磷酸葡萄糖醛酸基转移酶的量及活力不足，是新生儿生理性黄疸的主要原因；肝酶不足使新生儿对多种药物处理能力（葡萄糖醛酸化）低下，易发生药物中毒。

早产儿吸吮力差，吞咽反射弱，胃容量小，可发生哺乳困难、乳汁吸入引起肺炎。消化酶含量接近足月儿，但胆酸分泌少，脂肪的消化吸收较差。缺氧缺血，炎性损伤或喂养不当等不利因素易引起坏死性小肠结肠炎，肝内酶的量及活力比足月儿更低，生理性黄疸较重，持续时间较长，易发生核黄疸。肝糖原贮存少，肝脏合成蛋白能力差，易发生低血糖、低蛋白血症及水肿。

4.泌尿系统

足月儿出生时已具有与成人相同数量的肾单位，但肾小球滤过功能低下，浓缩功能差，易发生水肿或脱水；新生儿肾排磷功能差以及牛乳含磷高、钙磷比例失调，故牛乳喂养儿易发生血磷偏高和低钙血症。大多数新生儿在生后 24 h 内开始排尿，少数在 48 h 内排尿，如 48 h 仍不排尿应进一步检查原因。

早产儿肾浓缩功能更差，葡萄糖阈值低，易发生糖尿。由于碳酸氢根阈值低和肾小管排酸能力差，加之牛乳中蛋白质含量和酪蛋白比例高使内源性氢离子增加，故牛乳喂养儿容易发生晚期代谢性酸中毒，表现为面色苍白、反应差、体重不增和代谢性酸中毒。因此，人工喂养的早产儿应采用早产儿配方奶粉。

5.血液系统

足月儿血容量为 85～100 mL/kg，其多少与脐带结扎的迟早有关；出生时血红蛋白约为 140～200 g/L，其中胎儿血红蛋白（HbF）占 70%～80%，5 周后降到 55%，随后逐渐被成人型血红蛋白取代。白细胞数生后第 1 日为 15～20×10^9/L,3 d 后明显下降,5 d 后接近婴儿值;分类中以中性粒细胞为主,4～6 d 中性粒细胞与淋巴细胞相近,以后淋巴细胞占优势。出生时血小板已达成人水平。由于胎儿肝脏维生素 K 储存量少,凝血因子Ⅱ、Ⅶ、Ⅸ、Ⅹ活性低,故生后常规肌注维生素 K_1。

早产儿周围血有核红细胞较多,白细胞和血小板稍低于足月儿。由于红细胞生成素水平低,先天铁储备少。生理性贫血出现早,且胎龄越小,贫血持续时间越长,程度越重。

6.神经系统

足月儿新生儿脑相对大,脊髓相对长,其末端约在 3、4 腰椎下缘,故腰穿时应在第4、5 腰椎间隙进针。足月儿大脑皮层兴奋性低,睡眠时间长,觉醒时间一昼夜仅为 2～3 h。大脑对下级中枢抑制较弱,且锥体束、纹状体发育不全,常出现不自主和不协调动作。出生时已具备多种暂时性的原始反射,如觅食反射、吸吮反射、握持反射、拥抱反射等。原始反射生后数月自然消失,如新生儿期这些反射减弱或消失,常提示有神经系统疾病。新生儿后期一些病理性反射如克氏征(Kernig 征)、巴宾斯基征(Babinski 征)和佛斯特征(Chvostek 征)等均可呈阳性反应,偶可出现阵发性踝阵挛,正常的腹壁反射和提睾反射不易引出。由于前囟和颅缝尚未闭合,有颅内病变时脑膜刺激征多不明显。

早产儿觉醒时间更短。胎龄愈小,原始反射愈难引出或反射不完全,肌张力低。脑室管膜下存在发达的胚胎生发层组织,易发生脑室管膜下出血及脑室周围白质软化。视网膜发育不成熟,当吸入高浓度氧或用氧时间过长可致失明。<32 周的早产儿易发生颅内出血。

7.体温调节

足月儿体温调节中枢功能尚不完善,皮下脂肪薄,体表面积相对较大,容易散热;寒冷时主要依靠棕色脂肪代偿产热。新生儿体温随外界环境温度波动,生后环境温度显著低于宫内温度,散热增加,中性温度对新生儿至关重要。中性温度是指使机体代谢、氧及能量消耗最低,并能维持正常体温的最适环境温度。环境温度过低,可发生低体温、低氧、低血糖和代谢性酸中毒等;环境温度高、进水少及散热不足,可使体温增高,发生脱水热。足月儿适宜的环境湿度为 50%～60%。

早产儿体温调节中枢功能更不完善,皮下脂肪更薄,体表面积相对较大,更易散热,并且胎龄越小,棕色脂肪越少,代偿产热的能力也越差,如环境温度低时,更易发生低体温;因汗腺发育差,如环境温度高时,体温也易升高。

不同出生体重、不同日龄的新生儿,其所需的中性温度是不同的(表 18-2)

表 18-2 不同出生体重新生儿的中性温度

出生体重(kg)	中性温度			
	35 ℃	34 ℃	33 ℃	32 ℃
1.0	初生 10 d 内	10 d 以后	3 周以内	3 周以后
1.5	—	初生 10 d 内	10 d 以后	4 周以后
2.0	—	初生 2 d 内	2 d 以后	3 周以后
>2.5	—	—	初生 2 d 内	2 d 以后

8.免疫系统

足月儿非特异性和特异性免疫功能均不成熟:皮肤黏膜薄嫩易擦破;脐部开放,细菌易进入血液;白细胞吞噬作用差,补体水平低,缺乏趋化因子,各类免疫球蛋白中只有 IgG 能通过胎盘,IgA 和 IgM 不能通过胎盘,因此,易患细菌感染,尤其是革兰氏阴性杆菌。分泌型 IgA 缺乏,则易患呼吸道和消化道感染。

早产儿非特异性和特异性免疫功能更差,且胎龄愈小,通过胎盘到达体内的 IgG 含量愈低,故更易患感染性疾病。

9.能量及体液代谢

足月儿基础代谢需要热量约为 209 kJ/(kg·d);共需总热量约为 418~502 kJ/(kg·d)。体内含水量占体重的 70%~80%,随日龄增加逐渐减少。生后头几天生理需水量为 50~100 mL/(kg·d),但由于体内水分丢失较多,进食又少,生后一周内可有生理性的体重下降,一般约 7~10 d 后恢复到出生体重。钠需要量约 1~2 mmol/(kg·d);生后 10 d 内血钾水平较高,一般不需补充,以后需要量为 1~2 mmol/(kg·d)。

早产儿吸吮力弱,消化功能差,常需肠道外营养。体液总量约为体重的 80%,按千克/公斤体重计算所需液量高于足月儿,摄入 419 kJ 热量一般需 100 mL~150 mL 水。

10.常见特殊生理状态

(1)生理性黄疸。

(2)"马牙"和"螳螂嘴" 在上腭中线和/或齿龈部位,由上皮细胞堆积或粘液腺分泌物积留形成的黄白色小颗粒,俗称"马牙",出生数周后可自然消退;新生儿两侧颊部各有一隆起的脂肪垫,俗称"螳螂嘴",有利于吸吮乳汁。均属正常现象,不可擦拭及挑破,以免发生感染。

(3)乳腺肿大或假月经 男女新生儿生后 4~7 d 均可有乳腺增大,还有少量的乳汁,2~3 周自然消退;部分女婴生后 5~7 d 阴道流出少许血性分泌物,可持续 1~3 d,俗称"假月经"。二者均因来自母体的雌激素中断所致。

(4)新生儿红斑及粟粒疹 生后 1~2 d,在头部、躯干及四肢常出现大小不等的多形性斑丘疹,称为"新生儿红斑",1~2 d 后可自然消失;因皮脂腺堆积在鼻尖、鼻翼、颜面部形成小米粒大小黄白色皮疹,称为"新生儿粟粒疹",几天后亦可自然消失。

三、足月儿与早产儿护理

1.保暖

新生儿生后应注意保温,以减少热量的散失。早产儿,尤其是体重<2 000 g 或体重较大伴低体温者,应置于预热的抢救台上或温箱中,并根据体重、日龄选择中性温度,使腹壁温度维持在 36.5 ℃左右。无条件者可采取其他保暖措施。

2.喂养

提倡母婴同室,母乳喂养。足月儿生后半小时即可哺母乳,以促进乳汁分泌,并防止低血糖。提倡按需哺乳;无母乳者,可给配方乳,每 3 h 1 次,7~8 次/d。早产儿也应首选母乳,必要时可用早产儿配方奶。吸吮能力差或不会吞咽的早产儿可用鼻胃管喂养。哺乳量因人而异,原则上胎龄愈小、出生体重愈低,每次量愈少,喂奶间隔时间愈短。无论是足月儿、早产儿，奶量均以喂奶后安静、不吐、无腹胀和理想的体重增长(足月儿 15~30 g/(kg·d)，早产儿 10~15g/(kg·d)为标准。哺乳量不能满足所需热量者应辅以静脉营养。

足月儿生后肌注 1 次维生素 K_1 0.5~1mg，早产儿同剂量连用 3 次。生后 4 d 加维生素 C 50~100mg/d，10 d 后加维生素 A 500~1 000IU/d、维生素 D 400~1000IU/d；4 周后添加铁剂，足月儿给元素铁 2mg/(kg·d)，极低出生体重儿 3~4mg/(kg·d)，并同时加用维生素 E 25U 和叶酸 2.5mg，2 次/周。

3.呼吸管理

新生儿出生后应立即清理口腔及呼吸道分泌物，保持呼吸道通畅。早产儿仰卧时可在肩下放置软垫，避免颈部弯曲，低氧血症或绀时应查找原因，同时予以吸氧，氧流量或氧浓度以维持动脉血氧分压 50~70mmHg(早产儿 50~70mmHg)或经皮血氧饱和度 90%~95%为宜，切忌给早产儿常规吸氧，以免引起早产儿视网膜病和慢性肺部疾病。如出现呼吸暂停，轻者经弹、拍打足底或后背等可恢复呼吸，反复发作者可给予枸橼酸咖啡因或氨茶碱静脉注入。枸橼酸咖啡因临床应用：负荷量为 20 mg/kg(相当于咖啡因 10 mg/kg)，静脉(30 min)，或口服。在负荷量给予后 24 h，给维持量 5~8 mg/kg(相当于咖啡因 2.5~4.0 mg/kg)，每 24 h 1 次。氨茶碱负荷量为 4~6mg/kg，12 小时后给予维持量 2~4 mg/(kg·d)，分 2~4 次给药。继发性呼吸暂停应予病因治疗。

4.预防感染

婴儿室工作人员应严格遵守消毒隔离制度。护理和处置均应注意无菌操作；接触新生儿前应洗手；工作人员或新生儿患感染性疾病尤其是上呼吸道和皮肤感染，应立即隔离，防止交叉感染。

5.皮肤黏膜护理

应注意保持呼吸道通畅，保持脐带残端清洁和干燥，保持皮肤清洁。衣服宜宽大、质软，不用纽扣，尿布宜柔软、吸水性强。一旦发现感染灶，应积极处理。早产儿免疫力低，更应注意对早产儿室及所接触的物品定期消毒，室内地板、床架及暖箱等应定期清洁、消毒；对感染者更应及时隔离治疗。

6.预防接种

生后 3 d 内接种卡介苗，以预防结核病；生后第 1 日、1 个月、6 个月时应各注射乙肝疫苗 1 次，以预防乙肝病毒感染。母亲为乙肝病毒携带者，或乙肝患者，婴儿生后应立即肌注高价乙肝免疫球蛋 4BIQ 白 0.5 mL，同时换部位注射重组乙肝病毒疫苗 10μg。如母亲为 HBeAg 和 HBV-DNA 阳性患者，患儿生后半个月时应再使用相同剂量的 HBIG 一次。

7.新生儿筛查

应开展先天性甲状腺功能减低症、苯丙酮尿症、有机酸血症及地中海贫血等先天性疾病的筛查。

第三节 母源性疾病及其对新生儿的影响

母源性疾病(maternal disease)是指各类原发于母亲的机体异常，如既往发生的疾病、不良生活史、特异体质以及妊娠期或分娩期并发症等导致的胎儿和新生儿疾病，但不包括遗传信息传递所致出生缺陷。常见的母源性疾病包括糖尿病综合征(maternal diabetics syndrome,MDS)、胎盘早剥(Placental Abruption,PA)或前置胎盘(placenta previa,PP)、胎膜早破(premature rupture of fetal membranes,PROM)、妊娠期高血压疾病(Hypertensive disorder complicating pregnancy,HDCP)、先天梅毒等。由于胎儿对母体的依赖关系,母源性疾病常对新生儿造成不同程度的影响或损害。

一、糖尿病母亲新生儿

是指妊娠糖尿病母亲所娩出婴儿,包括母亲妊娠前即患糖尿病和妊娠期糖尿病,是临床常见的一类高危儿。在孕妇血糖升高的同时,多余的糖很容易透过胎盘到达胎儿体内,刺激胎儿发生高胰岛素血症,对新生儿造成一定影响。近期影响包括:巨大儿、产伤、低血糖、呼吸窘迫、窒息、低钙血症、低镁血症、红细胞增多症、高胆红素血症、肾静脉血栓及畸形等;远期影响包括:肥胖、Ⅱ型糖尿病、智力神经精神发育异常等。

糖尿病母亲婴儿常出现的特殊问题:

(一)巨大儿

病因:孕妇高血糖,葡萄糖通过胎盘到胎儿循环,造成高胰岛素血症,将多余的糖转化为脂肪和蛋白质,导致胎儿体重增长过快,成为巨大儿。巨大儿使剖宫产增加,产伤增加。

(二)早产儿、小于胎龄儿

病因:若妊娠阶段糖尿病症状未得到控制,造成血管或肝肾功能损害、视网膜病变,因子宫胎盘血流量减少,使胎儿宫内发育不良,成为小于胎龄儿。常因母亲严重并发症及胎儿宫内缺氧而早产。

(三)呼吸窘迫综合征

1.病因

高胰岛素血症抑制皮质激素分泌,使肺成熟延迟。剖宫产率高、易发生窒息也是RDS的因素。

2.临床表现

皮肤发绀、呻吟、呼吸困难、呼吸急促、呼吸暂停。

3.诊断

紫绀、吸气三凹征阳性、呼吸音低。

4.辅助检查

胸片有典型RDS的表现,如透过度降低、支气管充气征、白肺等。

5.诊断及治疗

详见新生儿呼吸窘迫综合征章节。同时需与膈疝、气胸、先天性心脏病、肥厚性心肌病,新生儿湿肺等相鉴别。

(四)低血糖症(Hypoglycemia)

1.病因

由于宫内血糖过高,导致暂时高胰岛素血症,而出生后母亲血糖供给突然中断所致。小于胎龄儿发生低血糖常与母亲血管病变、肝糖原储备不足有关,故出生后12~24 h可持续低血糖。

2.临床表现

安静、嗜睡状、呼吸暂停、呼吸急促、呼吸窘迫、休克、紫绀、抽搐等。

3.诊断

不论孕龄大小或是否有症状,血糖<2.2 mmol/L 可诊断,而低于 2.6 mmol/L 为临床需要处理的界限值。发生率 30%~40%,生后 1~2 h、巨大儿常见。

4.治疗

(1)尽早开奶,从生后 1 小时即开始喂奶(或鼻饲)。

(2)如血糖低于需要处理的界限值 2.6 mmol/L:患儿无症状,应静脉点滴葡萄糖液 6~8 mg/(kg·min);如有症状,应立即静脉注入 10%葡萄糖液 2 mL/kg,随后继续输注葡萄糖液 6~8 mg/(kg·min)。上述情况均需根据后续的血糖监测来调整输糖量。

(3)如经上述治疗不能维持正常血糖水平,可加用激素,如氢化可的松。持续性低血糖可加用胰高血糖素肌注,必要时同时用二氮嗪和生长抑素,同时寻找其他原因。

(4)应在生后 1 h 内监测血糖,以后每隔 1~2 h 复查,直至血糖浓度稳定。

(五)低钙血症(Hypocalcemia)

1.病因

甲状腺 PTH 反应延迟,可的松拮抗小肠 Vitamin D 吸收,组织分解代谢致高磷血症,IDM 中早产窒息低钙。20%~50%IDM 发生,22%与低血糖发生无关,常发生于生后 24~72 h。

2.诊断

当血清总钙量低于 1.75~2 mmol/L(7.0~8.0 mg/dL)或游离钙低于 0.9 mmol/L (3.5 mg/dL)时可诊断低钙血症。

3.治疗

对无症状 IDM 的低钙血症常不需要治疗,可自行缓解。IDM 婴儿中出现嗜睡或烦躁、抽搐症状而血糖无异常要考虑到测血钙,低钙时补钙。低钙血症同时要考虑到低镁血症的存在。低镁治疗后低钙才能彻底恢复。

(六)围生期窒息和颅内出血

妊娠期糖尿病可引起全身血管病变,大中小动脉、毛细血管均可累及,增加早产风险。发生高胰岛素血症,促进糖原、脂肪、蛋白质合成,胎儿高血糖及高胰岛素血症使机体耗氧量增加,导致宫内缺氧,不得不终止妊娠而致早产。因胎儿过大,易发生难产和产伤,造成窒息和颅内出血。

(七)红细胞增多症及高胆红素血症

病因:胎盘功能不足,慢性缺氧,促红细胞生成素增加,刺激胎儿骨髓造血。同时因早产,结合胆红素形成减少,肠肝循环增加,导致高胆红素血症。

影响:红细胞增多可使血流缓慢,氧气交换及转运减少,加重组织缺氧和酸中毒。

(八)先天异常

发生率:4.0~12.9%(正常 1%~2%)。

病因：不清。高血糖致胚胎卵黄囊发育受损，影响营养物质传递；肌醇影响代谢，使胚胎形态发育异常；生长递质抑制因子增加。糖化血红蛋白增加与先天异常正相关。

主要异常包括：①中枢神经系统：无脑儿、脑脊膜膨出、尾骨缺如综合征；②心脏畸形。此两项占2/3，其他还有脊柱、骨骼、肾脏畸形。

二、胎盘早剥新生儿

因出生前胎盘早剥而分娩的新生儿，应给予临床严密观察和积极治疗。妊娠20周后或分娩期，正常位置的胎盘在胎儿娩出前，部分或全部从子宫壁剥离，称为胎盘早剥。在宫内生活时期，胎儿、脐带、胎盘和产妇是有机的整体，胎盘过早剥离严重威胁母子健康，往往引起早产，对新生儿健康危害极大。胎盘早剥早产儿死亡率高达20%~35%，为无早剥者15~27倍。

1.临床表现

因剥离面大小、出血量和终止妊娠时间不同，对新生儿的影响不同。轻者可无症状，重者可出现各系统器官受损的表现，如颅内出血、缺血缺氧性脑病、贫血、DIC、酸中毒、RDS、硬肿症、呼吸暂停、休克、心肌损害、心力衰竭等急危重并发症。其机制与以下因素有关：

（1）凝血功能障碍　是胎盘早剥新生儿特殊、潜隐且险恶的病理变化。剥离处胎盘绒毛和蜕膜释放大量的组织凝血活酶，进入母亲和胎儿体内，激活内源性凝血系统，从而启动DIC。重型胎盘早剥，剥离面超过1/3，以内出血为主；重型胎盘早剥早产儿均发生DIC，来势凶猛。轻型胎盘早剥，剥离面不超过1/3，以外出血为主，患儿发生DIC时进展相对较慢，潜伏较大的危险。

（2）缺氧缺血　胎盘脱离子宫，影响胎儿供血供氧，导致胎儿呼吸循环功能障碍，从而发生胎儿窘迫和新生儿窒息。

（3）失血　胎盘早剥母体出血，会导致胎儿失血，表现为贫血和低血容量休克。

（4）成熟度低　胎盘早剥多发生于未足月妊娠，且发生后均应立即终止妊娠。

2.治疗

（1）一般治疗　保暖，缺氧者给予吸氧，及时纠正酸中毒，预防感染，加强营养支持治疗，维持水电解质、酸碱平衡。

（2）纠正贫血　Hb≤110 g/L，需输悬浮红细胞纠正贫血，15~20 mL/(kg.d)。

（3）纠正低血容量性休克　如存在失血及严重的低血量容量休克表现，应立即给予生理盐水10 mL/kg，30 min内输入，扩容应持续至有良好的组织灌注证据时，即有足够的尿量和中枢神经系统功能良好。期间应监测血压，送检Hct，必要时给予红细胞及血浆输注。

（4）治疗凝血功能紊乱及DIC　低分子右旋糖酐改善微循环，首剂10~15 mL/kg，静脉滴注，以后5~10 mL/kg，6~12 h/次，每日总量不超过20~25 mL/kg。肝素抗凝治疗，推荐量为0.25~0.5mg/kg，皮下注射，6~12 h/次；可用小剂量肝素法：0.05~0.5 mg/kg。必要时输血制品补充凝血因子。

（5）治疗RDS。

（6）心力衰竭的治疗　可用西地兰、多巴胺及多巴酚丁胺等。

三、胎膜早破新生儿

胎膜早破是指在临产前胎膜自然破裂;发生率约为5%~10%,是产科常见并发症,近年来,其发病率有增加的趋势。胎膜早破新生儿容易发生一系列并发症,其新生儿并发症为典型母源性疾病之一。

1.临床表现

(1)感染　感染是胎膜早破新生儿的主要表现,其与胎膜早破关系密切,羊膜腔感染时可促使胎膜早破,胎膜早破又可导致上行性感染,引起胎儿宫内感染;因此感染既是胎膜早破的病因,又可是胎膜早破的结果。胎膜早破时间越长,胎儿感染机会越多;如超过24 h,胎儿感染很难避免,严重者可致胎儿死亡。此外,感染可引起早产儿败血症和神经系统损伤如脑瘫等的发生。

(2)胎儿宫内窘迫和新生儿窒息　胎先露未衔接者,破膜后脐带脱垂的危险性增加;因破膜继发性羊水减少,使脐带受压,均可致胎儿宫内窘迫和新生儿窒息。

(3)呼吸问题　①胎膜早破早产儿相对不容易发生RDS,可能与应激有关。但胎膜早破继发羊水减少,易于造成胎儿或脐带宫内受压,引起胎儿窘迫和出生窒息,可加重RDS。②干肺综合征:胎膜早破超过3 d,羊水少,肺液丢失,发生气道塌陷,导致呼吸困难。

(4)与早产儿各系统发育不成熟有关的其他问题,如呼吸暂停、BPD、肺出血、颅内出血、代谢紊乱等。

2.治疗

(1)一般治疗　保暖,尽早开奶,加强营养支持治疗,纠正酸中毒,维持水电解质、酸碱平衡。

(2)抗感染治疗　胎膜早破新生儿大多伴有不同程度的感染,若母亲孕期尤其是分娩前有明确感染,则新生儿感染可能很重,甚至伴有败血症及化脓性脑膜炎,要积极给予抗感染治疗,抗生素选药按败血症选药原则。

(3)对症治疗　控制惊厥,可用苯巴比妥、地西泮;黄疸重者给予光疗,必要时换血治疗;感染重者可给予人免疫球蛋白应用支持治疗;凝血功能障碍者可使用小剂量肝素防治DIC,可输血制品补充凝血因子。

四、妊娠期高血压疾病新生儿

妊娠期高血压疾病是妊娠期特有的疾病,包括妊娠期高血压、子痫前期、子痫、慢性高血压并发子痫前期以及慢性高血压。其主要症状有高血压、蛋白尿、水肿等。我国发病率为9.4%,国外报道7%~12%。本病严重影响母婴健康,是孕产妇和围生儿发病和死亡的主要原因之一。妊娠期高血压疾病可引起胎盘早剥、妊娠晚期羊水过少等,造成胎儿宫内缺氧、宫内生长受限、早产、甚至发生死胎。新生儿生后出现一系列临床表现,具备一定临床特点。

1.临床表现

(1)成熟度低、出生体重低、小于胎龄儿　妊娠期高血压疾病的基本变化是全身小动脉痉挛收缩，胎盘循环阻力增加，胎盘血流减少；螺旋小动脉狭窄闭塞，胎盘床血管急性粥样化也使胎盘血流减少，影响胎儿的血流量和胎儿胎盘的物质交换，发生胎儿生长受限、宫内窘迫等。

（2）新生儿窒息表现　可出现前囟饱满、哭声高尖，易激惹或反应差，肌张力增高或降低等神经系统表现。同时可有心率改变、血压低、休克等循环系统改变。

（3）与早产有关的呼吸急促、呼吸困难、呼吸暂停等表现。

（4）外周血象的变化　①有核红细胞增多：与慢性缺氧刺激有关。②暂时性中性粒细胞减少：一般不增加感染性疾病风险。③血小板减少：与血管痉挛引起内皮损伤以及血小板活力被激活、消耗有关。

2.**治疗**

（1）一般治疗：保暖，监测呼吸、心率、血压、体温等生命体征，加强营养支持治疗，纠正酸中毒，维持水电解质、酸碱平衡。

（2）对 DIC 发病高风险者，可给予小剂量肝素治疗，必要时应用血制品。

（3）此类新生儿多有宫内发育迟缓，注意喂养，防治 NEC。

（4）出现窒息、RDS 时按相应疾病处理。

五、先天性梅毒

先天性梅毒又称胎传梅毒，病原体在母体内通过胎盘途径感染胎儿，可引起死产、早产。孕母早期感染且未经治疗时，其胎儿几乎均会受累，其中 50% 的胎儿发生流产、早产、死胎或在新生儿期死亡。存活者在生后不同的年龄出现临床症状。是一种严重影响婴幼儿身心健康的疾病。可于新生儿期、婴儿期及儿童期发病，2 岁内发病者为早期梅毒，2 岁以上者为晚期梅毒。先天性梅毒以皮肤黏膜损害、肝脾肿大、早产、骨骼病变、贫血、黄疸等为主要临床表现。

1.**临床表现**

（1）早期先天性梅毒多表现为早产儿、低出生体重儿或小于胎龄儿；营养、发育均落后于同胎龄儿。

（2）皮肤、黏膜损害　皮疹为散发或多发，可表现为脓疱疹、脱皮、斑丘疹，带鳞屑。多分布于口周、臀部、手掌、足，重者分布全身。

（3）鼻炎　慢性鼻炎、鼻前庭皮肤湿疹样溃疡、鼻塞、脓血样分泌物、马鞍鼻。

（4）骨损害　X 射线检查发现骨、软骨炎、骨膜炎，肢体疼痛可致假性瘫痪。楔状齿、马鞍鼻、胫骨马刀状。

（5）神经梅毒　可出现发热、前囟张力高、颈强直、克氏征阳性，慢性者可出现脑积水、偏瘫、脑神经瘫、癫痫、神经性耳聋、惊厥、智力低下和视神经萎缩等。

2.**辅助检查**

（1）梅毒螺旋体检查　取分泌物涂片、分泌物荧光或 DNA 检测，梅毒螺旋体阳性有诊断价值。

（2）血清学检测

1）非特异性实验常用快速血浆反应试验（RPR），简便易行，敏感度高，但特异性低，适合作为疗效观察指标。RPR 不作为确诊实验，可出现假阳性，若阳性进一步检测 TPPA，但是可以作为判断疗效、预后、复发和再感染的指标。RPR 阳性且抗体滴度≥生母 4 倍，有诊断意义。

2）特异性试验即梅毒螺旋体抗原试验，常用于确诊，有梅毒螺旋体间接血凝试验（TPHA），梅毒螺旋体乳胶凝集试验（TPPA）等。TPPA 是目前 WHO 公认的的梅毒抗原血清学实验的金标准，若为阳性，即使经过治疗，也将持续终生，不作为疗效观察指标，也不能区分是现症感染还是既往感染。梅毒螺旋体特异性 IgM 抗体有助于诊断。

（3）脑脊液检查　应常规做腰穿。如脑脊液淋巴细胞增多，蛋白中度增高，糖正常，VDRL 阳性，无论有无症状均可诊断神经梅毒。

（4）X 射线检查　胸片及骨片。

1.预防与治疗

（1）预防性治疗　指征：①母孕期未接受规范性治疗同时患儿 RPR 阴性；②母孕期接受过规范性治疗，患儿出生时 RPR 阳性、滴度不高于母亲分娩前滴度的 4 倍的儿童。治疗方案：苄星青霉素 G，5 万 U/kg，肌内注射，1 次或分两剂、双臀肌内注射。注意定期随访，直至排除或诊断先天性梅毒。

（2）规范治疗　指征：①生后 RPR 阳性，滴度≥母亲 4 倍，无论母亲孕期是否接受规范性治疗；②生后 RPR 阳性，滴度小于母亲 4 倍，母孕期未接受规范治疗。治疗方案：若脑脊液正常，苄星青霉素单剂：5 万 U/kg，1 次肌内注射；若脑脊液异常，青霉素 G 静滴 10～14d：5 万 U/kg（<7 d 每 12 h/d，>7 d，每 8 h/次）或普鲁卡因青霉素肌注 10～14 d（5 万 U/kg，1 次/d）；若无条件检查脑脊液，按脑脊液异常处理。青霉素过敏者，可用红霉素 15 mg/（kg·d），连用 12～15 d，口服或注射均可。疗程结束后，应在 1、4、6、9、12 个月时监测 VDRL 试验，直至其滴度持续下降或转阴。

（3）及时正规治疗　孕妇梅毒，是降低先天性梅毒的发病率的最有效措施。

六、母亲 GBS 感染新生儿

B 族链球菌（Group B Streptococcus，GBS），学名无乳链球菌，革兰氏阳性菌，正常寄居于母亲生殖道和胃肠道，带菌的孕产妇通常无临床症状，但也可以引起绒毛膜阳膜炎、子宫内膜炎等，造成胎膜早破、早产、产褥感染等。新生儿感染多为通过母婴传播，如羊膜早破可致上行感染，或接触了产道的细菌，而羊膜完整者胎儿吸入了受羊膜炎污染的羊水，也可致病。少数晚发的 GBS 感染可能为母婴间、新生儿之间或新生儿与看护人间的接触感染。B 族链球菌的宫内感染可以引起胎死宫内，但最常见病变是新生儿脓毒血症。依据发生时间不同分为早发型感染和晚发型感染。

1.临床表现

（1）早发型多为宫内感染　一般在产后 7 d 内发病，大多病例在出生后不久发病，尤其是早产儿，在生后 6～12 h 发病，足月儿则可晚至 24 h 以后。感染轻者为无症状的菌血症，重者表现为肺炎、败血症和脑膜炎。宫内感染严重者可表现为出生时窒息、昏迷或休克，常合并呼吸窘迫综合征和持续肺动脉高压。重症感染者病情常进展迅速，死亡率高。呼吸道症状包括青紫、呼吸暂停、呼吸急促、鼻扇、三凹征等，胸片有网状颗粒影、肺斑点浸润，少见胸膜渗出、肺水肿、心脏增大和肺血增多。有脑膜受累者可有惊厥、嗜睡、昏迷、拒奶、前囟饱满等，凡疑有早发或晚发新生儿败血症者均应做脑脊液检查。若治疗不及时，可引起远期后遗症，如智力发育迟缓、视觉听觉丧失等。

(2)晚发型感染　是产后7~89 d内发生的，主要是水平传播，常呈隐匿性发病，其特征表现为脑膜炎，菌血症和局部感染，脑膜炎幸存者易患神经系统后遗症。

2.辅助检查

(1)确定诊断需靠细菌培养阳性(自血液、脑脊液、尿液、局部病灶中)，而皮肤和黏膜的阳性只表示带菌。

(2)血常规、CRP等感染指标监测。

(3)常规做X射线检查了解心、肺情况，做脑电图、心电图检查，必要时做脑CT检查，B超等检查。

3.治疗

(1)一般治疗　保暖，监测呼吸、心率、血压、体温等生命体征，加强营养支持治疗，纠正酸中毒，维持水电解质、酸碱平衡。

(2)抗感染治疗　可选择大剂量青霉素或氨苄西林。青霉素耐药者可依据药物敏感试验选择抗生素。

(3)对症治疗　可给予人免疫球蛋白应用支持治疗；有休克者可选用血管活性药物；凝血功能障碍者可使用小剂量肝素防治DIC，可输血制品补充凝血因子。

(4)合并肺炎、RDS者积极给予呼吸支持治疗。

第四节　近足月儿问题

近足月儿又称晚期早产儿，即34~36周早产儿。随着国家二孩政策的放开、高危孕产妇的大量出现，辅助生殖技术的开展，选择性剖宫产及医源性因素，近足月儿的出生率呈现增长趋势。虽然晚期早产儿死亡率较胎龄较小的早产儿死亡率低，但由于其数量较大，约占早产儿总数的75%，因而更大程度地影响了新生儿的死亡率。

近足月儿介于早产和足月之间，往往被认为与足月新生儿无差异而忽视对其监护。复旦大学附属儿科医院研究提示近足月儿更易出现呼吸困难、体温不稳定、低血糖、黄疸及呼吸暂停等临床表现，导致住院时间延长，有47.7%的近足月儿发生呼吸困难，原因有吸入性肺炎、湿肺和RDS等，这些疾病的发生率明显高于足月儿。由于近足月儿的特殊性，而剖宫产又使这些患儿大量出生，由此而产生的一系列临床问题值得关注和思考。

1.呼吸系统

近足月儿肺内液体清除较慢，肺表面活性物质较少，新生儿呼吸窘迫综合征的发病率高。胎龄34周出生早产儿患呼吸窘迫综合征的概率是胎龄38周以上出生婴儿的40倍。近足月儿RDS需较多的呼吸机支持及持续时间，对表面活性物质使用的效果不如较小胎龄的RDS，并发持续肺动脉高压(PPHN)的比例明显增高。

2.消化系统

近足月儿消化道蠕动较慢，括约肌控制力发育不全，导致吸吮吞咽不协调；相比于出生孕周≥39周的正常足月儿而言，建立母乳喂养通常会更加困难。缺氧缺血、炎性损伤、喂养不当时更易引起坏死性小肠结肠炎。由于肝脏合成蛋白能力差，糖原储备少，易发生低蛋白血症、水肿或低血糖。

3.黄疸

近足月儿黄疸高峰和持续时间较足月儿推迟。因血脑屏障发育更不成熟，易发生胆红素脑病。

4.神经系统

脑发育在胎龄35周时，脑重只有足月儿的60%，在孕期最后四周神经轴突、少突胶质细胞、星型胶质细胞、小胶质细胞急剧增加，也就是说35～40周胎儿的脑重量还可增长50%。近足月儿神经系统成熟度与胎龄相关，胎龄越小，原始反射越难引起或反射不完全。有研究发现，19%～20%近足月儿在8岁时有明显的行为问题。

5.感染

晚期早产儿更易患感染性疾病。细菌、病毒感染为近足月儿的主要感染源，还可由真菌、螺旋体、原虫、衣原体等引起。真菌感染分为浅部和深部两种。浅部感染常表现为念珠菌病，深部感染可为败血症或脑膜炎。原虫感染常见有先天性弓形虫病。螺旋体感染常见先天性梅毒。新生儿衣原体感染常为沙眼衣原体所致包涵体结膜炎及肺炎。

6.体温调节

近足月儿更易发生低体温、低氧血症、低血糖和代谢性酸中毒、寒冷损伤。

7.血液系统

近足月儿红细胞生成素水平低，先天性铁储备不足，血容量迅速增加，生理性贫血出现早，而且胎龄越小越明显，贫血持续时间越长，程度越严重。

小结：近足月儿的阿氏评分和出生体重一般在或接近正常范围，往往被认为与足月新生儿无差异而忽视对其监护。这些婴儿虽然孕周较大、各脏器功能较<34周的早产儿相对成熟，但其生理及代谢功能还未完全成熟，在生后最初的12 h内，与足月儿相比发生合并症（呼吸窘迫综合征、败血症、低血糖、黄疸、窒息、感染、呼吸暂停、喂养问题、体温不稳定、应用静脉营养等的机会）的可能性更大。因此临床应对近足月儿的护理和治疗重视，加强监护并进行针对性干预；同时加强孕产保健，避免近足月儿的发生。

第五节　早期足月儿问题

足月儿是指在预产期的前3周及其后2周，即孕周为$37^{+(0/7)}$～$41^{+(6/7)}$周出生的新生儿，然而，对于足月儿，5周的时间跨度过大，不能很好地区分在不同阶段的特点，越来越多的研究表明，即使胎龄在37周后出生的新生儿，随着胎龄的增长，其临床近期、远期预后均存在明显不同。为便于对足月儿的研究，美国妇产医师协会将其划分为3个阶段：早期足月儿的胎龄为$37^{+(0/7)}$～$38^{+(6/7)}$周，完全足月儿的胎龄为$39^{+(0/7)}$～$40^{+(6/7)}$周，晚期足月儿的胎龄为$41^{+(0/7)}$～$41^{+(6/7)}$周。与完全足月儿相比，早期足月儿在呼吸系统、消化系统、神经发育等方面具有独特特征。

1.早期足月儿的流行病学特征

(1)出生率　资料显示,过去10年中,美国早期足月儿的出生率增加了近20%,而40孕周以后出生的新生儿却呈下降趋势。早期足月儿的出生率增长最快,达到所有活产新生儿的17.5%,而早产儿仅占约12.5%。

(2)患病率与死亡率　在胎龄37周后,胎儿体重及身长增加均不很明显,故早期足月儿具有与其他阶段足月儿相似的外形。然而,与晚期早产儿相似,早期足月儿更容易出现急性并发症及远期不良结局。研究显示,不同胎龄对应整体患病率有显著不同(胎龄40周、38周、37周新生儿的整体患病率分别为23%、30%、39.7%);胎龄37周的新生儿入住新生儿重症监护室(NICU)率达到17.8%,而38周、39周的新生儿其入住率降至8.0%和4.0%;随着胎龄的增加,新生儿期死亡率及婴儿期死亡率呈下降趋势(胎龄37周新生儿期死亡率及婴儿期死亡率分别为1.7‰与4.1‰,胎龄38周分别为1.0‰与2.7‰,胎龄39周分别为0.8‰与2.2‰,胎龄40周分别为0.8‰与2.1‰)。

2.早期足月儿不同系统的生理特点与发病特征

(1)呼吸系统　胎龄32周至足月出生后1个月时肺泡数目增加最快,肺泡表面活性物质浓度也逐渐达到成人水平。提前分娩将导致早期足月儿出现肺泡表面活性物质分泌不足、肺液吸收延迟及肺部气体交换功能障碍等病理改变。剖宫产出生的胎儿,未经产道挤压,肺液排出较少,尤其是选择性剖宫产分娩的新生儿,缺乏儿茶酚胺应激分泌反应,更易出现肺液残留过多;导致早期足月儿罹患呼吸窘迫综合征的风险高于完全足月儿,且易合并气胸、持续性肺动脉高压。

(2)代谢　早期足月儿常常不能很好地完成由宫内寄生性环境至宫外独立性环境的转换过程,更易出现低血糖、体温异常及病理性黄疸等疾病。

(3)感染　早期足月儿免疫系统的成熟度低于完全足月儿,主动免疫及被动免疫功能存在不足。有研究表明,随着胎龄的增加,新生儿肺炎、败血症及化脓性脑膜炎等感染性疾病的发病率呈下降趋势。

(4)消化系统　早期足月儿的消化系统功能发育仍不完善,胎龄38周前吸吮反射、觅食反射发育不成熟,吸吮-吞咽动作不协调,此类新生儿较易出现开奶延迟、呕吐、腹胀等喂养问题,继之出现体重增长缓慢及黄疸等情况。另外,由于早期足月儿胃肠道黏膜发育的不成熟性,耐受力差,在合并感染、缺氧的应激情况下,更易继发坏死性小肠结肠炎。

(5)神经系统　早期足月儿大脑发育仍然不成熟。大脑重量的增加主要发生在孕后期阶段,胎龄29~41周期间,每周灰质体积增加量约为1.4%;胎龄35~41周期间,白质的体积约增加5倍;胎龄36~40周,胎儿的脑沟、突触、轴突、星形胶质细胞及小胶质细胞也有显著的增长。

3.小结

早期足月儿作为新生儿的一个亚组,给公共健康带来了许多问题;早期足月儿与完全足月儿在生理及病理机制上不同;早期足月儿的相关问题应得到得到充分的认识。

(徐发林、董慧芳)

第十九章　围生期窒息与新生儿复苏

第一节　围生期窒息

围生期窒息是指由于多种原因导致胎儿气体交换异常，继发胎儿出现低氧血症及高二氧化碳血症。围生期窒息大多在第1~2产程出现，以胎儿脐血酸中毒为主要临床表现。胎儿脐动脉血pH值可提示存在足以导致脑损伤的窒息，目前广泛接受pH值<7.0为危险因素。

西方国家围生期窒息的发生率为1%~1.5%，与胎龄及体重呈负相关。胎龄>36周的活产儿发生率为0.5%，占围生期死亡的20%（如果包括死产占50%）。在糖尿病母亲、妊娠高血压综合征母亲及宫内发育迟缓、臀位、过期产儿较为多见。

一、病因

在足月儿中，约有90%窒息发生在产前或产时，因胎盘气体交换异常，使氧气供应及CO_2、H^+的清除不足。约10%发生在产后，一般由肺、心血管或神经系统疾病引起。

1.增加围生期窒息的危险因素

（1）母体氧合异常。

（2）母体到胎盘血流下降。

（3）胎盘到胎儿血流下降。

（4）胎盘或胎儿组织气体交换异常。

（5）胎儿需氧量增加。

2.围生期缺血缺氧病因

（1）母亲因素　妊娠期高血压（急或慢性）、病毒或细菌感染、糖尿病、低血压、血管病、药物及心、肺、神经系统疾病致缺氧。

（2）胎盘坏死、纤维化、胎盘早剥或水肿。

（3）子宫破裂。

（4）脐带脱垂、缠绕、真结、受压。

（5）脐血管异常。

（6）胎儿贫血、感染、心肌病、水肿、严重心脏或循环功能不全。

（7）新生儿疾病　病因有发绀性先天性心脏病、持续肺动脉高压、心肌病、其他心源性和（或）感染性休克等。

二、病理生理变化

1.正常产程变化可使大多数婴儿的氧储备消耗

(1)子宫收缩时脐带受压迫、母体脱水、母体过度通气继发碱中毒均可导致胎盘血流量减少。

(2)胎盘血流下降使得胎儿的氧供减少。

(3)母婴耗氧增加。

2.产程中缺氧缺血状态

(1)短时缺氧　心率短暂先上升后下降,血压、中心静脉压轻度上升,心输出量无变化。伴有全身血液的重新分布:脑、心脏和肾上腺血流增加(潜水反射),皮肤、胃肠道黏膜血流量减少。

(2)长时间窒息　体循环血压(丧失脑血管自我调节能力)可以影响脑血流的稳定。心输出量减少致血压下降、脑血流异常,最终因脑消耗糖增加、糖原及ATP减少使得脑内代谢衰竭。

(3)低氧血症　继发血管扩张,可以使脑组织的葡萄糖供应短时间增加;但是由于低氧血症,无氧代谢使得乳酸产生增加。

3.异常的氧化磷酸化

可导致ATP生成减少最终可因能量衰竭影响离子泵功能,使细胞内Na^+、Cl^-、H_2O和Ca^{2+}积聚;细胞外K^+增加;兴奋性氨基酸神经递质(如谷氨酸)增加。在原发窒息损伤后6~24 h可出现氧化磷酸化异常,继发能量衰竭。可立即或延迟发生细胞凋亡或坏死。

(1)即刻神经细胞死亡　细胞内Na^+、Ca^{2+}浓度过高,可见过量兴奋性氨基酸作用于氨基酸受体,如N-甲基门冬氨酸盐受体。

(2)延迟神经细胞坏死　继发于细胞第二信使酶激活(如Ca^{2+}依赖脂酶、蛋白酶和半胱氨酸蛋白酶),线粒体呼吸链紊乱,产生氧自由基、白三烯、一氧化氮,能量储备丧失。

(3)兴奋性氨基酸　可激活α-3羟基-5-甲基-异唑受体通道,进而引起前体少突胶质细胞前体死亡。

(4)缺血组织再灌注　可促进过量反应性氧化产物(如过氧化物、过氧化氢)生成,如果超过内源性消除能力,可以导致细胞脂质蛋白、核酸及血脑屏障等损伤。另外,还可以引起中性粒细胞内流,同时伴有小神经胶质细胞激活,释放损伤性细胞因子(如IL-1β、TNF-α)。

三、诊断

1.围生期高危因素

包括母亲妊娠期并发症、胎盘胎儿变化、超声影像改变、生物物理指标、神经特异性烯醇化酶(NST)和尿雌三醇检测结果等。

2.临床表现

无特异性临床症状,常见过期产儿窒息、胎粪吸入、肺动脉高压、气胸、产伤等。

3.低 Apgar 评分

Apgar 评分偏低及产房复苏多见，但非特异性表现。许多 Apgar 指标与心血管完整性有关，与神经系统关系不大。

足月儿出生后第 5 分钟 Apgar≤3，除了围生期窒息，其他可能原因有麻醉、创伤、感染损伤，神经肌肉疾病，中枢神经系统及心肺畸形。如果第 5 分钟 Apgar>6，围生期窒息的可能性较小。

4.首次脐血血气分析

目前可明确诊断围生窒息的异常血气值标准尚未确定。在对 17 000 例足月儿队列研究中，脐动脉 pH 值平均在 7.24±0.07，BE 值在−5.6±0.03 mmol/L。仅有 0.4%的患儿 pH 值<7.0，31%的病例有 5 min Apgar<7，8.5%的患儿 5 min Apgar<3。单纯代谢性或混合性酸中毒多提示预后不良。

四、缺氧缺血性脑病

围生期缺氧缺血性脑病（HIE）诊断须有出生第一天神经检查异常表现。重要的是没有证据表明新生儿期暂时窒息及严重多器官功能障碍会导致今后儿童期明显神经系统异常（如脑瘫）。

1.HIE 的分级

临床分级有轻、中、重三度。如果缺氧缺血损伤超过 72 h，婴儿可向中和（或）重度脑病进展。

2.HIE 的诊断

诊断在病因上除了围生期缺血缺氧外还有许多其他原因。如果足月新生儿出现抑制、昏迷、神经系统异常，在鉴别诊断上如出现以下情况要考虑窒息和 HIE。

（1）5 min 以后 Apgar≤3。

（2）胎心率（FHR）<60 次/min。

（3）酸中毒持续时间长（>1 h）。

（4）出生后 24~48 h 内出现惊厥（50%病因并非窒息）。

（5）EEG 有暴发抑制表现。

（6）须正压通气>1 min，或第一声哭延迟超过 5 min。

五、其他神经系统表现

1.颅内压升高或脑水肿

颅内压升高或脑水肿是脑损伤的结果而非病因。损伤后 36~72 h 脑水肿程度最重；常反映脑细胞坏死严重程度而非完整细胞肿胀，故此发现提示预后不良。降低颅内压及脑水肿（大剂量苯巴比妥、激素、甘露醇及其他高渗液体）不影响预后。

2.惊厥有 20%~50%的 HIE 病例可在损伤后 6~24 h 出现惊厥症状

最常见于 HIE Sarnat 2 期，3 期罕见，在 1 期几乎从未发现。

（1）HIE 惊厥多表现为细微、高肌张力性或多灶惊厥。因新生儿脑髓鞘及突触形成发育不成熟，全身大发作性惊厥少见。在 1、2 期很难区别多灶惊厥及阵挛（节律性肌阵挛)。可通过握住受累肢体或轻轻牵拉、弯曲关节改变肌力受体张力来区别。这会使肌阵挛停止,但其他惊厥痉挛不能缓解。

(2)惊厥可伴脑代谢率升高,进一步加重脑损伤。

(3)惊厥可引起血氧饱和度下降,在无机械通气患儿中尤其明显。在机械通气患儿使用肌松剂时惊厥可表现为血压、心率及氧合突然变化。

(4)HIE 惊厥常很难控制。不伴有代谢、心肺异常的单独惊厥是否可致脑损伤目前结论尚不明确。

六、多器官功能不全

除脑以外,其他器官一般表现为缺氧性脏器损伤。对 130 例窒息儿回顾性研究中,器官功能不良发生比例为:肾 70%,心血管 62%,肺 86%,肝 85%。另一项对 152 例足月窒息儿的前瞻性研究中,神经系统及全身并发症分别为 43%和 57%。器官功能不良包括呼吸异常 39%,感染 17%,胃肠不耐受 15%。有胎儿窘迫、产时抑制、表现代谢性酸中毒时应考虑婴儿有窒息。

多器官功能不良理论上认为继发于"潜水反射"。

(1)泌尿系统　肾脏是最常见的受累器官。肾脏血流灌注减少对近端肾小管影响最为明显,严重时可以引起急性肾小管坏死。

(2)循环系统　暂时性心肌缺血可致心功能不良。心电图可见心前区中部导联 ST 低下,左心前区 T 波倒置。超声心动图见左心室收缩力下降,后壁较为明显;心脏舒张末压上升;由于二尖瓣功能不良、肺动脉高压致心室功能进一步变差。在严重窒息儿,右心室功能不良最为常见。心率固定时须高度怀疑脑死亡。

(3)消化系统　肠道缺血、坏死性小肠结肠炎危险升高。

(4)血液系统　包括血管内皮损伤致弥散性血管内凝血,肝功能不良致凝血因子产生不足,骨髓产血小板能力下降。

(5)肝脏　表现为肝细胞酶升高,更严重损伤可引起弥散性血管内凝血,糖原储备不足致低血糖,对药物解毒或清除能力改变。

(6)呼吸系统　包括胎粪吸入,肺血管阻力升高继发持续肺动脉高压、肺出血,心功能不良致肺水肿,肺表面活性物质产生不足继发呼吸窘迫综合征及胎粪吸入等。

七、实验室评估窒息影响

1.心脏评估

(1)心肌钙蛋白 I(cTnI)及 T(cTnT),心脏调节蛋白控制钙介导肌动、肌球蛋白相互作用,如升高提示存在心肌损伤。新生儿 cTnI 正常值在 0~0.28±0.4 μg/L,cTnT 在 0~0.097 μg/L。在有临床实验室窒息证据的患儿中这些蛋白升高。

(2)血清 CK-MB 上升超过 5%~100%提示心肌损伤。

2.脑损伤

(1)血清 CK-BB 在损伤后 12 h 内可上升,但与长期神经系统结局无明显相关。CK-BB 也可见于胎盘、肺、胃肠道和肾。

(2)有报道测定蛋白S-100(>8.5 μg/L)加CK-BB升高,或CK-BB升高及脐动脉血pH值降低,敏感度71%,特异度95%,中重度脑病预测值91%。

3.肾脏

(1)血尿素氮及血肌酐在围生窒息儿可升高。典型发生在损伤后2~4 d。

(2)排钠分数或肾衰竭指标有助于确诊肾脏损伤。

(3)尿β2微球蛋白是近端肾小管功能不良指标,不常规使用。低分子量的蛋白可从肾小球自由滤过,在近端肾小管几乎全部重吸收。

(4)肾脏超声异常与少尿发生相关。

八、头部影像学检查

1.头颅超声

可以动态观察颅内变化,对颅内出血较为敏感,但是在检查脑水肿、轻微中线偏移、皮质表层或后颅窝出血及脑室受压时头颅超声不如其他方法。

2.CT

CT有助于明确脑水肿程度,尤其在损伤后2~4 d,但是存在辐射。

3.MRI

T1及T2加权MRI是检查新生儿脑最佳影像方法;但标准MRI在损伤后前几天可能不能发现缺氧缺血变化。T2加权高信号代表血管源性水肿。

(1)弥散加权MRI(DWI) 可在损伤后数小时内发现有预后价值的异常信息。DWI通过区别水质子弥散率发现水弥散受限,反映细胞毒性水肿,这在常规MRI不明显。但DWI不能区别细胞毒性水肿与细胞坏死,尤其在缺氧缺血损伤后1 h内的脑弥漫性损伤。

(2)局部磁共振波谱分析(MRS) 也称质子MRS或1H-MRS,测各组织间不同的相对代谢浓度。乳酸升高及胆碱/全肌酐比值及NAA/全肌酐比值异常见于新生儿缺氧缺血脑损伤,可能有助于判断预后。

九、脑电图

用于评估惊厥活动及明确异常背景活动,如暴发抑制、持续低电压或等电位。对新生儿脑电图解释不稳定,振幅整合脑电图(aEEG)用于评估惊厥及明确异常背景方式。

十、治疗

1.高危妊娠围生处理

胎儿心率及节律异常提示窒息,尤其是伴有黏稠胎粪时,但不能确定窒息时间及严重程度。胎儿头皮血pH值测量较PO_2测定氧合更佳。周期性缺氧缺血时PO_2可暂时上升,但pH值进行性下降。有学者认为胎儿头皮血乳酸的测量比pH值测量更容易且更可靠,但这未被广泛接受。密切监测产程进展,了解有无其他宫内窘迫表现。有典型明确的异常表现提示须立即干预,有改变分娩计划可能。对可疑胎儿窘迫者制订干预措施,应选择有复苏条件的医院分娩。

2.产房处理

对缺氧缺血患儿在产房即应开始处理。

3.对窒息导致神经损害的产后处理

(1)维持通气使 $PaCO_2$ 在正常水平,高 CO_2 可致大脑酸中毒及血管扩张,形成压力被动性血流。增加未损伤区的血流量,使损伤区处于相对缺血状态(“偷窃现象”)。CO_2 过低可使脑血流下降。

(2)氧合应维持 PO_2 正常,但是周围灌注不良可以影响无创监测的准确性。可吸氧和(或)机械通气治疗低氧。缺氧可引起脑血流下降和加重自由基损伤。

(3)维持体温稳定,避免体温过高或过低。

(4)灌注心血管稳定及充分体循环平均压可以使脑灌注压维持正常水平。

(5)维持生理代谢

1)新生儿窒息后常见低钙:血清钙偏低可以影响心脏收缩,严重者可引起惊厥,须维持血钙在正常水平。

2)窒息儿常见低血糖:足月儿应维持血糖稳定于正常水平。血糖过高会使脑内乳酸量增加而破坏细胞完整性,使脑水肿加重或血管自我调节异常。低血糖加重兴奋性氨基酸毒性。

(6)液体疗法避免液体过量

1)抗利尿激素分泌异常常见于缺氧缺血后 3~4 d。表现低钠、低渗及尿浓缩异常(尿比重、渗透压、钠升高)。

2)急性肾小管坏死可以是“潜水反射”结果。

3)液量限制有助于使脑水肿减轻,不过其对没有肾衰竭患儿的远期预后不明确。

(7)治疗惊厥　继发惊厥一般在前几天是自限性的。控制惊厥发作难度很大,完全消除症状常难以做到。一旦常规抗惊厥药剂量达到最大,不可能消除每一次“抽搐”或脑电图惊厥,除非有惊厥使心肺抑制。在机械通气并使用肌松剂患儿中惊厥可表现为血压、心率和氧合突然发生变化。是否每次惊厥均可引起脑损伤目前尚无定论。对无临床及脑电图惊厥者连续用抗惊厥药没有充分的证据。在开始抗惊厥治疗前应除外代谢紊乱,如低血糖、低钙、低钠。

1)紧急抗惊厥治疗

①首选药物为苯巴比妥:负荷量 20 mg/kg 静脉注射,如果惊厥持续,加量 10~20 mg/kg 静脉注射。负荷量后 12~24 h 维持量 3~5 mg/(kg·d)口服或静脉注射 2 次/d。避免肌内注射,苯巴比妥在肌肉中很难被吸收。开始治疗时应密切监测有无呼吸抑制。因肾脏受损,半衰期延长,可致药物蓄积,须密切监测血药水平并相应调整维持量。

②苯妥英钠:一般在苯巴比妥无效时加用。负荷量 15~20 mg/kg,以后维持量 4~8 mg/(kg·d)。许多医院用磷苯妥英钠代替肠外用药(苯妥英钠),因低血压危险少,外渗无不良影响。计算剂量,写明苯妥英钠代替物以避免用错药。治疗水平在 200 mg/L。

③苯二氮为三线药:包括劳拉西泮 0.05~0.1 mg/kg 静脉注射。

2)长期抗惊厥治疗在临床无惊厥症状及脑电图无异常表现时可停药。如果使用一种以上的抗惊厥药,按照加药相反顺序停药,最后停用苯巴比妥。如果脑电图有惊厥活动表现,须连续用苯巴比妥3~6个月。25%须持续抗惊厥治疗。有持续神经缺陷儿(50%)及惊厥间期脑电图异常儿(40%)在婴儿、儿童期惊厥复发率高。

(8)对其他靶器官损伤处理

1)心功能不良:包括纠正低氧、酸中毒、低血糖,限制液体入量。如果伴有肾功能不良时,使用呋塞米效果较差。须持续监测平均动脉压、中心静脉压(如果可能)及尿量。心脏抑制者可能须使用正性肌力药如多巴胺及周围β-受体拮抗剂(如异丙肾上腺素)或磷酸二酯酶抑制剂(如米力农)降低后负荷以维持血压及灌注。

①维持正常动脉血压,支持充分的脑灌注。

②测中心静脉压有助于评估前负荷(即婴儿无血管扩张或第三腔隙致低血压);足月儿中心静脉压应在0.7~1.1 kPa(5~8 mmHg)。

2)肾功能不良应监测尿量、尿常规、尿比重、血和尿渗透压及血清电解质。

①有少尿或无尿者避免液体过量,依据尿量及不显性失水补液[约60 mL/(kg·d)],使用小剂量多巴胺[≤5 μg/(kg·min)]可改善肾脏血流灌注。

②在限制入液量前评估血容量,如无尿或少尿,补液10~20 mL/kg,随后用襻利尿剂如呋塞米可能有帮助。

③为避免液体过量及低血糖,可能须用中心静脉输入高浓度含糖液体。应密切监测血糖波动情况,可维持血糖在正常水平高限,避免冲击量输糖,逐渐停输含糖液以避免反应性低血糖。

3)胃肠道:延迟喂养至闻及正常肠鸣音,无腹胀,大便潜血实验阴性和(或)还原物质阴性。

4)血液:监测凝血指标如PT、TT、纤维蛋白原及血小板。如果异常可能需用新鲜冰冻血浆、冷沉淀物和(或)输血小板治疗。

5)监测肝功能:转氨酶(ALT、AST),凝血分析(PT、TT、纤维蛋白原),白蛋白,胆红素和氨。监测经肝代谢或清除药物的水平。

6)肺处理:窒息对肺影响依赖于特殊情况。

十一、结局

总死亡率在10%~30%,存活者中有15%~45%有后遗症。围生窒息存活儿发生脑瘫率为5%~10%,一般人群为0.2%。大多数脑瘫与围生窒息无关,大多数围生窒息没有脑瘫。仅3%~13%脑瘫者有产时窒息证据。特殊结局依赖于脑病严重性、有无惊厥、脑电图结果和神经系统影像学发现。

(1)脑病严重性可用Sarnat分期确定。

1)HIE 1期:98%~100%神经预后正常,死亡率<1%。

2)HIE 2期:20%~37%死亡或有神经异常。2期超过7 d预后更差。一项对42例2期脑病存活患儿的研究发现一半在1岁时神经发育正常;约10%神经检查正常但有轻度发育延迟,1/3诊断脑瘫。

3)HIE 3期:50%~89%死亡。所有存活者有严重神经异常。

4)预后:认为2期<5 d、未进展到3期预后好。

5)学习问题:一项研究发现所有1期及65%~82%2期患儿在8岁时可达到预期学习水平。另一研究发现新生儿脑病及Apgar<4分者在8~13岁时发生以下问题危险性升高:数学(3.3倍),阅读(4.6倍),轻瘫(7倍),细微运动问题(13倍),注意力缺陷及高反应性(14倍)。

(2)有惊厥表现者脑瘫危险性高50~70倍。出生后12 h内出现惊厥者死亡危险最高(53%)。一项研究发现惊厥持续1 d者随访时脑瘫发生率7%,轻瘫11%。如果惊厥超过3 d,脑瘫发生率46%,癫痫40%。

(3)与发现惊厥相比,脑电图有低电压、脑电不活动或暴发抑制为预后不良的更适合指标,尤其93%有极度暴发抑制者预后更差。持续暴发抑制者86%~100%,死亡或有严重神经后遗症。

(4)在2~18 d DW1 MRI正常者在12~18个月时神经正常。早期发现灰质深部异常者运动认知能力更差。在一项研究中,缺氧缺血损伤在10 d内DW1基底节异常者在9个月到5岁时神经异常危险性为93%。

十二、预防

加强围生期及分娩管理,早期预防窒息高危因素,减少早产及损伤性分娩。产程中加强胎儿监护:有宫内窘迫时须及时采取措施,如给产妇吸氧,静脉注射葡萄糖液或酌情终止妊娠。组织好复苏队伍;加强产科、儿科协作。

第二节　新生儿复苏

一、一般原则

每次分娩必需至少有一位合格的、熟练掌握新生儿复苏技术的医务人员在场,负责处理新生儿。所有高危婴儿分娩时应有熟练的专职新生儿科医师在场。

对复苏者有如下高标准要求:①掌握围生期生理知识及复苏原则;②掌握所需技术;③明确了解团队其他成员的职责,以便精确预测每人在特定情况下做出的反应。美国儿科学会/美国心脏协会的新生儿复苏项目对每位实施复苏的医护人员进行培训,以确保每个人能够正确熟练地进行复苏操作。新生儿复苏项目提供了达到极高复苏成功率的途径,并且能够帮助临床医师更快地辨别那些需要特殊处理的特殊病例。

(一)围生生理学

出生时复苏目的是帮助新生儿出生后立即完成呼吸及循环转换:肺扩张,肺液清除,建立有效的气体交换,终止右向左分流。这些生理变化的关键时期是最初的几次呼吸,能够使肺扩张、提高肺泡及动脉中的氧分压,使氧分压从胎儿时期的约3.3 kPa(25 mmHg)提高到6.7~9.3 kPa(50~70 mmHg)。并伴有:①肺血管阻力降低;②通过动脉导管的右向左分流降低;③肺静脉血向左心房回流增加;④左心房压力增高;⑤阻断通过卵圆孔的右向左分流。最终结果是从胎儿循环模式转换为新生儿循环模式。

分娩时一些情况可能影响胎儿进行这种必要的转换能力。组织灌注和氧合状态不良最终导致心功能不全,但是胎儿对低氧的最初反应是呼吸暂停。相对较短时间的缺氧即可导致原发性呼吸暂停,适当的刺激和吸氧通常可使胎儿快速从这种状态中恢复。如果持续缺氧,胎儿会出现不规则喘息并进入继发性呼吸暂停。这一状态可出现在分娩前较长时期或分娩前后,此时出生的婴儿需要辅助通气及吸氧。

(二)复苏目标

(1)减少即时热量丢失,通过擦干、保暖降低新生儿氧耗。

(2)建立正常呼吸及肺扩张,清理上呼吸道及必要时进行正压通气。

(3)通过充分肺泡通气,提高动脉氧分压。不提倡常规吸氧,但吸氧在某些情况下是必需的。

(4)维持足够的心输出量。

二、复苏准备

预测一个新生儿出生时可能需要复苏而做好充分准备是复苏成功的关键。据估计10%的新生儿出生时须要一些辅助才能建立正常的呼吸。

(一)产前咨询

产科医师应在分娩前通知儿科医师。分娩前要问产科医务人员4个问题以识别高危因素:①孕周多少?②羊水清吗?③预期分娩的新生儿数目?④有何高危因素?根据这些问题的答案决定应该准备的人员及复苏物品。如果时间允许,应与其父母讨论这一可能出现的情况。

(二)增加新生儿需要复苏可能性的围产期高危因素

1.胎儿宫内窘迫

(1)严重胎心率异常,如持续心动过缓。

(2)头皮血 pH 值≤7.20。

(3)异常胎心率模式。

2.产前高危因素

(1)孕周<36周、孕周>或等于41周。

(2)预测低体重(<2.0 kg),巨大儿(>4.5 kg)。

(3)羊水过多、羊水过少。

(4)子痫或先兆子痫。

(5)胎儿宫内发育迟缓、胎儿贫血、胎儿水肿。

(6)多胎妊娠。

(7)重要的胎儿畸形或异常。

(8)无产前检查。

3.产时高危因素

(1)急诊剖宫产。

(2)产钳或吸引器助产。

(3)产程延长、异常产程或难产。

(4)明显阴道出血。

(5)臀先露或其他异常先露。

(6)产妇使用全身麻醉剂或使用硫酸镁治疗。

(7)胎盘早剥。

(8)脐带脱垂。

(三)情况评估

以下情况无须专门儿科医师复苏小组在场,但应有具备评估和初步治疗能力的人员在现场进行评估分类。

1.新生儿情况

(1)未预测到的先天畸形。

(2)呼吸窘迫。

(3)未能预测到的新生儿窒息,如 5 min Apgar 评分<6 分。

2.母体情况

(1)母体感染症状　①母体发热;②破膜超过 24 h;③羊水异味;④性传播疾病病史。

(2)母体疾病或其他情况　①糖尿病;②无胎儿水肿证据的 Rh 血型不合或其他同种免疫问题;③慢性高血压或妊娠高血压疾病;④肾脏、内分泌、肺或心脏疾病;⑤滥用乙醇或其他物质。

(四)必需设备

必须具备并能正常应用。每一间产房都应具备以下设备。

(1)配有热辐射器的操作床或操作台。必须在分娩前打开热射床并检查其状态是否正常。还应有对极低体重儿额外加热的加热灯。

(2)氧源,有可调节的气流表及足够长的氧气管,可加湿、加温。早产儿(<32 孕周)应有脉搏血氧饱和度测定仪及能够提供可调节的空气-氧气混合气体的系统。

(3)复苏气囊,通过可调节阀门的气流充气式气囊或连接储气罐的自动充气气囊。气囊大小应适合新生儿(通常是 750 mL),并可输送纯氧。

(4)面罩大小适合即将出生的新生儿。

(5)吸痰器。

(6)带有新生儿或早产儿听诊器头的听诊器。

(7)急救箱。

1)配有 0 号、1 号喉镜片的喉镜。

2)备用电池。

3)直径一致的气管插管(内径 2.5 mm、3.0 mm、3.5 mm)各 2 套。

4)药物包括肾上腺素(1∶10 000)、碳酸氢钠、纳洛酮、生理盐水。

5)脐插管盘,有 3.5 号、5 号插管。

6)注射器(1.0 mL、3.0 mL、5.0 mL、10.0 mL、20.0 mL),针头(18~25 号),“T”形接头,三通接头。

7)如果产房距新生儿监护室距离较远,应有电池电源的转运暖箱及便携氧气。

8）在产房使用持续心肺功能监测设备有困难，因很难有效安置监测导线。脉搏测氧仪能够提供氧饱和度及心率状态，并且容易使用，早产儿可应用。

9）呼气末 CO_2 监测仪/指示仪可证实插管后气管插管的位置是否正确。

（五）设备准备

到产房后，检查转运暖箱是否插上电源、加热，是否有充足的氧气。专家应向产科医师、麻醉师、母亲（如果她清醒）、父亲（如果在场）做自我介绍。在了解病史或当时情况后，应采取以下措施。

（1）确认辐射热床开启，有干燥温暖的毯子。

（2）打开氧气或空气-氧气混合气体，调节气流在 5~8 L/min。

（3）检查复苏气囊阀门控制情况及是否有充分气流。确定有合适的面罩。

（4）确定喉镜光源明亮，有合适的喉镜片（足月儿使用 1 号片，早产儿使用 0 号片，极低体重儿使用 00 号片）。

（5）拿出适当的气管插管（足月儿 3.5 mm，体重>1 250 g 早产儿 3.0 mm，更小的婴儿 2.5 mm）。NRP 推荐较大婴儿使用 4.0 mm，但很少用到。插管应有 13 cm 长。可使用气管插管导丝，应使尖端距气管插管远端至少 0.5 cm。

（6）如果临床情况提示要更进一步复苏，可能需要以下措施。

1）紧急脐静脉插管进行静脉穿刺。

2）准备 1∶10 000 肾上腺素、生理盐水冲管并用于扩容。

3）检查是否备有其他可能用到的药物，并准备使用。

（六）隔离防护

在产房接触血液或其他胎儿体液是不可避免的。必须戴帽子口罩、护目镜或眼镜、手套、不透水的手术衣，直至剪断脐带，将婴儿擦干并包裹好。

三、新生儿复苏

复苏团队应知道麻醉类型及持续时间，母体失血量，新发现的问题如脐绕颈或羊水粪染，见图 19-1。

（一）复苏方案和复苏过程中的评估

分娩后即时处理，开始评估、决定、行动（复苏），复苏方案包括 ABCDE 5 个步骤。A（air way）尽量吸净呼吸道黏液，建立通畅的呼吸道；B（breathing）建立呼吸，增加通气，保证供氧；C（circulation）建立正常循环，保证足够心脏搏出量；D（drug）药物治疗；E（evaluation 及 environment）评估，监护，保暖，减少氧耗。该法强调 ABCDE 这 5 个步骤严格的顺序性，不能颠倒，前 3 项最为重要，其中 A 是根本。大多数窒息新生儿只用 A 清理呼吸道和触觉刺激，即可啼哭和正常呼吸，如果经过 A 处理后无呼吸或呼吸不充分，心率<100 次/min，再用 B 正压通气给氧，少数患儿心率仍<60 次/min，还须要 C 胸外心脏按压，可达到满意复苏，仅少数患儿须要 D 用药，E 评估则贯穿于 ABCD 每个步骤执行的前后，根据评估结果做出下一步所要执行的操作。

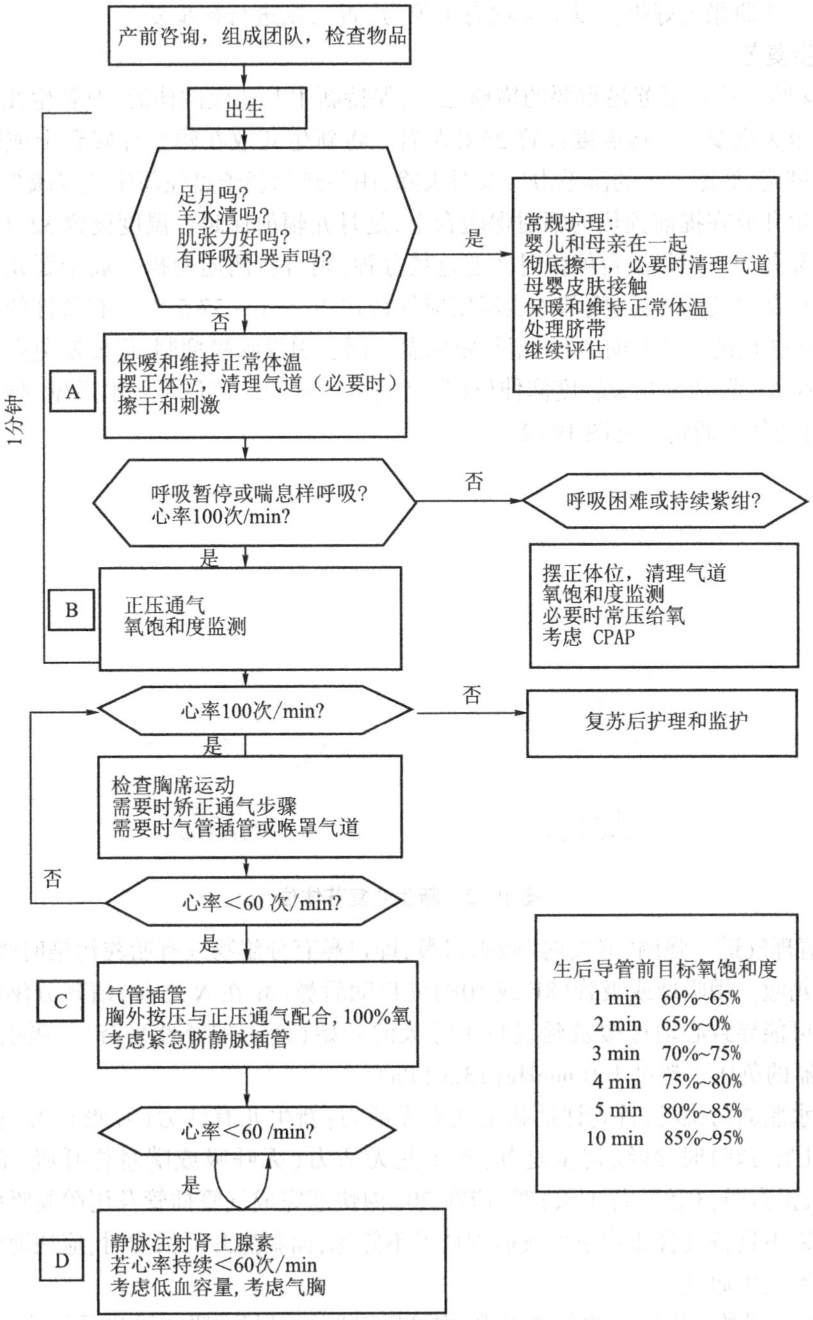

中国新生儿复苏流程图（2016年）

图 19-1　新生儿复苏流程

1.快速评估

出生后立即用几秒钟的时间快速评估 4 项指标:①足月吗? ②羊水清吗? ③有哭声或呼吸吗? ④肌张力好吗? 以上 4 项有 1 项为"否",则进行初步复苏。

2.初步复苏

(1)保暖　这是复苏最重要的措施之一,保持新生儿适应的体温,对新生儿的存活与健康成长至关重要。产房温度设置 25℃左右。将新生儿放在辐射保暖台上或因地制宜采取保暖措施,如擦干后的湿毛巾应及时去除,用预热的毯子裹住新生儿以减少热量散失等。将新生儿放在提前预热的辐射保暖台上,足月儿辐射保暖台温度设置 32 ℃~34 ℃。如果预期婴儿在辐射保温台停留时间超过数分钟,则可将测温的探头放于婴儿的腹部皮肤监护和控制婴儿的体温,腹部体表温度应保持在 36.5 ℃~37.5 ℃。有条件的医疗单位复苏胎龄<32 周的早产儿时,可用塑料膜保温。因会引发呼吸抑制,也要避免高温。

(2)体位　置新生儿头轻度仰伸位(鼻吸气位),正确的体位可使咽后壁、喉和气管成一直线,可使气流通畅。见图 19-2。

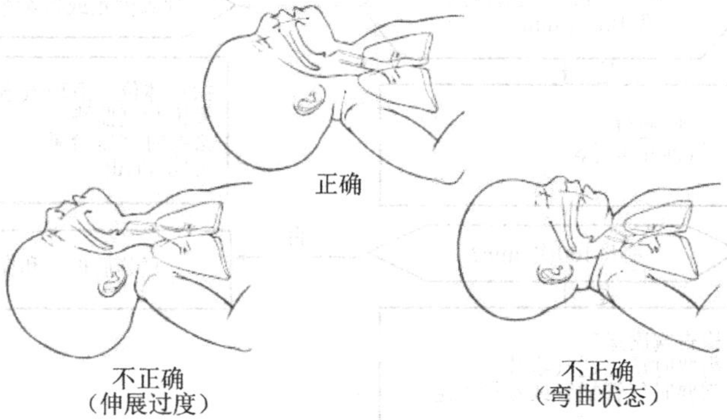

图 19-2　新生儿复苏体位

(3)清理气道　强调"必要时"吸引口鼻,即口鼻有分泌物或有胎粪污染时吸引口鼻,避免过度刺激。用吸球或吸管(8F 或 10F)先口咽后鼻(M 在 N 之前)清理分泌物。过度用力吸引可能导致心动过缓及延迟自主呼吸的开始(迷走神经性兴奋)。吸引时间应<10s,吸引器的负压不超过 100 mmHg(13.3 kPa)。

当羊水胎粪污染时,首先评估新生儿有无活力:新生儿有活力(呼吸有力、心率>100 次/min、肌张力好)时,继续初步复苏;新生儿无活力(无呼吸或喘息样呼吸、心率<100 次/min、肌张力弱,3 条具备 1 条)时,应在 20s 内快速完成气管插管及用胎粪吸引管吸引胎粪。如果不具备气管插管条件或插管技术不熟练,而新生儿无活力时,应快速清理口鼻后立即开始正压通气。

(4)触觉刺激　出生后的各种刺激,均可反射性地引起呼吸。娩出后的擦干和对口、鼻腔的吸引对许多正常婴儿或轻度窒息儿已能恢复或建立呼吸,但窒息较重患儿经过上述处理可能仍不能立即出现呼吸,则应给予附加的触觉刺激,拍打足底或摩擦背部。注意触觉刺激不能超过 2 次,如果经过 2 次触觉刺激或 30 s 后患儿仍不能出现有效的自主呼吸,可能为继发性呼吸暂停,应立即给予面罩或气囊正压通气。已经证明对新生儿有害的刺激方法包括用力拍背、用力将大腿搬向腹部、应用热敷或冷敷、向新生儿面部或身体吹冷的氧气、挤压肋骨、摇动新生儿、给新生儿洗冷水浴或热水浴等。

3.保证供氧

新生儿经过清理呼吸道及触觉刺激等初始复苏后仍无自主呼吸,或虽有自主呼吸,但不充分,心率仍低于100次/min者,均应立即应用复苏气囊和面罩或气管插管正压通气给氧,以建立和改善呼吸。正压通气的指征:呼吸暂停或喘息样呼吸;心率<100次/min。

经30 s充分正压通气后,如有自主呼吸,且心率>100次/min,可逐步减少并停止正压通气。如自主呼吸不充分,或心率<100次/min,须继续用气囊面罩或气管插管施行正压通气,并检查及矫正通气步骤。如心率<60次/min,气管插管正压通气并开始胸外按压。

(1)气囊面罩正压通气　通气压力需要2.0~2.5 kPa(20~25 cmH_2O),少数病情严重的患儿可用2~3次3.0~4.0 kPa(30~40 cmH_2O)。频率40~60次(按压30次/min)。有效的正压通气应显示心率迅速增加,由心率、胸廓起伏、呼吸音和血氧饱和度评价。如正压通气达不到有效通气,须检查面罩和面部之间的密闭性,是否有气道阻塞(可调整头位,清除分泌物,使新生儿口张开)或气囊是否漏气。面罩型号正好封住口鼻,但不能盖住眼睛或超过下颌。通气效果的评估及措施,如果面罩封闭良好,气道通畅,送气压力和胸动适当,持续正压通气给氧15~30 s后观察反应。有效指标:①心率稳定在100次/min以上,接近正常或正常;②出现自主呼吸,呼吸频率和深度达到正常;③肤色好转至粉红色。在有效通气下,心率最先恢复,心输出量及含氧量随之增加,肤色好转,随后出现自主呼吸。如果心率在60~100次/min,应检查肺充气和复苏方法是否适当,并进行必要的调整。若心率<60次/min,应立即进行心脏按压,按压频率120次/min,每进行正压通气1次,按压3次,若心率<60次/min继续复苏气囊通气和心脏按压,加用药物治疗,并进行监护。(图19-3)

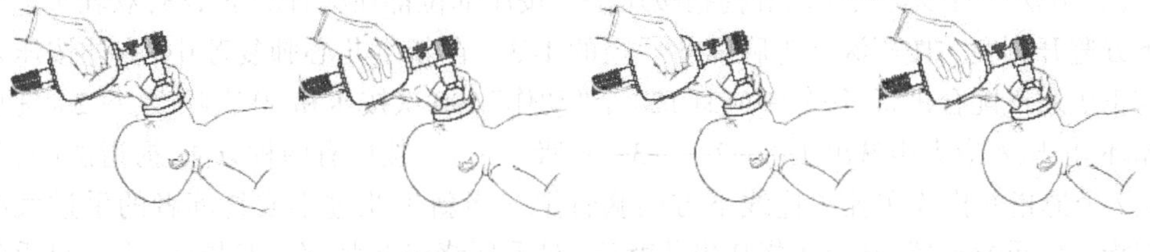

图19-3　气囊正压通气

(2)给氧原则　新生儿窒息低氧造成组织损害,过多的氧也对新生儿有害。询证医学研究证明足月儿用21%氧复苏可以得到与100%氧相同的效果。新指南提出:对胎龄≥35周的新生儿开始复苏时用21%的氧,然后用氧饱和度仪指导,用空氧混合仪调整给氧的浓度,达到正常分娩的足月新生儿的标准氧饱和度。胸外按压时给氧浓度要提高到100%。对<35周的早产儿用空气复苏不能达到要求的氧饱和度,建议开始复苏用稍高于空气的氧浓度(21%~40%),然后,用氧饱和度仪做指导,用空氧混合仪调整给氧浓度,使达到正常新生儿的标准氧饱和度。如暂时无空气-氧混合仪可用接上氧源的自动充气式

气囊去除储氧袋(氧浓度40%)进行正压通气。

(3)气管插管指征　①须要延长正压通气时间,气囊和面罩通气效果不佳;②应用气囊和面罩正压通气,胸部不抬起,或正压通气 15～30 s,心率仍低于 80～100 次/min,或 1 min内仍无自主呼吸;③胸外按压时或需要气管内注药时;④须要气管内吸引,羊水胎粪污染,或有胎粪自声门涌出,或吸入血液等,应立即气管插管,清除呼吸道内分泌物,进行正压通气;⑤疑诊膈疝,先天性膈疝由于腹部器官移入胸腔压迫心肺,应用气管插管正压通气,可防止气体进入胃肠,影响肺扩张。

4.建立正常循环

保证足够的心搏出量,新生儿窒息引起低氧血症早期对心脏的影响是功能性的,可以通过增快心率以增加心输出量以提高对组织供氧,当窒息缺氧继续,心率下降,心肌收缩力低下,心脏泵血功能低下,不能维持生命所需的最低循环血量,应立即进行胸外按压,以增加对重要生命器官的血液供应量。胸外按压维持正常心搏量的 30%～40%,与此同时必须应用正压通气给氧,保证循环血量进行氧合及排除 CO_2,改善通换气功能。见图 19-4。

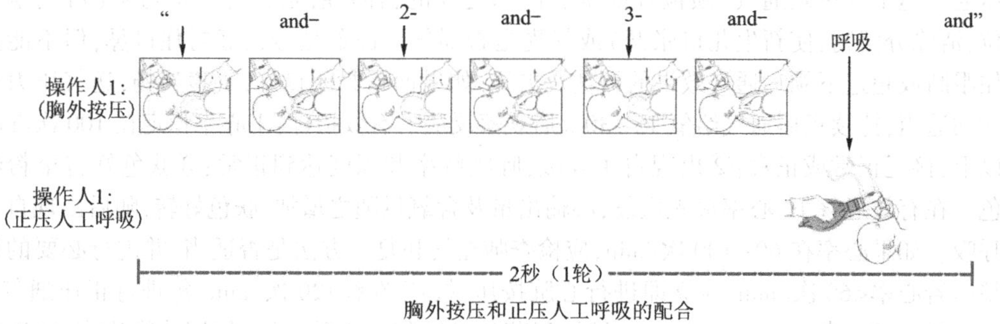

19-4　**胸外按压与正压通气配合**

(1)指征　经过 30 s 有效的正压通气(可见明显的胸廓起伏),心率仍低于 60 次/分。

(2)方法　有双指按压法和拇指按压法。按压部位都在胸骨的下 1/3,双乳头连线中点下方避开剑突。按压深度为胸廓前后径的 1/3。在新生儿心肺复苏中,胸外按压永远需与正压通气配合进行,每分钟应有 120 个“动作”(90 次按压和 30 次呼吸,每 2 s 完成一个循环,按压者应大声喊出 1——2——3——吸……)。按压有两种方法,拇指法(首先推荐):2 个拇指并排放在乳头连线下方的胸骨上。当新生儿过小或复苏者的手过大时,2 个拇指可以重叠放置,其余 4 指托患儿背后,双手环绕患儿胸部。双指法:将一只手的中指和环指放在乳头连线下方的胸骨上,另一只手托住患儿的背部。当心率达到 60 次/min 以上停止胸外按压;如果心率仍低于 60 次/min,继续胸外按压,可经脐静脉、骨髓腔或气管途径给予肾上腺素。

5.药物治疗

对有症状的新生儿不断进行评估并做出迅速反应,复苏过程中很少给药。心动过缓通常继发于肺膨胀不全和低氧血症。因此充分的通气对于纠正缓慢的心率是最重要的。至少 30s 有效的正压通气(有胸廓运动)和 60s 胸外按压配合 100%氧正压通气后,新生儿心率仍在 60 次/min 以下，给予肾上腺素。在没有建立有效通气（无胸廓运动）以前，不是应用肾上腺素 的指征。

（1）肾上腺素 具有 α-肾上腺能受体和 β-肾上腺能受体激动作用。对于心搏骤停和 α-受体激动作用引起血管收缩作用更重要。血管收缩可以增加胸外按压时的灌注压，将氧气运送到心脏和脑。肾上腺素还可以增强心肌收缩力，刺激自主收缩，增加心率。首选静脉给药：1∶10 000 溶液 0.1～0.3 mL/kg（0.01～0.03 mg/kg），吸于 1 mL 的注射器中给药。在静脉途径未建立前或没有条件做脐静脉插管，可气管导管内给药，但剂量加大。1∶10 000 溶液 0.5～1.0 mL/kg（0.05～0.1 mg/kg），吸于 5 mL 的注射器中给药。给予肾上腺素后 1 min 评估心率，给药后 继续做正压通气（给 100%氧）和胸外按压，如果首剂肾上腺素后心率<60 次/min，3～5 min 可重复应用。如果开始使用剂量范围的下限，以后可增加剂量，但不要超过最大推荐剂量。如果首剂肾上腺素气管内给药，无效重复给药时应改为脐静脉给药。给肾上腺素后没有取得令人满意的效果，要考虑其他问题如低血容量和张力性气胸。

（2）扩容剂 如新生儿对有效的正压通气、胸外按压及肾上腺素无反应，有持续低心率，有急性失血的历史及低血容量的表现可考虑扩容。低血容量的新生儿可表现为皮肤苍白、毛细血管再充盈延迟（测前胸，>3 s）和脉搏微弱。如无低血容量表现或急性失血历史，不常规给予扩容。对于已经受损的心脏给予大容量的扩容剂可影响心脏的排出，对新生儿不利。推荐生理盐水（0.9%NaCl）5～10 min 以上经静脉或骨髓缓慢推注，不建议外周静脉输液。

（3）纳洛酮 纳洛酮不推荐作为产房呼吸抑制新生儿开始复苏努力的药物，心率和氧合应当靠支持通气来恢复。它为特殊用药，使用需有严格的指征：①复苏者使用面罩正压呼吸 30 s 后，心率及肤色已有改善但仍未建立呼吸；②其母在分娩前 4 h 内使用麻醉剂杜冷丁。多采用静脉或肌内注射，不推荐气管内给药。使用剂量：0.1 mg/kg.次。

6.复苏后监护与处理

每一个还未达到稳定或复苏后的新生儿都须要持续的监测、护理和恰当的诊断性评估。复苏后的监测包括以下几点：①心率、呼吸频率、血压、体温、吸氧浓度和动脉血氧饱和度，做血气分析；②判定血糖水平和对低血糖进行治疗；③动态监测血糖和血钙水平；④拍胸片 X 射线片来评估肺的扩张情况、气管插管和脐静脉导管的位置，明确心搏骤停的潜在病因，或检查是否存在并发症，如气胸；⑤通过扩容或应用血管加压剂治疗低血压；⑥治疗可能存在的感染或惊厥；⑦建立静脉通道，给予合理的液体治疗；⑧记录观察的情况和相应的处理；⑨将新生儿转运到更有条件的地方（如新生儿监护病房）进一步护理。转运过程须要接受过新生儿复苏培训的一组人员来完成。

四、特殊情况

1.胎粪吸入

产科医师应在生产过程中快速对任何羊水胎粪污染的婴儿进行评估。不推荐对所有胎粪污染的婴儿常规吸痰，但当有大量羊水或分泌物时，在胎头娩出后、开始呼吸前应使用球形吸痰器清理口咽。应立即评估新生儿是否有活力，如有力的呼吸、良好的肌张力及心率>100 次/min。尽管存在羊水粪染,对有活力婴儿的处理应同正常婴儿一样。如果在场的产科医师和儿科医师均认为婴儿有活力,就不必在出生后将婴儿从其母亲身边带走。如果婴儿无活力(无呼吸或哭声,且肌张力低下,且心率<100 次/min),应立即气管插管吸出胎粪,最好在第一次呼吸前进行。

2.休克

某些婴儿在产房表现出苍白、休克。休克可源于大量产时失血,由于胎盘分离、胎-母输血、胎盘处脐带撕裂、前置胎盘或血管、剖宫产时切开前壁胎盘、难产时腹腔内脏破裂(如肝、脾)所致。也可由败血症或低氧血症酸中毒所致的血管舒张、血管张力降低引起。这些新生儿表现为:苍白,心动过速(>180 次/min),呼吸急促,低血压伴毛细血管灌注不良,脉搏微弱。

如为不明原因的急性失血,在开始呼吸支持后可能需立即输入 O 型浓缩红细胞、0.5%白蛋白。可通过脐插管给予 20 mL/kg。如临床症状无改善,应进一步查找失血原因,并继续使用更有力的血液或胶体扩容剂。应记住,产时急性失血分娩后即时血细胞比容可能正常。

除急性大量失血外,无须急用血液替代品,使用晶体溶液即可达到稳定状态。生理盐水是首选。如果之后需要血液替代品,晶体液为从血库获得更适合的产品赢得了时间。

除非极其危急情况且无其他治疗方法可用,否则不推荐从胎盘自体输血。

3.气漏

如果在经过充分有效通气、胸外按压、使用药物后,婴儿情况仍未改善,应考虑气漏综合征的可能。气胸(单侧或双侧)、心包积气可通过透视或诊断性胸穿来除外。

4.早产

早产儿在产房需要更多的特别护理,包括空气-氧气混合气体及氧饱和度监测,防止因较薄的皮肤和较高的体表面积或体重比例所致的热量丢失。呼吸功能不充分所致的呼吸暂停更易发生于低胎龄的婴儿,并应提供支持治疗。对肺表面活性物质缺乏致肺脏顺应性差的新生儿,第一次及之后的呼吸时须提高通气压力。在早产的原因中,围生期感染更能够增加早产儿窒息风险。

五、Apgar 评分

对复苏的效果和复苏方法的评价应根据新生儿的呼吸、心率和肤色来做出。产后应常规行 Apgar 评分并记录于新生儿表格上。Apgar 评分包括新生儿 5 项客观体征评分的总和,项分 0、1、2 分。一般记录出生后 1 min、5 min 的评分。如果 Apgar 评分≤6 分,应每隔 5 min 评估一次直至评分>6 分。Apgar 评 10 分提示婴儿情况良好。这种情况很少见,因为大多数婴儿会存在不同程度的手足发绀。评分如果准确,可以获得以下信息。

1.1 min Apgar 评分

这一评分通常与脐血 pH 值有关,为产时窒息的指标。与预后无关。0~4 分新生儿与 7 分以上新生儿相比,存在明显的低 pH 值,高 $PaCO_2$,低缓冲碱。极低出生体重儿新生儿评分低不一定代表严重窒息。50%胎龄 25~26 周并且 Apgar 评分 0~3 分的新生儿脐血 pH 值>7.25,因此极低出生体重儿新生儿评分低不能认为其有严重窒息。但是,对于这些新生儿要给予积极的复苏,相对于那些评分低又伴有酸中毒的新生儿,他们对复苏的反应快且较少使用有创手段。

2.1 min 以上 Apgar 评分

反应新生儿变化情况及复苏效果。持续低 Apgar 评分提示需要进一步抢救及对新生儿产生较严重的损伤。评估复苏是否有效,最常见的问题是肺膨胀及通气不良。复苏过程中持续低 Apgar 评分时,要检查面罩是否扣紧、插管位置是否正确以及是否有足够的吸气压力。

长时间的严重缺氧(如:Apgar 评分为 3 分)可能对神经系统产生影响。许多新生儿长时间缺氧(>15 min)通常会出现神经系统并发症。但是许多新生儿长期随访出现神经系统异常如脑瘫患儿在出生时无缺氧及低 Apgar 评分史。

六、进展

不断研究新的新生儿复苏设备以期达到最好的复苏效果。

1.喉罩气道

当面罩通气不成功,气管插管不能进行或不成功时,可用喉罩气道。也可用于腭裂、小下颌、大舌等畸形患儿。喉罩气道可作为选择性第二通道,成为体重>2 000 g 或孕周>34 周的新生儿气管插管的替代物。目前对体重<2 000 g 或孕周<34 周者的应用已有报道,一些报告已将 1 号喉罩气道成功用于<1 500g 的 VLWG。但是此装置不能从气道内吸引分泌物及吸引胎粪。很少报告描述在施行胸外按压时使用喉罩气道,但是如气管导管不成功,而又需要胸外按压时,尝试用本装置正压通气配合胸外按压是合理的。经喉罩气道气管内给药依据尚不充分,气由漏进食道而不进入肺。最好不用于高通气压力,因空气可由喉罩周围的空隙中漏出,导致对肺的通气不充分。

2.T-组合复苏器

T-组合复苏器是人工操作、压力限定、气体驱动的复苏装置。这个装置可以通过设定气流量(吸气峰压和呼气末正压)很好地进行人工通气,并且很简单地控制呼吸频率,可延长供气时间,尤其适于早产儿复苏。这种装置最重要的用途是在需要呼吸支持的早产儿转运而没有呼吸机时。

3.空气复苏

新生儿窒息低氧造成组织损害,过多的氧也对新生儿有害。循证医学研究证明足月儿用 21%氧复苏可以得到与 100%氧相同的效果。空气复苏和氧气复苏在生后恢复到正常心率的时间相同,且 1 min 和 5 min Apgar 评分相似。除了在氧气复苏组有高二氧化碳潴留外,两组中血气分析正常的比例相同。在氧气复苏组新生儿第一声啼哭时间延长,但死亡率相同。新指南提出:对胎龄≥35 周的新生儿开始复苏时用 21%的氧,然后用氧饱和度仪指导,用空氧混合仪调整给氧的浓度,达到正常分娩的足月新生儿的标准氧饱和度。胸外按压时给氧浓度要提高到 100%。询证医学研究证明<35 周的早产儿用空气复苏不能达到要求的氧饱和度,建议开始复苏用稍高于空气的氧浓度(21%~30%),我国指南建议 21%~40%)。然后,用氧饱和度仪做指导,用空氧混合仪调整给氧浓度,使达到正常新生儿的标准氧饱和度。这样可避免血氧过高和血氧过低。

4.保守或停止复苏

复苏意味着婴儿可获得更好的生存率，减少严重疾病发生率，包括胎龄25周或胎龄更大些的新生儿。对那些不可能存活或并发症概率非常高的新生儿来讲，父母的意愿可指导复苏力度。如果连续10 min以上的侵入性复苏后仍没有生命体征出现，可考虑停止复苏。

（徐发林、李文丽）

第二十章　新生儿黄疸

第一节　新生儿高胆红素血症

新生儿黄疸(neonatal jaundice)是新生儿期最常见的症状,是由于血清胆红素浓度升高导致肉眼可见的皮肤和巩膜的黄染。多数成人当血清总胆红素(serum total bilirubin,STB)浓度超过 2 mg/dL(34 umol/L)时即可发现黄疸;而新生儿由于毛细血管丰富,血清总胆红素浓度超过 5 mg/dL(85 umol/L)才出现黄疸。血清胆红素浓度增至一定程度可引起胆红素脑病,为黄疸致死或致残的重要并发症。

由于新生儿胆红素代谢的特点,新生儿黄疸的发生率很高,可见于 60%~70%的足月新生儿,早产儿的发生率可能超过 80%,早产儿的血清总胆红素升高往往更加明显,持续时间也更长,因此比足月儿更易发生神经系统的损伤。

一、胆红素的来源

1.红细胞血红蛋白

它是主要的含血红素的蛋白质。75%的胆红素来源于衰老红细胞在网状内皮系统被破坏后释放的血红蛋白。1 g 血红蛋白产生 34 g 胆红素。

2.旁路胆红素

其余 25%的胆红素来源于旁路胆红素。旁路胆红素是由骨髓无效造血释放的 Hb、肌肉等其他组织所含血红素和游离血红素降解形成。

二、胆红素代谢

1.转运

未结合胆红素(IBIL)是非极性、脂溶性的,能通过血脑屏障,结合人血白蛋白后被转运到肝细胞。结合胆红素(DBIL)为水溶性,不进入中枢神经系统,是无毒性的。

2.吸收

非极性、脂溶性的胆红素(与白蛋白分离)通过肝细胞膜,主要结合胞浆配体(Y、Z 蛋白),转运至平滑网状内皮系统。

3.结合

未结合胆红素在网状内皮系统尿苷二磷酸葡萄糖醛酸转移酶(UDPG-T)作用下转化为结合胆红素。

4.排泄

结合胆红素由胆道进入胃肠道，在肠道细菌的作用下分解为粪胆原，通过粪便排出体外。正常情况下直接胆红素不会由粪便中重吸收，除非经肠道β葡萄糖醛酸酶作用转化为未结合胆红素，再被肠黏膜细胞重吸收、转运到肝细胞再次转化为结合胆红素，称为“肠肝循环”。

三、新生儿胆红素代谢特点

1.胆红素生成过多

新生儿每日生成的胆红素明显高于成人（新生儿8.8 mg/kg，成人3.8 mg/kg），其原因是：胎儿血氧分压低，红细胞数量代偿性增加，出生后呼吸建立，血氧分压升高，过多的红细胞被破坏；新生儿红细胞寿命短，为70~90 d（成人为120 d），且血红蛋白的分解速度是成人的2倍；肝脏和其他组织中的血红素及骨髓红细胞前体较多，因此旁路来源的胆红素较多。

2.血浆白蛋白联结胆红素的能力不足

单核吞噬细胞系统的胆红素进入血循环，与白蛋白联结后，运送到肝脏进行代谢。刚娩出的新生儿常有不同程度的酸中毒，可减少胆红素与白蛋白联结；早产儿胎龄越小，白蛋白含量越低，其联结胆红素的量也越少。

3.肝细胞处理胆红素能力差

新生儿出生时肝细胞内Y蛋白、Z蛋白含量极微（生后5~10 d达正常），UDPGT含量也低（仅为成年人的1%~2%，生后1周接近正常）且活性差（仅为成年人的0~30%），因此，生成结合胆红素的量较少；出生时肝细胞将结合胆红素排泄到肠道的能力暂时低下，早产儿更为明显，可出现暂时性肝内胆汁淤积。

4.肠肝循环（enterohepatic circulation）的特殊性

新生儿出生时，因肠腔内β-葡萄糖醛酸苷酶含量高，可将结合胆红素转变成未结合胆红素，加之肠道内缺乏细菌，导致结合胆红素分解为粪胆元的量少，未结合胆红素的重吸收增加。此外，胎粪约含胆红素80~180 mg，如排泄延迟，可使胆红素重吸收增加。

当饥饿、缺氧、脱水、酸中毒、头颅血肿或颅内出血时，更易出现黄疸或使原有黄疸加重。

四、新生儿高胆红素血症的分类与病因

1.新生儿高未结合胆红素血症

（1）生理性黄疸　主要由新生儿胆红素代谢的特点所造成。其特点是：①一般情况良好；②足月儿生后2~3 d出现黄疸，4~5 d高峰；5~7 d开始消退，2周内消失；早产儿3~5 d出现，5~7 d高峰，7~9 d开始消退，可延长至4周才消失；③ 每日BIL上升<85 umol/L（5 mg/dL）或每小时上升<0.85 umol/L（0.5 mg/dL）。

生理性黄疸是排除性诊断，由于受个体差异、种族、地区、遗传及喂养方式等影响，迄今尚不存在统一标准。目前多根据不同胎龄和出生后小时龄，以及是否存在高危因素来评估和判断。影响新生儿黄疸的高危因素包括溶血、窒息、缺氧、酸中毒、脓毒血症、高热、

低体温、低蛋白血症、低血糖等。

(2)母乳性黄疸　分为母乳性黄疸(由于乳汁本身导致黄疸)与母乳喂养性黄疸(由于能量摄入不足引起的黄疸)。

1)母乳喂养性黄疸:母乳喂养性黄疸儿在出生 3 d 后胆红素水平高于配方奶喂养儿,在临床上胆红素水平差别不显著。母乳喂养性黄疸主要是由于能量摄入不足致肠肝循环增加所致,该种原因导致的黄疸可通过增加母乳喂养量和频率而得到缓解。

2)母乳性黄疸:一般晚期出现。在出生后 1 周,胆红素不是通常的下降,而是持续的上升,到 14 d 可达 20~30 mg/dL。如果继续母乳喂养,胆红素水平会持续上升,在 2 周后逐渐下降,4~12 周恢复至正常。如果停止母乳喂养,胆红素水平会在 48 h 内迅速下降。如果恢复母乳喂养,胆红素会升高 2~4 mg/dL,但不会升高到以前的水平。这种婴儿体重增长良好,肝功能正常,没有溶血证据。真正母乳性黄疸的病因不明,可能与母乳中 β-葡萄糖醛酸酐酶水平较高,增加肠肝循环有关,一般不需任何治疗。

(3)新生儿溶血病　是导致新生儿高未结合胆红素血症最常见的病理性原因。包括 Rh 血型不合,ABO 血型不合和稀有血型不合引起的溶血。

(4)红细胞酶缺乏症　在新生儿早期发生自发性溶血而导致高胆红素血症,这种溶血可持续终身。如 G6PD 缺乏症,丙酮酸激酶缺乏症等。

(5)红细胞膜缺陷　包括遗传性球形红细胞增多症,遗传性椭圆形红细胞增多症等。

(6)血管外溶血　严重挤压伤、头颅血肿、消化道出血、颅内出血等。

(7)红细胞增多症　常见于脐带结扎延迟、21-三体综合征、糖尿病母亲的婴儿。

(8)先天性甲低。

(9)先天性葡萄糖醛酸转移酶缺乏症。

(10)母亲疾病如妊高征、糖尿病等。

(11)药物　母亲使用催产素、地西泮、异丙嗪等;新生儿用水合氯醛、吲哚美辛、噻嗪类利尿剂等。

2.新生儿高结合胆红素血症

(1)肝外胆管疾病　胆管闭锁、胆总管囊肿、胆管狭窄等。

(2)肝内胆管疾病　肝内胆管缺如、进行性肝内胆汁淤积、胆汁黏稠综合征。

(3)遗传性代谢缺陷　半乳糖血症、肝脑肾综合征。

(4)感染　宫内病毒感染、败血症。

(5)特发性新生儿肝炎。

(6)全静脉营养所致的胆汁淤积。

(7)染色体病　17、18 三体综合征、21-三体综合征等。

五、新生儿高胆红素血症的诊断与鉴别诊断

1.诊断要点

新生儿黄疸的诊断是比较复杂的。应根据病史、体格检查、实验室检查、影像学检查和其他五个方面的资料进行全面分析。

2.病史

要仔细询问病史,母亲妊娠史,胎次,有无流产、死胎和输血史,临产前有无感染和羊膜早破,分娩过程、用药史、同胞兄姐中有无同样患病史,有无接触过萘、樟脑丸,家族中有无患同样疾病和畸形史,有无感染史。对婴儿要注意开奶时间、喂养方式、食欲、呕吐、尿和粪便颜色等消化道症状,对黄疸出现的时间应追问清楚。

(1)生后 24 h 内出现的黄疸,应考虑新生儿母婴血型不合引起的溶血,其次为宫内感染、隐匿性出血或败血症。

(2)黄疸出现在第 2~3 d,多为生理性的,如黄疸重、持续时间长,应考虑病理性的,如 Lucey Driscoll 综合征,C-N 综合征和早发型母乳喂养性黄疸。在我国广东、广西地区要警惕 G6PD 缺陷的发病。

(3)出现于 3 d 之后和一周之内的黄疸,应当考虑细菌性败血症或尿路感染,也可是其他感染如梅毒、弓形虫、CMV 或肠道病毒感染。继发于头颅血肿、胎粪延迟排出、红细胞增多症所致的黄疸,以生后第 4~5 d 较为明显。

(4)出生一周以后开始的黄疸,提示母乳性黄疸、败血症、先天性溶血性贫血急性发作(球形红细胞增多症、丙酮酸激酶缺陷),药物诱发的溶血(如 G6PD 缺陷)。

(5)出生一个月不退的黄疸,未结合胆红素升高者仍要考虑母乳性黄疸、甲状腺功能低下和幽门狭窄所致的生理性黄疸的延长、遗传性非溶血性高胆红素血症。结合胆红素升高可继发于新生儿溶血病或静脉营养之后的胆汁淤积、宫内病毒感染,或先天性胆道闭锁。

3.体格检查

指压皮肤观察皮色、皮下组织颜色。黄疸发展方向由头至尾。黄疸水平最高时,膝关节以下及手掌出现黄疸。注意是否有贫血,皮肤有无出血点,肝脾是否肿大;有无神经系统症状体征。但是,肉眼看到的不能可靠地反映血清胆红素水平。见表 20-1。

表 20-1 皮肤黄疸分布与血清总胆红素

黄疸分布部位	血清总胆红素估计值[(mg/dL)(umol/L)]
头颈部	6(103)
躯干上半部	9(154)
躯干下半部及大腿	12(205)
上肢及膝关节以下	15(257)
手足心	>15 (257)

4.实验室检查

(1)孕妇血型、Rh 表型及孕期血中抗体检测。

(2)血常规和网织红细胞计数,周围血涂片 RBC 形态,了解 Coombs 实验阴性婴儿溶血的原因(如球形红细胞增多症)。

(3)婴儿血型,Rh 表型,直接 Coombs 实验,检查同种免疫性溶血。

(4)红细胞压积 检查是否有红细胞增多症或隐性失血。

(5)婴儿红细胞抗体(如果直接Coombs实验阳性)。

(6)肝功能 转氨酶、血清胆红素检测。

(7)黄疸时间延长 应进行肝病、先天性感染、败血症、代谢缺陷、甲低的试验。

(8)影像学检查 肝胆B超、头颅CT、MRI胆管成像等。

(9)病理检查 经皮肝穿活检,腹腔镜检查,剖腹探查,尤其疑为胆道闭锁者。

5.鉴别诊断

如为非生理性黄疸应从黄疸出现的时间、临床表现、实验室检查等方面加以鉴别。

(1)新生儿溶血症 生后24 h内出现黄疸者,或黄疸程度超过生理性黄疸者,有明显贫血、黄疸、肝脾大、水肿、心力衰竭等表现,重者可出现核黄疸症状。实验室检查可有未结合胆红素升高。抗红细胞抗体及母婴血型的检查有助诊断。

(2)新生儿败血症 常伴有感染中毒症状,并可能找到感染病灶。血培养有助于病原菌的确定。

(3)新生儿肝炎 有食欲减退、恶心、呕吐等消化道症状,病前大便正常,经综合治疗后多能痊愈。实验室检查结合胆红素及未结合胆红素均升高。

(4)先天性胆道畸形 生后不久即排白色大便,肝大明显,常超过肋下4 cm,且质地较硬,经综合治疗后继续加重,若黄疸有轻重变异应考虑胆汁淤积综合征,先天性胆道闭锁时结合胆红素升高,131碘玫瑰红排泄试验可鉴别新生儿肝炎及胆道畸形。

(5)其他原因所致的皮肤黏膜黄染 长期服用某些黄色药物可使皮肤黄染,严重者巩膜黄染,但以角膜缘周围最明显,离角膜愈远,黄染愈轻;过多食用胡萝卜、南瓜、橘子汁等可使胡萝卜素含量增高,可使皮肤黄染,但新生儿期罕见,发黄部位多在手掌及足底皮肤,黏膜黄染不明显,血清胆红素无升高。

(6)胆红素脑病的鉴别诊断 ①新生儿缺氧缺血性脑病:有窒息史,生后即出现明显神经精神症状,症状轻重不等,严重者惊厥、昏迷,病情于生后3 d左右达高峰,头颅CT或B超可见脑水肿及/或脑出血。②新生儿颅内出血:有围生期脑损伤史,多发生于生后3 d以内,多伴有惊厥,头颅B超或CT可以确诊。③新生儿感染(中枢神经系统感染、败血症):如发生在宫内或产时,新生儿生后1周内可表现为反应低下、拒乳、肌张力增高、惊厥等,并常伴有黄疸。鉴别要点为感染患儿可有发热或体温降低,末梢循环欠佳,血白细胞增多或减少,杆状核增高,C反应蛋白明显增高,血培养阳性及脑脊液检查为感染性表现。

六、新生儿高胆红素血症的治疗与预防

首先重视病因治疗,其次是对症治疗,降低血中未结合胆红素浓度,防止胆红素脑病的发生。

1.病因治疗

(1)新生儿肝炎 保肝治疗为主,供给充分的热量及维生素。禁用对肝脏有毒性的药物。

(2)新生儿败血症 早用药、足疗程,一般10~14 d,联合应用抗生素,静脉给药治疗,同时注意药物的副作用。

(3)先天性胆道闭锁　强调早期诊断,早期手术治疗。

(4)其他　注意防止低血糖、低体温,纠正缺氧、贫血、水肿和心力衰竭等。

2.对症治疗

中华医学会儿科分会新生儿学组推荐适合我国国情的新生儿黄疸干预方案,见表20-2。

表 20-2　足月新生儿黄疸干预标准

生后时间(h)	血清总胆红素水平 μmol/L(mg/dL)			
	考虑光疗	光疗	光疗失败后换血	换血+光疗
≤24	≥103(6)	≥154(9)	≥205(12)	≥257(15)
25-48	≥154(9)	≥205(12)	≥291(17)	≥342(20)
49-72	≥205(12)	≥257(15)	≥342(20)	≥428(25)
>72	≥257(15)	≥291(17)	≥376(22)	≥428(25)

以往认为早产儿胆红素>257 umol/L(15 mg/dL)才诊断病理性黄疸。现主要因早产儿发育不成熟及易产生各类疾病等高危因素,根据胎龄、日龄、体重及其他高危因素放宽干预指征,见表 20-3。

表 20-3　不同胎龄出生体重早产儿黄疸干预推荐方案(总胆红素界值, μmol/L)

胎龄/出生体重	出生~24 h		出生~24 h		出生~48 h	
	光疗	换血	光疗	换血	光疗	换血
<28 周/ < 1 000 g	≥17~86 (≥1~5)	≥86~120 (≥5~7)	≥86~120 (≥5~7)	≥120~154 (≥7~9)	≥120 (≥7)	≥154~171 (≥9~10)
28~31 周/ 1000~1500 g	≥17~103 (≥1~6)	≥86~154 (≥5~9)	≥103~154 (≥6~9)	≥137~222 (≥8~13)	≥154 (≥9)	≥188~257 (≥11~15)
32~34 周/ 1501~2000 g	≥17~103 (≥1~6)	≥86~171 (≥5~10)	≥103~171 (≥6~10)	≥171~257 (≥10~15)	≥171~205 (≥10~12)	≥257~291 (≥15~17)
35~36 周/ 2001~2500 g	≥17~120 (≥1~7)	≥86~188 (≥5~11)	≥120~205 (≥7~12)	≥205~291 (≥12~17)	≥205~239 (≥12~14)	≥274~308 (≥16~18)

(1) 光疗

1)光疗原理:光照疗法简称光疗,是降低血清未结合胆红素简单而有效的方法。光照疗法原理:未结合胆红素在光的作用下,转变成水溶性的异构体,经胆汁和尿液排出。波长 425~475 nm 的蓝光和波长 510~530 nm 的绿光效果较好,日光灯或太阳光也有一定疗效。新生儿裸体卧于光疗箱中,光照时除了遮盖双眼避免损伤视网膜外,会阴部用小型尿布,其余尽量暴露。

2)光疗指征:①胆红素水平升高至会对患儿造成危害时应开始光疗,但还未达到换血水平; ②在特殊情况下可进行预防性光疗,如极低出生体重儿、严重淤血婴儿。对于溶血病婴儿,血清胆红素一旦升高,在等待换血时即应开始光疗; ③光疗禁忌症一般为肝病致高结合胆红素血症、梗阻性黄疸,因为此种情况下间接胆红素水平并不高,且光疗可导致“青铜症”。如果直接、间接胆红素均升高,换血可能较光疗更安全,因尚不知青铜物质是否有害。

3)光疗副作用:①可出现发热、腹泻和皮疹,但多不严重,可继续光疗; ②光疗时不显性失水增加,尤其对于置于辐射台的婴儿,在足月儿可达40%,早产儿为80%~190%。严格控制温度的暖箱可降低此液体丢失,必须额外补充丢失的液体;③早产儿光疗时可能会出现低钙血症;④光疗可能会造成视网膜损害、结膜充血、角膜溃疡等,因此光疗时应用眼罩遮蔽眼睛;⑤青铜症。

(2) 换血

1)换血指征:①光疗失败,不能预防胆红素上升至毒性水平;②纠正贫血,改善溶血病导致水肿患儿的充血性心力衰竭;③清除抗体及致敏红细胞,终止继续溶血及胆红素生成。④Rh 致敏婴儿胆红素自然升高而未光疗,对溶血者通常有以下指征须立即换血:脐血中胆红素>80 umol/L ,Hb<110 g/L; 光疗时胆红素上升>17 umol/L/ h; Hb 110~130 g/L,光疗时胆红素上升>8.5 umol/L/ h; 胆红素>342 umol/L, 或根据其增长速度估计可达 342 umol/L; 其他方法(如光疗)充分控制胆红素时贫血仍在加重。重复换血时指征同初次换血。所有婴儿在决定换血时应进行严密光疗。

2)换血血液:①换用新鲜(<7 d)浓缩红细胞(PRBC)配置的照射后重组全血(HCT45-50)及柠檬酸磷酸盐溶解新鲜冰冻血浆。②Rh 溶血用 Rh 血型同母亲,ABO 血型同患儿的血。③ABO 溶血用 O 型血细胞及 AB 型血浆重组血。主要是换出部分血中游离抗体和致敏红细胞,减轻溶血;换出血中大量胆红素,防止发生胆红素脑病;纠正贫血,改善携氧,防止心力衰竭。④换血量以两倍患儿血量为宜,即“双倍输血”,一般为 400~600 mL/次。

3)换血并发症:低钙血症、低镁血症、高钾血症、低血糖、酸碱平衡失调、血栓及栓塞、出血、感染、溶血、坏死性小肠结肠炎、低体温、移植物抗宿主病等。

(3) 其他治疗方法

1)静脉用免疫球蛋白:用法为 1 g/kg,于 6~8 h 内静脉滴入,可减少换血率、平均换血量、缩短光疗及住院时间;其机制与阻断网状内皮系统 Fc 受体、抑制吞噬细胞破坏致敏红细胞有关,早期应用临床效果较好。免疫球蛋白接受大剂量 IVIG 治疗可能与 NEC 发病率较高有关;同时会影响免疫接种(无标准方案,人免疫球蛋白的生物半衰期为 16~24 d,据此,建议延迟 2 月以上进行接种疫苗)。

2)供给白蛋白:白蛋白 1 g/kg 或血浆每次 10~20 mL/kg,以增加其与未结合胆红素的联结,减少胆红素脑病的发生。

3)肝酶诱导剂:常用苯巴比妥 5 mg/(kg.d),分 2~3 次口服,共 4~5 d,也可加用尼可刹米 100 mg/(kg.d),分 2~3 次口服,共 4~5 d,以提高苯巴比妥的疗效。

4)纠正代谢性酸中毒:5%碳酸氢钠提高血 pH 值,以利于未结合胆红素与清蛋白的联结。

3.预防

(1) 妊娠期及哺乳期母亲,应注意饮食、起居的保养,不滥用药物。

(2) 孕母有黄疸史,有不明原因死胎、流产、新生儿黄疸史者,应及早检查,防止黄疸发生。

(3) 保护新生儿皮肤、脐部、臀部清洁、避免损伤,防止感染。

(4) 注意观察患儿皮肤色泽,黄疸出现时间、程度变化、大小便颜色及全身情况,以便早期诊治。

(5) 新生儿生后尽早做到频繁有效地吸吮,促进胎便顺利排出,减少高胆红素血症发生。

(6) 抚触新生儿背部,刺激背部皮肤神经,兴奋脊髓排便中枢,加快胎粪尽早排泄,降低血清胆红素水平,减少新生儿病理性黄疸的发生率以及核黄疸发生的危险性。

七、新生儿高胆红素血症的随访

我国目前新生儿高胆红素血症和胆红素脑病发生率偏高,其原因与以下因素有关:

(1)新生儿黄疸的高峰期在日龄的4~5 d,而产科住院时间缩短,生理产新生儿出生2~3 d即随母出院,出院后对于黄疸的预测及随访缺乏足够重视;

(2)母乳喂养早期哺喂量不足,生理性体重下降明显,排泄量减少。因此,应加强高胆红素血症新生儿的随访;尤其是以下患儿:住院期间曾接受光疗,且出院时黄疸仍有上升趋势;出生3 d内,血清胆红素200~250 umol/L;出生>3 d,血清胆红素>220 umol/L。

第二节　新生儿溶血病

新生儿溶血病(hymolytic disease of newborn,HND)是指由于母婴血型不合而引起的胎儿或新生儿同族免疫性溶血(isoimmune hemolytic disease)。在已发现的人类26个血型系统中,以ABO血型不合最常见,占新生儿溶血的85.3%,其次为Rh血型不合,占14.6%,MN(少见血型)血型不合罕见。

一、病因和发病机制

为母婴血型不合引起的抗原抗体反应,由于母亲体内不存在胎儿的某些由父亲遗传的红细胞血型抗原,当胎儿红细胞通过胎盘进入母体或母体通过其他途径(如输血、接种疫苗等)接触这些抗原后,刺激母体产生相应抗体。当此抗体(IgG)进入胎儿血液循环后,即与胎儿红细胞表面的相应抗原结合(致敏红细胞),继之在单核-吞噬系统内被破坏,引起溶血。

1.ABO溶血病

主要发生在母亲O型而胎儿A型或B型,如母亲为AB型而胎儿为O型,则不发生溶血。40%~50%的ABO溶血病发生在第一胎,这是由于自然界存在A或B血型物质,如某些植物、寄生虫、伤寒疫苗、破伤风及白喉类毒素等,O型母亲在第一次妊娠前,已接受过 A 或 B 血型物质的刺激，血中抗 A 或抗 B(IgG)效价较高，因此怀孕第一胎时抗体即可进入胎儿血循环引起溶血。

在母婴 ABO 血型不合中，仅 1/5 发生溶血病，其原因为：①胎儿红细胞的抗原数量少，仅为成人的 1/4，不足以与相应的抗体结合而发生严重溶血；②除红细胞外，A 或 B 抗原存在于许多其他组织中，只有少量通过胎盘的抗体与胎儿红细胞结合，其余的被组织或血浆中可溶性的 A 或 B 物质吸收。

2.Rh 溶血病

Rh 血型系统有 6 种抗原，即 D、E、C、d、e、c(d 抗原未测出，只是推测)，其抗原性强弱依次为 D>E>C>c>e，故以 RhD 溶血病最常见，其次为 RhE，由于 e 抗原性最弱，故 Rhe 溶血病罕见。红细胞缺乏 D 抗原称为 Rh 阴性，具有 D 抗原称为 Rh 阳性，中国人绝大多数为 Rh 阳性。但母亲 Rh 阳性(有 D 抗原)，也可缺乏 Rh 系统其他抗原，如 E 等，若胎儿有该抗原也可发生 Rh 溶血病。

由于自然界无 Rh 血型物质，Rh 溶血病一般不发生在第一胎。首次妊娠末期或胎盘剥离时，Rh 阳性的胎儿血(>0.5~1 mL)进入 Rh 阴性母血中，约经过 8~9 周产生 IgM 抗体(初发免疫反应)，此抗体不能通过胎盘，以后虽可产生少量 IgG 抗体，但胎儿已经娩出。如母亲再次妊娠(胎儿 Rh 血型与上一胎相同)，怀孕期可有少量胎儿血(低至 0.2 mL)进入母体血液循环，则几天内便产生大量 IgG 抗体(次发免疫反应)，该抗体通过胎盘引起胎儿溶血。

当 Rh 阴性母亲既往输过 Rh 阳性血，因其怀孕前已被致敏，故第一胎可发病。极少数 Rh 阴性母亲虽未接触过 Rh 阳性血，其第一胎发病可能是由于 Rh 阴性孕妇的母亲为 Rh 阳性，其母怀孕时已使孕妇致敏，故第一胎可发病(外祖母学说)。

即使是抗原性最强的 RhD 血型不合者，也仅有 1/20 发病，主要是由于母亲对胎儿红细胞 Rh 抗原的敏感性不同。另外，母亲为 RhD 阴性，如父亲的 RhD 血型基因为杂合子，则胎儿为 RhD 阳性的可能性为 50%，如为纯合子则为 100%，其他 Rh 血型也一样。当存在 ABO 血型不合时，Rh 血型不合的溶血常不易发生，其机制可能为 ABO 血型不合所产生的抗体已破坏了进入母体的胎儿红细胞，使 Rh 抗原不能被母体免疫系统发现。

二、病理生理

ABO 溶血除引起黄疸外，其他改变不明显。Rh 溶血造成胎儿重度贫血，甚至心力衰竭。重度贫血、低蛋白和心力衰竭可导致全身水肿(胎儿水肿)。贫血时，髓外造血增强，可出现肝脾肿大。胎儿血中的胆红素经胎盘进入母亲肝脏进行代谢，故娩出时黄疸往往不明显。出生后，由于新生儿处理胆红素的能力较差，因而出现黄疸。血清未结合胆红素过高可透过血脑屏障，使基底核等处的神经细胞黄染，发生胆红素脑病(bilirubin encephalopathy)。

三、临床表现

症状轻重与溶血程度基本一致。多数 ABO 溶血病患儿主要表现为黄疸、贫血，Rh 溶血病症状较重，严重者甚至死胎。

1.黄疸

多数ABO溶血病的黄疸在生后2~3 d出现,而Rh溶血病一般在24 h内出现并迅速加重。血清胆红素以未结合型为主,如溶血严重可造成胆汁淤积,结合胆红素也可升高。

2.贫血

程度不一。重症Rh溶血生后即可有严重贫血或伴心力衰竭。部分患儿因其抗体持续存在,贫血可持续至生后3~6周,甚至持续数月。

3.肝脾肿大

Rh溶血病患儿多有不同程度的肝脾增大,ABO溶血病很少发生。

四、实验室检查

1.血型检查

检查母子ABO和Rh血型,证实有血型不合存在。

2.溶血检查

溶血时红细胞和血红蛋白减少,早期新生儿血红蛋白<145g/L可诊断为贫血;网织红细胞增高(>6%);血涂片有核红细胞增多(>10/100个白细胞);血清总胆红素和未结合胆红素明显增加。

3.致敏红细胞和血型抗体测定

(1)改良直接抗人球蛋白试验　即改良Coombs试验。测定患儿红细胞上结合的血型抗体。用"最适稀释度"的抗人球蛋白血清与充分洗涤后的受检红细胞盐水悬液混合,如有红细胞凝聚为阳性,表明红细胞已致敏。该项为确诊试验,Rh溶血病阳性率高,而ABO溶血病仅少数阳性。

(2)抗体释放试验(antibody release test)　测定患儿红细胞上结合的血型抗体。通过加热使患儿致敏红细胞结合的来自母体的血型抗体释放于释放液中,将该释放液与同型成人红细胞(ABO系统)或O型标准红细胞(Rh系统)混合发生凝结,也为确诊实验。Rh和ABO溶血病一般均为阳性。

(3)游离抗体试验(free antibody test)　测定患儿血清中来自母体的血型抗体。患儿血清中加入与其相同血型的成人红细胞,再加入抗人球蛋白血清,如有红细胞凝聚为阳性。表明血清中存在游离AB或Rh血型抗体,可能与红细胞结合引起溶血。用于估计是否继续溶血和换血效果,但不是确诊试验。

4.其他

(1)脑干听觉诱发电位(BAEP)　是指起源于耳蜗听神经和脑干听觉结构的生物电反应,对早期预测核黄疸及筛选感音神经性听力丧失非常有益。可以通过观察BAEP的Ⅰ、Ⅲ、Ⅴ波的波峰潜伏期及Ⅰ~Ⅲ、Ⅲ~Ⅴ的峰间潜伏期的延长来判断。

(2)头部MRI扫描:对胆红素脑病的早期诊断有重要价值,双侧苍白球的对称性T1加权高信号是急性期胆红素脑病的特异性改变,但有研究发现此改变与患儿长期预后无关。因数周或数月后上述T1加权高信号逐渐消失,恢复正常或稍低信号,若相应部位呈现T2加权高信号,及慢性期胆红素脑病的MRI改变,则提示预后不良。

五、诊断

1.产前诊断

既往所生新生儿有重度黄疸和贫血或有死胎史的孕妇及其丈夫均应进行ABO和Rh血型检查;ABO血型不合者,若孕妇血清中IgG抗A或抗B>1∶64,提示有可能发生ABO溶血病;Rh血型不合者,孕妇在妊娠16周时应检测血中Rh血型抗体,以2~4周检测一次,当抗体效价逐渐升高,提示可能发生Rh溶血病,还应于28周后监测中胆红素浓度,以了解是否发病及其程度。

2.生后诊断

根据母子血型不合,新生儿早期出现黄疸,且进行性加重,改良Coombs和抗体释放试验有一项阳性即可确诊。

六、鉴别诊断

1.先天性肾病

有全身水肿、低蛋白血症和蛋白尿,但无病理性黄疸和肝脾大。

2.新生儿贫血

双胞胎的胎—胎间输血,或胎—母间输血可引起新生儿贫血,但无重度黄疸、血型不合及溶血三项试验阳性。

3.生理性黄疸

ABO溶血病可仅表现为黄疸,易与生理性黄疸混淆,血型不合及溶血三项试验可资鉴别。

七、治疗

1.产前治疗

(1)提前分娩:既往有输血、死胎、流产和分娩史的Rh阴性孕妇,本次妊娠Rh抗体效价逐渐升至1∶32或1∶64以上,用分光光度计测定羊水胆红素增高,且羊水L/S>2,提示胎肺已成熟,可考虑提前分娩。

(2)血浆置换:对血Rh抗体效价明显增高(>1∶64),但又不宜提前分娩的孕妇,进行血浆置换,以换出抗体,减少胎儿溶血。

(3)宫内输血:对胎儿水肿或胎儿Hb<80g/L,而胎肺尚未成熟者,可直接将与孕妇血清不凝集的浓缩红细胞在B超下注入脐血管或胎儿腹腔内,以纠正贫血。

(4)其他:孕妇于预产期前1~2周口服苯巴比妥,以诱导胎儿UDPGT产生增加,减轻新生儿黄疸。对胎儿受累严重者,也有报道通过母亲或胎儿注射IVIG,抑制血型抗体所致的胎儿红细胞破坏。

2.新生儿治疗

详见本章第一节。

八、预防

Rh 阴性妇女在流产或分娩 Rh 阳性胎儿后，应尽早注射相应的抗 Rh 免疫球蛋白，以中和进入母血的 Rh 抗原。临床目前常用方法是对 RhD 阴性妇女在流产或分娩 RhD 阳性胎儿后 72 h 内肌注抗 D 球蛋白 300 ug，可起到较满意的预防效果。

第三节 胆红素脑病

新生儿胆红素脑病是指在新生儿期，非结合胆红素在基底节和脑干的神经元沉积所导致的神经系统损伤的一组综合征。胆红素水平增高可造成早期神经功能障碍，如果未能及时治疗，可能造成永久性神经损伤。胆红素脑病和核黄疸分别用于描述胆红素中枢神经系统毒性的临床表现和病理改变。

一、病因与高危因素

高胆红素血症的严重程度、持续时间、白蛋白结合胆红素的能力、血脑屏障的完整性及神经元细胞损伤的易感性等因素，对于胆红素脑病的发生都是重要的。胎龄和体重越小，发生胆红素脑病的危险性越大。其他因素如窒息、颅内出血、溶血可能与胆红素竞争白蛋白位点的药物，都会增加胆红素脑病的易感性。很难对所有的新生儿设定一个精准的安全的胆红素水平，但胆红素脑病很少会发生在健康的、胆红素水平低于 25 mg/dL 的新生儿。胆红素脑病常常在生后一周发生，但也有可能延迟至 2~3 周。

胆红素脑病的高危因素涉及：①生后 48 h 出院的新生儿，无随访，尤其是 35 周~37 周；②24 h 内出现黄疸未连续监测；③对高胆的危险因素缺乏认识；④尽管已经发现明显的黄疸、并开始光疗，但延误了对血清胆红素的测定；⑤家长忽视了早期严重黄疸的表现如喂养困难、缺乏活力等胆红素持续的时间及胆红素在体内的分布；⑥对新生儿黄疸的临床表现严重性缺乏认识。

二、临床表现

1.警告期

活动减少、吸吮减弱、嗜睡、激惹、哭声改变等为先兆症状。一旦进入痉挛期，其预后往往不良。

2.痉挛期

四肢强直、双手握拳、两腿伸直交叉及高声尖叫，可伴有角弓反张、抽搐，出现呼吸困难或暂停。发热与抽搐同时发生。此期症状持续加重可导致死亡；存活的患儿进入恢复期，以后可能留下严重的后遗症。一般出现在生后 1 周，持续 24~48 h。

3.恢复期

肌张力增高症状逐渐减轻，吃奶及对外界的反应逐渐恢复。

4.后遗症期

第一年常表现为角弓反张、肌肉强直，不自主运动及反复发作的抽搐。第二年不规则、不自主运动及肌张力减弱。到3岁时,大部分神经系统症状已经十分明显了,包括手足徐动症,锥体外系症状,抽搐,智力障碍,构音障碍,高频失聪,斜视,眼球上转困难。

三、治疗

(1)监测血清胆红素,全面评估患儿的临床状态,尽可能在神经可逆性损伤之前或早期进行积极干预治疗,包括光照疗法、药物疗法和换血疗法。

(2)对于出现急性胆红素脑病的患儿,在生命体征稳定48 h后采用脑细胞代谢激活剂和改善脑血流的药物及高压氧治疗,及时阻断神经细胞凋亡,恢复神经细胞能量代谢,促使神经细胞的修复与再生。

(3)根据NBNA评分,进行有目的、有计划的外界刺激,可使一些损伤的神经所支配的肌肉更协调地运动,调节肌张力,促进正常姿势出现,抑制异常姿势的形成。

四、胆红素脑病的磁共振影像诊断

(1)累及部位　基底神经节区,特别是苍白球区,其次为丘脑下核群、海马。

(2)急性胆红素脑病常见双侧苍白球区对称性T1WI高信号,T2WI等信号或稍高信号。早产儿的表现与足月儿相似。

(3)慢性胆红素脑病主要表现为苍白球对称性T2WI上高信号,T1WI上无明显变化。

第四节　母乳性黄疸

母乳喂养可为婴儿提供全部营养、免疫及心理需求,是有利于母亲及婴儿健康的重要喂养方式。随着人们对母乳喂养认识的深入,开始倡导母乳喂养,母乳喂养率有了明显提高,并得到推广和普及。但母乳性黄疸的发病率呈现上升趋势,母乳喂养的新生儿可发生相当重的黄疸,引起了临床医师及社会的普遍关注。

一、母乳性黄疸的定义及分类

母乳性黄疸于50年前首次提出,是指发生在健康足月儿中、与母乳喂养相关的一种常见的未结合胆红素升高为主的胆红素血症。其通常发生在婴儿出生的第1～2周,也可持续到12周,其发生率占出生4~7 d新生儿黄疸的49.25%。

母乳性黄疸分为早发性母乳性黄疸及迟发性母乳性黄疸。早发性母乳性黄疸指由于母乳喂养不足导致的黄疸,特别是生后第3~4 d发生,其未结合高胆红素血症比迟发性母乳性黄疸更为严重,可以引起胆红素脑病,故日益引起临床医师的关注;迟发性母乳性黄疸是以往临床医师较为熟悉的一种新生儿黄疸,为生理性黄疸时期的延长,一般发生在生后1周左右,2~3周可 达高峰。

二、母乳性黄疸的病因及机制

1.早发性母乳性黄疸

新生儿黄疸与母乳喂养的关系并未完全阐明,早发性母乳性黄疸的发病多与喂养不足、喂养次数偏少和缓慢的肠蠕动密切相关。该型多发生在生后 3~4 d,胆红素值多为 205~342 μmol/L。母乳摄入不足与成人饥饿性黄疸代谢紊乱相同,成人 24 h 不摄入热卡,即使水摄入充足,也可使 IBIL 成倍上升。新生儿小肠黏膜富含 β-葡萄糖醛酸苷酶,能够分解胆红素-葡萄糖醛酸酯链形成 IBIL。热量摄入不足和喂养次数偏少导致肠蠕动减慢,使胎粪中 UCB 的排出减少,重吸收增加,从而引起 UCB 升高。低代谢率导致肝细胞转化 结合性胆红素的作用受到抑制, 减少胆红素的排出,而 UCB 的重 吸收增加,继而引起黄疸的出现。随着基因学的发展,人们认识到 UDPGT1A1 的 多态性与母乳性喂养具有相关性,携带位于 UGT1A1 基因编码区的 211GA 或 AA 核苷酸的突变更容易发生早发性母乳喂养性黄疸。

2.迟发性母乳性黄疸

发生于出生后 5~15 d,黄疸持续 2~3 周,甚至 2~3 个月。迟发性母乳性黄疸受多种因素影响,与多种原因导致的胆红素肝肠循环增加密切相关。新生儿肝脏内的 UDPGT 在胆红素代谢中发挥着重要作用。新生儿的 UDPGT1A1 显著低于成年人,导致结合性胆红素效量降低。母乳中的孕-3(α) , 2(β) -二醇竞争性抑制婴儿肝脏内的 UDPGT, 使 IBIL 葡萄糖醛酸化,转化为结合性胆红素的能力下降,引起 IBIL 蓄积,从而引起黄疸。

三、母乳性黄疸的诊断与临床特点

目前尚缺乏特异性实验室检查方法,诊断母乳性黄疸需要排除溶血性、感染性、免疫性等因素导致的各种病理性黄疸,且患儿系纯母乳喂养,或母乳占绝大部分,才能考虑母乳性黄疸的诊断。除了需要监测总血清胆红素、结合胆红素、未结合胆红素外,还需要检查患儿的血常规、网织红细胞、直接 Coombs 试验、葡萄糖-6-磷酸脱氢酶、肝功能、甲状腺功能;检测孕母的甲、乙、丙肝抗体,血清 TORCH,同时检测母、婴血型等。当 胆红素水平 >342 μmol/L 时还可检测 S-100 蛋白、血清总胆红素/清蛋白比值(B/A) 、测试脑干听觉诱发电位及行头颅磁共振成像与氢质子磁共振波谱等,以有助于进行胆红素脑病的早期诊断。

早发性母乳性黄疸的临床特点: 黄疸高峰常发生在生后 3~4 d,与生理性黄疸发生及高峰时间相似,需进行鉴别,其胆红素水平更高,持续时间较久: 胆红素水平通常 > 170 μmol/L,甚至> 342 μmol/L,持续时间可达 1~ 3 个月;多见于初产妇,哺乳较晚,喂养不足;产后出院早; 该型可发展为胆红素脑病。

迟发性母乳性黄疸的临床特点: 黄疸高峰常在生后 7~ 10 d,可持续 6~12周。多无任何临床症状,生长发育良好;黄疸程度以轻度、中度为主,重度较少见;预后一般良好,很少引起胆红素脑病。

四、母乳性黄疸的治疗与预防

1.母乳性黄疸的治疗

(1)调整母乳喂养　母乳喂养性黄疸与母乳喂养密切相关,如前所述,母乳喂养作为婴儿的最佳喂养方式,需要消除母亲对于母乳性黄疸的恐惧,尽量鼓励和教育母亲进行正确的母乳喂养,而非单纯的停止母乳喂养。美国儿科研究院建议轻、中度黄疸的患儿应该继续给予母乳喂养。对于早发性母乳性黄疸,如果胆红素水平不是非常高,可适当增加哺乳频率,但仍提倡“按需哺乳”。

(2)药物治疗　轻症患儿无需特殊治疗,中、重症患儿治疗可以同其他新生儿黄疸治疗方案,给予肝酶诱导剂,如苯巴比妥、尼可刹米,诱导肝细胞中 UDPGT 的活性,促进胆红素的结合,增加肝脏胆红素的清除;活性炭、琼脂、蒙脱石散等阻断肝肠循环的药物,减少肠道对 IBIL 的重吸收;肠道益生菌,如双歧杆菌,已经证实母乳中双歧杆菌可以抑制母乳性黄疸的发生;我国的中药对于母乳性黄疸的治疗发挥了重要作用,可以抑制母乳性黄疸的发生,如茵栀黄注射液、茵陈蒿汤等。

(3)光照疗法　光疗是降低血清 IBIL 的简单且有效的方法,通常用于重度迟发性母乳性黄疸。

2.母乳性黄疸的预防

母乳性黄疸的预后相对较好,但是仍然给家庭带来经济负担,给母亲哺乳带来心理负担,因此预防胜于治疗。通常采取生后尽早哺乳,可于 4 h 内进行哺乳;生后第 1 d 增加哺乳频率,最好达到 10 次/d 以上;避免添加糖水;适当补充胃肠道益生菌;必要时检测胆红素水平。

(徐发林、李书津)

第二十一章　新生儿呼吸系统疾病

第一节　呼吸暂停

一、定义

在一段时间内无呼吸运动,呼吸停止<10 s,在两次发作间期呼吸正常,并且不伴心动过缓,称为周期性呼吸。呼吸暂停是指气流停止时间≥20 s,伴血氧饱和度下降、发绀、肌张力低下或心动过缓(<100 次/min)。呼吸暂停是新生儿尤其是早产儿的常见症状,如不及时发现和处理,可致脑缺氧损伤,甚至猝死,应密切监护,及时处理。其发生率与胎龄相关,胎龄越小、发生率越高,常于生后第 1、第 2 d 出现。其呼吸功能不稳定主要与早产儿呼吸中枢及呼吸器官未发育成熟有关,如早产儿的红细胞内缺乏碳酸酐酶,致使由碳酸分解为二氧化碳的数量减少,因而不能有效形成对呼吸中枢的刺激,容易出现呼吸暂停及发绀。

二、临床思维

1.是否呼吸暂停?

应同周期性呼吸相鉴别,周期性呼吸是一良性过程,而呼吸暂停是一种可导致脑损害的病理过程。周期性呼吸和呼吸暂停之间的分界线尚有争议,但二者有共同的病理生理基础,呼吸暂停可能是周期性呼吸的进一步发展。另外,呼吸暂停还可能是新生儿惊厥的一种表现形式,称为脑性呼吸暂停,应注意鉴别。

2.呼吸暂停是否频繁发作?

频发呼吸暂停发作次数>2 次/h,需要积极处理。

3.是原发性或是继发性呼吸暂停?

(1)新生儿的孕周多大?原发性呼吸暂停多见于早产儿,常见于胎龄<34 周、体重<1 800 g 的早产儿。继发性呼吸暂停多见于足月儿,而且常和严重疾病有关,常需要进一步检查以确定病因。

(2)新生儿的日龄?早产儿呼吸暂停发生的高峰时间为生后 3~5 d,但也可发生得更早。发生在生后 24 h 内的呼吸暂停大多是病理性的。

(3)发作在哺乳过程中还是之后?如在哺乳过程中出现呼吸暂停,应考虑误吸乳汁的可能性;插入鼻饲管可引起迷走反射,影响呼吸及循环系统,严重时可导致呼吸暂停;胃食管反流也可引起呼吸暂停。

(4)对刺激的反应？早产儿原发性呼吸暂停对一般触觉刺激反应较好，经拍背等刺激后即可迅速恢复自主呼吸；对于需要气囊面罩加压给氧的新生儿应迅速进行评估和治疗。

4.是中枢性还是梗阻性呼吸暂停？

中枢性呼吸暂停呼吸运动完全停止，常见于孕周<36周的早产儿。梗阻性呼吸暂停是由于呼吸道梗阻导致的气流中断，可有吸气动作及呼吸困难表现，如鼻翼扇动、辅助肌参与、吸凹阳性等。混合性呼吸暂停包括中枢性呼吸暂停和梗阻性呼吸暂停，在先有气道阻塞后伴发中枢性呼吸暂停。

三、病因分析

引起呼吸暂停的原因可按各器官系统的疾病和功能紊乱、胎龄或生后日龄等分类。

1.各器官系统的疾病和功能紊乱

(1)中枢神经系统　HIE、围生期窒息、颅内出血、脑膜炎、伴颅内压增高的脑积水、脑梗死、惊厥。

(2)呼吸系统　缺氧、气道阻塞、肺部疾病、气胸、通气不足或拔管过早、膈或声带麻痹等。

(3)心血管系统　心力衰竭、动脉导管未闭、血容量不足、严重心脏疾病如先天性心脏传导阻滞、左心发育不良综合征或大动脉转位等。

(4)胃肠道　胃食管反流、喂养不耐受、坏死性小肠结肠炎、腹膜炎。

(5)血液系统　贫血、红细胞增多症。

(6)其他疾病和功能紊乱

1)体温不稳定：体温不稳定的患儿更易出现呼吸暂停，尤其是高体温，但也可见于低体温。任何快速的体温波动都能引起呼吸暂停。寒冷应激可发生于出生后、转运或操作过程中，可产生呼吸暂停。

2)感染：败血症、肺炎、脑膜炎等。

3)电解质紊乱：低血糖、低钠血症、高钠血症、高镁血症、高钾血症、低钙血症。

4)迷走神经反射：继发于插入鼻饲管、喂养和吸痰、颈部过度屈曲及伸展，迷走神经张力过高等。

5)药物：苯巴比妥、地西泮和水合氯醛等镇静药物。母亲用过量的镇静药物，如硫酸镁、麻醉药、吗啡类都可能引起新生儿呼吸暂停。

2.胎龄

(1)足月儿任何日龄的足月儿或近足月儿呼吸暂停通常不是生理性原因引起的。必须确定引起呼吸暂停的疾病和功能紊乱。

(2)早产儿最常见的原因是原发性呼吸暂停。常见于胎龄<34周，体重<1 800 g的新生儿，无其他明确的引起呼吸暂停的原因。早产儿呼吸暂停常发生在出生后3~5 d。

3.出生后日龄

呼吸暂停在不同日龄的新生儿可有不同原因。

(1)发生在生后数小时内　母亲使用过量的镇静药、窒息、惊厥、高镁血症或肺透明膜病。

(2)发生在生后1周内　拔管后肺不张、动脉导管未闭、脑室周围-脑室内出血或早产儿呼吸暂停。

(3)发生在生后1周后　伴颅内压增高的出血后脑积水或惊厥。

(4)发生在生后6~10周　早产儿贫血。

(5)发生时间不定　败血症、脑膜炎、心脏疾病、肺炎、寒冷、应激或体温波动。

四、临床分析

确定有无引起败血症的生前高危因素,应检测脐血pH值以排除出生窒息。有喂养不耐受的病史应高度怀疑坏死性小肠结肠炎的可能性。

1.体格检查

(1)头颅　注意有无前囟隆起、颅缝分离等颅内压增高的体征。

(2)心脏　注意有无杂音和奔马律。

(3)肺　机械通气患儿检查胸部运动是否正常。

(4)腹　检查有无腹胀,这是坏死性小肠结肠炎的最早表现之一,坏死性小肠结肠炎的其他体征还有肠鸣音减弱和可见的肠型。

(5)皮肤　红细胞增多症的新生儿皮肤变红,苍白与贫血有关。

2.实验室检查

(1)全血细胞计数和分类结果可能提示感染、贫血或红细胞增多。

(2)血清电解质和糖水平以排除代谢异常。

(3)动脉血气分析以排除缺氧和酸中毒。

3.放射影像学和其他检查

(1)胸部X射线检查　如果怀疑心、肺疾病应立即进行胸部X射线检查。

(2)心电图　可提示心肌缺血、心肌梗死及心律失常等疾病。

(3)超声心动图　以排除先天性心脏病。

(4)腹部X射线检查　若疑诊坏死性小肠结肠炎,需立即行腹部X射线检查。

(5)头颅超声　以除外脑室周围-脑室内出血或脑积水,并可动态观察病情变化。

(6)头颅CT　可显示脑梗死和蛛网膜下隙出血,阳性率较超声高。

(7)消化道造影　仅用于与喂奶有关的呼吸暂停和心动过缓病例,以排除胃食管反流。

(8)腰椎穿刺　如果怀疑呼吸暂停和心动过缓是由脑膜炎或脑水肿致颅内压增高引起,则需要进行腰椎穿刺和脑脊液检查。

(9)脑电图监护　呼吸暂停可能是惊厥的表现,即脑性呼吸暂停,脑电图检查可辅助诊断。

五、治疗原则

明确引起呼吸暂停的原因,积极治疗原发病。

1.早产儿呼吸暂停

(1)一般处理　密切观察,严密监护血氧饱和度、心率、呼吸,及时发现呼吸暂停发作。避免可能促发呼吸暂停的诱因,如减少咽部吸引及插管,减少经口喂养;避免颈部过度屈曲与伸展以降低气道阻塞的危险。维持 SaO_2 在 90%~95%,必要时吸氧。

(2)物理刺激　呼吸暂停发作时可先给予物理刺激,促使自主呼吸恢复,如托背、弹足底等,或用气囊面罩加压呼吸。

(3)特殊处理

1)如呼吸暂停反复发作,应给予兴奋呼吸中枢的药物,以氨茶碱或咖啡因最为常用:氨茶碱负荷量 5 mg/kg,20 min 内静脉滴注,6~8 h 后给维持量,2 mg/kg,每隔 6~8 h 1 次。枸橼酸咖啡因负荷量 20 mg/kg,20 min 内静脉滴注,24 h 后给维持量,5 mg/kg,每天 1 次。枸橼酸咖啡因的副作用似乎比氨茶碱小,但药物的选择是根据所在医院的习惯和药物的供应情况。一般若 5~7 d 没有呼吸暂停,可在纠正胎龄 34~36 周时停药,停药后咖啡因作用持续 1 周。

2)如果上述药物治疗失败,可使用鼻塞持续呼吸道正压通气,其可使患儿气道持续保持呼吸末正压和功能残气量,保持气道通畅,兴奋肺泡牵张感受器,减少呼吸暂停的发作,主要对阻塞性及混合性呼吸暂停效果好,压力为 0.3~0.4 kPa(3~4 cmH_2O)。1~2 L/min的高流量鼻导管通气可替代鼻塞 CPAP 的使用。

3)如果呼吸暂停持续存在,考虑使用多沙普仑。多沙普仑在氨茶碱和咖啡因无效时可能奏效。值得注意的是多沙普仑含有防腐剂苯甲醇。因此,对使用该药的新生儿监测有无代谢性酸中毒很重要,如果发生就要停药。多沙普仑的另一个危险是可能引起 Q-T 间期延长,超过 440 ms 时可威胁生命。故新生儿应慎用,仅作为治疗新生儿呼吸暂停的二线用药。

4)机械通气:如果药物治疗和鼻塞 CPAP 不能控制呼吸暂停和心动过缓,应气管插管行机械通气。如果患儿肺部无器质性病变,肺顺应性好,在一定的呼吸频率下使用较低的压力即可。

(4)长期监测呼吸功能。

2.贫血

如果新生儿有贫血症状、喂养困难,且红细胞比积较低,就需要输血,应维持红细胞比积在较高水平。使用促红细胞生成素和铁剂治疗早产儿贫血可减少输血的次数。

3.胃食管反流

尽可能保持新生儿俯卧位姿势(头高位)或左侧卧位,少量多次喂以稠厚乳汁可改善症状。但俯卧位须警惕婴儿猝死综合征。

第二节　新生儿呼吸窘迫综合征

新生儿呼吸窘迫综合征(neonatal respiratory distress syndrome,NRDS)是由于肺表面活性物质(PS)不足所致,出生后不久即出现进行性呼吸困难、青紫、呼气性呻吟、吸气性三凹征和呼吸衰竭。主要见于早产儿,尤其是胎龄小于32~33周者,胎龄越小,发病率越高。其基本特点为肺发育不成熟、肺表面活性物质缺乏而导致的进行性肺泡不张、肺液转运障碍、肺毛细血管-肺泡间高通透性渗出性病变。其病理特征为肺泡壁至终末细支气管壁上附有嗜伊红透明膜,又名肺透明膜病(hyaline membrane disease,HMD)。由于产前预防性使用糖皮质激素、呼吸支持及PS替代疗法,RDS的预后得到明显改善。然而,近年来随着无产兆剖宫产的增加,晚期早产儿及足月儿RDS发病率有增加趋势,其临床特征有别于早产儿RDS,应该引起足够的重视。

一、病因和发病机制

本病系因缺乏肺泡表面活性物质而引起。早产儿、糖尿病孕妇婴儿、宫内窘迫和出生时窒息的新生儿均可致肺泡表面活性物质缺乏。肺泡表面活性物质是在胎儿20~24周内由肺泡的Ⅱ型上皮细胞开始合成和分泌的,至胎龄35周后含量迅速增加。其主要化学成分为磷脂,覆盖在肺泡表面可降低其表面张力,稳定肺泡,防止呼气末肺泡萎陷。

肺泡表面活性物质缺乏时发生以下变化:表面活性物质缺乏→肺表面张力增高→肺不张、肺通气不良→缺氧、酸中毒→肺血管痉挛→动脉导管及卵圆孔开放→肺泡壁、毛细血管渗透性增加→纤维蛋白沉着→透明膜形成→缺氧、酸中毒更加严重,造成恶性循环。严重者可发生肺动脉高压。

二、临床表现

患儿多为早产儿,但足月儿尤其是剖宫产儿也可发病。呼吸窘迫及呼吸衰竭为其主要临床表现。

1.围生期高危因素

早产、围生期窒息、宫内感染、无产兆剖宫产、男婴、糖尿病母亲、可导致肺发育不良的胸廓畸形(如膈疝)、遗传因素(白种人、同胞有RDS病史)等。

2.呼吸窘迫

出生时多数正常,生后2~6 h(严重者生后即刻)出现呼吸窘迫,表现为呼吸急促(>60/min)、发绀、鼻扇、吸气性三凹征和明显的呼气呻吟。呼吸窘迫呈进行性加重是本病的特点,严重时呼吸浅快,呼吸节律不整、呼吸暂停及四肢松弛。查体听诊呼吸音减低,吸气时可听到细湿罗音。一般生后病情进行性加重,第2~3 d病情最为严重,由于3 d后PS的合成和分泌增加,3 d后病情逐渐好转。

三、X射线检查

起病数小时肺部即出现特征性表现。①毛玻璃样改变:两侧肺野普遍性透明度减低,内有均匀一致的细小颗粒影,渐融合成片;②支气管充气征:在普遍性肺泡不张的背景下,充气的支气管犹如秃叶分支的树枝,显示更为清晰;③白肺:重者整个肺野呈白色,心边界不清。动态摄片有助于诊断和治疗效果的评估。

四、并发症

1.脑室管膜下出血

多发生在早产儿，常有宫内窘迫史，合并出血后，往往病情进展快，预后差。偶有部分婴儿则无神经学体征，须靠头颅B超、CT等助诊。

2.动脉导管未闭

严重缺氧致肺动脉高压使动脉导管重新开放，在心前区可听到收缩期或连续性杂音，以第2~3肋间最响。B型超声心动图可直接查出未闭的动脉导管。

3.肺出血

发生在严重病儿的晚期。常因心衰、肺水肿所致。肺部突然出现较多粗湿啰音，预后差。

五、诊断

根据生后数小时内出现呼吸困难以及X射线胸片特点即可诊断。必要时可做胃液泡沫稳定试验。但应注意可能有肺部感染同时存在。生后12 h后开始出现呼吸困难者一般不考虑本病。

六、鉴别诊断

HMD需和出生后不久出现呼吸困难的其他疾病相鉴别。

1.温肺

系由于肺液清除延迟而影响气体交换的一种自限性疾病，亦称暂时性呼吸困难。出生后短时间内出现呼吸急促，频率可达60~80次/min，重者呼吸增快达100~120次/min，发绀、呻吟、肺呼吸音降低，可有湿啰音，但哭声响亮及反应好。X射线胸片示肺气肿、肺门纹理增粗和斑点状云雾影，常见毛发线（叶间积液）。对症治疗即可，一般2~3 d症状缓解消失。多见于足月剖宫娩出者，症状轻，预后较好。

2.B族溶血性链球菌肺炎

宫内感染引起之新生儿肺炎，临床及X射线表现与HMD相似。其鉴别点为母亲妊娠晚期往往有感染，羊膜早破，羊水有臭味，母血或宫颈拭子培养有B族链球菌生长。

3.膈疝

表现为阵发性呼吸急促和发绀，但腹部凹陷空虚，患侧胸部呼吸音减弱甚至消失，可闻及肠鸣音；胸部X射线检查可以看到患侧有充气的肠曲或胃泡影及肺不张，纵隔向对侧移位。

4.羊水和胎粪吸入

多见于过期产儿，有宫内窘迫史，胎粪污染羊水、皮肤和甲床。复苏时可发现气道内有胎粪；胸廓膨隆，肺部可闻及湿啰音；X射线胸片显示肺过度膨胀，肺野内有斑块状阴影，肺不张及肺气肿，而无支气管充气征。

七、治疗

本病是可逆的自限性疾病,若能渡过72 h,新生儿自身能产生相当量的肺泡表面活性物质,则病情渐趋缓解。一般采取综合措施使患儿渡过极期,待自身肺泡表面活性物质产生增加,病情可望恢复。RDS的治疗关键包括:①预防低氧血症、酸中毒(达到正常组织代谢、最佳PS生成,预防右向左分流);②液体适量(避免低血容量、休克及水肿,尤其肺水肿);③降低代谢需要;④防止肺不张、肺水肿加重;⑤降低肺氧毒性损伤;⑥减少机械通气性肺损伤。

主要措施有:

1.PS替代疗法

可改善肺顺应性、利于肺泡扩张、提高血氧饱和度、缩短机械通气时间、降低气漏发生率及死亡率。在极早早产儿(胎龄≤28周)有RDS高危因素者可预防用药;一旦诊断RDS后,应在充分改善氧合、通气、灌注和建立监测后早期治疗用药,一般在2 h内用药(早期抢救性治疗)。猪肺磷脂注射液推荐剂量:首剂200 mg/kg,若效果欠佳,可重复给药100 mg/kg,总量不超过400 mg/kg。

2.合理氧疗

(1)患儿出现低氧和呼吸困难,可选用鼻塞或面罩式持续气道正压通气(CPAP),压力5~6 cmH_2O,监测经皮血氧饱和度,调整吸入氧浓度,维持目标 SpO_2 90%~95%。应用PS后应尽快降低吸入氧浓度,避免氧中毒。经鼻间歇正压通气(NIPPV)可降低CPAP失败后机械通气比例。

(2)如CPAP及应用PS后仍呼吸困难,或 PaO_2 低于正常,或 $PaCO_2$ 高于60 mmHg,或反复发生呼吸暂停,应改为机械通气。机械通气参数要尽可能低,根据血气分析调节参数,防止发生气漏及过度通气。常采用同步间歇指令通气(SIMV),也可使用其他压力限制呼吸模式,包括辅助-控制、压力支持和容量补偿呼吸模式。常频通气模式效果不好者可选择高频振荡通气(HFOV)模式,可降低呼吸机相关性肺损伤及气漏的发生。HFOV模式在RDS合并气漏、PPHN、肺出血及足月儿RDS治疗方面更具有优势。

3.支持疗法

(1)体温　用暖箱或辐射台维持患儿适中温度。

(2)液体及营养　RDS患儿常发生液体潴留,应适当限制液体量,第一天液体量60~80 mL/(kg·d),以后逐渐增加。

(3)循环　通过监测心率、血压和周围灌注评估循环功能,可考虑使用多巴胺[开始5 μg/(kg·min)]以维持血压、心输出量,确保改善组织灌注及尿量,防止出现代谢性酸中毒;注意PDA大量左向右分流出现低血压、灌注不良。

(4)防治感染　由于肺炎、败血症(尤其GBS感染导致者)往往有类似RDS的临床及胸片表现,对RDS患儿应进行血培养、全血细胞计数及分类、CRP等检查,必要时考虑应用广谱抗生素治疗。

(5)注意急性合并症　气漏、院内感染、脑室内出血、动脉导管开放(PDA)、低血糖等。

八、预后

轻症患儿经鼻塞做持续气道正压治疗，多能痊愈；重症患儿需用呼吸器治疗者病死率在40%~50%。胎龄越小、出生体重越低，则病死率越高。呼吸器治疗失败除了因机械通气合并症如气胸、肺炎等外，合并颅内出血也是导致死亡的重要原因。

第三节 新生儿肺炎

新生儿肺炎(neonatal pneumonia)为我国新生儿最常见疾病之一，可以发生在宫内、分娩过程中或出生后，分别称为产前、产时和产后感染性肺炎。是新生儿常见病，多由细菌、病毒、原虫等不同病原体引起，以弥漫性肺部病变及不典型的临床表现为特点，是新生儿死亡的主要原因。

一、病因

1.产前感染

即宫内感染，因母亲在妊娠期间患有感染性疾病，如败血症或病毒血症，主要病原体为病毒(巨细胞病毒、风疹病毒、单纯疱疹病毒等)、细菌(大肠杆菌、李斯特菌、克雷伯菌等)、原虫(弓形体)等，通过胎盘侵入胎儿血液而感染。

2.产时感染

因羊膜早破24 h以上，产程过长，羊膜处于高度伸张状态，导致通透性增加，产道内细菌上行侵入羊膜腔内污染羊水；或在分娩的过程中，胎儿吸入了污染的羊水或母亲的宫颈分泌物而感染。病原体以巨细胞病毒、风疹病毒、B族溶血性链球菌、肠道杆菌、衣原体和弓形体为主。

以上两种感染多于生后3 d内发病，细菌以革兰阴性杆菌和病毒多见。近年来B族溶血性链球菌感染亦常可见。

3.产后感染

出生后患上呼吸道感染，炎症向下蔓延或新生儿皮肤、脐部感染引起败血症，细菌经血行传播而致肺炎。病原体如金黄色葡萄球菌、大肠杆菌、呼吸道合胞病毒、腺病毒等。此外，医疗器械消毒不严可致医源性肺炎，以耐药金黄色葡萄球菌、克雷白杆菌、绿脓杆菌和呼吸道病毒较多见。

此种感染多于出生3 d后发病，病原体多为上述细菌、病毒。近年来，条件致病菌如表皮葡萄球菌、克雷伯菌等，衣原体、支原体等也较常见。

二、病理

新生儿尤其是早产儿呼吸中枢调节功能差，肺组织分化不完善，肺泡数量少，血管丰富，通透性强，易于充血、水肿。同时由于呼吸肌较弱，呼吸运动浅表，咳嗽无力，以及免疫功能低下，气管、支气管壁黏膜的分泌型IgA含量较少，呼吸道抵抗力低，故易致感染。其病理变化因病原不同而可见肺泡内炎症变化或间质性改变。

产前感染性肺炎的肺病理改变广泛，肺泡渗出液中含多核细胞、单核细胞和少量红细胞。镜检可见到羊水沉渣，如角化上皮细胞、胎儿皮脂和病原体等。

三、临床表现

1.产前感染性肺炎

发病早，也称早发型肺炎，多在出生后 24 h 内发病，在出生时常有窒息史，症状常不典型，胎龄越小，症状越不典型。可见呼吸快、呻吟、体温不稳定，不食，嗜睡，烦躁，多无咳嗽，不久则可出现气促，鼻煽，及三凹征等。肺部听诊呼吸音粗糙、减低或可闻及啰音。合并心力衰竭者心脏扩大、心率快、心音低钝、肝大。血行感染者常缺乏肺部体征，而表现黄疸、肝脾大和脑膜炎等多系统受累。X 射线胸片常显示间质性肺炎改变。

2.产时感染性肺炎

发病时间因不同病原体而异，一般在生后数日至整周内发病，细菌性感染在生后 3～5 h发病，Ⅱ型疱疹病毒感染多在生后 5～10 d，而衣原体则长达 3～12 周。临床表现因病原体不同而差别较大，且易发生全身感染。

3.产后感染性肺炎

发病较晚。①临床症状不典型：少有咳嗽，呼吸困难仅表现为呼吸不规则、暂停或气促，缺氧严重时可出现青紫现象；②一般特点：起病前可有上呼吸道感染症状，主要表现为一般情况差，呼吸浅促、鼻翼扇动、点头呼吸、口吐白沫、发绀，食欲差、呛奶、反应低下，哭声轻或不哭，呕吐，体温异常；③重症：病情严重者可出现呼吸困难、呼吸暂停、点头呼吸和吸气时胸廓有三凹征，出现不吃、不哭、体温低、呼吸窘迫等，甚至发生呼吸衰竭和心力衰竭。

4.不同病原体所致肺炎的特点

金黄色葡萄球菌肺炎在新生儿中常有发生，中毒症状重，易并发化脓性脑膜炎、脓胸、脓气胸、肺大疱等。大肠埃希杆菌肺炎时患儿有神萎、脓胸之液体黏稠，有臭味。呼吸道合胞病毒性肺炎可表现为喘憋、咳嗽，肺部闻及哮鸣音。

四、实验室检查

1.血常规

细菌感染时血白细胞增高，分叶及杆状粒细胞增多。

2.X 射线检查

胸片是重要辅助检查，细菌性肺炎表现为支气管肺炎，X 射线胸片可见弥漫性、深浅不一的模糊影，或者两肺广泛点状或大小不一的浸润影，少数可见大叶实变影；病毒感染性肺炎多表现为间质性肺炎改变。

五、诊断

诊断要点：①病史中有引起发生感染或吸入的原因；②临床表现有吃奶差、拒奶或呛奶，呼吸急促，口周发绀，口吐泡沫等症状；③典型的 X 射线影像，有助诊断。

六、鉴别诊断

1.羊水吸入

出生时有窒息史，复苏后代偿性呼吸急促，随病情好转短期内呼吸趋于正常。若呼吸急促不消失，且出现发热、白细胞增多等症状，则继发肺炎的可能性大。

2.新生儿肺透明膜病

多见于早产儿，生后1～3 h出现呼吸窘迫，病情进行性加重，1～2 d达高峰，预后不良。能生存者3 d后症状逐渐缓解，自然过程3～5 d，常需辅助呼吸，X射线片示通气不足，有网状颗粒及支气管充气影，肺不张。

3.新生儿湿肺

多见于足月儿，尤其是剖宫产儿，或孕母有服用过多镇静剂者。生后3～6 h出现呼吸急促，症状轻，病程短，一般1～2 d。X射线片示肺纹理增粗，肺间质和肺泡积液征，大部分2～3 d吸收。

七、治疗

临床以综合性措施为主，在积极抗感染的同时，着重调节机体内环境的稳定及保持呼吸道通畅。

1.一般治疗

调节环境温度在中性温度，湿度维持在50%～60%。对体温不升者注意保暖。喂奶一次量不宜过多，以免发生咳嗽、呕吐和吸入。对不能吸乳者可用鼻饲。供给足够的热量及液体；输血或血浆。严格控制输液速度，防止心衰。

2.控制感染

给药途径以静脉滴注疗效好。

(1)产前或产时感染　多为大肠杆菌等所致，可选用针对革兰阴性杆菌的抗生素，如氨苄西林，第二、三代头孢菌素等。

(2)产后感染　产后感染者多为金黄色葡萄球菌、大肠杆菌等所致，宜选用广谱抗生素如头孢呋辛、头孢曲松等。李斯特菌肺炎可用氨苄西林；

(3)对合胞病毒引起的呼吸道感染可用利巴韦林(病毒唑)15 mg/(kg·d)，分2次雾化吸入或静脉滴注，同时用0.5%的溶液滴鼻。

(4)对支原体肺炎，用红霉素口服或静脉滴入50 mg/(kg·d)，分2～3次，共用2～3周。

(5)厌氧菌感染　首选甲硝唑静脉滴注。

3.支持疗法

保证能量和营养成分的供给，对严重病儿可多次输血浆，肌内注射丙种球蛋白，或静滴细胞色素C和辅酶A。

4.对症治疗

(1)蒸气或超声雾化吸入　用生理盐水中加入抗生素、α-糜蛋白酶及适量激素，以湿化呼吸道，帮助呼吸道分泌物的排出，保持呼吸道的通畅，痰多时应吸痰。

(2)供氧　当 PaO_2<60 mmHg 或 $TcSO_2$<90%时，应根据患儿呼吸困难及缺氧程度选用鼻导管、面罩或头罩等吸氧方式，以维持 PaO_2 60~80 mmHg 或 $TcSO_2$ 90%~95%为宜。若患儿已符合上机标准，应尽早机械通气治疗。

(3)并发脓胸、脓气胸　要立即排脓抽气。必要时行胸腔闭式引流。

(4)其他　出生时窒息者按窒息处理，从口腔和咽部吸出羊水和分泌物，有先天性畸形者应及早施行手术；烦躁不安或易惊者给镇静剂；心衰者给洋地黄制剂；中毒症状重者给激素。

5.对症治疗

(1)纠正酸中毒　纠正呼吸性酸中毒；预防和纠正代谢性酸中毒。

(2)维持正常循环　若出现低体温、苍白或低血压等休克表现者，应用全血、血浆、白蛋白或生理盐水进行扩容，同时应用多巴胺或多巴酚丁胺等；

(3)其他　限制液体量；保温、镇静、热卡供应、维持血糖、电解质正常。

八、预防

防止胎儿窘迫及新生儿缺氧窒息的发生，早产儿应注意喂养方法；做好孕妇保健，防止胎内感染；孕妇产前有感染，产时有羊膜早破，孕妇产前与新生儿均应选用抗生素预防；注意新生儿保护，避免交叉感染。

第四节　胎粪吸入综合征

胎粪吸吸入综合征(meconium aspiration syndrome，MAS)是指胎儿在宫内或娩出过程中吸人被胎粪污染的羊水，发生气道阻塞、肺内炎症和一系列全身症状，多见于足月儿和过期产儿。据统计，MAS 发病率占活产新生儿的 1.2%~2.2%。国内报告病死率为 7%~15.2%。

一、病因和病理生理

1.胎粪吸入

当胎儿在宫内或分娩过程中发生窒息和急性或慢性低氧血症时，机体血流重新分布，肠道与皮肤血流量减少，致使肠壁缺血痉挛、肛门括约肌松弛而排出胎粪。活产儿中胎粪污染羊水的发生率约为 12%~21.9%。缺氧对胎儿呼吸中枢的刺激使呼吸运动由不规则而逐渐发生强有力的喘息，将胎粪吸入鼻咽及气管内；而胎儿娩出后的有效呼吸，更使上呼吸道内的胎粪吸人肺内。过期产儿由于肠道神经系统成熟度和肠肽水平的提高以及胎盘功能不良，发生 MAS 可能性比足月儿增加。

2.气道阻塞和肺内炎症

气道内的黏稠胎粪造成机械性梗阻，引起阻塞性肺气肿和肺不张，导致肺泡通气-血流灌注平衡失调；小气道内的活瓣性阻塞更易导致气胸、间质性肺气肿或纵隔气肿，加重通气障碍，产生急性呼吸衰竭。胎粪内胆酸、胆盐、胆绿素、胰酶、肠酶等的刺激作用，以及随后的继发感染均可引起肺组织化学性、感染性炎症反应，产生低氧血症和酸中毒。

3.肺动脉高压与急性肺损伤

宫内低氧血症会引致肺血管肌层肥大，成为肺血管阻力增高的原因之一；围生期窒息、酸中毒、高碳酸血症和低氧血症则使肺血管收缩、发生持续肺动脉高压症（persistent pulmonary hypertension，PPH），出现心房或导管水平的右向左分流，进一步加重病情。近年研究证明MAS可引起肺血管内皮损伤，并可使肺泡Ⅱ型细胞受损、肺表面活性物质减少，出现肺泡萎陷、肺透明膜形成等急性肺损伤表现，形成肺水肿、肺出血，使缺氧加重。

二、临床表现

患儿病情轻重差异很大，吸入较少者出生时可无症状；大量吸入胎粪可致死胎或生后不久死亡。有以下临床特点：

（1）吸入被胎粪污染的羊水，皮肤、脐带、趾指甲有胎粪污染，气管内吸引可见胎粪样物。

（2）呼吸窘迫　患儿症状轻重与吸入羊水的性质（混悬液或块状胎粪）有关，主要表现为气促（>60次/min）、鼻扇、呼吸三凹征和青紫。轻度者仅表现为暂时性呼吸困难，往往能自愈；较重者存在呼吸困难和青紫，但吸入40%氧气即能维持正常的PaO_2和$PaCO_2$；严重者可在生后数分钟内死亡或生后数小时内出现严重呼吸困难和青紫，一般氧疗无效，需要机械通气等综合治疗。

（3）易合并气胸，如呼吸困难突然加重，并伴有呼吸音减弱，应怀疑气胸的发生。

（4）新生儿持续肺动脉高压（PPHN）　重症MAS患儿多伴有PPHN，主要表现为持续而严重的发绀，其特点为：当FiO_2>0.6，发绀仍不能缓解，哭闹、哺乳或躁动时发绀加重；发绀程度与肺部体征不平行（发绀重，体征轻）。

（5）严重MAS患儿可并发红细胞增多症、低血糖、低血钙症、HIE、多脏器功能衰竭及肺出血等。

三、实验室检查

血pH、PaO_2降低，$PaCO_2$增高。若颞动脉或右桡动脉血PaO_2高于股动脉血PaO_2 1.9 kPa（15 mmHg）以上，即表明动脉导管处有右至左分流。

四、X射线检查

两肺透过度增强伴有节段性或小叶性肺不张，也可仅有弥漫性浸润影或并发纵隔气肿、气胸等；但部分MAS患儿其胸片严重程度与临床表现并非正相关。

五、诊断

MAS的诊断标准为：①羊水被胎粪污染；②气管内吸出胎粪；③呼吸窘迫症状和X射线检查有MAS的特征改变。

六、治疗

1.产房复苏

所有产房都应备有吸引器、气管插管和立即复苏的设备。首先应建立通畅的呼吸道，胎粪吸入综合征患儿气道内有大量胎粪存在，应反复吸引，或给予持续留置气道插管，以备反复吸引和机械通气治疗。如果胎儿娩出时已经处于呼吸抑制状态，应立即考虑给予气道插管。气道插管下吸引一般采用生理盐水清洗和吸引。反复气道吸引可能降低 MAS 临床危重程度。感染性肺炎患儿气道分泌物增多，亦应及时更换体位，拍背吸痰，清理气道。

2.对症治疗

置患儿于适中温度环境(<7 d 的裸体足月婴儿为 33~31 ℃)；提供有湿度的氧，使其血 PaO_2 维持在 7.9~10.6 kPa(60~80 mmHg)；用 $NaHCO_3$ 纠正酸中毒，保持动脉血 pH>7.4，特别是并发 PPH 新生儿；维持正常血糖与血钙水平；如患儿出现低血压或灌注不良，应予以扩容并静脉注射多巴胺，每分钟 5~10 μg/kg；对并发脑水肿，肺水肿或心力衰竭者，应限制液体入量。

3.气漏的治疗

并发气胸而又需要正压通气时应先作胸腔闭式引流；紧急状态下穿刺抽吸也是一种治疗方法，且能立即改善症状。合并纵隔气肿者，可从胸骨旁二、三肋间抽气作纵隔减压；如无改善，则可考虑胸骨上切开引流或剑突下闭式引流。

4.持续肺动脉高压的治疗

包括人工呼吸机高通气、碱性药物应用、血管扩张药应用、表面活性物质替代、高频通气。高通气与碱性药物应用都为了使血 pH 值升高，肺血管扩张，但研究显示两者的临床效果是有差异的，高通气似对氧合改善及预后更有利。

(1)高通气治疗　维持血气分析 PH7.45~7.55，PaO_2 80~100 mmHg，$PaCO_2$ 25~35 mmHg，或 $TcSO_2$ 96%~98%，从而降低肺动脉压力。

(2)血管扩张剂　磷酸二酯酶如西地那非等，可选择性扩张肺血管，被适用于新生儿 PPHN，取得一定疗效；

(3)一氧化氮(NO)吸入及体外膜氧合(ECMO)治疗等。

七、预防

重点在于积极防治胎儿窒息缺氧；胎粪污染羊水时，强调肩娩出前、后清理呼吸道，吸净口、鼻咽部的胎粪；通过评估，如新生儿无活力，应立即气管插管，将胎粪吸出；严禁注射可拉明、洛贝林等呼吸兴奋剂。

第五节　新生儿呼吸衰竭

新生儿呼吸衰竭是由于多种原因引起的新生儿通气/换气功能异常，导致缺氧和 CO_2

排出障碍,从而导致新生儿发生急性呼吸功能衰竭。呼吸衰竭时患儿可有呼吸困难的表现,如呼吸音降低或消失、严重的三凹征或吸气时有辅助呼吸肌参与,可有意识状态的改变。

(一)临床表现

1.引起呼吸衰竭的原发疾病表现

常见的原发疾病包括:新生儿呼吸窘迫综合征、新生儿肺炎、呼吸暂停、肺出血、新生儿持续肺动脉高压、先天性膈疝、气漏综合征。

(1)肺出血　肺出血是肺的大量出血,至少影响 2 个肺叶。常发生在严重疾病晚期。病理检查可见在气道和肺间质出现红细胞。间质出血主要发生于出生 24 h 以上的婴儿。其发生机制比较复杂,早期诊断和治疗比较困难,肺出血的病死率较高。临床特点:①患儿常有缺氧、感染、硬肿、早产等病史且较严重。可出现以下临床表现:反应差、面色苍白、发绀、四肢冷等全身症状;三凹征、呻吟、呼吸暂停等呼吸障碍;可见口鼻腔流出血性液体,或插管内流出泡沫样血性液体、皮肤瘀点、瘀斑等出血症状。体检肺部闻及湿啰音。②胸部 X 射线片表现为:两肺透亮度降低,出现广泛性、斑片状、均匀无结构的密度增高影,系肺出血演变过程中极为重要的 X 射线征象;肺血管瘀血影;心影轻中度增大,以左室扩大为主;大量肺出血时呈"白肺"。

(2)新生儿持续肺动脉高压(PPHN)　又称持续胎儿循环(PFC),出生后肺血管阻力不能下降,导致肺血流减少,卵圆孔和动脉导管水平存在分流,临床表现为低氧性呼吸衰竭。临床特点:①体检:原发性 PPHN 的体外表现没有异常,对于继发性的最明显表现是紫绀及相关疾病的体征。出现严重三尖瓣反流时,心前区可闻及收缩期杂音或较强的第二心音。②血气:在无器质性心脏病患儿,同时监测动脉导管前(右上肢、头)后(下肢、腹部)的动脉血气或经皮氧合差异≥10%,证明动脉导管右向左分流情况的存在,提示 PPHN。部分 PPHN 患儿的血流动力学分流仅限于卵圆孔水平的右向左分流。③胸片:一般表现正常或有相关肺实质疾患。一般不出现心影异常,肺血流正常或降低。④心电图:最常见右心室优势型,但在正常范围,少见心肌缺血或梗死。⑤超声心动图:所有怀疑 PPHN 者行超声心动图检查,评估血流动力学分流及心室功能,除外先心病。以动脉导管持续开放并右向左分流为主要征象,同时可以存在经卵圆孔的右向左分流和三尖瓣反流征象。其他超声心动指标如室间隔变平或突向左侧,提示肺高压。可用持续多普勒测三尖瓣反流速度估计肺高压。

(3)气漏综合征　常发生于存在肺部病变(吸入综合征、RDS)并接受呼吸支持(CPAP 和机械通气)的新生儿。也可发生于自主呼吸和没有肺部病变的新生儿(通常在生后最初几次自主呼吸时发生)。机械通气患儿出现不明原因的血流动力学、肺顺应性和氧合通气情况恶化时应怀疑气胸可能。临床特点:①体检:呼吸窘迫、紫绀,胸廓不对称、患侧饱满,心尖搏动向对侧移位,患侧呼吸音消失或遥远,横隔降低、腹胀,出现严重低血压、心动过缓、呼吸暂停、低氧及高碳酸血症等生命指征变化。②胸片对诊断具有决定性意义。③气漏类型包括气胸、肺间质气肿、纵隔气肿、心包积气、皮下气肿等。④穿刺抽气对临床情况迅速恶化者进行胸腔穿刺具有诊断及治疗作用。

2.症状及体征

(1)呼吸困难　安静时呼吸频率持续>60 次/min 或呼吸<30 次/min,三凹征明显,伴有呻吟,呼吸节律改变,出现点头样呼吸、叹息样呼吸、呼吸暂停等。

(2)青紫　除外周围性及其他原因引起的青紫。

(3)神志改变　呼吸衰竭引起脑水肿。临床表现为精神萎靡,意识障碍、肌张力低下、甚至惊厥发作。

(4)其他:包括肝肾功能损害、胃肠功能衰竭、消化道出血、代谢紊乱、DIC 等。

(二)诊治原则

新生儿呼吸衰竭诊断主要依靠临床表现及动脉血气分析,具体疾病诊断需结合胸部 X 射线、超声心动图等检查。动脉血气分析:①Ⅰ型呼吸衰竭(呼衰)$PaO_2 \leqslant 6.67$ kPa(50 mmHg),海平面,吸入室内空气时;②Ⅱ型呼衰 $PaO_2 \leqslant 6.67$ kPa(50 mmHg),$PaCO_2 \geqslant 6.67$ kPa(50 mmHg)。轻症:$PaCO_2$ 6.67~9.33 kPa(50~70 mmHg);重症:$PaCO_2 > 9.33$ kPa(70 mmHg)。

具体治疗措施:

1.一般治疗

合适体位;保持气道通畅;胸部物理治疗,如翻身、拍背、吸痰等;营养支持;纠正酸中毒维持内环境稳定;液体平衡等。

2.原发疾病的治疗

如对于 RDS 采用 PS 替代等措施;对呼吸暂停者采用刺激、兴奋呼吸药物应用;对先天性心脏病并心力衰竭、肺水肿者采用正性肌力药和利尿剂;对新生儿肺炎者积极抗感染治疗;对 PPHN 者及时应用降低肺动脉压力措施;对气漏者及时行胸腔穿刺引流。

3.氧疗与呼吸支持

(1)吸氧　低氧血症较高碳酸血症的危害更大,故在呼吸衰竭早期应给予吸氧。常用鼻导管、面罩或头罩吸氧。对于早产儿应注意控制 FiO_2 和监测血氧,以免发生早产儿视网膜病变。应注意吸入氧的加温和湿化,以利于气道分泌物稀释和排出。

(2)辅助机械通气　严重的呼吸衰竭需要气管插管和机械通气。

4.特殊的呼吸支持

(1)高频通气　越来越多应用于急性呼吸衰竭,尤其对治疗重度 RDS、PPHN 及气漏造成的呼吸衰竭,较常频机械通气有显著优势。

(2)其他呼吸支持　如一氧化氮吸入、液体通气、体外膜肺等。

(徐发林、邢秋景)

第二十二章　新生儿感染性疾病

虽然感染性疾病已呈逐年减少的趋势，但目前我国新生儿感染性疾病的发病率和病死率仍占新生儿疾病的首位。病原体包括细菌、病毒、真菌、寄生虫、支原体、衣原体（chlamydia）和螺旋体等。细菌和病毒是最常见的病原体。TORCH 是弓形虫（toxoplasma）、其他（other）、风疹病毒（rubella virus，RV）、巨细胞病毒（cytomegalovirus，CMV）和单纯疱疹病毒（herpessimplex virus，HSV）英文字头组合的缩写，TORCH 是宫内感染的常见病原体，是引起流产、早产、胎儿宫内发育迟缓、胎儿畸形和死亡的重要原因。近年来，乙型肝炎病毒、细小病毒 B_{19}（provirus B_{19}）、解脲脲原体（ureaplasma urealyticum，UU）、梅毒螺旋体和人类免疫缺陷病毒（human immunodeficiency virus，HIV）等引起的宫内感染逐渐增多。做好新生儿感染性疾病的防治工作对降低新生儿死亡率有重要意义。

新生儿感染可发生在出生前、出生时或出生后。

（1）出生前感染　病原体从母亲血液通过胎盘感染胎儿，又称宫内感染。TORCH 是宫内感染的常见病原体，感染后可导致流产、胎儿宫内发育迟缓、先天性畸形甚至死胎。新生儿出生后表现为肝脾肿大、黄疸、贫血、皮肤瘀点、血小板减少及神经系统受损等多器官损害，即“宫内感染综合征”。此外，母亲生殖道病原体上行性感染，取绒毛标本、羊膜囊穿刺、脐带取血等有创操作时消毒不严也可导致胎儿感染。

（2）分娩时感染　孕妇产道是有菌的，当胎膜早破、产程延长时，胎儿吸入了产道中污染的分泌物，产钳等助产时损伤胎儿皮肤等均可使胎儿感染。

（3）出生后感染　可通过飞沫、皮肤黏膜、脐部创面、呼吸道和母乳感染。消毒不严的各种管道和仪器可造成医源性感染（nosocomial infection）。

一、新生儿败血症

新生儿败血症（neonatal septicemia）是指病原体侵人新生儿血液并生长、繁殖、产生毒素而造成的全身性炎症反应。常见病原体为细菌，但也可为真菌、病毒或原虫等其他病原体。本节主要阐述细菌性败血症（bacterial sepsis）。尽管医学和抗生素发展迅速，但新生儿败血症的发病率和病死率仍居高不下。其发生率占活产儿的 1‰～10‰，出生体重越轻，发病越高，极低出生体重儿可达 164‰。病死率 13%～50%。本病早期诊断困难，易误诊。处理不及时，可导致败血症休克（septic shock）和多器官功能不全（multiple organ dysfunctlon syndrome，MODS）。

（一）病因和发病机制

病原菌因不同地区和年代而异，我国多年来一直以金黄色葡萄球菌和大肠杆菌感染为多见。近年来随着 NICU 的发展，静脉留置针、呼吸机和广谱抗生素的广泛应用，以及极低出生体重儿存活率的提高等原因，使机会致病菌（表皮葡萄球菌、绿脓杆菌、克雷伯氏杆菌、肠杆菌、变形杆菌、不动杆菌、沙雷菌、微球菌等），厌氧菌（脆弱类杆菌、产气荚膜梭菌）以及耐药菌株所致的感染有增加趋势。空肠弯曲菌、幽门螺杆菌等已成为新的致病菌。B族溶血性链球菌（group B streptococcus，GBS）和李斯特菌为美国和欧洲新生儿感染常见的致病菌，但国内极为少见。

1.非特异性免疫功能

①屏障功能差，皮肤角质层薄、黏膜柔嫩、脐残端的创面；胃液酸度低、胆酸少使消化液的杀力弱，加上肠黏膜通透性大；血脑屏障功能薄弱；以上这些因素均有利于细菌进入。②淋巴结发育不全，缺乏吞噬细菌的过滤作用，不能将感染局限在局部淋巴结。③经典补体途径及替代补体途径的部分成分（C_3、C_5、调理素等）含量低，机体对细菌抗原的调理作用差。④中性粒细胞趋化性和粘附性低，纤维结合蛋白、溶菌酶含量低，吞噬和杀菌能力不足，影响中性粒细胞吞噬和杀菌能力。⑤单核细胞产生粒细胞-集落刺激因子（G-CSF）、白细胞介素8（IL-8）等细胞因子的能力低下。

2.特异性免疫功能

①新生儿体内IgG主要来自母体，胎龄越小，其含量越低，因此早产儿更易感染；③IgM和IgA分子量较大，不能通过胎盘，新生儿体内含量很低，因此易感染革兰阴性菌，也易患消化道及呼吸道感染；③T细胞不能产生足量的细胞因子，对外来特异性抗原的应答差；④巨噬细胞、自然杀伤细胞活性低。

（二）临床表现

根据败血症发病时间的早晚可分为早发型和晚发型。早发型在出生后3 d内起病；感染发生在出生前或出生时；病原菌以大肠杆菌等G-杆菌为主；多系统受累、病情凶险、病死率高。晚发型在出生3 d后起病；感染发生在出生时或出生后，病原体以葡萄球菌、机会致病菌或医源性感染为主；常有脐炎、肺炎等局部感染病灶，病死率较早发型低。

新生儿败血症的早期症状常不典型，早产儿尤其如此。表现为进奶量减少、溢乳、嗜睡或烦躁不安、哭声低、发热或体温不升、不吃、反应低下、面色苍白或灰暗、神萎、嗜睡、体重不增等症状。出现以下表现时应高度怀疑败血症发生：①黄疸：有时可为败血症的惟一表现。表现为生理性黄疸消退延迟、黄疸迅速加深、或黄疸退而复现，无法用其他原因解释。②肝脾肿大：出现较晚，一般为轻至中度肿大。③出血倾向：皮肤粘膜瘀点、瘀斑、紫瘦、针眼处流血不止、呕血、便血、肺出血、严重时发生DIC。④休克：面色苍灰，皮肤花纹，血压下降，尿少或无尿。⑤其他：呼吸窘迫、呼吸暂停、呕吐、腹胀、中毒性肠麻痹。⑥可合并脑膜炎、坏死性小肠结肠炎、化脓性关节炎和骨髓炎等。

（三）辅助检查

1.周围血象

白细胞计数为6小时龄～3月龄≥30×10^9/L，≥3月龄为≥20×10^9/L，或任何胎龄<5×10^9/L，均提示异常。中性粒细胞中杆状核细胞所占比例≥0.2、出现中毒颗粒或空泡，或血小板计数<100×10^9/L有诊断价值。

2.细菌培养

①血培养:应在使用抗生素之前做血培养,同时做 L 型细菌和厌氧菌培养可提高阳性率。②脑脊液培养:约有 1/3 的败血症病例合并化脓性脑膜炎,故做腰穿者均应做脑脊液培养。③尿培养:最好从耻骨上膀胱穿取标本,以免污染。④其他:胃液、外耳道分泌物、咽拭子、皮肤拭子、脐残端、肺泡灌洗液等均可做细菌培养,若培养出的细菌与血培养一致则意义更大。因新生儿抵抗力低下,故即使血中培养出机会致病菌也应予以重视,阴性结果不能排除败血症。

3.直接涂片找细菌

肝素血离心后吸取白细胞层涂片找细菌;脑脊液直接涂片找细菌意义大。

4.急相蛋白

C 反应蛋白(C-reactive protein,CRP)、触珠蛋白(Hp)、α_1-抗胰蛋白酶(α_1-AT)、血清降钙素原(PCT)等在急性感染早期即可增加。CRP 测定国内已普遍开展,细菌感染后 6~8 h 即上升,最高可达正常值(<8 mg/L)的数百倍以上,当感染被控制后短期内即可下降,因此还有助于疗效观察和预后判断。PCT 细菌感染后 4~6 h 增高,8 h 达峰值,半衰期为 20~24 h,敏感性与特异性高于 CRP,但其在生后 72 内存在生理性增高。

5.鲎试验

用于检测血和体液中细菌内毒素,阳性提示有 G-细菌感染。

6.病原菌抗原检测

采用对流免疫电泳(countercurrent immuno-electrophoresis,CIE)、酶联免疫吸附试验(enzyme-linked immunosorbent assay,ELISA)、乳胶颗粒凝集(latex ag-glutination,LA)等方法用于血、脑脊液和尿中致病菌抗原检测。

7.基因诊断方法

应用质粒(plasmid)分析、限制性内切酶分析(restriction endonucleaseanalysis,REA)、核酸杂交(nucleic acidhybridization)、聚合酶链式反应(polpoerase chainreaction,PCR)等方法用于鉴别病原菌的生物型和血清型,有利于寻找感染源。

(四)诊断

根据病史中有高危因素、临床症状体征、周围血象改变、CRP 增高等可考虑本病诊断,确诊有赖于病原菌或病原菌抗原的检出。

(五)治疗

1.抗生素治疗

用药原则:①早用药:对临床拟诊败血症的新生儿,不必等血培养结果即应使用抗生素。②合理用药、联合用药:病原菌未明确前可结合当地菌种流行病学特点和耐药菌株情况选择两种抗生素联合使用;明确病原菌后改用药敏试验敏感的抗菌药(见表 22-1);对临床有效、药敏不敏感者也可暂不换药。③静脉给药。④疗程足:血培养阴性者经抗生素治疗病情好转时应继续治疗 5~7 d;血培养阳性者至少需 10~14 d;有并发症者应治疗 3 周以上。⑤注意药物毒副作用:1 周以内的新生儿尤其是早产儿,因肝肾功能不成熟,给药次数宜减少,每 12~24 h 给药 1 次,1 周后每 8~12 h 给药 1 次;头孢三嗪和头孢他啶易影响凝血机制，使用时要警惕出血发生；氨基糖甙类抗生素因可能产生耳毒性不宜使用，见表 22-1。

表 22-1 新生儿抗菌药物选择和使用方法

抗菌药物	每次剂量（mg/kg）	每日次数 <7 d	每日次数 >7 d	主要病原菌
青霉素 G	5 万～10 万 U	2	3	肺炎球菌，链球菌，对青霉素敏感的葡萄球菌，G-球菌
氨苄青霉素	50	2	3	嗜血流感杆菌，G-杆菌，G+球菌
苯唑青霉素	25～50	2	3～4	耐青霉素的葡萄球菌
羧苄青霉素	100	2	3～4	绿脓杆菌，变形杆菌，多数大肠杆菌，沙门菌
氧哌嗪青霉素	50	2	3	绿脓杆菌，变形杆菌，大肠杆菌，肺炎球菌
头孢拉定	50～100	2	3	金葡萄，链球菌，大肠杆菌
头孢呋新（西力欣）	50	2	3	G-杆菌，G+球菌
头孢噻肟（凯福隆）	50	2	3	G-菌，G+菌，需氧菌，厌氧菌
头孢三嗪（菌必治）	50～100	1	1	G-菌，耐青霉素葡萄球菌
头孢他啶（复达欣）	50	2	3	绿脓杆菌，脑膜炎双球菌，G-杆菌，G+厌氧球菌
红霉素	10～15	2	3	G+菌，衣原体，支原体，螺旋体，立克次体
万古霉素（稳可信）	10～15	2	3	金葡萄，链球菌
伊米配能/西司他丁（泰能）	20～30	2	2	对绝大多数 G-、G+需氧和厌氧菌有强大杀菌作用
甲硝唑（灭滴灵）	7.5	2	2	厌氧菌

2.处理严重并发症

①及时纠正休克：输新鲜血浆或全血，多巴胺和多巴酚丁胺。②纠正酸中毒和低氧血症。③积极处理脑水肿和 DIC。

3.清除感染灶

局部有脐炎、皮肤感染灶、黏膜溃烂或其他部位化脓病灶时，应及时予以相应处理。

4.支持疗法

注意保温，供给足够热卡和液体。

5.免疫疗法

静脉免疫球蛋白 300～500 mg/（kg · d），3～5 d；对重症患儿可行交换输血；中性粒细胞明显减少者可应用粒细胞集落因子（G-CSF）。

二、新生儿细菌性脑膜炎

新生儿细菌性脑膜炎（neonatal bacterial meningitis），也称为新生儿败血症脑膜炎

(neo-natalspsis-meningitis),是新生儿期由细菌引起的最常见的一种颅内感染性疾病,病情凶险,但治疗及时能够见效。因此,早期诊断和及时处理对新生儿细菌性脑膜炎来说十分重要。绝大多数病例与新生儿败血症有关,病原菌绝大多数由血行播散至中枢神经系统,与败血症的细菌相同。少数病例细菌可从脊柱裂、脑脊膜膨出处入侵,或者由头颅血肿继发感染、中耳炎等邻近组织的感染蔓延所致。早产儿更易发病。

(一)临床表现

新生儿细菌性脑膜炎的临床表现不典型,早期诊断困难。任何患败血症的新生儿均需除外化脓性脑膜炎。早期症状与败血症相似,表现为嗜睡、喂养困难、体温不稳定、呼吸暂停、呕吐、腹胀和腹泻等。神经系统异常表现最常见为激惹和抑制交替,其他包括惊厥、前囟饱满、颅缝增宽、四肢强直、颅神经征、昏迷、角弓反张和脑膜刺激征(抬头屈颈时哭吵)等。当患儿出现多尿、低血钠、低渗透压时要考虑存在抗利尿激素分泌不当(inappropriate antidiuretic hormone secretion,IADHS)。IADHS 可使脑水肿加重,病情恶化,应予及时处理。主要并发症有脑室管膜炎、脑梗死、硬膜下积液和脑积水等。

(二)诊断

母亲围生期感染史、绒膜羊膜炎、早产、胎膜早破为高危因素。脑脊液检查:任何疑有败血症的新生儿,即使当时无神经系统症状,均应作脑脊液检查。新生儿脑脊液的细胞数、蛋白和糖含量均高于其他年龄组,且变异大。化脑时脑脊液压力增高(正常 $<80\ mmH_2O$,0.79 kPa),白细胞数超过 $30\times10^6/L$,糖降低,蛋白增高。脑脊液培养和涂片染色可发现细菌,获得与血培养一致的细菌时即可考虑为病原菌。血培养阳性结果有助于脑膜炎的诊断。头部影像学检查 CT、MRI 和 B 超检查可表现为脑实质水肿和脑膜增强,对诊断脑室管膜炎、脑梗死、脑脓肿、硬膜下积液和脑积水等并发症有较大价值。

(三)治疗

早期诊断和及时有效的治疗对于减少病死率和后遗症的发生有重要的意义。

1.抗生素治疗

药物选用原则同新生儿败血症,由于血脑屏障的存在,还应注意选择通过血脑屏障较好的抗生素,剂量一般需加倍。

2.对症处理

止痉使用苯巴比妥钠;颅内压增高时用甘露醇、速尿等脱水;出现 IADHS 时限制低渗液体的摄入和补充适当的电解质。

3.支持疗法

保证水和电解质平衡和能量的供给;因患儿多伴有不同程度的脑水肿,每日补液量宜在 60~80 mL/kg,若伴有休克时,可适当增加补液量,并根据“边补边脱”原则来调整脱水剂和补液的速度;在使用脱水剂时,易引起低钠、低钾血症,宜每天监测血电解质 1~2 次;给予新鲜血浆、静脉免疫球蛋白(IVIG)有利于增强机体免疫力。

4.糖皮质激素

对年长儿细菌性脑膜炎早期使用可减少炎症渗出,减轻脑水肿和后遗症发生。新生儿可酌情使用。

三、新生儿破伤风

新生儿破伤风(neonatal tetanus)是破伤风杆菌由脐部侵入引起的急性中枢神经系统严重感染性中毒疾病。临床上以牙关紧闭、苦笑面容、全身肌肉强直性痉挛为特征。本病病死率高。常在生后4~7 d发病,故俗称“四六风”“七日风”“锁门风”。随着我国城乡新法接生技术的推广和医疗水平的提高,本病发病率已明显降低。

(一)病因和发病机制

破伤风杆菌为革兰阳性厌氧梭形芽孢杆菌,广泛分布于土壤、尘埃及人畜粪便中。接生时断脐、结扎、包裹脐端消毒不严时,破伤风杆菌即侵入脐部,脐带残端坏死组织及无氧条件下有利于该菌的生长繁殖,产生痉挛毒素和溶血毒素。痉挛毒素沿神经轴索或淋巴、血液而作用于神经肌肉传递介质与脊髓、延髓和脑桥的运动神经细胞导致肌肉痉挛。活动频繁的咀嚼肌首先受累使牙关紧闭、面肌痉挛呈苦笑面容。腹、背肌痉挛因背肌较强,故呈角弓反张。溶血毒素可引起局部坏死和心肌损害。

(二)临床表现

1.潜伏期

潜伏期3~14 d,大多为4~7 d。潜伏期越短,病情越重,预后越差。

2.发病期

患儿烦躁不安,吸吮困难,迅速发展为张口困难,唇青口撮,牙关紧闭,拒食,1~2 d出现全身肌肉抽搐。

3.痉挛期

约7~14 h,患儿面肌痉挛,呈苦笑面容,吞咽困难,四肢呈阵发性强直性痉挛,双拳紧握,上肢过度屈曲,下肢伸直,呈角弓反张状。痉挛间歇期肌强直继续存在,轻微刺激如声、光、轻触、饮水、针刺等常诱发痉挛发作。重者呼吸肌与喉肌痉挛引起呼吸困难、青紫、窒息;咽肌痉挛使唾液充满口腔;膀胱及直肠括约肌痉挛可导致尿潴留和便秘。患儿神志清醒,早期多不发热,以后体温升高多因全身肌肉反复痉挛或因肺炎等继发感染所致。常见并发症为肺炎、败血症等。

4.恢复期

经及时处理能渡过痉挛期者,于1~4周后痉挛发作逐渐减轻、减少,最后痊愈。否则越发越频,因缺氧窒息或继发感染而死亡。此期仍有肌张力高、苦笑面容、四肢强直,但不引起窒息,吃奶恢复正常,肌张力恢复需2~3个月。

(三)实验室检查

取脐部或伤口等处渗出液,涂片染色镜检及厌氧菌培养,大多可查出破伤风杆菌。

(四)诊断

诊断要点:①有消毒不严接生史,生后4~7 d发病。②牙关紧闭,苦笑面容。早期无典型症状者,刺激患儿可引起牙关紧闭或痉挛发作,一般即可诊断。③分泌物镜检或培养,有助诊断。

(五)鉴别诊断

1.新生儿化脓性脑膜炎

全身感染中毒症状明显,表现烦躁不安,肌张力增高及抽搐,有前囟隆起等颅内压增高表现,腰椎穿刺脑脊液检查可确诊。

2.低钙性抽搐

低钙抽搐无不洁断脐或护理不当史,无苦笑面容、牙关紧闭,两次抽搐之间肌张力正常,血钙降低至 2 mmol/L 以下。

3.颅内出血

颅内出血时其母有难产史,虽有抽搐,但无牙关紧闭和苦笑面容,常呈抑制或兴奋状态,前囟隆起。

4.婴儿痉挛症

婴儿痉挛症是婴幼儿时期所特有的一种严重的癫痫发作形式,以痉挛发作、智能障碍、脑电图高峰节律紊乱为特点。

(六)治疗

控制痉挛、预防感染、保证营养是治疗的三大要点,疾病初期控制痉挛、细心护理尤为重要。

1.护理与营养

患者应暂禁食,痉挛减轻后用胃管喂养,插胃管前应使用镇静剂,每次喂奶量不宜过多,以免发生呕吐、窒息。保持室内安静,禁止一切不必要的刺激,测温、换尿布、翻动等应集中同时进行。及时消除痰液,保持呼吸道通畅及口腔、皮肤清洁。只用静脉补液未用胃管喂养或全静脉营养时,每日应加用钙剂。有缺氧、青紫时给氧。

2.控制痉挛

止痉是治疗本病的关键。常用方法为地西泮单独应用或与苯巴比妥交替,每 4~6 h 1 次,临时加用水合氯醛。早期宜静脉给药。止痉剂的使用以无刺激时无痉挛,刺激时仅肌张力增高为度。痉挛减轻后延长间隔时间或减少药量,逐渐停药。

(1)地西泮　首选药,具有抗惊厥及松弛肌肉作用。作用强而迅速,副作用小,每次 0.3~0.5 mg/kg,静脉缓注,或静滴维持,每 4~8 h 1 次。

(2)苯巴比妥钠　止痉效果好,维持时间长,但作用较慢。首剂用负荷量 15~20 mg/kg 肌肉注射或缓慢静脉注射,12~24 h 用维持量 5 mg/(kg·d),均分每 4~8 h 1 次,肌注或静脉注射。

(3)氯丙嗪　每次用量 1 mg/kg,静脉滴入,4~8 h 1 次,作维持治疗。

(4)水合氯醛　止痉作用快,比较安全。常用 10%溶液每次 0.5 mL/kg,保留灌肠或由胃管滴入。

3.抗毒素

破伤风抗毒素(马血清)只能中和未与神经组织结合的外毒素,早期应用有效。一般用 1 万~2 万 U 静滴,用前须做皮试。有条件者可用破伤风免疫球蛋白(人)500~3 000 U 肌注,其半衰期长达 24 d,无过敏反应,不需做皮试。

4.抗生素

青霉素 200 000U/(kg·d),共 10 d,能杀灭破伤风杆菌。也可用灭滴灵 10~15 mg/(kg·d)静滴。

5.脐部处理

用 3%过氧化氢或 1:4 000 高锰酸钾液清洗脐部,再涂以碘酒,破伤风抗毒素 500~3 000单位脐周封闭。

6.肌肉松弛剂

一类药物(如安定、眠尔通等)可使肌肉松弛而不影响自主呼吸,与镇静剂合用则可减小镇静剂剂量并增强止痉效果。另一类药物(如筒箭毒碱、琥珀胆碱)对全身骨骼肌有良好的松弛作用,可使呼吸肌麻痹影响自主呼吸,所以必须严格控制剂量,并用人工呼吸机作间歇性正压呼吸。

(1)地西泮(安定) 每次 0.1~0.3 mg/kg,每 4~8 h 1 次。

(2)眠尔通 50~100 mg/次,每 4~8 h 1 次。

(3)氯化筒箭毒碱 安全度小,不可轻易采用,仅在其他抗痉挛药无效时才用。

(七)预防

(1)大力培训新法接生员,积极推广无菌接生法,严格消毒操作,保证脐部的清洁卫生。

(2)紧急情况下接生而来不及消毒时,可将剪刀在火上烧红冷却后断脐,脐带残端留得长些,以留作再次处理,线绳在碘酒中浸泡后结扎脐带。

(3)对未经严密消毒接生的婴儿,应争取在 24 h 内将残留脐带远端剪掉,重新结扎,近端用 1:4 000 高锰酸钾溶液或 3%过氧化氢溶液清洗后涂以 2.5%碘酒,同时肌肉注射破伤风抗毒素 1 500~3 000 U 或人体破伤风免疫球蛋白 75~250 U。

(4)病室安静,光线偏暗,尽量少触动患儿。

(5)抽搐频繁时暂禁食,待抽搐减轻后鼻饲乳液。

四、新生儿巨细胞病毒感染

巨细胞病毒(cytomegalovirus,CMV)属于疱疹病毒,为 DNA 病毒,普遍存在于自然界,成人感染率很高,但大多不发病。病毒可通过胎盘感染胎儿,是宫内感染最常见、危害最大的病原体。CMV 也可在出生时经产道吸入含 CMV 的宫颈分泌物或产后经母乳排毒感染。

1.临床表现

宫内感染的患儿主要表现为早产、低出生体重、小于胎龄儿,黄疸、肝脾肿大、惊厥、脉络膜视网膜炎、小头畸形、智力低下、皮肤瘀斑、血小板减少、肌张力障碍、脑室旁钙化等,尤以黄疸和肝脾肿大突出,部分还可出现心肌炎、关节炎、肾炎、间质性肺炎、脑膜脑炎。分娩时或出生后感染的患儿在新生儿期主要表现为肝脾肿大和肺炎等。有些无症状患儿可在数年后出现神经性耳聋、智力低下等神经系统后遗症,其中以单侧或双侧进行性耳聋最为多见。CMV 感染造成多器官损害时称之为巨细胞包涵体病(cytomegalic inclusion disease,CID)。

2.诊断

新生儿出现黄疸、惊厥、皮肤瘀点、肝脾肿大者,孕母有孕期感染病史即应考虑CMV感染,此时须作以下检查确诊:①脱落细胞检查:取新鲜晨尿或脑脊液的沉渣作涂片,瑞氏、吉姆萨染色作光镜检查,受感染的细胞变大、核内有嗜酸性巨细胞包涵体(cytomegalic inclusion)直径8~10 μm,占核中央区的大部分,似猫头鹰眼。本法特异性高,但阳性率低,有时需多次采样才获阳性结果。②血清学检查:用ELISA方法检测血清中CMV-IgG,IgM抗体,IgG阳性,可能为来自母体的抗体,若双份血清Igh滴度超过4倍升高提示近期感染。IgM抗体不能通过胎盘,若升高有诊断价值。单克隆抗体免疫荧光法可从受检的组织或细胞中检测到CMV感染后产生的早期抗原,该方法有较高的敏感性和特异性。③病毒分离:尿或脑脊液标本接种于成纤维细胞可分离出病毒。④聚合酶链反应:可检测到尿、脑脊液和组织中的CMV-DNA,其敏感性高,但假阳性率也高。

3.治疗

胎龄>32周,出生体重>1 200 g的新生儿可用更昔洛韦(ganciclovir)剂量为5~10 mg/(kg·d),分为每12 h 1次,静脉滴注,疗程6周。其疗效及安全性正在进一步研究中。出生时已有症状的CMV感染者即使进行治疗也不足以预防其神经系统后遗症。更昔洛韦的副作用主要有中性粒细胞减少、血小板减少、肝功能损害和脉络膜视网膜炎,还可能影响精子生成。免疫球蛋白对CMV感染的防治作用尚未得到证实。

五、先天性弓形虫感染

弓形虫病(toxoplasmosis)由刚地弓形虫(toxoplasma gondii)引起,猫科动物为其终宿主。成人弓形虫感染率高,以欧美国家为主,其中法国人群阳性率高达80%,我国在8%以下。但成人感染后大多不发病。母体弓形虫感染可经胎盘传播导致胎儿弓形虫感染,是引起新生儿感染的主要途径。活产婴儿先天性感染的发生率约为0.1%~0.6%,是引起小儿中枢神经系统先天畸形及智力发育障碍的重要病因。

1.临床表现

先天性弓形虫感染以中枢神经系统和眼的症状最常见。脉络膜视网膜炎、脑积水、脑钙化灶、精神障碍构成先天性弓形虫病四联症。约85%的患儿出生时无症状,直至数月、数年后才逐步出现中枢神经和眼的渐进性损害,少数患儿在出生时即有明显症状。患儿常表现为宫内发育迟缓和早产,其他有发热、呕吐、贫血、黄疸、肝脾肿大、皮肤紫癜、斑丘疹、水肿、淋巴结肿大、肺炎、心肌炎、肾炎等。中枢神经系统表现为脑膜炎和脑炎的症状体征,脑脊液呈黄色,细胞数增多,以淋巴细胞增多为主,蛋白质增高。头部CT可见脑积水、脑皮层钙化和各种畸形。脑积水有时是先天弓形虫感染的唯一表现,可发生在出生时,或出生后逐渐加重。眼部表现有脉络膜视网膜炎、虹膜睫状体炎、小眼球、白内障等。

2.诊断

须结合孕母感染史、临床表现和实验室检查。后者包括:①ELISA检测血清弓形虫lgG、lgM。②直接涂片找病原体。③易感动物(鼠、兔)接种或组织细胞培养分离病原体。④聚合酶链式反应检测弓形虫DNA。

3.预防与治疗

(1)磺胺嘧啶(sulfadiazine)　50~100 mg/(kg·d),分4次口服。

(2)乙胺嘧啶(pyrimethamine)　1 mg/(kg·d),每12 h 1次,2~4 d后剂量减半。疗程4~6周,用3~4个疗程,每疗程间隔1月。两药合用效果好,但可引起骨髓抑制和叶酸缺乏,用药期间应定期观察血象,并服用叶酸5 mg,3次/d。

(3)螺旋霉素(spiramycin)　在胎盘组织中浓度高,不影响胎儿,适用于弓形虫感染的孕妇及先天性弓形虫病。成人2~4 g/d,儿童100 mg/(kg·d),分2~4次服用。预防应避免与猫、狗等密切接触,不吃未煮熟的食物。孕妇应进行血清学检查,妊娠初期感染弓形虫者应终止妊娠,中后期感染者应予治疗。

六、新生儿衣原体感染

新生儿衣原体感染(chlamydial infection)是由沙眼衣原体(chlamydia trachomatis,CT)引起的感染,主要表现为结膜炎和肺炎。CT是一种含DNA和RNA,但不能产生ATP而只能寄生在活细胞内的病原体,主要通过性传播。新生儿主要通过出生时通过产道感染,部分可通过胎盘或胎膜感染胎儿。

1.临床表现

可表现为早产、小于胎龄儿、甚至死产。结膜炎和肺炎最常见,还可引起中耳炎、鼻咽炎及女婴阴道炎。衣原体结膜炎一般在生后5~14 d内发病,分泌物初为黏性,很快转为脓性,眼睑水肿,结膜充血水肿,以下睑结膜和下穹隆处明显。由于新生儿缺乏淋巴样组织,故无沙眼典型的滤泡增生。角膜可见微血管翳,但失明罕见。衣原体肺炎多在生后2~4周发病。早期表现为上呼吸道感染症状,无热或低热,伴有结膜炎和黏液性鼻涕。渐出现气促、呼吸暂停和阵发断续性咳嗽。肺部可闻及散在湿啰音及少量喘鸣音。胸部X射线表现较临床症状为重,表现为肺透亮度增高,双肺不同程度间质和(或)肺泡广泛浸润,支气管周围炎及散在分布的局灶性肺不张,罕见胸腔积液。常持续数周至数月。如不治疗,病程迁延数周至数月。

2.诊断

根据典型结膜炎和肺炎症状,结合胸片、实验室病原学检查及抗体检测,可明确诊断。因CT存在于结膜的上皮细胞内,故标本应取自眼下穹隆和下睑结膜的刮片,而非脓性分泌物。刮片用吉姆萨染色或碘染色可找到胞浆内包涵体;或者用直接荧光抗体法或酶联免疫法检测CT抗原,敏感性及特异性均高,达95%以上,可用于衣原体结膜炎的快速诊断。血清学检查对衣原体CT感染诊断无帮助,因为CT感染时机体多数不产生IgM。特异性抗体IgG抗体可通过胎盘,故需第二次复查抗体滴度升高4倍以上才有诊断价值。PCR技术检测CT的DNA有较高的敏感性。

3.治疗

首选红霉素,50 mg/(kg·d),分3~4次口服,疗程10~14 d。阿奇霉素(azithromycin)比红霉素吸收好,易进入细胞内,10 mg/(kg·d),1次服用,连服3 d。衣原体结膜炎局部用0.1%利福平或10%磺胺醋酚钠眼液滴眼。

(徐发林、董慧芳)

第二十三章　新生儿神经系统疾病

第一节　新生儿缺氧缺血性脑病

新生儿缺氧缺血性脑病(neonatal hypoxic-ischemic encephalopathy,NHIE)是指围生期窒息导致脑的缺氧缺血性损害,临床出现一系列脑病的表现。HIE 是新生儿死亡和导致神经系统后遗症的重要原因之一,是围生期神经病学中一个重要的问题。足月儿 HIE 的病理和临床表现与早产儿不同,诊断标准也应有所区别,目前尚无早产儿 HIE 的诊断标准。

(一)病因与病理

1.围生期窒息

这是引起 HIE 的主要原因,出生后严重心肺病变和贫血也可导致 HIE。

2.病理学改变

除了与神经元本身的易损性(vulnerability)有关之外,还与缺氧缺血的严重程度、时间和胎龄密切相关。海马、脑干、丘脑、基底核和小脑的神经元特别易损。在缺氧缺血的早期可发生弥漫性脑水肿,一般在 36~72 h 达高峰。由于脑组织发育上的差异,足月儿和早产儿的病理变化不同。足月儿易发生大脑皮质局灶性或多灶性神经元坏死和矢状旁回损伤,继而发生脑萎缩。早产儿则易发生脑室周围白质软化(periventricular leukomalacia,PVL)和脑室内出血。脑干损伤则多见于足月儿严重而又急起的缺氧缺血。

(二)发病机制

1.脑血流改变

严重缺氧时,机体很快发生全身代偿性血液重新分布,即减少肺、肾、消化道和皮肤的血流以保证心、脑和肾上腺等重要脏器的血液供应。由于脑内血流的自身调节作用,使有限的血液首先保证代谢最旺盛的部位,如海马、脑干、丘脑、基底核和小脑这些部位的血供。当严重缺氧持续存在,机体失代偿时脑血流最终将因心功能受损而锐减。如缺氧为急性完全性,则上述代偿机制无效,脑损伤易发生在海马、脑干、丘脑、基底核和小脑等代谢最旺盛的部位。缺氧缺血导致的酸中毒和低灌注压可使脑血管的自主调节功能障碍,此时,轻微的血压波动即会直接影响到脑组织的末梢血管的灌注,容易导致血管破裂而发生颅内出血。早产儿脑血流自主调节的范围较小,因此较易发生颅内出血。

2.脑组织代谢改变

葡萄糖是脑组织能量的主要来源,但脑组织中储存的葡萄糖十分有限,因此,脑组织对缺氧缺血十分敏感。缺氧时脑组织的无氧酵解增加,组织中乳酸堆积、ATP 产生减少,细胞膜上钠-钾泵、钙泵功能不足,使 Na^{+}、Ca^{2+} 与水进入到细胞内,使细胞发生水肿。目前认为,脑组织缺血后,环加氧酶和脂氧化酶参与的花生四烯酸的氧化是造成脑损伤的起始反应,继而导致氧自由基、兴奋性氨基酸、一氧化氮和炎症因子过多产生,细胞膜发生脂质过氧化、膜上离子泵受损、Na^{+}、Ca^{2+} 与水进入细胞内,使细胞发生水肿(edema)、凋亡(apoptosis)和坏死(necrosis)。

(三)临床表现

临床症状体征主要表现为意识障碍、肌张力及原始反射改变、惊厥、脑水肿颅内高压等神经系统症状。惊厥常发生在出生 24 h 内,脑水肿颅内高压在 24~72 h 内最明显。根据临床表现可分为轻、中、重度,见表 23-1。

表 23-1 HIE 临床分度

分度	轻度	中度	重度
意识	兴奋抑制交替	嗜睡	昏迷
肌张力	正常或稍增加	减低	松软或间歇性伸肌张力增高
拥抱反射	活跃	减弱	消失
吸吮反射	正常	减弱	消失
惊厥	可有肌阵挛	常有	有或持续状态
中枢性呼吸衰竭	无	有	明显
瞳孔改变	正常或扩大	常缩小对光反射迟钝	不对称或扩大
EEG	正常	低电压痫样放电	爆发抑制,等电压
病程及预后	症状在 72 h 内消失,预后好	症状在 14 d 内消失,可能有后遗症	症状可持续数周。病死率高。存活者多有后遗症

(四)辅助检查

1.实验室检查

血清肌酸激酶(creatine kinase,CK)有 3 种同工酶,即 CK-BB,CK-MB 和 CK-MM。其中 CK-BB 主要存在于脑和神经组织中,其正常值<10 U/L。脑组织受损时 CK-BB 值升高。神经元特异性烯醇化酶(neuron-specific enolase,NSE)主要存在于神经元和神经内分泌细胞中,HIE 时血浆中此酶活性升高(正常值<6 μg/L)。

2.颅脑影像学检查

(1)B 超 显示病变主要为缺血性脑水肿所引起的改变。

(2)头颅 CT 可见脑室变窄,双侧大脑半球呈局灶性或弥漫性低密度影,双侧基底核和丘脑呈对称性密度增高等影像变化。有病变者 3~4 周时宜复查。要排除与新生儿脑发育过程有关的正常低密度现象。磁共振成像(MRI)对 HIE 病变性质与程度评价方面优于 CT,有条件时可进行检查。常规采用 TIWI,可见中央前后回及顶枕部皮层有条状和点状高信号病灶,严重者整个皮层内呈雪花状高信号。弥散 MRI 成像(DWI)所需时间短，更敏感，病灶在生后第1 d即可显示为高信号。

（五）诊断与鉴别诊断

主要根据病史和临床表现进行诊断。鉴别诊断需排除宫内感染、先天性神经、呼吸、循环、肌肉等系统疾病，产伤及母亲产前使用麻醉、镇静、止痛剂等可影响APgar评分的情况。需同时具备以下4条者可确诊，第4条暂时不能确定者可作为拟诊病例。本诊断标准仅适用于足月儿。

（1）有明确的可导致胎儿宫内窒息的异常产科病史，以及严重的胎儿宫内窘迫表现（胎心<100次，持续5 min以上；和（或）羊水Ⅲ度污染。

（2）出生时有重度窒息，指Apgar评分1 min≤3分，并延续至5 min时仍≤5分；或者出生时脐动脉血气PH≤7。

（3）出生后24 h内出现神经系统表现，如意识改变（过度兴奋、嗜睡、昏迷），肌张力改变（增高或减弱），原始反射异常（吸吮、拥抱反射减弱或消失），惊厥，脑干症状、体征（呼吸节律改变、瞳孔改变、对光反应迟钝或消失）和前囟张力增高。

（4）排除低钙血症、低血糖症、感染、产伤和颅内出血等为主要原因引起的抽搐，以及遗传代谢性疾病和其他先天性疾病所引起的神经系统疾患。

（六）治疗

治疗原则为早治、足够疗程、综合措施、周密计划和树立信心。

1.支持疗法

（1）维持良好通气换气功能，保持PaO_2>6.65～9.31 kPa（50～70 mmHg），$PaCO_2$<5.32 kPa（40 mmHg）。

（2）维持良好循环功能，使心率和血压保持在正常范围，以保证各脏器的血液灌注。可用多巴胺，以每分钟2.5～5 μg/kg速度用静脉输液泵注射，也可同时加用多巴酚丁胺。

（3）维持血糖在正常高值（5 mmol/L），但也不可过高，因为缺氧脑组织血糖过高所造成的组织酸中毒的危害甚至比低血糖更为严重。

（4）控制输液量，每日液体总量不超过60～80 mL/kg，速度每小时4 mL/kg。

2.控制惊厥

首选苯巴比妥，负荷量15～20 mg/kg，缓慢静注，若不能控制惊厥，1 h后再加用10 mg/kg。12～24 h后给维持量，每日3～5 mg/kg。顽固性抽搐者加用安定，每次0.1～0.3 mg/kg静脉滴注。或加用水合氯醛50 mg/kg灌肠。

3.降低颅内压

首选呋塞米和白蛋白脱水。呋塞米每次1 mg/kg，静注，2～6次/d；20%白蛋白静滴，每次0.5～1 g/kg，1～2次/d；严重者可用20%甘露醇，每次0.25～0.5 g/kg，静注，每4～6 h 1次，用3～5次。糖皮质激素一般不主张使用。

4.新生儿期后的干预

对HIE的新生儿及早进行智能与体能的康复训练有利于促进脑功能的恢复和减少后遗症。

(七)预后

本病预后主要与病情严重程度有关。病情严重,惊厥、意识障碍、脑干症状持续时间超过7 d,血清CK-BB、脑电图和MRI持续异常者预后差。幸存者常留有运动和智力障碍、癫痫等后遗症。

(八)预防

积极推广新法复苏,防止围生期窒息。

【附】早产儿缺氧缺血性脑病

与足月儿HIE不同,早产儿缺氧缺血性脑病(neonatal hypoxic-ischemic encephalopathy):往往与感染、炎症反应、宫内生长受限、低血糖、高氧血症并存;具体发生率难以确定;临床表现、识别、监测需进一步研究。其诊断标准可参照以下内容。

确诊早产儿HIE(同时满足以下两条):

(1)胎儿血/脐带血或生后首次(1 h内)血pH值≤7或碱缺失≥12 mmol/L。

(2)新生儿脑病-Sarnat分级(对于胎龄33~35 w早产儿,依据除EEG外的所有标准),神经系统检查特征性的改变和(或)惊厥(胎龄<33 w)。

疑诊早产儿HIE满足以下任意两条:

(1)胎儿期血/脐带血或生后首次血样pH值为7.01~7.20。

(2)生后早期(48 h以内)多系统受累,如肝、肾、心脏功能障碍。

(3)产前有高危因素(如胎盘早剥、子宫破裂、脐带脱垂等)合并分娩监护异常。

(4)持续(超过72 h)需要机械通气但无呼吸系统或神经肌肉疾患。

(5)延迟纠正(超过24 h)的代谢性酸中毒。

(6)生后1周内头颅MRI显示特殊区域损伤(显著的脑白质和基底神经节,而无皮质损伤)。

第二节 早产儿脑白质损伤

早产儿脑损伤(brain injury in premature infants,BIPI)是指由于产前、产时或/和出生后的各种病理因素导致早产儿不同程度的脑缺血或/和出血性损害,可在临床上出现脑损伤的相应症状和体征,严重者可导致远期神经系统后遗症甚至死亡。其中早产儿脑白质损伤是早产儿特有的脑损伤形式之一。

(一)发病机制

1.血管发育特点

病理学及血管造影技术最早揭示了白质损伤的主要原因,是局部缺血引起的脑组织坏死,与早产儿脑血管的发育特点有直接关系。从大脑前、中、后动脉发出的长穿支在妊娠24~28周出现,延伸到脑室的边缘,保证脑室周围深部白质的供血。妊娠32~40周,是短穿支发育最活跃的时期,满足皮层下白质的血液供应。长穿支与短穿支间的吻合支在妊娠32周后才开始逐渐形成。

2.少突胶质细胞前体对缺血的易感性

早产儿发生白质损伤的另一重要原因,是发育中的少突胶质细胞前体易感性较强,少突胶质细胞是组成神经纤维轴突上髓鞘的重要成分。

(二)病理

在缺血后6~12 h,显微镜下可见神经元的凝固坏死,轴突水肿。继早期神经轴突水肿之后,构成轴突髓鞘的少突胶质细胞不同程度坏死、丢失,于是轴突发生断裂,软化灶形成。PVL主要发生在长穿支动脉的终末供血部位,即侧脑室前角和中央部的周围白质、侧脑室后脚三角区周围白质以及侧脑室下角的周围白质等。因软化灶主要分布于侧脑室的周围,早产儿脑室周白质软化由此得名。软化灶大小不等,形态不规则,可以单灶形式存在,也可多灶形成密集的小囊腔。PVL发生后,即有小胶质细胞填充病变部位。出现弥散性白质损伤,从病变早期即伴有小胶质细胞、星形胶质细胞及少突胶质细胞的增生,较少发生液化,而是脑白质整体容积的缩小,脑室扩大。病变更广泛时可累及灰质。

(三)病因

1.疾病的影响

早产儿脑白质损伤的临床因素主要与可造成脑血流减少的疾病有关,如妊娠高血压疾病,贫血,胎-胎输血,胎盘,脐带异常,宫内窘迫,新生儿循环异常,低氧血症以及难以纠正的低血糖等,均可发生白质供血障碍而致损伤。

2.感染与白质损伤

感染介导了白细胞、单核巨噬细胞、补体系统、细胞因子等参与的涉及多种环节的免疫性炎症反应,使脑白质严重损害。

(四)诊断及鉴别诊断

1.病史

引起脑损伤的高危因素:围生期窒息与缺氧缺血;脑血流动力学紊乱如高或低碳酸血症、循环衰竭、血压异常波动、机械通气、严重脱水、低体温、严重或复杂先天性心脏病等;围生期感染与炎症反应;产科高危因素如妊娠期合并症/并发症、异常分娩史。

2.临床表现

早产儿脑白质损伤时缺乏特异性的神经系统症状体征,甚至可无明显临床症状;可能伴有中枢性呼吸暂停、抑制状态、心动过缓、低血压、高血压或血压波动、意识改变、惊厥、颅内压增高、肌张力异常、原始反射异常等。

3.影像学检查

头颅B超上可表现为:早期:病变部位呈粗糙、球形或大范围回声增强区(1w);发展:脑实质回声可转为相对正常(1-3w);病程进展:形成多发性小囊肿(多囊脑软化)(2-6w);最终:小囊肿可消失而遗留脑室扩大或相互融合形成较大的囊腔,穿通性脑囊肿;其他MRI检查显示了更高的敏感性,EEG、近红外光谱测定技术也有一定价值。应与不成熟脑的生理状态、缺氧缺血、宫内感染相鉴别。

(五)预后

最严重的结局是早产儿脑室周白质软化(PVL),会造成小儿神经系统后遗症,如脑瘫、视听功能异常、认知障碍等。

(六)防治原则

一旦发生无特效治疗,重在预防,应采取综合性防治原则。

(1)产前采取预防措施:新生儿医师应与产科积极协作,减少早产或早产相关并发症的发生。

(2)避免和减少对患儿的不良刺激:如尽量减少各种穿刺、避免频繁的肺部物理治疗和吸引、检查和治疗集中进行等。

(3)优化呼吸管理,合理使用机械通气,避免与呼吸机对抗;纠正缺氧和酸中毒,避免低或高碳酸血症,使 $PaCO_2$ 维持在 35~50 mmHg(可接受的范围是 30~55 mmHg)。

(4)维持血压在正常范围,避免血压波动,以维持脑血流正常灌注和脑血流动力学稳定。

(5)维持电解质、血糖、血浆渗透压在正常范围和最佳的营养状态。

(6)置患儿于中性温度环境,维持体温正常,避免低体温。

(7)监测凝血功能:使凝血功能、血小板计数等维持在正常范围。

(8)积极控制感染与炎症反应。

(9)控制惊厥:有惊厥者首选苯巴比妥钠静脉注射,负荷量 15~20 mg/kg,如惊厥未控制可每隔 5~10 min 追加 5 mg/kg,直至总量达到 30 mg/kg。24 h 后给维持量,每天 5 mg/kg,分两次间隔 12 h 给予,疗程视病情而定。

第三节　新生儿颅内出血

新生儿颅内出血(intracranial hemorrhage of the newborn)是新生儿期严重的脑损伤,系由缺氧或产伤引起,早产儿多见,病死率高,存活者常留有神经系统后遗症。近十年来,随着产科技术的发展和早产儿存活率的提高,使得本病的出血类型有所改变,表现为硬膜下出血的发生率减少和早产儿脑室内出血增加。

(一)病因与发病机制

1.早产

尤其是胎龄 32 周以下的早产儿,在脑室周围的室管膜下及小脑软脑膜下的颗粒层均存在胚胎生发基质(germinal matrix,GM)。这是由胚胎神经元、神经胶质细胞和未成熟的毛细血管网组成的胶冻状组织。GM 的血管网供血源自大脑前动脉、中动脉和颈内动脉,其血管壁薄、卷绕、回旋,口径大,管壁只有一层不规则的内皮细胞,缺少胶原和弹力纤维支撑,管壁外与脑室周围组织也无直接支撑结构。这些血管壁的内皮细胞富含线粒体,耗氧量大,对缺氧十分敏感。GM 层的小静脉系统呈"U"字形回路汇于大脑 Galen 静脉,由于这种走向使得血流明显变慢,容易发生梗死。小静脉栓塞后使毛细血管压力增高,血管破裂造成出血。因此,GM 层的血管易受到缺氧、血压波动等因素的损伤。出血在脑室和脑室周围室管膜下 GM 层开始,向中脑导水管、小脑延池和蛛网膜下腔扩散,向外可扩散到脑室周围的白质。凝血造成中脑导水管、正中孔和侧孔的阻塞并影响蛛网膜颗粒吸收脑脊液的功能,在数日内即可形成梗阻性脑积水。脑室周围白质损伤后发生局灶性的坏死导致脑室周围白质软化(periventricular leukomalacia,PVL)。32 周以后 GM 逐渐退化,成熟的神经细胞向大脑皮质移行,血管网则发育成为毛细血管和深部静脉系统,血管外的支撑组织增强。因此,足月儿脑室内出血少见。

2.血流动力学异常

窒息缺氧导致的高碳酸血症和休克时可损害脑血流的自主调节功能,使其变为“压力被动循环”(Pressure Passive circulatory)模式,此时压力的波动可直接作用于末端毛细血管,使其破裂而出血。低氧和高碳酸症可引起脑血管扩张,静脉淤滞,压力增高而引起栓塞和出血。另外,当新生儿存在动脉导管未闭、先心病、气胸、严重酸中毒、抽搐等情况时,或者在治疗过程中快速扩容、吸痰、机械呼吸时吸气峰压过高或呼气末压过高、出现人机对抗等各种原因均可引起血压大幅度波动均可造成毛细血管破裂而导致出血。

3.外伤

主要为产伤所致。如胎位不正、胎儿过大、产程过短(全程少于 3 h)或过长(全程长于 24 h)以及不适当的助产(使用高位产钳,胎头吸引器等)等机械性损伤可使小脑天幕、大脑镰撕裂和脑表浅静脉破裂而导致硬膜下出血。其他如使用面罩加压给氧、头皮静脉穿刺、气管插管等操作时头部过分受压也可致颅内出血。

4.其他

新生儿患有维生素 K 缺乏或其他出血性疾病;母亲患原发性血小板减少性紫癜或孕期使用苯妥英钠、苯巴比妥、利福平等药物的新生儿;脑血管畸形;不适当地输入高渗溶液(碳酸氢钠、葡萄糖酸钙、甘露醇等)均可导致血管破裂。

(二)临床表现

新生儿颅内出血的临床表现主要与出血部位和出血量有关,轻者可无症状,大量出血者可在短期内死亡。非特异性表现有低体温、无其他原因可解释的贫血与黄疸、频繁呼吸暂停,严重时可发生失血性休克。神经系统表现有:①颅内压力增高征:前囟隆起,血压增高,抽搐,角弓反张,脑性尖叫;②呼吸不规则;③神志改变:早期可激惹与抑制交替出现,严重者昏迷;④眼征;凝视、斜视、眼球震颤等;⑤双侧瞳孔不等大和对光反应消失;⑤拥抱反射(Moro reflex)减弱或消失较常见。出血主要分为以下 5 种临床类型。

1.硬脑膜下出血

硬脑膜下出血(subdural hemorrhage,SDH)多见于巨大儿、胎位异常、难产或产钳助产者。因机械性损伤使上矢状窦附近的大脑镰或小脑幕撕裂,静脉窦和大脑表浅静脉破裂引起的出血。出血轻者可无症状,一般在出生 24 h 后出现惊厥、偏瘫和斜视等神经系统症状。严重者可在出生后数小时内死亡。存活者数月后可发生硬脑膜下积液。

2.脑室周围-脑室内出血

脑室周围-脑室内出血(periventricular-intraventricular hemorrhage,PVH-IVH)多见于胎龄小于 32 周、体重低于 1 500 g 的早产儿,体重越低发病率越高,500~750 g 的早产儿

发病率可达60%~70%。大多在出生后72 h内发病,常表现为呼吸暂停、嗜睡、肌张力低下和拥抱反射消失。室管膜下出血发生越早,危害越大。因GM层的神经元及胶质细胞的成熟和迁移过程受害将影响以后脑的发育。根据头颅B超或CT检查可分为4级:Ⅰ级:室管膜下出血;Ⅱ级:脑室内出血但无脑室扩大;Ⅲ级:脑室内出血伴脑室扩大;Ⅳ级:脑室内出血伴脑实质出血。

3.原发性蛛网膜下腔出血

原发性蛛网膜下腔出血(primary subarachnoid hemorrhage,SAH)出血部位在蛛网膜下腔内,不包括硬膜下、脑室内和小脑等部位的出血蔓延至蛛网膜下腔的出血。SAH与缺氧、酸中毒和产伤有关,多见于早产儿。出血多来自蛛网膜下的小静脉或桥静脉等小血管,量不大,很少见到大量出血。少量SAH可无临床症状,生后体检往往不能发现出血。典型表现为生后第2 d出现抽搐,发作间歇期情况良好。出血严重者表现为反复惊厥、昏迷、肌张力低下和中枢性呼吸衰竭,可于短期内死亡。腰穿可见到血性脑脊液。出血可引起阻塞性蛛网膜炎(obliterativearachnoiditis)或脑脊液循环受阻而造成交通性脑积水(communicating hydrocephalus)和阻塞性脑积水(obstructive hydrocephalus)。

4.脑实质出血

脑实质出血(intraParenchymal bemorrhage,IPH)多见于足月儿。为小静脉栓塞后使毛细血管压力增高而导致破裂而出血。如出血部位在脑干,早期可发生瞳孔变化、呼吸不规则和心动过缓等,前囟张力可不高。主要后遗症为脑瘫、癫痫和精神发育迟缓。由于支配下肢的神经传导束邻近侧脑室,向外依次为躯干、上肢、面部神经的传导束,因此下肢运动障碍较多见。出血部位可液化形成囊肿,如囊肿与脑室相通称之为脑穿通性囊肿(porencephalic cysts)。

5.小脑出血

小脑出血(intracerebellar hemorrhage,ICH)小脑软脑膜下和小脑叶也存在GM层,因此出血多见于32周以下的早产儿。出血分为原发性小脑出血、脑室和蛛网膜等其他部位的出血扩散至小脑、静脉梗死和外伤所致的小脑或血管撕裂等4种类型。后一类型也可发生在足月儿。神经症状主要表现为脑干症状,如频繁呼吸暂停和呼吸不规则、心动过缓、眼球偏斜、面瘫、间歇性肢体张力增高、角弓反张等。早产儿病情进展迅速者多在36 h内死亡。

(三)诊断

(1)了解妊娠史、胎儿成熟状况、分娩史、缺氧及复苏经过等诱因。

(2)了解临床症状和体征,尤其是详细检查神经系统体征。

(3)头颅B超、CT或MRI等影像学检查,了解出血部位与程度。B超对IVH-PVH诊断十分灵敏,CT和MRI对蛛网膜下腔、小脑和脑干部位的出血较敏感。

(4)腰穿有助于颅内出血的诊断和及时排除颅内感染。颅内出血表现为脑脊液压力升高,呈浅黄色、镜下可见皱缩红细胞。低糖脑脊液症(hypoglycorrhachia)发生在出血后数天之内,持续最长可达1个月左右,淋巴细胞数可轻度增高。但少量蛛网膜下腔出血和脑实质部位出血脑脊液可无异常发现。

(四)治疗

1.支持疗法

保持患儿安静,维持血压,保暖,保证热量供给,注意液体平衡,纠正酸中毒。

2.止血

可选择使用新鲜冰冻血浆,每次 10 mL/kg,维生素 K_1、止血敏(ethamsylate)和立止血(reptilase)等。

3.对症治疗

有惊厥时可用苯巴比妥钠和地西泮等抗惊厥药。有脑水肿和颅内压增高症状者可选用呋塞米、白蛋白与地塞米松等抗脑水肿药。贫血、休克时输洗涤红细胞和新鲜冰冻血浆。

4.外科处理

足月儿有症状的硬膜下出血可用腰穿针从前囟边缘进针吸出积血。脑积水早期有症状者可作侧脑室置管引流,进行性加重者可行脑室-腹腔分流。

(五)预后

主要与出血部位及严重程度相关。如出血在脑干、脑实质、小脑幕或大脑镰撕裂引起的出血则死亡率高。IVH 的早产儿约 10%~15%发生脑积水,其中大约 65%可停止或消失。IVH 伴有脑实质出血或明显 PVL 者预后较差,幸存者可留下脑瘫、癫痫、智力低下、视力与听力损害等神经系统后遗症。

(六)预防

(1)做好孕妇保健工作,避免早产,提高产科技术,将胎儿宫内转运至条件良好的上级医院中分娩。对患有出血性疾病的孕妇及时给予治疗。对正在使用苯巴比妥或苯妥英钠的孕妇分娩前给予 Vit K_1。

(2)及时处理新生儿疾病,预防围生期窒息,及时处理新生儿动脉导管未闭与气胸等疾病,纠正异常凝血状况。

(3)保护脑血流自动调节功能,防止血压过大波动,避免快速大量输液,纠正酸碱失衡,慎用高渗液体。

(4)孕妇产前给予倍他米松(betamethasone)有助于预防 IVH 和 PVL。

第四节　高危新生儿的随访

一、高危儿

高危儿指在胎儿期、新生儿期存在各种影响大脑正常发育的危险因素(如高危妊娠、早产、低出生体重、窒息、感染等)的婴儿;高危儿有脑损伤的潜在危险,脑损伤可导致运动障碍、智力低下、视听障碍与行为异常等疾病。高危儿预后的分类有严重损害、轻度损害及正常。

中枢神经系统发育损害(neurodevelopmental impairment, NDI)的定义为存在以下任何一项:Bayley 评估 MDI<70、PDI<70、双目失明、或听觉损害需要助听器、或中至重度 CP。

二、新生儿随访的目的和意义

新生儿重点随访的对象包括脑损伤患儿、极低出生体重儿、超极低出生体重儿、黄疸患儿、合并先天畸形行外科手术治疗患儿。

随访目的在于评估患儿存活后的远期预后;明确围生期干预措施与护理技术对患儿预后的影响;早期发现生长、神经发育和行为等异常,并积极采取措施进行早期干预以改善患儿的预后;通过神经发育评估、神经生理学检查(视、听觉诱发电位和脑电图)、神经影像学检查(头颅 B 超、CT 与 MRI)尽早发现脑损伤;评估干预(运动训练,视觉、知觉训练、交流能力训练)的效果;为政府制定卫生策略、分配医疗资源、提高新生儿救治水平。

三、影响高危新生儿预后的生物学因素

发育障碍的高危因素:在新生儿期确定发育障碍是不可能的,但是可以确定一些围生期的高危因素。

(1)早产　早产可改变大脑结构和当时的发育进程(如迁移、组织形成、分化和髓鞘形成等),并且改变大脑构造和功能。由于大脑发育紊乱可引起出生后视觉、听觉、触觉和前庭本体感觉功能改变。早产儿脑瘫和精神发育迟滞的发病率高于一般人群(出生体重<1 500 g 为 5%~15%,出生体重<1 500 g 为 10%~40%)。早产儿发生皮质功能异常的风险很高,皮质功能异常包括语言障碍、视觉问题、注意力缺陷和学习障碍。出现以下情况的早产儿发生发育障碍的风险增高:①窒息、感染、慢性肺部疾病;②头部发育缓慢或神经发育检查异常;③脑室周围白质软化(运动功能和认知障碍有关);④脑室周-脑室内出血、出血后脑积水;⑤超声显示丘脑-纹状体-基底节线性回声增强(与早产儿发育迟缓、行为问题有关)。

(2)宫内发育迟缓(IUGR)　尽管小于胎龄的足月儿表现为患脑瘫和精神发育迟滞的风险稍高,但他们高级皮质功能异常,特别是学习障碍的发生率增高。小于胎龄的早产儿脑瘫和精神发育迟滞的发生率增高,发生神经系统后遗症的危险决定于 IUGR 的原因、早产发生的时间和随后的并发症(窒息、低血糖和红细胞增多症)。

(3)窒息　围生期窒息与晚期发育障碍之间的联系很难明确。在足月儿,Apgar 评分仅在很低(0~3 分)和持续时间很长对预后的估计才有意义。

(4)TORCH 感染　先天性巨细胞病毒感染、弓形体病或风疹病毒感染出生时即可有症状,即使新生儿期无症状,也有发生感觉障碍和学习困难的风险。

(5)感染　脓毒症、脑膜炎。

(6)低血糖和红细胞增多症。

(7)呼吸系统疾病　RDS、慢性肺病(CLD)。

(8)需要外科手术治疗的坏死性小肠结肠炎。

(9)需要换血治疗的高胆红素血症。

(10)采用某些治疗措施 心肺复苏、长期机械通气、出生后应用糖皮质激素、长期全静脉营养。

(11)其他 生长迟缓、多胎、试管婴儿、宫内药物影响。

四、随访时间

(1)校正胎龄40周时的中枢神经系统检查可提供信息和阳性发现。

(2)严重损伤评估和诊断时间:18~24月。

神经系统检查与大运动评估可增加轻度脑瘫诊断的准确性

环境因素开始发挥作用

高危儿的发育结局评估通常在2~3岁和学龄期前后进行。在2~3岁进行的发育评估对精神发育(如智力和语言)的预测仍不够可靠。某些行为问题、注意缺陷、多动、学习困难和神经心理缺陷等很难在幼儿期发现,准确定论需要随访到6岁。

五、随访的内容

随访应包括以下几个方面:疾病的恢复情况,生长评估,运动、智能、行为发育评估,视力、听力等。

(一)出院后常见的医疗问题

1.呼吸问题

大约23%的极低体重儿(VLBW)和35%~46%的ELBW会发生支气管发育不良(BPD)(指矫正胎龄至36周仍需要氧气)。随着气道反应性疾病的进展,尤其是存在呼吸道病毒的感染时,这些新生儿BPD的发生较出生体重>1 500 g的新生儿增加了2倍。患BPD的新生儿需要氧疗及支气管扩张剂治疗,严重者需要长期机械通气治疗。患BPD的婴儿喂养问题、胃食管返流、体重不增、发育迟缓等风险增加。

(1)在第一年中VLBW的再住院率是大体重儿的4倍。他们到学龄时至少再住过一次院的概率增加了60%。呼吸道感染是第一年中最常见的并发症。高住院概率一直持续到学龄早期。一年中有7%的VLBW住院,而大体重儿只有2%。

(2)呼吸道合胞病毒(RSV)是引起早产儿细支气管炎和肺炎的最常见原因,尤其是慢性肺疾病患儿。为了预防RSV引起疾病,VLBW可考虑接受呼吸道合胞病毒单克隆抗体预防性治疗。与婴儿密切接触前保持良好的手部卫生,避免暴露在有呼吸系统感染的人群中(尤其是冬季),并且避免接触吸烟引起呼吸系统疾病。VLBW婴儿超过6个月应当接种流感疫苗,密切护理婴儿者也应接种流感疫苗。

2.生长迟缓和宫外发育迟缓

早产、VLBW等高危儿由于许多原因可引起喂养和生长问题。BPD患儿因肺部疾病及呼吸做功增加,导致生长迟缓,需要热量可达120~150 kcal/(kg·d)才能满足体重增长需求;严重脑损伤患儿可因吸吮、吞咽功能障碍而使营养状况恶化,或引起下丘脑、垂体功能障碍引起生长迟缓。许多患儿因为早期缺少口腔刺激使得口腔运动发育异常或迟缓,以及讨厌经口吸吮。至少2岁之内都要针对早产儿依据生长标准曲线密切随访。提供适当热卡以保证优化生长的需求。早产儿特殊配方奶粉增加了蛋白质、钙和磷的浓度,

(与母乳混合或单独应用)认为可满足前6~12个月需求。ELBW生长通常接近或低于第5百分位。然而,如果他们的生长曲线与正常曲线平行,提示是正常的生长模式。如果婴儿的生长曲线明显高于正常的生长曲线,提示热卡过多。如果生长不好,应咨询胃肠专家及内分泌专家,除外胃肠疾病如严重胃食管反流及内分泌疾病如生长激素缺乏症。

3.高危儿体格发育监测

应仔细监测生长的各项指标和生长趋势,包括身长、体重、头围、营养评价、骨强度等,可利用早产儿出生后宫外生长曲线进行评估。监测时间间隔:0~6月,一次/月,6~12月,每1~2月1次,1~3岁,每3~6月1次。

4.胃食管反流(GER)

①反复发生喂养后呕吐;②喂养后呼吸暂停;③喂养或喂养后哭吵烦躁;④喂养或喂养后头颈屈曲。

5.NEC后并发症

瘘口感染、吸收不良、肠动力障碍、需要部分静脉营养、胆汁淤积、胆道上行性感染、和短肠综合征等。

6.贫血

包括溶血后贫血、生理性贫血、出血性贫血及医源性失血性贫血等,此外,VLBW婴儿患缺铁性贫血概率高,故应于生后头12~15月补铁。

7.佝偻病

VLBW由于钙、磷、维生素D摄入量不足,易发生佝偻病。长期应用外周静脉营养、速尿及脂肪吸收不良导致维生素D缺乏的婴儿更易患佝偻病。在NICU中诊断为佝偻病的婴儿在生后第一年内要持续补充钙、磷及维生素D。所有母乳喂养的婴儿出院后都应该补充维生素D(400 IU/d)。

(二)神经发展预后

发生颅内出血的婴儿尤其是脑实质出血或周围白质损伤可增加神经和认知发育延迟的风险。周围白质损伤的婴儿视觉运动障碍及视野缺陷风险增高。ELBW合并新生儿并发症包括BPD,脑损伤(通过超声诊断的脑实质神经鞘瘤、脑室周围向质软化、脑穿通畸形、3到4级脑室内出血IVH)和严重的ROP(单眼或双眼阈值病变或4、5级ROP),88%在生后18个月发生不良的神经系统后果,如脑性瘫痪、认知延迟和双目失明。小脑出血的婴儿患运动发育及认知、行为、运动与交际性问题风险增大。

1.神经系统问题

脑瘫在VLBW发生率为7%~12%,在ELBW中为11%~15%。最常见的脑瘫是痉挛性双瘫。与之相关的解剖位置在脑室周围白质的皮质脊髓束。VLBW还会增加其他类型异常的运动发育,包括运动协调及后来的运动计划问题。

(1)所有婴儿期出现的暂时或长期的运动问题都需要物理治疗师和专职治疗师治疗。这些服务通常根据当地方案在家中治疗。患有感觉神经性障碍的婴儿需要适当的临床服务和发育计划共同完成。

(2)早期诊断及推荐给神经和矫形外科手术医师有助于早期干预服务,例如物理和专业治疗。一些脑瘫患儿可以进行矫形或其他可接受的治疗。其他具有典型痉挛的患儿可通过肉毒杆菌毒素注射治疗,稍大的孩子可进行手术治疗。

2.认知延迟

孩子进步主要是通过一些智商(IQ)、发育商(DQ)评估,通过建立一些量表如贝利婴儿发育量表及评估幼儿发展的量表。

(1)VLBW 婴儿在这些量表中的得分某种程度上低于足月儿,但是许多孩子仍在正常范围内。得分低于平均分 2 个标准差,VLBW 的百分比在 5%~20%,ELBW 的百分比占 14%~40%。许多研究都是针对<2 岁的儿童。对大点的儿童,有严重表现的比率基本相同,但是不能上学或在学校有问题的百分比高达 50%,其中 20%IQ 在平均水平。比较处于相似社会地位环境的 ELBW(没有诊断出神经系统问题)与足月儿,在 8~11 岁时,学习困难主要与 ELBW 视觉空间和视觉运动障碍有关,写字和说话的能力正常。超过 50%的 ELBW 需要一些各种类型的专门的教育帮助,而健康足月儿只有不到 15%需要。但是,ELBW 儿童到了青春期自尊心与足月儿没有明显差别。

(2)从 NICU 出院时建议进行早期干预计划,可早期识别儿童的认知延迟和在适当的时候推荐给教育专家及言语治疗师。对患有严重语言发育迟缓的儿童予以专门的交流项目科学教育可以改善患儿的交流和语言能力。

3.感情和行为健康

(1)睡眠问题　早产儿比足月儿多见,其原因与频繁多系统的医疗行为有关。父母亲应从书本上学习教孩子睡眠的技巧,如果情况严重的话,咨询睡眠专家。

(2)行为问题　VLBW 发生行为问题的风险高,如过度兴奋或注意力不集中。行为问题的危险因素有:家庭压力、产妇抑郁症及吸烟。行为问题可导致上学困难。由于学习问题和其他健康问题,VLBW 儿童承担的社会责任比正常出生体重儿童少。通常通过使用各种量表可发现孩子的行为问题,从而引起父母和老师重视。这种标准化量表最小可针对 2 岁的孩子。根据问题本身特点和严重程度决定如何治疗。一些问题只需要通过专门的教育方案治疗,其他的则需要适当的精神治疗。

(三)神经发育评估

新生儿和婴儿早期(3~4 个月以前)既是神经系统的易损伤期,又是神经系统的代偿与可塑性机制较强的时期。对异常新生儿和婴儿早期神经发育的诊断是早期干预的基础。早期神经系统检查与新生儿行为评估能够较为敏感地提示围生期脑损伤,通常具有较好的阴性预测价值,但其阳性预测价值非常有限;即使婴儿早期存在显著的肌张力和原始反射异常,也不能肯定地预测脑性瘫痪。神经发育评估的方法包括:

(1)神经系统检查　新生儿神经系统检查的主要内容:运动、意识状态、姿势、肌张力和原始反射;由于受韧带等软组织的影响,以关节活动范围作为被动肌张力的评估指标存在先天不足,有时还受到主动肌张力的影响(特别是在婴儿期),需结合其他检查结果综合考虑其临床意义。

(2)神经生理学检查　视、听觉诱发电位和脑电图

(3)神经影像学检查　头颅 B 超、CT 与 MR I

(4)婴儿发育量表。

20 项神经行为评估法(NBNA)

0~1 岁 52 项神经运动检查

丹佛智力筛查法

CDCC 婴幼儿智能发育量表

Gesell 发育量表

Bayley 发育量表

全身运动质量评估

发育量表预测效度不可能完满,即使结合系统的神经系统检查也不可能达到对发育结局完全准确的预测。

(四)高危儿视功能随访

影响视功能发育的高危因素包括早产儿、低出生体重儿、胎儿宫内发育迟缓(IUGR)、新生儿高胆红素血症、脑损伤,其他少见原因包括苯丙酮尿症、半乳糖血症等先天性代谢疾病。

新生儿常见视功能障碍:早产儿视网膜病变(ROP),淋球菌结膜炎,先天性白内障,先天性青光眼,皮质盲。

早产儿视网膜病变(ROP),又称为晶体后纤维膜增生症(retrolental fibroplasia),患有严重 ROP 的婴儿如果视网膜发生剥离,视力明显下降或失明的风险大大增加。ELBW 中患 ROP 概率最高,失明发生率为 2%~9%。

发病机制:早产儿视网膜血管未达锯齿缘,高浓度吸氧引起网膜血管收缩、闭塞;停止吸氧,网膜血管缺血、缺氧,血管生长因子分泌,刺激新生血管生成。

2004 年 4 月,《早产儿治疗用氧和视网膜病变防治指南》出台。对出生体重<2 000 g 的早产儿和低体重儿,开始进行眼底病变筛查,随诊直至周边视网膜血管化,对于患有严重疾病的早产儿筛查范围可适当扩大。首次检查应在生后 4~6 周或矫正胎龄 32 周开始,检查时由有足够经验和相关知识的眼科医生进行。早产儿患轻度及中度 ROP 是有退行性,即使在那些没有患 ROP 的婴儿,眼科疾病的风险也会增加,其中包括屈光误差(近视最常见)、斜视(内斜视和外斜视)、弱视和青光眼。应该按照眼科专家的建议随访最少至 3 岁。

(五)新生儿听力筛查及其随访

1999 年我国卫生部明确要求"把新生儿听力筛查纳入妇幼保健的常规检查项目",做到早期发现、早期干预;新生儿听力筛查两层含义:①医院(或妇幼保健院)出生的所有新生儿,在其住院期间对其进行听力筛查;②非医院出生的新生儿,在其出生后 1 个月内对其进行听力筛查。国内强调:听力学评价和医学评价应在出生后 3 个月内进行,证实确有听损伤的婴幼儿,应在 6 月龄前接受具有婴幼儿和小儿听损伤专业知识和技能的保健和教育专业人员的干预。

新生儿听力筛查发现的是出生时即已存在的听力损害,部分新生儿出生时尚不存在听力损害,其听力损失呈延迟发生过程。

导致听力障碍的高危因素:极低出生体重儿,产时窒息,呼吸窘迫综合征、胎粪吸入综合征,宫内感染:TORCH,细菌性脑膜炎:与感音性听损伤相关,机械通气>10 d,高胆红素血症,应用耳毒性药物,有儿童期永久性感音神经性听损伤家族史,颅面部畸形,具有神经退行性病。VLBW 失聪概率约 2%~11%。早产增加了感音神经性和传导性耳聋风险。所有 VLBW 都应在新生儿期筛查及 1 岁复查。而且 VLBW 是发生中枢听觉处理障碍(CAPD)的危险因素。

听力筛查的方法包括:耳声发射(OAE)、脑干听觉诱发电位、自动判别脑干听觉诱发电位(AABR)。

听力筛查的实施:在新生儿听力筛查中,最初采用耳声发射的“一步法”,继而出现若 OAE 未通过,接着用 AABR(自动听性脑干反应)/ABR 筛查的“两步法”,后者优于前者;在“健康”新生儿筛查中可采用先 OAE 后 ABR 的两步法,而对于 NICU 中高危新生儿,为避免漏筛听神经病,应该先 ABR 后 OAE;NICU 中危重新生儿的听力筛查不能单纯依靠 OAE,可以采取先 ABR 后 OAE,或 ABR 和 OAE 二者同时进行的方法,以提高筛查的准确性,减少临床漏诊率。

六、高危儿随访的原则

(1)动态监测　强调多学科的协作,专业人士及家长的参与。

(2)门诊筛查　定期到门诊检查。

(3)家庭监测

家庭高危儿监测 10 条:①护理婴儿时手脚经常打挺、用力屈曲或伸直,好像“很有力”;②满月后头总后仰,扶坐时竖不起头;③3 个月不能抬头;④4 个月紧握拳,拇指紧贴手掌;⑤5 个月俯卧位时前臂不能支撑身体;⑥6 个月扶立时足尖、足跟不能落地;⑦7 个月不会发 ba、ma 音;⑧8 个月不能独坐;⑨头和手频繁抖动;⑩整日哭闹或过分安静,喂养困难。

(徐发林、李文丽)

第二十四章 新生儿营养与消化系统疾病

第一节 母乳喂养

一、母乳喂养的好处

1.对子代的好处

(1)母乳喂养可提供婴儿同时期生长发育的营养素需求,且易于消化、吸收,促进子代生长发育。

(2)母乳喂养可提供生命最早期的免疫物质,减少子代感染性疾病,特别是呼吸系统及肠道系统疾病。

(3)促进子代胃肠道的发育,提高对母乳营养素的消化、吸收、利用。

(4)促进子代神经系统发育:母乳所含必需营养素和喂养过程中良性神经系统刺激。

(5)减少成年后代谢性疾病:母乳喂养儿生后1~2年生长正常,减少成年后肥胖、高血压、高血脂、糖尿病、冠心病的几率。

2.对母亲的好处

(1)促进乳汁分泌。

(2)协助体型恢复,每天多消耗>500 kcal热量。

(3)促进子宫收缩,减少产后出血、加速子宫恢复。

(4)生育调节,如坚持纯母乳喂养、昼夜喂奶,大部分在6月内排卵不恢复。

(5)减少乳腺癌、卵巢癌机会。

(6)加深母子感情,促进心理健康,减少产后抑郁的发生。

3.对家庭及社会的好处

(1)减少人工喂养费用及人力。

(2)减少婴幼儿医疗开支。

(3)促进家庭和谐、有利职工情绪稳定、提高工作效率。

(4)增加父母对家庭子女的社会责任感,有利于社会和谐。

二、人工喂养的缺点

1.人工喂养的危害

(1)干扰母婴结合。

(2)腹泻及呼吸道感染较多。

(3)易过敏及乳汁不耐受。

(4)营养不良、维生素 A 缺乏或肥胖增加。

(5)过敏性疾病如儿童哮喘及成年人慢性疾病的危险增加。

(6)增加母亲患乳腺癌、卵巢癌的危险。

2.加糖水、牛奶的危害

最初几天,少量初乳完全能满足新生儿的需要,无需添加任何饮料和母乳代用品。若添加,只会给母乳喂养的成功带来不良影响。婴儿由于对母乳的渴求减少,就不能有力地吸吮母亲乳房,母亲泌乳减少,造成乳量不足,还会引起乳胀、乳汁淤积、乳腺炎等的发生。婴儿得不到初乳中的免疫物质,失去了第一次被动免疫的好机会,易患各种感染性疾病;得不到初乳中的丰富营养,易影响身体的生长发育;因吸乳少,肠蠕动减慢,易造成胎便迟排、并发新生儿黄疸。

三、科学合理母乳喂养

1.成功促进母乳喂养十项措施

(1)有书面的母乳喂养政策,并常规的传达到所有保健人员。

(2)对所有保健人员进行必要的技术培训,使其能实施这一政策。

(3)把有关母乳喂养的好处及处理方法告诉所有的孕妇。

(4)帮助母亲在产后半小时内开始母乳喂养。

(5)指导母亲如何喂奶,以及在需与新生儿分开的情况下如何保持泌乳。

(6)除母乳外,禁止给新生儿吃任何食物或饮料,除非有医学指征。

(7)实施母婴同室,让母亲与婴儿 24 h 在一起。

(8)鼓励按需哺乳。

(9)不要给母乳喂养的新生儿吸人工奶头,或使用奶头做安慰物。

(10)促进母乳喂养支持组织的建立,并将出院的母亲转给这些组织。

2.纯母乳喂养 6 个月

《婴幼儿喂养全球策略》建议,6 个月内婴儿采用纯母乳喂养(只喂母乳,而不给其他任何的液体和固体食物,甚至不给水,可以服用维生素或矿物质补充剂和药物滴剂或糖浆)。医务人员应重点帮助怀疑母乳喂养意义的妇女树立信心。

3.母乳喂养持续 2 年

在添加辅食的基础上,母乳喂养可持续至婴儿 2 岁及 2 岁以上。

健康足月婴儿母乳喂养的基本原则

(1)生后早期皮肤接触,早开奶,按需哺乳,纯母乳喂养到生后 6 个月。

(2)当不能直接进行母乳喂养时,可以将母乳吸出使用。

(3)除非有医疗要求,否则不要给予补充物(如水或者配方奶)和安慰奶嘴。

(4)如果婴儿 4~6 月生长过缓或总是饥饿,则应开始添加辅食。

(5)母乳喂养可持续至 2 周岁。

四、成功母乳喂养的指导

1.产后早期

出院之前所有的母亲都应该给予以下指导：

(1)婴儿接触乳头的正确姿势。

(2)最小的喂养频率(8 次/24 h)。

(3)婴儿饥饿的信号以及母乳摄入充足的信号。

(4)在早期母乳喂养及基础管理阶段中所获得的普遍的条件经验。

(5)适当的工作安排。

2.在其生后的 3~5 d

所有母乳喂养的婴儿都应该有儿科医师或者其他健康护人员提供评估，以确保婴儿停止体重丢失，以及体重下降不超过出生体重的 7%；已排黄便，过渡便(大约生后 3 d)，没有更多的黏液便；每天至少排尿 6 次。

(1)在产后 3~5 d，母亲应该母乳充足；在进行哺乳时，另一侧乳房会有乳汁滴下；知晓婴儿饥饿和饱食的信号；理解较小的乳房/乳头条件的预期处理。

(2)在生后的 10 d 左右婴儿恢复达到出生体重，在头一个月至少每天增长 15~20 g。

1)如果婴儿生长不充足，在除外任何健康问题之后，母乳喂养是否充分的评价应该包括婴儿接触乳房与喂养的频度，正常乳汁分泌的出现；另外母亲健康的病史(如内分泌，乳腺手术)也会影响泌乳。

2)可以按照以下指导在母乳喂养前后测量婴儿进食母乳的能力：

①在喂乳前后立即称重(不要去掉尿布)。

②摄入 1 mL 母乳可以提高 1 g 的体重。

③如果母乳摄入不充足，可以予以补充(最好使用吸出的母乳)。

3)可以使用吸奶器将喂完奶后剩下的母乳吸出，以促进母乳的分泌。

五、母乳喂养问题的管理

1.乳头疼痛、敏感

大多数母亲会有不同程度的乳头疼痛的经历，多数是由于婴儿吸吮动作增加了乳头表面的疼痛，乳头疼痛一般在几个星期内会减轻，直到没有不舒服的感觉。随着保护性角蛋白层的形成，乳头敏感性通常会下降。

2.乳头受伤(包括流血、起疱、裂开)

可能的原因包括：无效的、不良的泌乳；不合适的婴儿吸吮技术；未经第一次吸吮便将患儿从乳房抱走；以及潜在的乳头疾病或者感染(例如湿疹)。处理方法包括：①摆正婴儿的体位，使婴儿能够正确的吸吮，确保母亲可以掌握摆正婴儿体位的技术并能够进行简单的调整；②诊断一些乳头问题，并且给予合适的处理；③在严重的乳头受伤的情况下，可以暂时停止母乳喂养以促进其恢复，但要使用器械或者手动方法维持泌乳，直到可以直接喂养为止。

3.乳腺充血

产后3~5 d会出现,丰富的母乳会导致乳腺肿大,乳腺皮温高。乳腺充血恢复前很难进行哺乳,处理方法包括:①将热敷改为冷敷以减轻乳腺组织水肿;②乳晕肿大会使吸吮困难,手工挤乳汁或压迫乳晕会使婴儿更容易吸吮;③在喂乳或者泌乳时进行轻柔的按摩;④轻型止痛药(对乙酰氨基酚)或者抗炎药(布洛芬)可以用来缓解疼痛或者减少感染。

4.乳管栓塞

通常表现为有一个可触及的肿块,或者在哺乳或者抽吸乳汁时乳房的某一部位不能变软。可能是由于佩戴不合适的胸罩,穿紧身的衣服,或者是不哺乳以及延迟哺乳或吸出乳汁所致。处理方法包括:①用该侧乳房频繁的哺乳或者间断抽吸;②在喂乳之前以及喂乳过程中反复热敷乳房;③在哺乳时,将婴儿的下颚朝向患侧以达到最大的吸吮压力促进乳汁的排空。

5.乳腺炎

即乳腺感染,通常仅感染一侧乳房。症状和体征包括:表现为乳腺痛性、发热性肿块,母亲会发热、表现流感样症状。处理方法:①卧床休息,可以继续哺乳。②频繁而有效地将乳汁吸净,必要时可以使用电动吸奶器。③使用合适的抗菌药,疗程一般为10~14 d。④使用合适的方法减轻乳房不适以及全身不适(例如,止痛、热敷或者乳房按摩)。

六、母乳喂养的婴儿问题

(一)拒绝母乳喂养

拒绝母乳喂养的原因:①过多的奶瓶喂养:乳头错觉、母乳产生少,②母乳喂养技术上的困难;③表面上拒奶:新生儿可能在寻找乳房,4~8个月婴儿分散注意力,1岁以上婴儿可能自动断奶;④生病或疼痛:感染、挫伤疼痛(吸引器,产钳)、鼻塞、口腔痛(鹅口疮,长牙)、体弱儿吸吮协调困难、脑损伤等;⑤变迁引起婴儿不高兴(特别在3~12个月时)。

拒绝母乳喂养处理原则:治疗或去除原因,改善母亲喂养技术,帮助母亲再次喂养。

(二)母乳性黄疸

根据其血清胆红素峰值出现的早晚分为早发型母乳性黄疸(母乳喂养性黄疸)和迟发型母乳性黄疸(母乳性黄疸)。

1.早发型母乳性黄疸

在生后第1周若母乳喂养不足,能加重黄疸。这种由母乳喂养不足引起的黄疸目前称之为母乳喂养性黄疸或母乳喂养不足性黄疸。

(1)原因　①母乳喂养的次数少,摄入不足,肠蠕动减少,肠道正常菌群建立晚,均可使肠道结合胆红素排泄减少;②葡萄糖醛酸苷酶能分解结合胆红素(CB),还原成未结合胆红素(UCB),UCB为脂溶性物质,易通过小肠重吸收进入血循环,致使胆红素增加;③肠道UCB增加以及奶量摄入不足,使胎粪排出延迟,增加胆红素的重吸收,加重黄疸;④某些母乳喂养儿胆红素过高是也有其他因素,如母亲患糖尿病及早产等。

(2)临床特点　多见于初产妇,母乳少的原因是开奶晚,吃奶前后添加葡萄糖水,而对母乳需求降低；喂养次数少；早期出院，对早发型认识不足；黄疸高峰常在生后3~4 d；非溶血性未结合胆红素增高，如诊断治疗不及时可发展为重度（>342 μmol/L），有引起胆红素脑病的危险。

（3）防治 ①早开奶：生后1 h开始。②按需喂奶：每侧乳房的哺乳时间不受限制。生后第1 d开始每日10~12次哺乳（至少8~9次/d），夜间勤喂；③胆红素值达到光疗指征时应间歇光疗。

2.迟发型母乳性黄疸

多发生在充足的母乳喂养之后，大约生后2~3周。

（1）原因 ①母乳中3α-20β孕二醇较多，抑制肝脏中葡萄糖醛酰转移酶活性；②母乳中脂肪酶活性较高，使乳汁中甘油三酯水解增加，游离脂肪酸增多，抑制肝酶或取代蛋白质结合点上的未结合胆红素；③母乳中含有较多葡糖醛酸苷酶，在发病机制中起重要作用，它能分解胆红素—葡萄糖醛酸醋链，产生UCB，后者从小肠吸收进入肝肠循环，使血中UCB增高引起黄疸。

（2）临床特点 胆红素下降较慢，持续升高至第3周，也可能持续数周，在2个月时才开始消退。无任何临床症状，生长发育良好。黄疸程度以轻度至中度为主，血清胆红素以间接胆红素为主。暂停母乳2~3 d，黄疸即可明显减轻，如再喂母乳可有反复，但不会达到原来程度。一般不需特殊治疗，黄疸可渐减退。个别达到光疗指征时可给予光疗，预后一般良好，很少引起胆红素脑病。现在有观点认为，可能并不存在母乳性黄疸这个疾病，而只是体内胆红素代谢的一个生理过程，因此也不需要停止母乳喂养。

（三）常见儿科疾病的母乳喂养

1.唇腭裂患儿的喂养

正常情况下，乳汁通过婴儿吸吮以及乳房的喷乳反射进入婴儿的口腔内。而唇、腭裂婴儿吸吮产生的口腔内负压不够，吸吮力不强，有时乳汁可误入气道或鼻腔，甚至发生窒息。

①喂养时应让婴儿垂直坐在母亲腿上，母亲用手挤压乳房促进喷乳反射；②如系唇裂，患儿母亲可用手指压住唇裂处，增加婴儿的吸吮力；③由于唇、腭裂患儿吸吮力低下，每次吃进的乳汁可能相对较少，故在每次哺乳后应用手挤空乳房中的乳汁，然后再用小勺或滴管喂给婴儿吃，以确保每日的奶量需求；④有市售的专门的“腭裂奶嘴”进行人工喂养。

2.鹅口疮患儿的喂养

①喂养这些孩子，首先要进行治疗，常使用制霉菌素5万U与甘油10 mL混合配置成制霉菌素甘油，每次用棉签蘸取少许涂在口腔黏膜上，一日数次；②局部用药可在两次奶间隔期间进行，同时要继续母乳喂养，如婴儿口腔或母亲乳头疼痛时也可将奶挤出来，再用匙喂；③平时禁用纱布等物摩擦婴儿口腔黏膜，母亲每次喂奶前要洗净双手，擦洗乳头，尽可能保持乳头干燥。

（四）母亲患病时的母乳喂养

1.甲肝

在急性期隔离时，应暂停母乳喂养，可以挤奶保持泌乳。婴儿可接种免疫球蛋白，待隔离期过后仍可继续母乳喂养，并从母乳中获得免疫抗体。

2.乙肝

研究发现乳汁中含有极少量的乙肝表面抗原，没有证据证明母乳喂养增加母婴传播的危险，因此，母亲为乙肝病毒感染或携带者，可生后 24 h 内注射乙肝免疫球蛋白，同时接受乙肝疫苗免疫后给予母乳喂养。但母亲应注意：喂奶前应洗手，用温热的干净毛巾轻轻擦拭奶头后再喂奶；奶头皲裂或婴儿口腔溃疡，应暂停母乳喂养；婴儿定期检测乙肝抗原抗体。

3.丙肝

丙肝病毒还没有证据显示出可以通过母乳喂养传播，因此，母乳喂养并不会增加新生儿 HCV 感染几率，母乳喂养与婴儿 HCV 感染无关。

4.母亲 HIV 感染母乳喂养问题

世界卫生组织推荐：因母乳喂养而传染 HIV 的可能性较小。只有对能安全使用奶瓶喂养、并买得起足够的配方奶者可停止母乳喂养，杜绝混合喂养，不纯母乳喂养与母乳喂养传染 HIV 的风险一样或更高，因为母乳以外的其他食物可使婴儿肠道发生过敏和炎症反应，导致肠道的通透性增加，使母乳中的 HIV 更易侵入。提倡对母乳喂养的母婴同时进行抗 HIV 的治疗。HIV 感染的母亲出现乳头出血、乳头或乳房溢乳、乳腺炎/脓肿时，应暂停母乳喂养。

5.妊娠糖尿病

母乳喂养有特殊的好处：①缓解精神上的压力，哺乳时分泌的泌乳素可以让母亲更放松、并有嗜睡感；②减少婴儿成年后患糖尿病的风险；③减少母亲治疗所需要的胰岛素用量；④能有效缓解糖尿病的各种症状，许多母亲在哺乳期间病情部分或全部好转；⑤胰岛素分子量较大，无法渗透到母乳中；口服降糖药在消化道被破坏，不能进入母乳，母亲母乳喂养时不会对婴儿造成影响；⑥糖尿病患者容易感染各种病菌，母乳喂养期间要注意血糖水平、注重个人卫生、保护好乳头不受感染。

6.甲状腺功能亢进

(1)哺乳期首选丙硫氧嘧啶(乳汁中浓度低)治疗，但丙硫氧嘧啶>300 mg/d 或他巴唑>10 mg/d 时，不建议哺乳；放射性^{131}I 治疗时，应暂停喂母乳，定时挤奶，疗程结束后，检验乳汁中放射性物质的水平达正常时可哺乳。

(2)每 2~4 周监测一次新生儿甲状腺功能(血清甲状腺素和甲状腺刺激激素)，关注新生儿特异性反应：发热、皮疹、白细胞减少等，无条件随访婴儿，不强调母乳喂养。

7.甲状腺功能低下

服用甲状腺素替代治疗的母亲，可以母乳喂养，但要定期检测婴儿的甲状腺功能。甲状腺功能低下存在遗传倾向，新生儿出生后可测定血清 T4、TSH 等。

8.巨细胞病毒感染

因母乳喂养导致新生儿出现有症状的全身巨细胞病毒的感染较少见，但早产儿患病风险可能增加。因此，母亲为 CMV 感染或携带者，其婴儿可以给予母乳喂养，但早产儿有较高被感染风险，可以采集母乳经巴氏消毒后喂养。

9.活动性结核病

患有活动性结核的母亲应与其婴儿分离，进行治疗，可采集其母乳经巴氏消毒后喂养，治疗结束7~14 d后可继续母乳喂养。

七、不宜母乳喂养的母亲

权衡哺乳对母婴的安全和危害性，结合病情对身体健康的影响、母亲身心能否承受哺乳等因素做出正确选择。

1.母亲

(1)患传染病急性传染期或流行性传染病患者；

(2)母亲为心脏病患者，而且心功能在Ⅲ、Ⅳ级或心衰患者；

(3)乳母存在严重的肾脏、肝脏疾病或其他重要脏器功能损害，哺乳有可能增加母亲的负担，导致病情恶化者；

(4)严重精神病、反复发作的癫痫，先天代谢性疾病的患者；

(5)需要进行化疗或放射治疗的乳母；

(6)产后严重并发症需进行治疗的母亲，应暂时不进行哺乳。可在病情允许情况下，由医务人员协助挤奶，以保持泌乳，待病愈后再进行哺乳。

2.婴儿

半乳糖血症和苯丙酮尿症并非母乳喂养绝对禁忌证，应根据检测的血清苯丙氨酸和半乳糖-1-磷酸水平，可适量给予母乳喂养和无苯丙氨酸和半乳糖配方。

八、母亲用药时的母乳喂养

大多数药物只能少量进入母乳，只有少数的药物会影响婴儿。很少因母亲用药而必须停止母乳喂养，见表24-1。

表24-1　母亲用药的母乳喂养

禁忌母乳喂养	抗癌药物 放射性物质(暂时停止母乳喂养)
继续母乳喂养	抗精神病药物和抗惊厥药物(监测婴儿有无嗜睡)
如有可能改换其他药物	氯霉素、四环素、喹诺酮
监测婴儿黄疸	磺胺类
改用其他药物 (可能减少乳汁分泌)	雌激素、含有雌激素的避孕药 噻嗪类利尿药
常用剂量是安全的	止痛药和退热药：短程的扑热息痛、水杨酸、布洛芬，偶尔用的吗啡和杜冷丁，大多数止咳和感冒药。 抗生素：氨苄青霉素、红霉素等 抗结核药物 抗麻风药物 抗疟疾药(除 mefoquine 外)

续表 24-1

常用剂量是安全的	抗蠕虫药 抗真菌药 支气管扩张药 激素类 抗组织胺类 抗酸药 糖尿病药 大部分抗高血压药 地高辛 营养的辅助药，如：碘、铁、维生素

九、喂养方式的选择与指导

1.原则

为了儿童最佳的生长发育和健康，只要有可能，6 个月以内的婴儿应进行纯母乳喂养。

2.喂奶量

原则：按需喂养，见表 24-2。

表 24-2　婴儿每天奶需要量的近似量

婴儿年龄	每天喂养次数	每次奶量	每天奶/配方奶总量
出生~1 月	8	60 mL	480 mL
1~2 月	7	90 mL	630 mL
2~4 月	6	120 mL	720 mL
4~6 月	6	150 mL	900 mL

3.混合喂养

纯母乳喂养不能满足婴儿生长发育需要时，可选择混合喂养。每次喂母乳后给孩子喂其他乳类（如配方奶）；如果补喂的其他乳类逐渐减少，可重新采用纯母乳喂养。

十、吸出母乳的保存和处理

1.母乳的排出与收集

住院婴儿母亲使用机械促进母乳分泌的方法包括：①在分娩后的头几个小时使用医院的电动吸奶器进行乳汁抽吸；②在前两个星期常规吸引（8~10 次/ d），理论上可以刺激母亲乳腺腺泡的发育，并扩大潜在的泌乳区域；③在前几天可以每次吸 10~15 min，直到乳量增加可以将吸引时间调整到 1~2 min；④在产后 2 个星期左右达到每天 800~1 000 mL 的乳量是理想的。

2.母乳收集

①每次泌乳时母亲应该清洗手和指甲；②所有的收集器在接触乳房和母乳之前应该

彻底清洁;③母乳收集器每天都要消毒;④收集的母乳装入灭菌的玻璃瓶或者硬塑料容器中,对于早产儿,不推荐使用塑料袋进行母乳保存;⑤每个母乳收集器都要标明婴儿的信息、日期及泌乳时间。

3.母乳储存

①挤出的新鲜母乳:25~37 ℃保存 4 h,15~25 ℃保存 8 h,15 ℃以下保存 24 h,在保鲜期内不需要消毒,喂奶前用温水加热至 38~39 ℃,不能放在微波炉或火上;②冷藏的母乳:2~4 ℃保存 2 d。③冷冻的母乳:-18 ℃以下可保存 6~9 月,喂奶前用温奶器快速加热,不会破坏母乳成分。

第二节 早产儿肠内肠外营养

一、早产儿的营养需求

1.液体

合理的水入量可降低死亡率,而且有助于减少支气管肺发育不良和动脉导管未闭。肠内能吸收的数量大约在 96~200 mL/(kg·d),这是可耐受的下限和上限。但是,在制定水入量标准时要考虑的因素还有渗透压和肾脏溶质负荷。因此,所推荐的水入量,并不是真正的“需要量”,而是兼顾上述两项生理功能后的量。因此,建议 135 mL/(kg·d)为下限,200 mL/(kg·d)为上限。一般常规使用专用配方粉或母乳喂养时采用 150~180 mL/(kg·d)标准可以满足各种营养素摄入时所需的水量供应。

2.能量

设定能量需求是按宫内生长和营养素存留力(nutrient retention)来进行估算的。制定早产儿能量需求应考虑:孕期长短、累积营养缺失、体成分改变、基础代谢率改变等。考虑到蛋白质和其他营养素的摄入对新组织合成的影响很大,因此,考虑能量-蛋白比值(energy to protein ratio)和考虑能量供应同等重要。如果能量摄入少于或等于 100 kcal/(kg·d),不能满足早产儿住院期间的需要。小于胎龄儿比适于胎龄儿需要更多的能量。短期高能量摄入(140~150 kcal/(kg·d)可能是安全的,并且能促进线性生长,但同时会引起脂肪过度积存。综上所述,早产儿能量适宜推荐量是 110~135 kcal/(kg·d)。

3.蛋白质

蛋白质不足阻碍认知发育。从临床上观察,由于喂养方式、耐受性和疾病情况的不同,蛋白质供应不足在生后头几周是很常见的。我们不仅要注重蛋白质的量,还要关注蛋白质的“质”。早产儿不仅需要蛋白质,而且需要某些特殊的氨基酸。经验数据表明,蛋白质入量在 3 g/(kg·d)时可达到宫内增重的速率。蛋白质摄入量在 3~4.5 g/(kg·d)之间增重速率与蛋白质摄入量呈线性关系。如果蛋白质摄入量<3~3.5 g/(kg·d),但摄入热量很高,仍然能保持宫内增重的速率,但此时,体脂含量百分比大大高于胎儿的比例。对体重不足 1 000 g 的早产儿蛋白质推荐量为 4.0~4.5 g/(kg·d),对体重在 1 000~1 800 g 之间的早产儿蛋白质推荐量为 3.5~4.0 g/(kg·d)。出院前,上述推荐量可以根据患儿的情况逐步减少。

4.脂肪

脂肪的生理功能为供应能量。膳食脂肪的摄入量和构成种类影响到生长的状况和体成分。多不饱和脂肪酸摄入量和代谢状况直接影响到细胞膜功能和是否产生具有生物活性的花生四烯酸。大脑灰质和视网膜都富含多不饱和脂肪酸。复杂的神经功能也取决于能量供应和膳食里脂肪酸的成分。脂肪最小的供应量为3.8~4.8 g/(kg·d)才能满足上述需求。有些早产儿由于严格限水,不得不摄入高脂肪以满足其能量需求。综合考虑以上临床情况,建议膳食脂肪摄入量上限为4.8~6.8 g/(kg·d)或4.4~6.0 g/100 kcal。

5.必须脂肪酸

目前尚无亚油酸缺乏或食用早产儿配方粉摄入过量亚油酸副作用的证据。摄入亚油酸的可接受水平是350~1 400 mg/100 kcal。目前已知,必需脂肪酸α-亚麻酸是合成二十碳五烯酸(EPA)和二十二碳六烯酸(DHA)的前体。早产儿α-亚麻酸的最低摄入量是55 mg/(kg·d),是总脂肪量的0.9%。

临床观察喂以含花生四烯酸(AA)和二十二碳六烯酸(DHA)配方粉的早产儿在生后第一年的视觉和认知发育都有进步,且免疫表达也好,目前还没有不良作用的证据。母乳二十碳五烯酸含量是很低的。由此,建议在早产儿配方粉中应该添加花生四烯酸和二十二碳六烯酸,但应避免使用含有二十碳五烯酸的油。专家组的推荐值是:二十二碳六烯酸(DHA)12~30 mg/(kg·d),花生四烯酸(AA)18~42 mg/(kg·d),AA与DHA的重量比值为1.0:2.0~2.1,如果使用二十碳五烯酸(EPA),其含量不应超过DHA的30%。

6.碳水化合物

碳水化合物是主要的供能物质,葡萄糖是主要的循环碳水化合物(principal circulating carbohydrate)和大脑的唯一供能物质,是脂肪酸和一些氨基酸重新合成的重要碳源。早产儿配方粉碳水化合物(包括葡萄糖,双糖,寡糖和多糖)的最大含量为12.0 g/100 kcal,最低含量为10.5 g/100 kcal。这个值的制定是经过考虑以下的能量需求计算出来的:脑和其他葡萄糖依赖器官所需能量,由于糖原异生造成的不可避免的蛋白质和氮丢失,预防酮体产生。

7.钙

钙的吸收取决于钙和磷的吸收以及体钙储留率(calcium retention),当钙储留率在60~90 mg/(kg·d)时可以减少骨折危险因素,降低骨发育不全综合征的临床发生,保证极低体重儿(VLBW)骨的适宜矿物质化。当钙的吸收率保持在50%~60%时,可以保证钙储留率在60~90 mg/(kg·d),为满足这个生理要求,所推荐的钙摄入量为120~140 mg/(kg·d)。

8.磷和钙磷比

钙磷比是决定钙吸收和钙储留率的重要因素。母乳的钙磷比约为2:1.5。早产儿磷的积存取决于钙和氮维持力(nitrogen retention)。与胎儿相比,早产儿骨的磷存储量较低。无论是母乳喂养还是配方粉喂养,婴儿磷的吸收效率是很高的。目前对早产儿配方推荐的钙磷比是2:1,使用高生物活性钙盐120~140 mg/(kg·d)和磷60~90 mg/(kg·d)。为了计算个体实际需要,可以监测尿中钙和磷的排泄量。

9.维生素 D

维生素 D 在许多基本生理过程中都起到重要的作用,如:神经-肌肉功能、骨的矿物质化。孕 28 周前,胎儿就已启动了维生素 D 吸收和代谢。对于母亲患有维生素 D 缺乏的早产儿应当摄入 800~1 500 国际单位的维生素 D。目前的共识是:对孕期缺钙的母亲,摄入高钙可以很快纠正胎儿的低钙状态。推荐出生后第 1 周摄入 800~1 000 IU/d 维生素 D。这个剂量既提高了血浆 25(OH)D 水平,又提高血清 1,25(OH)D_2 水平和钙的吸收率,同时可降低某些配方粉的高钙含量。这个建议适用于母乳喂养或配方粉喂养的早产儿。

10.铁

铁是脑发育的基本营养素,预防铁缺乏是一个很重要的医学干预。研究表明缺铁性贫血和神经发育滞后高度相关。婴儿过度补铁有以下害处:增加感染危险因素、生长迟滞、干扰其他营养素的吸收和代谢。此外,铁还是一个强有力的促氧化剂,非蛋白质结合铁可诱发产生自由基,增加早产儿视网膜损伤。在输血或者促红细胞生成素治疗时使用大剂量铁,此种危险大大增加。因此,在处理铁的问题时,既要防止铁缺乏,又要预防铁过量。一般而言,铁摄入量高低的两组,在生后第 12 个月时在贫血发生率和神经发育方面没有显著性差别,但在高摄入量组时常见到谷胱甘肽过氧化酶(指示过度氧化的生物标记物),血清锌和铜水平低以及经常罹患呼吸道感染。

水平高出生体重<1 800 g 的早产儿如果铁摄入量<2 mg/(kg·d),容易引起铁缺乏。为了防止高铁摄入引起的不良作用,推荐摄入量为 2~3 mg/(kg·d)。无论是强化在配方粉或母乳添加剂里,应在生后 2~6 周开始,超低体重儿(ELBW)应在生后 2~4 周开始。对早产儿补充铁剂不应超过 5 mg/(kg·d),因为这个剂量有可能损伤视网膜成熟。对多次输血或血浆铁蛋白水平较高的患儿宜暂缓补充铁剂。根据膳食情况,补充铁剂应持续到出院后 6~12 个月。

11.益生原和益生菌

益生原和益生菌是国内儿科医师刚刚接触的产品,有关产品繁多,商业上宣传很多。有些专业工作者甚至认为酸奶就是益生菌,鼓励大家吃酸奶。对这个领域的问题,国际专家组积极的持谨慎态度。

(1)益生原　人乳内含有 130 多种寡糖,在婴儿的结肠里有部分被发酵,其含量随哺乳的时间有所变化。早产儿可以吸收一些人乳里完整的寡糖,在小肠里并不被消化,在结肠里被发酵。人乳里寡糖的成分是固定的,其变异在人群里很大。因此,很难确定人乳里寡糖的准确成分。在婴儿配方粉里主要是 I 型寡糖混合物(称为 GosFos),GosFos 并不是人乳的寡糖,但它代表了寡糖短链和长链的组成。目前的认识是 GosFos 可能加速食物的向前移动,减少胃肠的合并症,如坏死性结肠炎,增强免疫功能,减少医院内获得性感染,改善远期结局。但是,目前在早产儿身上,还没有证据支持这个假设。

(2)益生菌　目前系统回顾现有的文献表明,使用不同菌株和剂量的益生菌后明显地减少了坏死性肠炎。现在对很多相关的知识了解还少,对益生菌是否含有可引发感染的物质也不确定。因此,对免疫功能不成熟的极低体重儿(VLBW)是否使用益生菌还应持谨慎态度。下一步有关益生菌随机研究的重点,应放在益生菌体内变化危险因素,由益生菌引发的感染,益生菌与抗生素抵抗之间的转变以及益生菌对消化道菌群的持续作用。

总之,目前专家组认为尚无足够的证据支持在早产儿使用益生原和益生菌是安全的。对每个具体产品的效用和安全性需要具体论证。还不能推荐把益生原和益生菌当作食物添加剂给早产儿使用。

二、早产儿喂养

(一)院内喂养

1.奶类选择

(1)母乳

1)捐献者的足月乳:使用足月分娩母亲捐献的母乳喂养早产儿在营养供给上是不够的,表现在生长速度减慢,能量供给不足,氮储备减少,住院时间延长等。

2)早产儿母乳:在体重追赶生长及各项生长参数获得改善的时间更短。

3)早产儿配方:用牛乳蛋白强化的早产儿配方已成为大多数新生儿室的标准选择,加入人乳强化剂后能提供更多的蛋白和能量。

(2)配方乳

足月儿配方乳不适应早产儿的需求,早产儿配方乳是最好的选择,配方乳不仅仅是简单的婴儿“食品”,它是婴儿的“粮食”。

2.喂养方式

(1)完全肠外营养(total parenteral nutrition,TPN)　可作为最初的营养供给方式,根据生理成熟度和临床治疗效果决定 TPN 的时间长短,一旦条件成熟且安全时,改为肠内喂养。

(2)肠道内喂养

1)奶瓶喂养:适用于胎龄 34 周以上具有完善吸吮和吞咽能力,又无条件接受母乳喂养的早产儿。

2)管饲喂养:适用于胎龄小于 30 周,吸吮和吞咽功能不全,或因疾病和治疗因素不能经奶瓶喂养者。

3)胃管喂养:推注法、间歇输注法、持续输注法。

(3)非营养性吸吮(non-nutritive sucking,NNS)　促进吸吮反射,加速胃排空,加快胃肠功能成熟,有利于肠道菌群和黏膜免疫系统的构建和发育。

3.喂养实施

(1)开奶时间:原则是应尽早开奶,可根据胎龄、出生体重及有无并发症决定开奶时间。

(2)喂养量:早期微量喂养,早产儿从 10~20 mL/(kg·d)开始,微量喂养可持续 5~7 d,根据出生体重添加 10~50 mL/(kg·d),最终喂养量达到 140~160 mL/(kg·d)。

4.监测指标

生长发育的测量,记录 24 h 的出入量,监测离子、肝肾功能、血糖及血脂等指标。

(二)出院后喂养

推荐持续早产儿配方喂养至纠正月龄 2 个月或根据个体的营养发育评估状况,1 岁内采用出院后配方奶喂养。

早产儿营养支持的目标:满足生长发育的需要,促进各组织器官的成熟,预防营养物质缺乏和过剩,保证神经系统发育,有利于远期健康。

第三节 新生儿坏死性小肠结肠炎

一、概 述

坏死性小肠结肠炎(NEC)是新生儿期的一种急性肠坏死,会严重威胁患儿的生命安全,也是NICU最常见的胃肠道急症,其病因尚不明确,一般认为由多因素综合作用所致。

1.流行病学

(1)其发生率存在较大差异,在各医院间、医院各年之间各有不同。估计发生率为0.3~2.4/1 000活产。在大多数医院NICU发生率为2%~5%,在极低出生体重儿(VLBW)为5%~10%。如果除外早期死亡婴儿,在已开始喂养的新生儿中其发生率约为15%。

(2)早产为其单一最大危险因素,超过20%的NEC病例中早产为其单一的致病因素。随着胎龄下降,NEC危险性相应升高。发生NEC的平均胎龄为30~32周,约10%为足月儿,临床症状平均出现时间在生后12 d,>90%在发病前已开始喂养。

(3)不管是否使用内外科治疗,其总死亡率在9%~28%,<1 500 g儿死亡率高达45%,<750 g的新生儿中死亡率更高。

2.病因

(1)NEC病因不易确定 多种因素可影响其发病机制,源自继发于各种原因的黏膜损伤(包括缺血、感染)与宿主针对损伤保护机制差的复杂相互作用。

(2)缺氧 血流动力学损伤源自内脏血管收缩、肠系膜血流下降,导致肠道黏膜缺氧,使得肠道易受损,已经被长期作为可能辅助因素。但是大多数病例未发现缺氧缺血,故缺氧缺血暂时性后遗症不支持单独缺血原因。

(3)肠道喂养不当 约90%的NEC患儿于肠道喂养后发病。相关因素包括配方奶的渗透压、缺乏免疫保护因子、喂养时间、量及频率。母乳有保护因子,但单纯母乳不能预防NEC。某些研究提示极慢喂养并避免每日增加量过大可能降低NEC的发生,但使婴儿易于发生NEC的确切增奶量还未确定。喂养量过多致NEC的机制目前尚不明确。

(4)微生物菌群 其相关微生物并不专一,但婴儿出生时的微生物占优势。各种细菌病毒纳入NEC相关微生物谱,尤其是流行性NEC,但没有一种能证实为病因。细菌增殖释放内毒素、发酵伴气体膨胀可能起作用。

(5)血小板活化因子(PAF) 动物实验证明内外源性PAF可引起缺血肠坏死,病理同NEC。几种因子(白三烯、氧自由基、TNF)可能促进或抑制(如乙酰水解酶、激素、一氧化氮、前列环素)PAF介导的肠道损伤。而地塞米松及PAF乙酰水解酶等PAF拮抗剂可预防此种组织学坏死。所有NEC危险因素如早产、缺氧、喂养、细菌等均都会增加循环中或局部PAF的浓度。肠道组织合成有高度生物活性的炎性介质(尤PAF)使之易发生 NEC。

(6)组织病理检查　术后或尸检组织病理检查提示回肠末端及升结肠为最常见受累区域,严重时受累者可累及整个肠道。NEC 定位与远期结局相关,这些提示疾病开始于次全缺血及组织逐渐损伤,使细菌侵入引起炎症。

(7)H_2 受体阻滞剂　对 ELBW 应用 H_2 受体阻滞剂会使 NEC 危险性更高,提示胃肠道酸性环境可能有保护作用。

二、诊　断

1.临床表现

(1)全身表现　呼吸暂停和(或)呼吸急促、嗜睡、体温不稳、易激、喂养困难、低血压(休克)、周围灌注不良、酸中毒、少尿、出血倾向。

(2)局部表现　血便、腹胀、腹部触痛、胃内回吸(奶残留)、呕吐胆汁样物、肠梗阻(肠鸣音减弱或消失)、腹壁红肿、硬块、腹水。

(3)病程长短不一　①爆发型:迅速进展,肠坏死、肠穿孔、腹膜炎、感染性休克、多脏器功能衰竭;②缓慢型:阵发腹胀、肠梗阻,可能感染。

2.辅助检查

临床可疑者必须根据 X 射线片检查、手术所见、尸检确诊。NEC 没有特异性实验方法,但某些方法可辅助诊断:

(1)X 射线片检查　为诊断 NEC 的确诊依据,应多次随访摄片,应包括前后位及水平侧位或左侧卧位片。可能发现肠壁水肿、连续肠襻固定、腹部肿块、肠壁积气(X 射线确诊标记)、门或肝静脉积气、胆道积气、气腹。单独肠穿孔可能仅有气腹而无其他症状。

(2)腹部超声　近年来,腹部超声用于诊断与随访 NEC 病情越来越引起人们的重视,因腹部超声检查的优点是无放射性损伤。腹部超声对于诊断游离气体的敏感度为100%,且超声对于评估局灶性积液及监测游离气体的敏感性均优于腹部平片,超声"假肾征"提示坏死性肠穿孔的发生,超声可早期发现需要手术及危重的 NEC 患儿,可作为早期诊断 NEC 的检查手段。

(3)血液检查　PLT 减少、持续代酸、严重难治性低血钠,为最常见三联征,有助于确诊。

(4)大便　虽然大量血便提示 NEC,但潜血与 NEC 相关性差;便糖(+)提示糖吸收不良,在有所示症状时可为 NEC 常见早期指标。

3.Bell 分级

Ⅰ级:(可疑)有临床表现,无典型 X 射线片表现。

Ⅱ级:(明确)临床表现,X 射线片显示肠壁积气,①病情轻,②病情中度加全身毒性表现。

Ⅲ级:(进展)临床表现危重,X 射线片见肠壁积气,①将有肠穿孔,②已经发生肠穿孔。

三、处理

1.立即内科处理

如果早期发现 NEC 的异常体征应及时开始治疗。

(1)呼吸功能　应迅速评估其呼吸状态(通过体格检查、血气分析),按需吸氧、必要时可以给予机械通气。

(2)心血管功能　应及时通过体格检查和血压监测评估患儿的循环状态,必要时给予循环支持治疗。有需要时应及时补充血容量,使用生理盐水或新鲜冰冻血浆(10 mL/kg)。此时有可能需使用血管活性药物,使用小剂量多巴胺3~5 μg/(kg·min)可以改善肾脏血流,预防出现肾功能不全。如果患儿出现血氧饱和度下降、外周皮肤灌注不良常提示有发生循环衰竭可能,即使动脉血压尚在正常水平,仍需要行动脉内插管以便监测血压,首选周围动脉插管。如仍需其他药物支持循环或心功能不全,可能需要进一步监测 CVP。

(3)代谢功能　合并有严重的代谢性酸中毒时一般采用扩容治疗效果较为明显,部分患者可能需用碳酸氢钠(2 mEq/kg)纠正酸中毒。应仔细监测 pH、乳酸;另外,需监测血清电解质、肝肾功能。同时还应密切监测血糖。

(4)营养　立即停止所有肠道喂养,同时给予胃肠减压。首选使用周围静脉提供肠道外营养,治疗目标为在耐受氨基酸、脂肪乳时使热量供给达到 90~110 cal/(kg·dL)。但是在 VLBW 几乎都需用中心静脉导管输入肠道外营养液,可以等待 2~5 d 待血培养结果无异常时再行中心静脉插管,在此期间可暂时使用周围静脉提供营养。

(5)感染　仔细检查有无感染体征,同时取血、尿、粪、脑脊液标本,行病原学检查及药敏试验。尽早常规使用广谱抗生素,由于细菌对抗生素敏感性变化较大,必须知道相应 NICU 不同时段的常见流行菌、NEC 相关菌及其耐药情况,并依据结果相应调整抗生素应用。采取手术治疗的患儿可以取腹水行细菌培养,有助于检出病原菌,并及时调整为敏感的抗生素。大部分患儿需要持续使用抗生素,一般疗程为 14 d。

(6)血液系统　及时行血常规检查,合并严重血小板减少症时,应输入血小板纠正。使用 PRBC 使 HCT 维持在>35%。监测 PT、PTT、纤维蛋白原、PLT 记数变化以便早期发现及治疗 DIC。

(7)泌尿系统　NEC 合并低血压时常伴随少尿症状,应仔细监测尿量。同时,应监测血清 BUN、肌酐、电解质变化。需警惕 ATN、凝血坏死、血管病变等疾病导致肾衰的可能,及时采取合理液体疗法。

(8)神经系统　通过评估婴儿情况难以明确疾病的严重程度,必须警惕脑膜炎、IVH 等合并症的可能。惊厥可继发于这些问题或 NEC 相关代谢紊乱。

2.手术治疗

(1)外科会诊　及时、迅速请儿外科医师会诊,使外科医师熟悉患儿情况,并提出处理意见,同时应由另外一熟练医师提供额外的处理意见。如果没有儿外科医师,将患儿转运至有条件医院。

(2)肠道穿孔　是 NEC 外科手术治疗的绝对指征,但肠道穿孔没有可信或绝对临床指征,故必须仔细监测病情变化。穿孔发生率为 20%~30%,出现时间多在 NEC 发生后

12~48 h,但也可更晚。在某些病例中,腹片无气腹征象会延迟诊断,可以通过腹腔穿刺辅助诊断。一般婴儿出现腹胀加重、腹部包块、经内科治疗但临床情况变差,或连续腹片确定肠襻僵直、固定或门静脉积气时均提示可能已有穿孔,需及时手术治疗。

(3)肠道全层坏死　需手术治疗,但肠穿孔的诊断难度较大。大多数肠穿孔患儿会合并有腹膜炎体征,如腹水、腹部包块、腹壁红肿、硬化、血小板持续下降、由于液体丢失致进行性休克、难治性代谢性酸中毒等。腹穿有助于在穿孔前发现这些患儿。

(4)手术　主要手术方法是切除坏死肠段,行肠造口术,部分病例可能能行一期吻合术。手术目的是切除坏死肠段,同时应尽可能多保留肠段。术中检查腹水有无感染指征、送培养,切除肠段送病理检查确诊,将存活肠末端外置。记录所有受累肠段位置,不管是否切除。如果广泛受累,在24~48 h内行一次探查手术,以明确是否有任何肠段有坏死表现但实际上有活性。记录切除肠段长度范围。如果大段切除,记录保留肠段位置,因为这会影响远期预后。有14%患儿为全NEC(十二指肠至直肠全部坏死),几乎肯定都死亡。

3.长期治疗

如果患儿治疗效果较为明显,病情稳定,可考虑恢复肠道喂养。一般可以在停胃肠减压2周后开始经口喂养。如果婴儿能耐受,在逐渐减少肠外营养同时极缓慢增加肠道喂养。目前没有最佳喂养方法及类型的结论性资料,但母乳可能更易耐受,因此应优先选择母乳。如果合并肠道狭窄可能影响喂养计划。NEC复发率4%,与何种治疗相关尚不明确。复发NEC治疗同前,一般其反应同前。如果需手术,可行回肠或结肠造口术,在充分愈合后行选择性肠道再吻合术,行再吻合术前用造影剂检查远端肠管了解有无肠道狭窄,如有需在关闭造口时切除。

四、预后

几乎没有有关预后的详细研究。NEC无并发症者远期预后可能与其他VLBW相似;但ⅡB及Ⅲ级NEC患儿生长延迟发生率更高(尤其是头围生长延迟),需手术的NEC儿会有更严重的后遗症,包括继发于感染、呼吸衰竭的死亡率升高,PN相关肝病,佝偻病及明显发育延迟。

1.后遗症

后遗症多与病程长短或必须NICU长期治疗相关。肠道后遗症包括狭窄、肠瘘、短肠综合征、吸收不良、慢性腹泻、失去回肠末端及回肠瓣所致的倾倒综合征、快速脱水致水电解质紊乱、长期肠道外营养相关肝炎或胆汁淤积。有25%~35%有或无手术患儿会发生肠道狭窄,最常见部位为大肠。在术后患儿中短肠综合征发生率为10%~20%。代谢后遗症包括旺盛生长失败、代谢性骨病、VLBW的相关中枢神经功能问题。

2.预防NEC为最终目标

首选方法是预防出现早产。如果早产不能避免,采取以下几种预防措可能对降低发病率会有帮助。

(1)促进肠道成熟　母亲产前使用糖皮质激素治疗可以明显降低新生儿的NEC发生率。

(2)改善肠道免疫状态　口服免疫球蛋白可能会降低NEC的发病率。一项研究发现在喂养婴儿的乳液中补充IgA、IgG可以降低NEC发生率。母乳中含有许多免疫保护因子,纯母乳喂养早产儿NEC发生率较低。

(3)肠道喂养观点　极缓慢喂养可能有好处,但还需更多资料。动物实验提示喂养多不饱和脂肪酸对肠道黏膜有保护作用。

(4)减少或拮抗炎性介质　因为许多NEC相关因素会增加PAF浓度,从而使以后的炎性反应引起肠道损伤,口服PAF拮抗剂可能降低NEC发生率及其严重程度。

(5)口服益生菌　为一种有前景的NEC预防方法。早产儿口服益生菌可能有助于建立正常肠道菌群。小的随机研究提示与对照组相比,喂养益生菌(如嗜酸乳杆菌、婴儿双歧杆菌,嗜热链球菌)使早产儿NEC发生率及严重程度降低。何种菌最有效及此方法的近远期安全性还在研究中。

(徐文林、李书津)

第二十五章　新生儿循环系统疾病

第一节　新生儿持续性肺动高压(PPHN)

新生儿持续性肺动脉高压(PPHN)是指出生后肺血管阻力持续性增高,肺动脉压超过体循环动脉压,从胎儿型循环过渡至正常“成人”型循环发生障碍,引起的心房及(或)动脉导管水平血液的右向左分流,临床出现严重和难以纠正的低氧血症等症状。本病多见于足月儿或过期产儿。新生儿持续性肺动脉高压不是一种单一的疾病,而是由多种因素所致的临床综合征。其发病凶险,死亡率较高。

(一)病因

由于新生儿肺小动脉肌层在出生前即已过度发育,因某些病因所致低氧血症和酸中毒时,肺小动脉出现痉挛,造成生后肺动脉压力增高和肺血管阻力持续存在。导致新生儿持续性肺动脉高压的常见病因有以下几种:

1.宫内因素

子宫-胎盘功能不全导致慢性缺氧,横膈疝、无脑儿、过期产、羊水过少综合征等。母亲在妊娠期服用阿司匹林或吲哚美辛等。

2.产时因素

出生时严重窒息及吸入(尤其是吸入被胎粪污染的羊水等)综合征等。

3.出生后因素

先天性肺部疾患:肺发育不良,包括肺实质及肺血管发育不良、呼吸窘迫综合征(RDS)等。心功能不全:围生期窒息、代谢紊乱、宫内动脉导管关闭等;肺炎或败血症:由于细菌或病毒、内毒素等引起的心脏收缩功能抑制,肺微血管血栓,血液黏滞度增高,肺血管痉挛等;中枢神经系统疾患、新生儿硬肿症等。此外,许多化学物质影响血管扩张和收缩,与胎儿持续循环有关。总之,除了少数原发性肺小动脉肌层过度发育及失松弛外,其他任何严重缺氧和酸中毒均可导致肺动脉压力上升,甚至导致动脉导管及卵圆孔的右向左分流。

(二)临床表现

新生儿持续性肺动脉高压常发生于肺小动脉中层平滑肌发育良好的足月儿和过期产儿,早产儿较少见。多见于出生后重度窒息或吸入被胎粪污染的羊水的新生儿,多于出生时或出生后4~8 h出现呼吸增快,吸入氧浓度的轻微降低或轻微刺激均可导致动脉血氧分压剧烈下降。如同时伴有肺实质疾病,低氧血症的严重程度与胸片提示的肺疾病的严重程度不成比例。体检可发现右心室波动明显，第二心音单一及三尖瓣关闭不全的杂音。重症病例有肝脏肿大和心力衰竭的体征。

(三)检查

1.血常规

如由胎粪吸入性肺炎或败血症引起时则呈感染性血常规表现。血液黏滞度增高者红细胞计数和血红蛋白量增高。

2.血气分析

动脉血气显示严重低氧血症，二氧化碳分压相对正常。

3.胸部X射线

心胸比例可稍增大，约半数患儿胸部X射线片示心脏增大，肺血流减少或正常。对于单纯特发性新生儿持续性肺动脉高压，肺野常清晰，血管影少；其他与肺部原发疾病有关，如胎粪吸入性肺炎等X射线特征。

4.心电图

可见右室占优势，也可出现心肌缺血表现。

5.超声多普勒检查

排除先天性心脏病的存在，并可进行血流动力学评估。超声心动图可显示并测定开放的导管和分流的方向以及计算肺动脉压力。当肺动脉收缩压≥75%体循环收缩压时，可诊断为肺动脉高压。

(四)诊断

在适当通气情况下，新生儿早期仍出现严重发绀、低氧血症、胸片病变不能解释低氧程度、并除外气胸及先天性心脏病者，均应考虑新生儿持续肺动脉高压可能。

1.患儿有相关病史

患儿有围产期重度窒息史，或严重的胎粪吸入胎粪吸入综合征。

2.诊断试验

(1)纯氧试验　高氧试验头匣或面罩吸入100%氧5~10 min，缺氧无改善为阳性。

(2)高氧高通气试验　对高氧试验后仍发绀者，在气管插管或面罩下行皮囊通气(频率为100~150次/min)使$PaCO_2$下降至“临界点”(20~30 mmHg)，血氧分压可>100 mmHg。

(3)血氧分压差　检查动脉导管开口前及动脉导管开口后的动脉血氧分压差。当两者差值>15~20 mmHg或两处的经皮血氧饱和度差>10%，同时需排除先天性心脏病。

(4)超声心动图　为本病最重要的诊断方法之一。通过测量肺动脉收缩血流的加速时间、三尖瓣血流的返流速率及导管分流速率、可以间接测出肺动脉压力；还可提供心房及导管水平分流的信息，并评估心室输出量和收缩力，PPHN患儿心室输出量和收缩力均降低。

(五)治疗

1.一般处理

血容量过少可加重右向左分流，但血容量恢复正常后，反复输注胶体液或晶体液并无益处。因低血糖和血钙可加重 PPHN 症状,故维持正常的血糖和血钙非常重要。

2.护理

由于轻微刺激即易引起 PPHN 患儿病情恶化,护理时应尽量避免噪声及搬动等刺激,吸痰亦需谨慎。

3.机械通气

目的是采用高氧、高频、高通气,提高 PaO_2,降低 $PaCO_2$,PH 上升至 7.5 左右,造成一个呼吸性碱中毒条件,使肺血管阻力及肺动脉压力下降低于体循环,减少或纠正右向左分流。

4.血管活性药

有些 PPHN 患儿心输出量降低,提高体循环血压可以减少右向左分流,有人主张血压应维持在 40 mmHg 以上。最常用的药物是多巴胺,多巴酚丁胺虽然可以提高心输出量,但对提高血压较多巴胺作用差。

5.肌松剂

如果机械通气患儿对镇静剂反应不好,存在人机对抗,就可以使用肌松剂。潘库溴铵是最常用的,还可以使用维库溴铵(0.1 mg/kg)。

6.碱性液体

随访 PPHN 患儿发现低碳酸血症与神经发育不良有关(尤其是神经性耳聋),低碳酸血症会减少血流,因此,可适当输注碳酸氢钠来提高 PH 至 7.50~7.55 使氧合得到改善。

7.吸入一氧化氮(iNO)

吸入 NO 能降低肺血管阻力并改善氧合状态。iNO 在足月儿 PPHN 的疗效明显,但早产儿 PPHN 使用 iNO 还存在争议。iNO 的用量开始为 20 ppm,如反应不好,加大剂量也不会提高疗效。目前对 iNO 治疗时间的长短及停药标准无统一意见。

第二节 先天性心脏病

活产新生儿患中重度结构性心脏病的发生率为 6‰~8‰。严重和复杂的心脏畸形不经医治 30%在出生后 1 周内死亡,25%死于 1 个月内,因此,新生儿先天性心脏病必须尽快确诊,给予挽救生命的治疗。生后 1 周内最常发现的先天性心脏病是动脉导管未闭(PDA)、大血管转位(TGA)、左心发育不良综合征(HLHS)、法洛四联征(TOF)和肺动脉闭锁(PA)。在过去十年,由于诊断成像、心脏手术和重症监护技术的进步,重症患儿的手术风险大大降低,新生儿期心脏手术的医院死亡率也显著下降。

(一)临床表现

先天性心脏患儿临床症状出现的早晚及伴随症状依赖于:①解剖缺陷的本质及严重程度;②解剖缺陷的宫内影响;③胎儿循环向新生儿循环过渡对心血管生理的影响(动脉导管关闭及肺循环阻力下降)。在出生后前几周,不同类型的先心病的非特异性临床表现有:紫绀,充血性心力衰竭,心脏杂音,心律失常。

1.紫绀

紫绀(皮肤黏膜青紫)是新生儿先天性心脏病的最常见表现,当新生儿呈现持续而明显的青紫,其青紫又与呼吸窘迫程度不相称时应高度怀疑本病。紫绀一般提示低氧血症(SaO_2 下降),但有少数紫绀患儿的 SaO_2 正常。检查新生儿有无青紫应在日光下进行,通过皮肤颜色判断青紫应谨慎,因为有些情况如红细胞增多症、黄疸、种族、或贫血等影响对发绀的判断。通常肉眼看到青紫时,动脉还原血红蛋白已达 50 g/L(5 g/dl)。口腔黏膜青紫出现最早,当还原血红蛋白达 30 g/L(3 g/dl),即出现青紫。紫绀程度依赖于低氧血症的严重程度及 Hb 浓度,红细胞增多症患儿较贫血患儿更易发现紫绀。另外,先天性心脏病时的紫绀为中心性紫绀,非新生儿常见的手足紫绀。

2.心力衰竭

新生儿(或任何年龄的患者)心力衰竭的临床诊断基于一定的症状体征,而不是超声和实验室检查(虽然这些是诊断的有力证据)。在早期,新生儿会出现呼吸急促、心动过速、肺部湿啰音、肝脏肿大、毛细血管再充盈延迟出现。与成人相比,水肿少见,可表现为多汗、喂养困难、生长不良。宫内心力衰竭可表现为胎儿水肿。

3.心脏杂音

新生儿体检常见心脏杂音。病理性杂音的发生与日龄关系密切。半月瓣狭窄(收缩期喷射性杂音)及房室瓣功能不良(收缩期返流性杂音)易在出生后极迅速出现,而左向右分流杂音(收缩期室间隔缺损返流流杂音或持续 PDA 杂音)可能在出生后第 2~4 周肺血管阻力下降、左向右分流增加时出现。杂音的强度与缺损的大小无线性关系,如大型室间隔缺损的杂音响度与缺损大小及肺动脉压力有关,无肺高压者缺损越大杂音越响,有显著肺高压时杂音变轻。

4.心律失常

新生儿出生时心脏的传导系统尚未发育成熟,各种原因引起的心律失常并不少见,发病率达 13%,室上性心律失常占多数。新生儿心律失常多为功能性及暂时性,但也有少数严重心律失常。阵发性室上心动过速多发生在无器质性心脏病的婴儿,但发作时心率达 230~250 次/min,可引起急性充血性心力衰竭,如不及时救治,可致死亡,因此被称为"需要急救处理的良性心律失常"。有人报道,新生儿猝死综合征中 10% 为心律失常引起,因此对新生儿心律失常不可掉以轻心,应密切观察,积极治疗。

(二)分类

先天性心脏病的分类包括青紫型先天性心脏病(吸入 100%氧 10~20 min 后 PaO_2 通常不能超过 100 mmHg)和非青紫型先天性心脏病(吸入 100%氧 10~20 min 后 PaO_2 通常能超过 100 mmHg)。

1.青紫型先天性心脏病

(1)大血管错位　为出生后 1 岁内最常见的青紫型先心病,主动脉起源于右心室,肺动脉起源于左心室,体循环与肺循环分离,使用现代医疗技术,该病 1 年生存率已达 80%。患儿体格发育良好,但发绀明显,呼吸窘迫轻微,杂音不明显或有收缩期柔和的喷射性杂音。如果出现严重的低氧血症和酸中毒,可在超声引导下实施紧急球囊心房间隔造孔术。

(2)法洛四联征　包括四种异常:即肺动脉狭窄,室间隔缺损,主动脉骑跨和右室肥厚。肺血流量、发绀与肺动脉狭窄程度有关。法洛四联征伴肺动脉瓣缺如时,由于食管和气管被闭锁的扩大的肺动脉压迫,可出现呼吸窘迫和喂养困难。

(3)完全性肺静脉异位引流 是指所有的肺静脉均不与左房相通,而直接或间接地(经体循环)异常回流入右房。一般在生后几天即出现青紫,肺静脉瘀血,肺水肿,左心衰竭,如不及时进行外科治疗,严重者常在1周内死亡。

2.非青紫型先天性心脏病

(1)大型室间隔缺损(VSD) 根据VSD的解剖位置分为室上嵴上型(又称干下型、流出道型或漏斗部型)、室上嵴下型(又称膜周型,为最常见类型)、肌部型。典型的杂音在生后3 d至3周出现。4周内心衰较少见。由于VSD在4岁前有自然闭合的可能性,因此无严重并发症者的手术适宜年龄为4~5岁。若患儿有不能控制的心衰、频繁发生的肺炎或已开始出现肺动脉高压征象,手术年龄应提前。

(2)左心发育不良综合征 是指一组先天性心脏病,其共同特征是左心发育不良,在新生儿期因先心病死亡的病例中此病几乎占1/4。主动脉闭锁时,左心室很小,二尖瓣也很小,右心室和肺动脉明显扩张。临床症状取决于动脉导管的大小和是否收缩、关闭。病婴出生时似乎健康,但数小时后病情迅速加重,出现呼吸困难、青紫及进行性心力衰竭,右心显著增大,心脏杂音不太响。目前尚无根治的办法,病死率极高,平均存活时间仅4~5 d。

附:动脉导管依赖型先天性心脏病早期识别和处理原则

【概述】

动脉导管依赖型先天性心脏病是指必须依赖于动脉导管开放才能维持体肺血流循环,是一组严重危害新生儿生存及生命质量的疾病。一般患儿在生后第一天即出现紫绀,当动脉导管趋于闭合时,紫绀迅速加重引起全身代谢紊乱甚至猝死。如果动脉导管生理性关闭,将无法存活。生后促使动脉导管关闭的因素有:①动脉导管的肌层丰富,易于收缩闭塞。②出生后体循环中PaO_2升高,刺激动脉导管平滑肌收缩。③自主神经系统的激素、PGE等的释放也促使动脉导管关闭。

【分类】

①左心梗阻型:依赖动脉导管的开放供应主动脉血流,以维持心输出量及全身灌注的左心病变。包括:主动脉瓣狭窄、主动脉缩窄(CoA)、主动脉弓中断、左心发育不全综合征(HLHS)。

②右心梗阻型:依赖动脉导管的开放供应肺部血流及维持机体的氧合作用,即右室流出道梗阻型先天性心脏病。包括:肺动脉瓣狭窄、间隔完整的肺动脉瓣闭锁(右心发育不良综合征)、三尖瓣闭锁、法洛四联症(TOF)、三尖瓣下移畸形(Ebstein anomaly)。

③完全性大动脉转位(TGA):两大循环互不相同,依赖动脉导管维持两大循环互相沟通。占紫绀型先心病的第二位,TGA的主动脉发自形态右室,肺动脉发自形态左室,患儿必须依靠心内交通(卵圆孔未闭、房间隔缺损、室间隔缺损)或心外交通(动脉导管未闭、侧支血管)进行体肺血流混合存活,若不治疗,约90%的患儿在1岁内死亡。

【诊断】

①难以解释和常规治疗下难以缓解的呼吸循环衰竭应考虑有导管依赖型先心病之

可能。

②床旁超声心动图检查及时便捷。

③心导管造影和心脏CT检查可应用于术前术中检查。

【治疗】

①初步复苏。

②对所有心输出量下降、休克患儿，首先进行生命支持。

③同时建立并维持稳定气道及充分通气。

④改善心输出量及组织灌注需补充血容量、纠正酸中毒。

⑤对于紫绀型先心病，在未确定是否是导管依赖性心脏病之前，吸氧慎重。

（徐发林、邢秋景）

第二十六章　新生儿产伤

新生儿产伤(birth injury)指分娩过程中因机械因素对胎儿或新生儿造成的损伤,是新生儿死亡及远期致残的原因之一。近年来由于产前检查和产科技术的进步,产伤发生率已明显下降,但各地区不平衡,在基层单位仍较高。

一、头颅血肿

头颅血肿(cephalhematoma)是由于胎位不正、头盆不称,胎头在分娩过程中受产道骨性突出部位压迫或因产钳助产牵引受伤,导致骨膜下血管破裂、血液积留在骨膜下所致。

(一)临床表现

血肿部位以顶部多见,枕、颞、额部少见,常为一侧性,少数为双侧。血肿在生后数小时至数天逐渐增大,因颅缝处骨膜与骨粘连紧密,故血肿边界清楚,不超越骨缝,其表面皮肤正常,压之无凹陷,扪之有弹性或有波动感。血肿机化后变硬,常需数周乃至数月完全吸收。一般小血肿无全身症状,但血肿大者因出血量多,可致贫血和(或)黄疸,甚至可发生胆红素脑病。

(二)鉴别诊断

1.先锋头(caput succedaneum)

又称产瘤,是由于分娩时头皮循环受压,血管渗透性改变和淋巴回流受阻引起的皮下水肿,多发生在头先露部位,出生时即可见到,肿块边界不清、不受骨缝限制,头皮红肿、柔软、压之凹陷、无波动感,出生 2~3 d 即消失。

2.帽状腱膜下出血(subaponeurotic hemorrhage)

出血发生在头颅帽状腱膜与骨膜之间的疏松组织内,出血量多,向四周扩散,故外观头颅无突出肿块,仅头围较正常增大;出血量大者,眼睑、耳后和颈部皮下可见紫红色瘀斑,头围每增大 1.0 cm,估计出血量达 38 mL,患儿呈苍白贫血貌,亦可有高胆红素血症、贫血、甚至休克。

(三)治疗

头颅血肿较小者不需治疗;大血肿常伴高胆红素血症,当胆红素超过正常值上限而光疗无效时,应在严格无菌操作下抽吸血肿并加压包扎,以避免胆红素脑病的产生。肌注维生素 K_1 1 mg,1 次/d,共 3 次。

二、臂丛神经麻痹

臂丛神经麻痹(brachial plexus palsy)多见于足月或大于胎龄婴儿,常有胎位不正、难产或产程延长史,在分娩过程中臂丛神经受牵拉致伤。不完全性麻痹包括第5、6颈神经根受损者,称Erb和Duchenne麻痹,临床最多见,患侧上臂外展内旋,下臂伸展内旋,使部分屈曲手指面向后方;患侧二头肌反射及Moro反射消失,一般前臂仍有力,握持反射存在,手臂外侧可能有感觉障碍;第7、8神经根及第1胸神经根受损者又称Klumpke麻痹,很少单独发生,如有受损,腕部不能伸展,手指握拳,常伴有Horner综合征。完全性臂丛神经(C5-T1)麻痹者肢体松软、干燥,近、远端肌肉均无运动。肌电图检查有助于损伤定位和判断预后,MRI可确定神经根的破裂和撕脱。预后取决于受损程度,如神经纤维仅有水肿或出血,数日内功能即恢复;如为撕裂则可留有永久麻痹。治疗可将臂部置于外展、外旋位,肘部屈曲,出生第1周后开始作按摩及被动运动,以防肌肉萎缩。

三、面神经麻痹

面神经麻痹(facial nerve palsy)与胎位有密切关系,常由于胎头在产道下降时母亲骶骨压迫或产钳助产受损所致。常为一侧、周围性,眼睑不能闭合、不能皱眉,哭闹时面部不对称,患侧鼻唇沟变浅、口角向健侧歪斜。治疗主要是保护角膜,多数可在生后一月内自行恢复,个别因神经损伤较重未恢复者需行神经移植或神经转移术。

四、锁骨骨折

锁骨骨折在难产、胎儿转位幅度大、巨大儿中发生率高,是产伤性骨折中最常见的一种,与分娩方式、胎儿娩出方式位和出生体重有关。大部分患儿无明显症状,故易漏诊,但患侧上臂活动减少或被动活动时哭闹,有压痛、骨摩擦音,甚至可扪及骨痂硬块,患侧拥抱反射减弱或消失,X射线检查可确诊。青枝骨折一般不需治疗,对于完全性骨折,有学者也认为无需处理,随着小儿生长发育,肩部增宽,错位及畸形均自行消失,也可在患侧腋下置一软垫,患肢以绷带固定于胸前,2周可愈合。可在患侧腋下置一棉垫,打“8”字绷带固定患侧上肢于胸壁外侧,2周后即愈合,预后良好。

(徐发林)

第二十七章　新生儿寒冷损伤综合征和新生儿出血症

第一节　新生儿寒冷损伤综合征

新生儿寒冷损伤综合征(neonatal cold injury syndrome)亦称新生儿硬肿症，是由于早产、寒冷、低体重、感染等多种因素所致。临床以低体温、皮肤及皮下脂肪硬化为特征，重症可伴有多器官功能衰竭。

(一)病因和发病机制

1.寒冷和保温不当

尤以早产儿、低出生体重儿和小于胎龄儿尤为明显。

2.疾病

新生儿严重感染、缺氧、心力衰竭、休克、颅内出血等，易发生体温调节和能量代谢紊乱，出现低体温，甚至皮肤硬肿。

3.多器官损害

低体温和皮肤硬肿，可使局部血液循环淤滞，引起缺氧和代谢性酸中毒，导致皮肤毛细血管壁通透性增加，出现水肿。如低体温持续存在和/或硬肿面积继续扩大，缺氧和代谢性酸中毒进一步加重，可引起多器官功能损害。

(二)临床表现

本病多发生在寒冷季节或重症感染时，多发生于生后1周，早产儿尤为多见。典型表现为不吃、不哭、体温低下，出现皮肤硬肿。

1.一般表现

早期小儿反应低下，吮乳差或拒乳，哭声低弱或不哭，活动减少，也可出现呼吸暂停。

2.低体温及皮肤硬肿

(1)低体温　体温<35 ℃即为低体温，若体温<30 ℃，可出现四肢或全身冰凉、心率减慢。

(2)皮肤硬肿　以全身皮下脂肪积聚部位为多见，皮肤紧贴皮下组织，不能移动，按之似橡皮样感，皮肤呈暗红色或青紫色。伴水肿者有指压凹陷。硬肿常呈对称性，其发生的顺序依次为：小腿→大腿外侧→整个下肢→臀部→面颊→上肢→全身。硬肿面积可按头颈部20%、双上肢18%、前胸及腹部14%、背部及腰骶部14%、臀部8%及双下肢26%计算。

3.病情分度

根据临床表现,病情可分为轻、中、重三度,见表27-1。

表27-1 新生儿硬肿症病情分度

程度	硬肿范围(%)	肛温(℃)	器官功能改变
轻	<20	>35	无或轻度功能低下
中	20~50	<35	不吃、不哭、反应差及心率慢等
重	>50	<30	休克、DIC、肺出血及急性肾衰竭

(三)实验室检查

1.血常规

一般白细胞总数无明显变化。合并感染者白细胞和中性粒细胞可有不同程度升高。部分患儿血小板减少,血黏稠度增高。

2.血液生化检查

血糖降低、血尿素氮升高、血钾高、血钙低、血磷高。

3.血气分析

常常提示有代谢性或混合性酸中毒。

4.其他

当疑有弥散性血管内凝血(DIC)时,应做相关实验室检测。

(四)诊断

诊断要点:①寒冷季节,保暖不当,或严重感染史。②体温低,皮肤暗红、硬肿,哭声细小无力,反应低下。③多器官功能损害表现:早期心率低下,微循环障碍,严重时可出现心力衰竭、休克、DIC、肺出血、肾功能衰竭。④生化检查及血气分析有助诊断。

(五)鉴别诊断

1.新生儿水肿

可表现为局限性水肿,常发生于女婴会阴处,在数日内可完全自愈。早产儿水肿常见下肢凹陷性水肿,有时可波及手背,眼睑及头皮,大多在数日内自行消退。

2.新生儿坏疽

多发生于寒冷冬季,有难产或用产钳分娩史,受挤压部位易发生。常由金黄色葡萄球菌感染所致,表现为身体受压部位局部皮肤变硬、略肿、发红、边界不清,往往可迅速蔓延,先呈暗红色后转变为黑色,重症可有出血和溃疡形成,亦可融合成大片坏疽。

(六)治疗

治疗重点为及时复温、提供热量和液体、去除病因、早期纠正脏器功能紊乱。

1.复温

复温是治疗的关键。凡肛温>30 ℃且腋温高于肛温者,提示棕色脂肪产热好,可置于已预热至适中温度的暖箱中,一般经6~12 h即可恢复正常体温;无论肛温<30 ℃或

>30 ℃，只要腋温低于肛温，提示靠棕色脂肪自身产热难以恢复正常体温，应置于比肛温高 1~2 ℃的暖箱中进行外加温，每小时提高箱温 0.5~1 ℃（箱温不超过 34 ℃），在 12~24 h内可恢复正常体温。复温中应观察腹壁温、肛温及腋温的变化，随时调节暖箱温度，并同时监测呼吸、心率、血压及血气等。基层单位复温可用热水袋、热水瓶、火炕或电热毯包裹等方法；也可将婴儿置于怀抱中紧贴人体，比较安全。

2.补充热量和液体

有利于婴儿产生热能、补充血容量，改善血液循环，是治疗本病的重要措施之一。热量供给应从 200 kJ（50 kcal）/（kg·d）开始，逐渐增加至 400~500 kJ（100~120 kcal）/（kg·d）；液体量可按 0.24 mL/kJ（1 mL/kcal）计算；有酸中毒时可给 1.4%碳酸氢钠溶液。有明显心、肾功能损害者，应严格控制输液速度和液体入量，可以应用多巴胺改善肾血流每分钟 5 μg/kg，持续静脉滴注。

3.控制感染

根据血培养和药敏结果选择适当抗生素，如青霉素、氨苄青霉素、头孢菌素等。

4.纠正器官功能紊乱

对并发循环衰竭、休克、DIC、肺出血等，应给予相应治疗。

（七）预防

（1）做好孕妇保健，避免早产、产伤、窒息，减少低体重儿的产生。

（2）寒冷季节出生的新生儿应加强保暖，室温一般应保证在摄氏 20~26 ℃，若室温过低，应采取措施。同时加强合理喂养，保证足够的水分和热量。

（3）对新生儿，尤其是体弱的新生儿，应密切注意观察，加强消毒隔离，防止和减少新生儿感染的发生。经常检查皮肤及皮下脂肪的软硬情况，发现硬肿，及时给予救治。

第二节　新生儿出血症

新生儿出血症（hemorrhagic disease of the newborn，HDN）又称新生儿自然出血症、新生儿低凝血酶原血症，是一种因维生素 K 缺乏和Ⅱ、Ⅶ、Ⅸ、Ⅹ因子活性降低所引起的一种自限性出血性疾病。其临床特点是多于生后 2~5 d 发病，出现自发性渗血，以胃肠出血最为多见。一般病情较轻，重者常可引起患儿死亡。

（一）病因和发病机制

本病病因是维生素 K 缺乏。凝血因子Ⅱ、Ⅶ、Ⅸ、Ⅹ等主要在肝脏合成并贮存，必须由 VitK 激活才能发挥作用。本病的维生素 K 缺乏与下列因素有关：①维生素 K 的胎盘通透性差，胎儿的维生素 K 主要依靠自身合成，但因胎儿肝功能不成熟，影响维生素 K 的合成，因此维生素 K 贮存较少，尤其在早产儿中更明显。②维生素 K 产生需肠道细菌的帮助，新生儿初生时肠道无菌，影响维生素 K 在肠道内合成。③维生素 K 的吸收需要胆汁的参与，而新生儿胆汁分泌不足，致维生素 K 缺乏。④新生儿肝胆疾患、服用抗生素、腹泻等均影响维生素 K 的合成与吸收。⑤人乳中维生素 K 含量低，哺母乳者摄入维生素 K 少，不足以补充新生儿需要。

(二)临床表现

本病通常可分为 3 型:早发型、经典型和晚发型,后者常见于婴儿期。主要特点是婴儿突然发生出血,其他方面无异常。

1.早发型

出生后 24 h 内发病,出血程度轻重不一,从轻微的皮肤出血、脐残端渗血至大量胃肠道出血及颅内出血,见于孕母使用影响维生素 K 代谢的药物,如抗结核药、抗惊厥药等。

2.经典型

多数于生后第 2~3 d 发病,早产儿可迟至生后 2 周。出血或急或缓,或自然出血、轻伤引起。常见出血部位为脐残端、胃肠道(呕血或便血)、皮肤受压及穿刺处,其他如鼻衄、肺出血、尿血、阴道出血等偶可见到,一般为少量或中量出血,多为自限性,1 周后出血者极少。消化道出血多表现为呕血及便血,吐物呈棕色,便血轻者只有 2~3 次黑便,重者可有多次黑便或鲜血便。皮肤出血,轻者为瘀点,重者可见瘀斑甚至血肿,也可自化验取血、注射部位、轻度外伤及手术后伤口等处出血或渗血不止。

3.晚发型

见于生后 1 个月后发病,多与长期腹泻、纯母乳喂养等有关,最常见为颅内出血,其次为胃肠道出血,预后不良。

(三)实验室检查

本病的重要诊断指标是凝血酶原时间明显延长。根据凝血时间轻度延长或正常,血小板正常,即可诊断。测定活性Ⅱ因子/Ⅱ因子总量比值,如比值<1 说明存在无活性凝血酶原,提示维生素 K 缺乏。

(四)诊断

1.病史特点

早产儿、长期腹泻或患肝胆疾病的新生儿,先天性胆道或十二指肠闭锁、长期口服抗生素的新生儿易患本病。母亲有服用抗凝剂、抗癫痫药、抗结核药或肝胆病史,可供诊断本病参考。

2.临床表现

新生儿生后 2~3 d 发生自然出血现象应首先考虑本病。

3.实验室检查

血小板正常,凝血时间延长、凝血酶原时间延长可确诊本病。特别是临床用维生素 K 或新鲜血浆治疗有效可助诊断。

(五)鉴别诊断

1.新生儿咽下综合征

新生儿娩出时吞下母血,生后 2~3 d 发生呕血与便血。与新生儿出血症鉴别点为:①患儿无贫血,凝血机制正常,洗胃后呕吐停止;②母血含成人血红蛋白,遇碱则变性,而新生儿血含胎儿血红蛋白,具有抗碱性,故做 Apt 试验可鉴别(取患儿呕出或大便中血性标本,加水搅匀,使之溶血,离心沉淀后取上清液 5 份加 1%氢氧化钠 1 份,1~2 min 后观察，液体变成棕色为母血，粉红色为婴儿血）。

2.先天性血小板减少性紫癜

可在生后1周内出血，血常规血小板减少可鉴别。

3.新生儿消化道出血

胃穿孔早期、应激性溃疡、坏死性小肠结肠炎同时有胃壁受累者均可呕血或便血，这些疾病均无凝血机制障碍。

（六）治疗

本病应用维生素K治疗有效，同时采取对症处理的方法进行治疗。

1.维生素 K_1

每次1~5 mg，可重复数次，静脉缓慢注射，口服剂量要加倍，可迅速改善出血。

2.输血

出血量多的病例，可输新鲜血或血浆，每次10~20 mL/kg，止血后还应根据具体情况输注悬浮红细胞纠正贫血。

3.喂养

早期喂养有利于肠道菌群的形成以及维生素K的合成，胃肠道出血时应暂禁食，静脉补充营养。

（七）预防

新生儿出生后立即给予 $VitK_1$ 1 mg，肌注；正常新生儿应在生后1个月、2个月时肌注 $VitK_1$ 1 mg各1次以预防晚发型 $VitK_1$ 缺乏；纯母乳喂养者，母亲应口服VitK，20 mg/次，2次/周。

（徐发林）

第二十八章　新生儿脐部疾病

一、脐　炎

脐炎(Omphalitis)是因新生儿出生时断脐消毒不严或生后脐部护理不当,脐残端细菌污染引起的脐部感染。最常见病原菌为金黄色葡萄球菌、其次为表皮葡萄球菌、大肠杆菌、溶血性链球菌。脐部局部发红、肿胀,渗出液增多,有黏性或脓性分泌物,常有臭味。进一步发展可致腹壁蜂窝组织炎、脐周围脓肿。感染也可沿脐静脉侵入血流,导致门静脉炎、门静脉栓塞或败血症,亦可向邻近腹膜扩散而引起腹膜炎。脐部分泌物培养阳性并不表示存在细菌感染,必须有脐部炎症表现,应予以鉴别。轻者局部用2%碘酒及75%酒精清洗,每日2~3次;重者需酌情选用抗生素;如有脓肿形成,则需行切开引流。

二、脐　疝

脐疝(Umbilical hernia)是腹壁肌肉和腱膜于脐部遗留的先天性缺陷,腹膜从脐环薄弱处(脐血管穿入部位)向外突出疝到皮下,外面仅有皮肤覆盖。脐疝大小不一,直径从0.5~10 cm,低出生体重儿多见,体重<1 500 g者75%有脐疝。脐疝内容物为网膜和部分小肠,在哭泣、咳嗽时脐疝外凸明显,手指压迫脐囊可回纳,不易发生嵌顿。小的脐疝在几个月到3岁时能自然闭合,仰卧可促进自然恢复,用带捆扎无效;疝直径≥5 cm者需行修补术;直径2~5 cm者可观察至2岁再考虑手术修补。

三、脐肉芽肿

脐肉芽肿是指断脐后脐孔创面受异物刺激(如爽身粉、血痂)或感染,在局部形成小的肉芽组织增生。多于婴儿出生2周后出现。

脐部稍肿胀,中央有一直径0.2~0.5 cm肉芽组织增生,呈鲜红色球形,表面没有黏膜被覆,经常有脓和血性分泌物,沾污衣裤,经久不愈。并可刺激周围皮肤,出现湿疹样改变,甚至引起糜烂。用酒精一日数次清洁肉芽组织表面,预后良好。顽固肉芽组织增生者,呈灰红色,表面有脓血性分泌物,可用硝酸银烧酌或搔刮局部。

四、脐　茸

脐茸(umbilical polyp)是指卵黄管闭合后,脐孔处有少许残存的肠黏膜组织,局部可见一鲜红色黏膜面,似小息肉状外观,又称脐息肉,可有少量分泌物,但无瘘孔或窦道。如黏膜受摩擦或损伤时,可有血性分泌物。脐茸需与脐肉芽肿相鉴别。

五、脐膨出

脐膨出(omphalocele)为一种较少见的先天性畸形,系先天性腹壁发育不全、脐周围皮肤组织缺损,腹腔脏器在腹膜的包被下向体外膨出,发病率约1/(5 000~7 000),男多于女。

新生儿出生时即可见到脐部有囊膜膨出,无皮肤及肌肉覆盖,透过包膜可看到囊内的脏器,囊膜外有脐带附着,可清晰看出脐血管。巨型脐膨出的直径在5 cm以上。脐膨出患儿约40%兼有其他先天性畸形。

本病的治疗有多种方法,应视腹壁缺损大小、治疗时间、是否合并严重畸形、囊膜破裂及感染与否、出生体重等选择最佳方法,目前仍主要采取外科手术治疗。

(徐发林)

第二十九章　新生儿代谢异常

第一节　高血糖

高血糖通常是指全血血糖水平>7 mmol/L或血浆血糖>8.4 mmol/L。常见于接受静脉补糖的低体重早产儿，但也见于其他患儿。主要临床问题是高渗血症和渗透性利尿。高渗状态下细胞内水分转移至细胞外，引起脑细胞萎缩，颅内体积下降，致使颅内出血。因此，高血糖与颅内出血的发生率增加和发育迟缓相关。早产儿尤其是极不成熟早产儿的高血糖症还与病死率的增加相关。

一、病　因

高血糖症大多数发生于接受静脉补糖的低出生体重早产儿。与高血糖症主要相关的是它可引起高渗透压，渗透性利尿和并发脱水。

（1）葡萄糖摄入过多。

（2）葡萄糖不能被代谢　可能发生于早产儿或继发于败血症或应激。

（3）新生儿暂时性糖尿病是少见的疾病　大多数为小于胎龄儿。疾病可在生后2 d至6周的任何时候出现。最常见的表现是高血糖症、脱水、糖尿、多尿、进行性消瘦、低胰岛素血症和酸中毒，不出现酮尿。

（4）药物　如母亲应用二氮嗪可引起新生儿高血糖症。与高血糖症相关的新生儿用药包括咖啡因、茶碱、皮质类固醇和苯妥英钠等。

（5）胰岛素依赖型糖尿病很少见。需要胰岛素终身治疗。

二、诊　断

1.体格检查和病史

完成全面的体格检查。寻找细微的败血症的表现（如体温不稳定，外周循环的改变或喂奶新生儿胃内吸出物有任何改变）。明确母亲和新生儿的用药。获得全面的家族史，因为糖尿病可能是家族性的。

2.实验室检查

（1）血清糖水平　用血清葡萄糖水平来确认快速试纸检查的结果。

（2）尿比重计检查尿糖水平。

（3）进行全血细胞计数和分类作为败血症的筛查检查。

（4）如果怀疑败血症，在开始抗生素治疗前需要做血和尿的细菌培养。

(5)血清电解质　高血糖症可引起渗透性利尿,这可导致电解质丢失和脱水。因此,高血糖症的患儿应监测血清电解质。

(6)高血糖症时胰岛素水平通常减低。

(7)放射学和其他检查　通常不需要,然而,评估败血症时胸部 X 射线片可能有帮助。

三、治　疗

1.糖摄入过多

(1)尿糖阳性　通过降低静脉输入糖浓度和降低输液速度来减低摄入的葡萄糖量。大多数未喂养的新生儿最初需要 5~7 mg/(kg·min)的葡萄糖以维持正常血糖水平。使用血糖试纸每 4~6 h 测定 1 次,每次排尿时检查尿糖。糖速可每 4~6 h 下调 2 mg/(kg·min)。

(2)尿糖阴性　如果给糖是为提高摄入的热量,可以使用可接受的较高的血糖水平,只要糖不会从尿中溢出。每 4~6 h 检查血糖和尿糖。

2.葡萄糖不能被代谢

败血症常被认为可引起新生儿的高血糖症。如果血细胞计数可疑,或临床有败血症的表现,可以应用抗生素治疗 3 d,如果培养阴性可停药。任何原因引起的新生儿不能代谢葡萄糖的治疗详述如下。

(1)降低糖浓度或输液速度至血清糖水平正常:不要使用糖浓度<4.7%的溶液。因为低渗透压溶液可能造成溶血,还可导致高钾血症。

(2)胰岛素　胰岛素应用于早产儿获得成功,而且可容许更多的能量摄入,改善对糖的耐受性,并能改善这些新生儿的体重增长。胰岛素治疗时应注意监测血钾水平。如果使用胰岛素,可通过两种方法:

1)胰岛素输注速度为 0.02~0.05 U/(kg·h),应该每 30~60 min 检查血糖直至血糖平稳。

2)皮下应用胰岛素,每 6 h 0.05~0.1 U/kg。持续静脉应用胰岛素更好。使用血糖试纸每 60 min 测定血糖 1 次直至血糖平稳。并开始每 6 h 测 1 次血钾。

3.暂时性新生儿糖尿病

(1)静脉(或口服)补液,并监测尿量,血 pH 值和血清电解质水平。

(2)通过持续输注或皮下给胰岛素(见上述给出的剂量)。使用血糖试纸每 4~6 h 测血糖水平。可在数天至数月好转。

(3)重复血清胰岛素值以除外永久性糖尿病。

4.药物

(1)如果新生儿接受茶碱治疗,可以导致高血糖症,应该检查血清茶碱水平以检测可能发生的中毒。茶碱中毒的其他表现包括心动过速,神经过敏,喂养不耐受和惊厥。如果茶碱水平高,必须引起警觉或停药。

(2)母亲使用二氮嗪　新生儿除高血糖症外可有心动过速和低血压。新生儿中毒常是自限性的,通常只需观察。

(3)咖啡因和苯妥英钠　如果可能,应停药。

(4)类固醇 在慢性肺疾病的新生儿中延长疗程和药物剂量现在已不常用。必需使用类固醇时减少剂量或用药次数可以防止高血糖症的发生。

第二节 低血糖

新生儿低血糖症是指血糖值低于 2.2 mmol/L。目前临床多主张当血糖低于 2.6 mmol/L时需要给予相关处理。许多疾病会都会导致低血糖的发生,低血糖可使脑细胞失去基本能量来源,脑代谢和生理活动无法正常进行,如不及时纠正会造成永久性脑损伤。

一、临床资料

(1)全血的血糖浓度比血浆低 10%~15%,所以最好采集静脉血监测血糖,不要单独根据筛查试纸条诊断或治疗低血糖症。

(2)低血糖的症状包括呼吸暂停、低张力、吸吮反射减弱、易激惹、呼吸不规则、吸吮或喂哺无力、拥抱反射增强、青紫、震颤、苍白、眼震、惊厥、嗜睡、意识改变、体温不稳和昏迷等。心动过缓、心动过速、异常哭声(高调)、呼吸急促和呕吐是低血糖症少见的表现。低血糖症状体征具有非特异性。有些新生儿被证实有低血糖但无症状,可能由于伴发于其他疾病而被掩盖。

(3)将近 40%糖尿病母亲的新生儿有低血糖症。整个孕期,糖尿病孕妇有波动的高血糖症,引起胎儿的高血糖。胎儿的这种高血糖引起胰腺 β-细胞增生,反过来引起高胰岛素血症。出生后,高胰岛素血症持续存在并引起低血糖症。

(4)新生儿可能得不到足够的葡萄糖量。

二、病因

1.暂时性低血糖

(1)围生期应激。

(2)败血症,尤其是革兰阴性杆菌。

(3)窒息或缺氧缺血性脑病。

(4)低体温。

(5)红细胞增多症。

(6)休克。

(7)妊娠期糖尿病或胰岛素依赖性糖尿病母亲的新生儿。

(8)糖的摄入量不足。

(9)母亲用药,β-拟交感神经药物,如特布他林(Terbutaline)、利托君(Ritodrine)、氯磺丙脲(Chlorpropamide)或普萘洛尔(Propranolol)。

2.葡萄糖贮备减少

(1)宫内发育迟缓(IUGR)或小于胎龄儿。

(2)早产儿。

(3)过熟儿。

3.引起复发性或持续性低血糖症的原因

(1)激素过多的高胰岛素血症

1)Beckwith-Wiedemann 综合征(内脏肿大,巨舌和低血糖症)。

2)胰岛细胞腺瘤。

3)腺瘤病。

4)β-细胞增生或发育不良。

5)胰岛细胞增生症(nesidioblastosis)。

(2)激素缺乏

1)生长激素缺乏。

2)对促肾上腺皮质激素[促肾上腺皮质激素(ACTH)]无反应。

3)甲状腺素缺乏,可由甲状腺功能低下引起。

4)肾上腺素缺乏。

5)胰高血糖素缺乏。

6)皮质醇缺乏,可由出血或肾上腺生殖综合征引起。

7)脑垂体发育不良或前脑垂体发育不良。

8)先天性视神经发育不良。

9)下丘脑激素缺乏。

10)中线中枢神经系统畸形。

(3)糖类代谢遗传缺陷

1)糖原累积症Ⅰ型。

2)果糖不耐受。

3)半乳糖血症。

4)糖原合成酶缺乏。

5)1,6-二磷酸果糖酶缺乏。

(4)氨基酸代谢遗传缺陷

1)枫糖尿病。

2)丙酸血症。

3)甲基丙二酸血症。

4)酪氨酸病。

5)3-羟基-3-甲基戊二酰辅酶A裂解酶缺乏。

(5)脂肪酸代谢遗传缺陷 中长链脂肪酸缺陷,脂肪酸氧化酶缺陷。

(6)伴随其他疾病 如交换后输血、先天性心脏病、慢性腹泻等。

三、诊断和鉴别诊断

(一)病史和体格检查

评估新生儿有无低血糖症的症状。有无败血症、休克或提示某种综合征的症状和体征。

(二)实验室研究

1.一过性低血糖的最初检查

(1)需要行血清糖水平的监测以确诊低血糖症。

(2)全血细胞计数和分类以评估败血症并除外红细胞增多症。

2.持续性低血糖症的检查

(1)初筛　一个研究建议只进行血清糖、胰岛素和酮体的检测。测定胰岛素和血糖的比率(I/G)。此值>0.30 提示非高胰岛素血症引起的低血糖症。当存在高胰岛素血症时血清酮体降低或消失。

(2)进一步的检查　如果需要,可进行下列检查帮助鉴别代谢缺陷,垂体功能减退症和高胰岛素血症:

(1)胰岛素。

(2)葡萄糖。

(3)I/G 比率。

(4)生长激素。

(5)可的松。

(6)游离脂肪酸。

(7)甲状腺激素(T4),三碘甲状腺原氨酸(T3)和促甲状腺激素(TSH)。

(8)胰高血糖素。

(9)尿酸。

(10)乳酸盐。

(11)丙氨酸。

(12)酮体。

(13)氨基酸。

(14)生长调节素[胰岛素样生长因子(IGF)Ⅰ,IGF-Ⅱ和 IGF 结合蛋白]。

3.放射学和其他检查

通常须作胰腺的超声和 CT。

五、治　疗

(一)基本治疗计划

目的是维持正常血糖。新生儿有发生低血糖症危险的和那些已发生低血糖症的应该每 1~2 h 进行 1 次血糖检测,直到血糖稳定并每 4 h 检查 1 次。一旦血糖稳定,接下来就需查找低血糖的原因。有些病因很明确,如糖尿病母亲的新生儿或伴有 IUGR 的新生儿。如原因不明,则需进一步检查。

1.无症状性低血糖症

如果新生儿是足月的,在生后 6~12 h,且无高危因素,一般可早期按需喂养。其他根据血糖水平(通常<1.4 mmol/L),,并通过胃肠道外给糖治疗。

(1)取血标本,做血浆血糖水平测定。

（2）对于血糖试纸值<1.4 mmol/L，或化学血糖试纸值<1.1 mmol/L的新生儿，可插入静脉导管并开始输葡萄糖液 6 mg/（kg·min），甚至对于无症状的新生儿也可如此。最初，每 30 min 检查 1 次血糖水平，直至稳定。可增加输液速度直至达到正常血糖水平。但应注意葡萄糖用量并及时监测血糖水平，防止反跳性低血糖引起高血糖。

（3）对那些血糖试纸值 1.4~2.5 mmol/L，或化学血糖试纸条值 1.1~2.2 mmol/L，如果没有低血糖症的危险因素而且新生儿临床平稳，可应用 5%的糖水或配方奶早期喂养。每 30~60 min 监测血糖水平直至稳定，之后改为 4 h 1 次。如果血糖仍低，则可应用静脉导管开始输注葡萄糖 6 mg/（kg·min）。

2.症状性低血糖症（短暂性）

一般应用胃肠道外葡萄糖治疗症状性低血糖症。

（1）取血标本，做血浆血糖水平测定。

（2）插入静脉导管并开始输注葡萄糖 用 2 mL/kg 的 10%的葡萄糖溶液静脉注入，速度 1 mL/min，然后持续输注葡萄糖，速度为 6~8 mg/（kg·min），并且根据需要提高速度以维持正常的血糖水平（>2.8 mmol/L）。每 30~60 min 监测 1 次血糖直至稳定。应注意的是通过外周导管输注葡萄糖的最高浓度是 12.5%。如果需要更高浓度的溶液，必须放置中心导管。过高的浓度为高张液会损伤静脉。如果放置静脉导管困难，可以立即放置脐静脉导管。

（3）如果不能开始静脉营养，对糖原贮备足够的新生儿可应用胰高血糖素。这种方法对糖尿病母亲的新生儿疗效尤佳。但对肌肉组织和糖原贮备较少的生长发育迟滞或小于胎龄的新生儿疗效欠佳。剂量为 300 μg/kg，总量不能超过 1.0mg，可以皮下或肌内应用。

3.持续性低血糖症

这常表示低血糖症持续或在 7 d 内再发。应首先排除内分泌疾病。

（1）持续静脉应用葡萄糖　持续增加静脉应用葡萄糖的速度至 16~20 mg/（kg·min）。通常不超过 20 mg/（kg·min）。如果新生儿仍存在低血糖症，应进行进一步的检查，其阐述如下。

（2）进行确诊的检查　最初，应检查 I/G 比率和血清酮体水平。如果诊断仍然不清楚，则需先进行新生儿持续性低血糖症的确诊所包括的一系列实验室测定，15 min 后胃肠道外给予胰高血糖素 0.3 mg/（kg·min）。实验室检查包括血清葡萄糖、酮体、游离脂肪酸、乳糖、丙氨酸、尿酸、胰岛素、生长激素、可的松、胰高血糖素、T4 和 TSH。结果的解释见表 29-1。收集尿液做儿茶酚胺、有机酸和特殊还原糖的检测。在等待胰高血糖素试验结果时，可进行以下治疗：

1）考虑使用皮质类固醇：推荐的药物是氢化可的松琥珀酸钠（琥钠氢可松），5 mg/（kg·d）静脉或口服，每 12 h 1 次，或口服泼尼松 2 mg/（kg·d）。至症状消失、血糖恢复后 24~48 h 停止，此疗法可持续数日至一周。

2）如果低血糖症持续，可试用生长抑素、胰高血糖素、二氮嗪等药物。当开始试用新的药物时，不必停止上述用药。有研究表明使用二氮嗪和长效生长抑素制剂治疗婴儿期家族性高胰岛素血症性低血糖综合征是有效的。

①生长抑素：起始剂量 2~10 μg/(kg·d)，皮下注射，6~8 h/次，或静脉维持，剂量可达 40 μg/(kg·d)。②胰高血糖素：0.1~0.3 mg/kg。③二氮嗪：5 mg/(kg·d)，8~12 h/次，口服。④人类生长激素：0.1 mg/(kg·d)肌内注射，必要时 6 h 后重复。在生长激素缺乏的新生儿中应用。⑤长效肾上腺素(Susphrine)：剂量为每次 0.005~0.01 mL/kg，皮下注射，6 h/次。

(二)特殊治疗计划

1.新生儿高胰岛素血症

胰腺切除术，通常至少切除器官的 95%。当分泌过多被证实是由一小部分胰腺组织引起，可行部分胰腺切除术。

2.先天性垂体功能减退症

常对可的松和静脉应用葡萄糖有反应，使用人类生长激素可能也是必需的。胃肠道外应用胰高血糖素前后持续性低血糖症的诊断见表 29-1。

3.代谢缺陷

(1)糖原累积症Ⅰ型　频繁少量喂养，避免果糖或半乳糖，可能是有益处的。

(2)遗传性果糖不耐受　新生儿的饮食应不含果糖。

(3)半乳糖血症　一旦怀疑应立即开始不含半乳糖的饮食。

表 29-1　胃肠道外应用胰高血糖素前后持续性低血糖症的诊断

变化	高胰岛素血症		垂体功能减退症		代谢缺陷	
	前	后	前	后	前	后
葡萄糖	↓	↑↑↑	↓	↑/N	↓	↓/N
酮体	↓	↓	N/↓	N	↑	↑
游离脂肪酸	↓	↑	N/↓	N	↑	↑
乳糖	N	N	N	N	↑	↑↑
丙氨酸	N	?	N	N	↑	↑↑
尿酸	N	N	N	N	↑	↑↑
胰岛素	↑↑	↑↑↑	N/↑	↑	N	↑
生长激素	↑	↓	↓	↓	↑	↑
可的松	↑	↓	↓[a]	↓[a]	↑	↑
TSH 和 T4	N	N	↓[a]	↓[a]	N	N

注：N，正常或无变化；↑，升高；↓降低；?，不清楚；TSH，促甲状腺激素；T4，甲状腺素。[a]，反应可因垂体功能减退的程度而变化。

第三节　血清钙和镁异常

一、低钙血症

(一)概述

1.定义

一般指血清总钙<1.8 mmol/L 或血清游离钙<0.9 mmol/L。

2.病理生理学

细胞内外钙离子是许多生化活动所必需的。新生儿期血钙异常较为常见。

(1)钙稳态的生理调节　血清及细胞外液(ECF)钙浓度局限在很窄范围,是维持血液凝固、神经肌肉兴奋性、细胞膜完整性及功能、细胞酶及分泌活性的关键。调控钙浓度的关键激素为甲状旁腺激素(PTH)和 $1,25(OH)_2D_3$(也称骨化三醇)。

(2)PTH　当细胞外液的钙离子水平下降时甲状旁腺细胞分泌 PTH。PTH 调动骨骼中的钙,促进肾小管对钙吸收,促进肾脏细胞合成 $1,25-(OH)_2D_3$。PTH 分泌引起血清钙升高,血清磷水平不变或下降。

(3)$1,25(OH)_2D_3$　VitD 由经阳光照射的皮肤合成,亦可经饮食吸收。VitD 转运到肝脏合成 $25-(OH)D_3$(主要为贮存形式)。$25-(OH)D_3$ 转运到肾脏合成有生物活性的 $1,25(OH)_2D_3$。$1,25(OH)_2D_3$ 可促进肠道吸收钙磷,并调动骨骼钙磷。有证据表明骨化三醇的生成利用在早产儿及出生后第一周的足月儿相对不足。

3.病因

(1)早产　早产儿低钙时 PTH 升高,但靶器官对 PTH 反应能力减小。

(2)糖尿病　母亲婴儿如果血糖控制效果不理想会有 25%~50%发生低钙,病因目前尚不明确。

(3)严重新生儿产时窒息常伴低钙和高磷　病因可能是摄入钙量较少,同时内源性磷负荷增加。

(4)先天原因　由于新生儿甲状旁腺先天缺如或发育不全所致,具有持久的甲状旁腺功能低下和高磷酸盐血症;如 DiGeorge 病可能无甲状旁腺(第 3、4 鳃囊发育不良或无),为单独甲状旁腺发育缺陷或为 Kenny-Caffey 综合征的一部分。

(5)假性甲状旁腺功能低下　母亲有甲状旁腺功能亢进,使胎儿甲状旁腺被抑制,可以继发暂时性甲状旁腺功能低下,在生后发生顽固而持久的低钙血症。

(6)其他原因　镁缺乏、维生素 D 缺乏、碱中毒、摄入磷过多、换血治疗、感染等。

(二)诊断

1.临床表现

(1)主要是神经肌肉兴奋性增高,一般无特异性:呼吸暂停、易激惹、颤抖、伸肌张力升高、肌阵挛、反射亢进、喉痉挛、惊厥等。

(2)早产儿早发性低血钙的临床症状常不典型,可表现呼吸暂停、惊厥、心脏功能异常。

(3)晚发性低钙性惊厥常需与导致新生儿惊厥的其他原因相鉴别,包括破伤风等。

2.体检

在某些病例,一般体检结果可能发现其他导致新生儿惊厥的疾病,但通常无明显异常体检结果。

3.实验室检查

(1)血清钙包括三部分:①离子钙(约50%血清总钙);②蛋白结合钙,一般是白蛋白(约40%);③血清阴离子结合钙,主要是磷酸、枸橼酸和硫酸(约10%)。钙离子是唯一有生物活性的形式。

(2)监测离子钙浓度意义更大,尤其在第一周。用总钙校正计算离子钙可信度不大。

4.影像学胸片无胸腺、心脏头臂动脉干部异常提示22q11综合征,也称CATCH22或DiGeorge序列。

(三)治疗

1.药物

(1)大多数病例补充钙剂即可。某些病例需同时补充镁。

(2)快速静脉输入钙可导致血清钙浓度迅速升高,有抑制窦房结致心动过缓或其他节律异常可能。静脉推钙仅用于低钙危象(如惊厥),同时需密切监测心血管状态。

(3)脐静脉推钙时如果导管置于门静脉一分支,可致肝坏死。

(4)由于可产生碳酸钙沉淀,静脉推钙不与碳酸氢钠相容。

(5)钙剂外渗至皮下组织可引起严重组织坏死,皮下钙化。

(6)钙剂　常用10%葡萄糖酸钙静脉注射。钙剂糖浆为常用口服钙剂。但糖浓度高及渗透压高可致胃肠道刺激或腹泻,一般不用于早期低钙或VLBW婴儿的第一周用药。

1)如果血钙≤1 mmol/L(>1 500 g)或0.8 mmol/L(<1 500 g),可能需持续静脉补钙。对早期低钙新生儿,可将钙剂加入静脉营养液中。对无其他静脉高营养成分者,典型方法是每日补充元素钙24~35 mg/kg。

2)推荐从中心静脉持续输钙以维持离子钙在1~1.4 mmol/L(<1 500 g)或1.2~1.5 mmol/L(>1 500 g),以预防低血钙的发生。

3)紧急补钙(严重低钙致惊厥、心力衰竭),用10%葡萄糖酸钙1~2 mL/kg(元素钙9~18 mg/kg)。缓慢静脉输注>10~15 min,必要时可以间隔6~8 h再给药一次,每日最大剂量为6 mL/kg。

(7)输钙时监测心率、节律。

(8)罕见维生素D代谢缺陷。用维生素D模拟剂治疗,如二氢速甾醇(Hytalkerol)及骨化三醇(Rocaltrol)。这些药起效快,半衰期短,可以降低继发反应性高钙危险。

二、高钙血症

新生儿高钙血症是指血清总钙>2.75 mmol/L或离子钙>1.4 mmol/L,可以没有明显临床症状,偶尔在常规检查时发现。但是,严重高钙血症(>3.5 mmol/L)临床症状较为明显,且可以危及生命,需立即药物治疗。

(一)病因

(1)钙摄入或利用异常。

(2)静脉营养液配方中含磷量较少,可导致血清钙水平迅速升高,尤其在 VLBW 儿。

(3)甲状旁腺、甲状腺功能亢进

(4)其他原因:高 VitD 血症、急性肾衰竭等。

(二)诊断

1.临床表现

(1)临床表现无特异性,包括肌张力低下、食欲不振、喂养困难、呕吐、便秘、多尿、脱水、肝脾增大、贫血、骨外钙化(包括肾钙质沉着)、生长指数低下等。

(2)高血钙危象是指血钙大于 3.75 mmol/L 时,患者呈木僵或昏睡、昏迷,重度脱水貌,心律紊乱,高血压甚至惊厥、心力衰竭。若不及时抢救病死率甚高,也可遗留神经系统后遗症。

2.病史

(1)母体/家族高或低钙血症、甲状旁腺病、肾钙质沉着病史。

(2)实施全静脉营养时。

3.体检

(1)小于胎龄儿(甲状旁腺功能亢进、Willims 综合征)。

(2)颅骨软化,骨折(甲状旁腺功能亢进),或特征性骨发育不良(低磷脂酶血症)。

(3)甲状腺功能亢进表现。

4.实验室

(1)临床病史,血和尿中矿物质水平,磷、尿钙/肌酐比(Uca/Ucr),可能提示诊断。

(2)在无明显饮食、实施全静脉营养时,检测[PTH、25-(OH)D_3、1,25-$(OH)_2D_3$]等激素血清水平可确诊。

(3)手或腕 X 射线片检查发现脱矿物质、骨膜下吸收时提示甲状旁腺功能亢进,如果出现干骺端临时钙化带致密增宽,骨干皮质及骨膜增厚,扁平骨及圆形骨周缘周增厚呈致密环状影提示存在高 VitD 可能。

(三)治疗

1.紧急药物治疗(有症状或钙>3.5 mmol/L)。

(1)等张盐液扩容　水化及钠离子可以促进钙从尿中排泄。如果心功能正常,可以在 15~30 min 内输入生理盐水 10~20 mL/kg。

(2)速尿　(静脉注射 1 mg/kg,q6~8 h),可以增加钙从尿中排泄量。

2.无机磷

无机磷可在低磷血症患儿降低血清钙水平,通过抑制骨吸收,促进骨矿物质沉积。

(1)糖皮质激素、低钙、低 VitD 饮食、降钙素等。

(2)甲状旁腺切除加自身再移植:对严重持续新生儿甲状旁腺功能亢进可能需要此种治疗。

(3)其他治疗。

三、镁代谢异常:高镁血症、低镁血症

1.病因

高血镁一般为过多摄入外源性镁,超过肾脏排泄能力。

(1)硫酸镁治疗母体先兆子痫或先兆早产。

(2)静脉营养液中含镁过多,补镁过快或剂量过大。

(3)低镁血症比较少见,多伴随晚发低钙血症出现;慢性先天性低镁血症是一种少见的遗传病。

2.诊断

(1)血清镁升高(>4 mmol/L)诊断高镁血症。血镁<0.6 mmol/L 诊断低镁血症。

(2)高镁血症可引起神经肌肉阻滞、中枢神经系统抑制、肌张力低下以及呼吸、循环衰竭,其中对神经肌肉接头处的抑制作用更明显。

(3)低镁的临床症状以神经肌肉的兴奋性增高为主,包括烦躁、惊跳、抽搐等,也可有呼吸暂停,运动肌张力差,严重低镁血症可出现心律不齐。在新生儿低血镁常伴低钙。

3.治疗

(1)低镁血症出现抽搐时可立即肌注25%硫酸镁0.2~0.4 mL/kg,或静脉注射2.5%硫酸镁2~4 mL/kg,以每分钟不超过1 mL的速度缓慢注入,输注时间1~2 h。每8~12 h重复一次,每次用药前监测血镁。早产儿不作肌肉注射,注射过浅可致局部坏死。

(2)高镁血症治疗方法是停止外源性镁摄入,必要时用10%葡萄糖酸钙2 mL/kg静脉注射。

(3)新生儿治疗不用换血、腹膜透析、血液透析。

(4)高镁血症患儿在有吸吮、肠道蠕动后开始喂养。需呼吸机支持治疗者较少。

第四节　新生儿遗传性代谢疾病

先天性代谢缺陷病(IEM)或称遗传性代谢病(MD)是指由于基因突变引起酶缺陷、细胞膜功能异常或受体缺陷,从而导致机体生化代谢紊乱,造成中间或旁路代谢产物蓄积,或终末代谢产物缺乏,引起一系列临床症状的一组疾病。

先天代谢病(IEM)患儿一般出生时表现正常。新生儿期发病者一般在出生后数小时或数天出现症状。因新生儿应急反应和代偿能力有限,先天代谢病常见感染、严重心肺功能不良等疾病的临床表现。当出现有这些非特异表现时高度怀疑先天代谢病很重要,因大多数疾病如果不及时诊治会很快导致死亡。即使某些代谢疾病目前尚无法治疗,但明确诊断对以后妊娠的产前诊断十分重要。

一、发生率

虽然每种先天性代谢病都比较罕见,但因其种类繁多,故其总发生率可高达1/2 000。约100种先天性代谢病在新生儿期会出现临床表现。

二、遗传学

大多数先天性代谢病为常染色体隐性遗传少数为常染色体显性或X、Y连锁伴性遗传及线粒体遗传等。在父母有同宗病史，曾有不明原因新生儿死亡，家族中有同样严重疾病史时，临床医师应警惕IEM可能。某些IEM如尿素循环病–鸟氨酸转氨甲酰酶（OTC）缺乏为X连锁疾病。在任何X连锁疾病严重受累的家庭成员可为母亲的叔伯、兄弟，轻度受累的为母亲、姐妹及母亲的姨妈。

三、分类

（1）按所涉及的代谢底物异常：可分为氨基酸病（如苯丙酮尿症）、有机酸血症（如异戊酸血症）、脂肪酸氧化缺陷（如中链酰基辅酶A脱氢酶缺乏症）、过氧化酶体病（如Zellweger综合征）、糖代谢病（如半乳酸血症）、核酸代谢异常症（如腺嘌呤脱氨酶缺乏症）、溶酶体病（如黏多糖病）和金属代谢障碍（如Wilson病）等。

（2）按异常代谢物的分子大小：①小分子病：氨基酸病、有机酸代谢异常；②细胞器病：脂类代谢病、黏多糖病。前者起病急骤、病程可间歇反复、缺乏体检和病理学检查特征、特效治疗效果显著；而后者多逐渐发病、呈进行性加重、常有相对特异的体检或病理学改变，多一般治疗反应差。

四、常见临床表现、症状及体征

新生儿遗传代谢病的临床表现多种多样，随年龄、性别不同而有差异，全身各器官均可受累，且常在早期侵犯神经系统，预后较差。临床表现多为非特异性，易被误诊为感染、窒息、缺氧缺血性脑病、颅内出血或败血症等其他常见病，最终延误诊治。因此，加强对新生儿期起病的遗传性代谢病的认识，及早做出正确诊断和治疗，有利于降低围生期死亡率，避免或减轻神经系统损伤等严重后遗症的发生，也是进一步开展系谱分析、遗传咨询或产前诊断的基础。

1.在以下情况应高度怀疑先天性代谢异常

（1）家族有不明原因的新生儿死亡史，特别是上一胎或母亲家系中的男婴。

（2）近亲结婚的后代。因为其常染色体隐性遗传疾病的发生率高，而IEMs多为常染色体隐性遗传。

（3）出生后不久（可能是几个小时）出现症状、体征。

（4）出现症状前，大多数患儿有围生期异常及新生儿期状况不佳。

（5）临床症状及症状加重与肠道内喂养有关。

（6）常规治疗不能减轻症状，或者一直不能确诊。如排除败血症，颅内出血或其他先天性或获得性疾病等。

（7）症状进行性加重。

（8）虽然患儿可能因与IEMs有关或无关的因素而早产，他们却是典型的成熟儿貌。但新生儿一过性高氨酸血症例外，因此症只在早产儿中做出诊断。

2.临床症状

(1)神经系统　主要表现为脑病、惊厥及肌张力异常,是遗传性代谢病在新生儿期最早呈现的常见症状,可有两种表现形式。一种为出生时无异常,经过一段时间的无症状期后,先出现嗜睡、吸吮和喂养困难、易激惹等非特异性症状,随后发展为代谢性酸中毒、惊厥、昏迷,如有机酸血症中的丙酸血症、甲基丙二酸血症及尿素循环酶缺陷等。另一种则表现为在缺乏显著的高氨血症、酸碱失衡时即呈现明显的神经系统症状如意识不清、惊厥等,但无明显的无症状期,如高甘氨酸血症、VitB6 依赖症等。上述症状中以新生儿惊厥及肌张力低下尤为突出,虽多数由非遗传性疾病所致,仍需提高警惕。

(2)消化系统　拒食、呕吐、腹泻等非特异性症状较常见,常在进食后不久发生,因肝实质受累而造成的肝功能衰竭症状如黄疸、出血、转氨酶升高等常为遗传性代谢病消化系统症状的突出表现。新生儿期引起肝功能不全最常见的遗传代谢病为半乳糖血症,除肝病体征外,早期发生白内障有助于诊断。肝脏增大伴低血糖和惊厥提示半乳糖血症Ⅰ或Ⅲ型及糖原异生缺陷或高胰岛素血症。遗传性果糖不耐受(消化果糖、蔗糖时发病,通常用豆配方奶),酪氨酸血症Ⅰ型,新生儿血色病,线粒体病患儿也可有明显的肝功能不良。胆汁淤积性黄疸伴生长障碍主要见于 a-1-抗胰蛋白酶缺乏、Byler 病和 Niemann-Pick 病 C 型。

(3)循环系统　线粒体呼吸链缺陷、长链脂肪酸氧化障碍、Ⅱ型糖原累积病可表现为心肌病、心律失常及肌张力低下及心功能衰竭症状;心律不齐、心脏传导功能异常尤多见于长链脂肪酸氧化障碍的患儿。

(4)代谢紊乱　以低血糖、乳酸酸中毒、酮症和代谢性酸中毒最为常见。①低血糖:出生史无异常的足月新生儿在进食后不久发生低血糖,且补给葡萄糖后效果不明显,或伴有明显的酮症或其他代谢紊乱,或经常发作;低血糖伴代谢性酸中毒提示有机酸中毒或糖原异生异常,如糖原贮积病Ⅰ、果糖 1,6-二磷酸缺乏。非酮性低血糖是脂肪酸氧化缺陷的标志。②高氨血症:除新生儿败血症、肝炎等所致的肝功能障碍外,新生儿期的高氨血症常常由遗传代谢病所致,且起病多急骤;高氨综合征伴有呼吸性碱中毒;③乳酸酸中毒:在除外重症感染和组织缺氧的情况下,血中乳酸含量增高(3~6 mmol/L)常提示有机酸代谢障碍或高氨血症的可能;但当含量>10 mmol/L 时,则大多由缺氧所致;④酮症及代谢性酸中毒:新生儿期多表现为持续的、难以解释的代谢性酸中毒,伴阴离子间隙(AG)增高。首先需排除感染、缺氧、重度脱水、饥饿或中毒等常见继发原因。可引起代谢性酸中毒及 AG 升高的疾病包括:有机酸中毒,脂肪酸氧化缺陷,原发乳酸酸中毒(糖原异生、葡萄糖生成、丙酮酸代谢、三羧酸循环、呼吸链缺陷)。不伴有阴离子间隙增高、高乳酸血症和低血糖的代谢性酸中毒应首先考虑肾小管酸中毒。

(5)肌肉症状　表现为肌力和肌张力低下、进行性肌病等。多见于尿素循环障碍、有机酸尿症、线粒体呼吸链功能障碍、脂肪酸氧化缺陷、过氧化酶体病。

(6)特殊面容或体态　部分 IEM 常具有特殊的面容或体征,如黏多糖病、肝糖原累积病、PKU、过氧化酶体病等。

(7)特殊气味　由于机体生化低下紊乱,导致一些代谢产物在体内蓄积,经过尿液或体液排出体外,形成特殊的气味或味道。主要见于氨基酸和有机酸代谢异常,如MSUD的枫糖浆味、异戊酸血症的汗脚味、苯丙酮尿症(PKU)的鼠尿味。

(8)皮肤和毛发异常　色素减少见于PKU、白化病、同型胱氨酸尿症等。脱发和皮疹见于多种羧化酶缺乏。脆发见于Menkes病。皮肤血管角质瘤见于Fabry病。皮下结节见于Farber病。鱼鳞病见于Refsum病。

(9)眼部异常　角膜浑浊见于黏多糖病Fabry病。白内障见于半乳糖血症、同型胱氨酸尿症、Lowe综合征等。青光眼和晶体半脱位见于同型胱氨酸尿症、Lowe综合征。眼底黄斑部樱桃红点见于GM1和GM2神经节苷脂病、尼曼-皮克病等。新生儿期少见。

(10)家族史　IEM多为常染色体隐性遗传,故患者常用家族史,如父母近亲婚配;同胞有不明原因的脑病、败血症、婴儿猝死综合征等病史;有家族性疾病,如进行性神经病变或不明原因的营养障碍等;母亲有多次自然流产史等。某些病史家长未予重视或刻意隐瞒,临床医生需反复详细询问,以免遗漏重要信息。

许多遗传性代谢病的发作常可追寻出较明显的诱发因素,或在轻微疾病后病情严重恶化。肝大可见于溶酶体蓄积病,半乳糖血症,遗传性果糖不耐受、糖原累积病等;心脏扩大见于糖原累积病Ⅱ型及脂肪酸氧化障碍。

五、诊　断

临床诊断较复杂,应仔细观察,将病史、家族史、发病年龄和病程特点作全面分析。多数遗传代谢病伴有神经系统异常,约1/3以上的病种以神经系统为主要表现。病史和家族史中应注意:①同胞或近亲有相似疾病。②同胞或近亲有智力低下。③患儿有智力低下、惊厥发作等进行性神经系统变性症状,但不伴明显畸形。④婴儿期或新生儿期有反复发作的急性代谢性脑病的表现。

实验室诊断分为筛查和确诊两类。代谢缺陷的尿筛查简单易行,可发现常见的氨基酸病、有机酸代谢病、黏多糖病和糖代谢病。基因分析可准确检测异常基因,但因遗传变异的复杂多样性而不适于筛查诊断。应用生化方法测定异常代谢产物仍是目前诊断遗传性代谢病的主要方法。若常规尿和血的筛查结果阳性或可疑阳性,应根据所怀疑的代谢障碍,进一步检查血、尿或其他体液的特定物质,如氨基酸或有机酸(高效液相色谱分析)、脂肪酸或脂类(气相色谱分析)、体细胞(如白细胞和唾液细胞等)培养和酶学分析,必要时进行组织活检和组化检查,近年来发展的磁共振波谱分析(MRS)技术,对于某些疑难或罕见代谢病也有诊断价值(表29-2)。

表29-2　新生儿遗传性代谢病的诊断步骤

第1步:常规筛查	第2步:生化检查	第3步:遗传学分析
全血细胞计数	尿有机酸分析	皮肤成纤维细胞或血细胞酶学分析
尿常规和电解质	尿氨酸分析	DNA突变分析
血气及阴离子间隙	血浆尿酸、生物素	

续表 29-2

第1步:常规筛查	第2步:生化检查	第3步:遗传学分析
血糖及乳酸	血浆氨基酸分析	
肝功能	血浆肉碱分析	
血氨	脑脊液氨基酸分析	
尿中还原物质		
脑脊液乳酸		

1.可疑 IEM 的初步检查

初步检查包括新生儿筛查及常规检查,可在任何实验室进行,一旦怀疑 IEM 应立即检查。这些一线检查结果可提供重要信息,并有助于有的放矢地选择相关确诊的特殊检查。

尿液的常规检查和筛查如特殊颜色或气味,尿 pH、酮体、电解质及尿中还原物质等,可用简单试验检出,有助于选择进一步的检测项目。部分遗传学代谢病可引起贫血、血小板减少、淋巴细胞空泡样变等,血常规检测可发现。因遗传性代谢病以代谢紊乱为主要表现,通过血气分析、电解质及生化指标的检测可及时发现并检测低血糖、高血氨、高乳酸血症、代谢性酸中毒等异常,有利于疾病诊断、病情监测及疗效判断。

(1)CBC 计数　包括细胞形态及分类计数。中性粒细胞减少、血小板减少见于许多有机酸中毒(异戊酸血症、甲基丙二酸血症、丙酸血症)。中性粒细胞减少还可见于糖原贮积病 Ib 型及呼吸链缺陷,如 Barth 及 Pearson 综合征。

(2)电解质及血气　需测定电解质及血气以确定有无酸碱中毒及如果确实存在,则要判断这种异常是否与阴离子间隙(AG)升高有关。有机酸中毒及原发乳酸中毒可引起早期代谢性酸中毒及 AG 升高。大多数代谢病在后期可因酸中毒出现脑病及循环异常恶化。持续代谢性酸中毒伴正常组织代谢提示有机酸中毒或先天乳酸酸中毒。未行机械通气治疗患儿轻度呼吸性碱中毒加重高氨血症,但在高氨后期血管功能不稳定及虚脱可引起代谢性酸中毒。

(3)葡萄糖　低血糖是某些 IEM 重要表现。酮体有助于鉴别新生儿低血糖。非酮性低血糖是脂肪酸氧化缺陷标志。低血糖伴代谢性酸中毒及酮体提示有机酸中毒,糖生成缺陷(糖原贮积病 I 型或果糖 1,6-二磷酸酶缺乏)。

(4)血浆氨　所有患病儿均需测定血浆氨,尤其出现不能解释的嗜睡及神经中毒。早期发现严重新生儿高血氨至关重要,因在数小时内即可发生不可逆损伤。

(5)血浆乳酸　升高继发于缺氧、心脏病、感染或惊厥,但原发乳酸酸中毒可能病因是丙酮酸代谢及呼吸链缺陷。某些 IEM(脂肪酸氧化病、有机酸中毒和 UCD)也有继发性乳酸酸中毒。无窒息及其他器官功能衰竭证据儿持续血浆乳酸>3 ramolfl。需进一步检查有无 IDM。应由中心静脉或动脉穿刺取血,因用止血带辅助取静脉血可使乳酸假性升高。

(6)肝功能(LFT)　半乳糖血症是新生儿期肝功能不良的最常见代谢病原因。其他原因包括:酪氨酸、$\alpha 1$抗胰蛋白酶缺乏、新生儿血色病、线粒体呼吸链病及Niemann Pick病c型。

(7)尿酮体 新生儿尿酮体阳性则属异常。用Acetest或Ketostix实验检查尿过度排泄的酮体(丙酮和乙酰乙酸)。二硝基苯肼(DNPH)实验筛查是否有可见于MSUD的α酮酸。

(8)尿还原物质 应检查尿还原物质。尿糖实验检查过度排泄的半乳糖及葡萄糖,但不能检查果糖。如果阳性,进行仅针对葡萄糖的实验(葡萄糖氧化酶)。

2.二线检查(特殊生化检查)

代谢异常的确诊应靠生化检查,即代谢物的测定和酶活性测定。①代谢物质分析:包括体液中的氨基酸、有机酸、脂肪酸及酰基肉碱等,目前多用氨基酸自动分析仪或高效液相色谱分析仪进行氨基酸定量分析,结果精确。气相色谱联用技术结合氨基酸分析等手段已可诊断大多数不同临床表型的遗传性有机酸和氨基酸代谢异常,是目前对IEM行高危筛查、确定诊断最为有效的方法,尿液、血液、脑脊液等均可作为分析用标本。②酶测定:可用酶测定诊断的遗传代谢病在100种以上,采取的标本应根据酶存在的部位,如血清、皮肤成纤维细胞、白细胞、红细胞、血小板、肌肉、肝肾等。

(1)血浆氨基酸 任何怀疑IEM者应查血浆氨基酸。告知生化遗传学家患儿的临床表现及营养状态以分析实验结果。

(2)尿有机酸 用于不明原因的代谢性酸中毒、惊厥、高血氨、低血糖和(或)酮尿。

(3)血浆尿酸实验 常规筛查部分IEM伴高尿酸(糖原贮积病I型)或低尿酸(黄嘌呤脱氢酶缺乏)。

(4)脑脊液氨基酸 脑脊液/血浆甘氨酸比值升高诊断NKP。

(5)过氧化物酶体功能试验 包括血浆极长链脂肪酸(VLCFA)、植烷酸、红细胞、缩醛磷脂水平。

3.遗传学检查

对缺陷基因的分析,可为基因治疗提供有价值的信息。DNA分析可提供疾病的基因突变的特征。遗传异质性需要依靠DNA分析技术来阐明,因其可发现基因缺失、插入、点突变、终止密码异常、转录异常等。

4.尸检

对不明原因新生儿期死亡或高度怀疑遗传性代谢病而未及时诊断的死亡病例,在征得家属同意前提下,争取留取体液或组织标本送检,常可为确定最后的诊断提供依据,并可为遗传咨询及产前诊断等工作的开展提供有价值的信息,避免或减少医疗纠纷。

六、治疗

1.当兄弟(或姐妹)有代谢病症状或死于代谢病时,应采取以下措施

(1)下次妊娠前或中初步考虑。

1)应在产前讨论可能诊断,父母亲戚应筛查可能线索。

2)如已知诊断,考虑羊水穿刺测异常代谢物或羊水细胞酶DNA分析。

3)新生儿应在有条件医院分娩,治疗可能代谢病及其他并发症,实验室最好能进行必要诊断实验。

(2)初步检查包括仔细体检,寻找可疑的任何症状。应除外所有非代谢原因,如感染、窒息。仔细检查眼、皮肤及肝脏。新生儿筛查系统应了解筛查结果及一系列筛查疾病。血、尿实验针对遗传异常。重要的是在治疗前取标本。标本(血浆、尿)可冻存备以后分析。红细胞酶分析,白细胞、纤维细胞、肝细胞酶及DNA分析可确诊。有时干血片可行DNA分析(Guthric 血片)。

(3)代谢病高危儿无症状者根据不同诊断开始喂养如白蛋白代谢病儿静脉补糖或如果耐受,口服10%多聚葡萄糖(Pnlycose,Ross 实验,Columbus,OH)。后可补充中链甘油三酯。但在喂养中链甘油三酯前必须明确婴儿无短、中链脂肪酸氧化病(SCADD/MCADD),否则可引起极严重代谢异常。如果48 h实验结果均阴性,可喂养母乳或任何低蛋白质的配方奶补充蛋白质。

喂养蛋白质48 h后复查。如无异常发现,可谨慎喂养。如果异常,明确是何种问题并开始适当饮食治疗。

初步喂养食物因怀疑疾病不同而异。针对各种代谢病有许多特殊产品。

2.代谢病患儿的治疗

由于新生儿期起病的遗传性代谢病,其临床表现往往十分相似且非特异,故临床一旦怀疑本类疾病,在进行相关检查、等待诊断结果的同时即应考虑给予相应的对症支持治疗。迄今多数遗传代谢病仍无特殊治疗方法,但通过相应的支持或对症治疗许多疾患可得到有效控制。遗传代谢病总的治疗原则为减少毒性物质蓄积、补充正常需要物质、可能的酶补充或基因治疗。新生儿遗传性代谢病的常用治疗手段见表29-3。

表29-3 新生儿遗传性代谢病的常用治疗手段

目的	具体方法
减少代谢底物	停止任何可诱发或加重病情的饮食供给如蛋白质、半乳糖、果糖等
供给高能量	口服或静脉输注葡萄糖为主
减轻高氨血症	苯甲酸、苯丁酸钠、精氨酸
迅速清除毒物	腹透、血透
降低分解代谢	胰岛素治疗
补充辅助因子	生物素、维生素等
促进毒物转运	左旋肉碱、甘氨酸
恢复内环境稳态	新生儿重症监护及纠正水、电解质、酸碱平衡失调

(1)除外其他病因　如窒息、感染、颅内出血。即使其中之一是可能病因,也不能除外先天异常,取标本冻存。

(2)监测　密切监测患者的任何精神状态变化、液体平衡、出血证据(PLT减少)及感染证据(中性粒细胞减少)。生化参数包括电解质、CO_2、葡萄糖、氨、血气、WBC及分类、PLT、每次尿酮体及比重。

(3)饮食与能量供应　禁食或饮食限制。急性危象期厌食、恶心及呕吐使口服更不可能。如果婴儿没有明显神经系统抑制，应考虑提供口服或鼻饲管喂养含除受累氨基酸以外的所有成分的调整配方奶，如能喂养必须使用特殊饮食。饮食按照每个婴儿及其代谢缺陷有针对性地加以考虑。停止任何可诱发或加重疾病的饮食供给，如疑为半乳糖血症时立即停用乳类喂养，改用豆浆；PKU 患儿需用低或无苯丙氨酸奶粉喂养，并根据确诊结果及治疗过程中生化指标的检测水平，及时进行调整以满足其生长发育的需要。保证热卡摄入，部分患儿可考虑中心静脉置管以满足高能量的需求。除考虑营养物质的组成外，还需注意供给方式，必要时采用持续鼻饲管喂养或全胃肠外营养支持。脂肪乳用于额外补充热量。英脱利匹特包括中长链脂肪酸，故在 PPA 和 MMA 不必禁忌。

(4)抗生素应用问题　对某些有机酸血症[如丙酸血症(PPA)、甲基丙二酸血症(MMA)]，肠道细菌为有机酸合成的最主要来源(如丙酸)。短期口服或静脉广谱抗生素根除肠道细菌(如新霉素、甲硝唑)，可促进急性危象的恢复。部分代谢严重紊乱的患儿易并发败血症等严重感染，而后者又可导致持续的高分解代谢状态，加重病情并影响疗效，故需加强预防及有效的抗感染治疗。如半乳糖血症新生儿有明显败血症危险尤其大肠杆菌致革兰阴性败血症。急性丙酸血症、甲基丙二酸血症常伴中性粒细胞减少及 PLT 减少。

(5)治疗急性代谢异常

1)补液。对已知或可疑代谢病患儿补液或电解质时不应使用乳酸林格液。

2)纠正生化异常(代谢性酸中毒、高血氨、低血糖)。

如未诊断酸中毒，在乳酸、丙酮酸显著升高时，过量葡萄糖会加重酸中毒。应监测葡萄糖、乳糖，用脂肪乳预防分解代谢。用小剂量葡萄糖仅维持血糖正常即可。在酸中毒($pH<7.22$)或碳酸氢根<14 mEq/L 患儿用碳酸氢钠(1 mEq/kg)冲击量后持续维持。

3)消除分解代谢，促进合成代谢。

4)清除毒性代谢物，如用血透。

5)治疗可能加重病情的因素(如感染、摄入过量蛋白质)。

6)补充辅助因子。

(6)消除毒性代谢产物　控制内源性代谢物质的产生是许多遗传性代谢病治疗的基本方法。如尿素循环酶缺陷时，可通过高热量(碳水化合物)、低蛋白质饮食以减少体内蛋白质分解引起的高氨血症。加速毒性产物的清除通过透析、药物结合、促进转运等方法可帮助机体清除蓄积的毒性代谢产物，有助于减轻神经系统损伤。苯甲酸和苯丁酸钠盐已常规用于尿素循环酶缺陷时高氨血症的治疗，两者通过与内源性毒性物结合形成无毒性的产物，并经肾脏迅速清除而实现清除代谢产物的作用。大剂量甘氨酸可促进某些蓄积的有机酸如异戊酸等以酰基甘氨酸的形式经尿排泄。补充左旋肉碱对于部分有机酸代谢障碍如丙酸、甲基丙二酸血症等代谢产物的酰基辅酶 A 脂的转化作用十分重要，通过形成较游离有机酸更易随尿排出的酰基肉碱以促进毒性代谢产物的排泄。

(7)透析治疗　透析是迅速清除体内水溶性毒性物质的最有效方法之一，多用于急性代谢危象的短期治疗，包括腹透、血透、持续静脉-静脉血液滤过和持续静脉-静脉血液透析滤过等。

血液透析应用于难治性代谢性酸中毒、无反应高血氨(>500~600 mg/dL)、昏迷及严重电解质异常(一般是医源性的)的病例。

(8)替代缺乏的终末产物、辅助因子及酶 对于产物缺乏型遗传性代谢病,最合理的治疗为替代终末代谢产物。四氢生物喋呤(BH4)缺乏型PKU因伴有酪氨酸、色氨酸代谢障碍所致的多巴胺、5-羟色胺等神经递质的缺乏。故应同时补充BH4、左旋多巴、5-羟色胺。大剂量维生素B_6对维生素B_6依赖型同型胱氨酸尿症有效,大剂量维生素B_{12}对维生素B_{12}有效型甲基丙二酸血症有效。

(9)基因治疗 新生儿期实施较困难。包括器官移植和单基因转移治疗,目前已采用肝移植治疗酪氨酸血症Ⅰ型、糖原累积病、尼曼-匹克病等,骨髓移植试用于黏多糖病、戈谢病等,但上述治疗手段常选择在疾病的缓解期进行,患儿需具良好的耐受能力和合适的供体来源。

七、预防

遗传性代谢疾病的预防至关重要。主要预防措施包括:①在人群中和患者亲属中进行携带者检出,进行遗传学咨询,避免近亲婚配,以减少隐性遗传病的发生;②严重的显性遗传的患者要节育或绝育;③对高危妊娠进行产前诊断,阳性者可根据具体情况选择终止妊娠,减少严重出生缺陷;④广泛开展遗传代谢病的新生儿筛查;⑤早期诊断并及时治疗临床病例,避免或减轻严重神经系统伤残的发生。

附:甲基丙二酸血症

甲基丙二酸血症(methylmalonic acidemia, MMA)是先天性有机酸代谢障碍中最常见疾病,是一种常染色体隐性遗传性疾病,发病率约为1/29 000。

【发病机制】正常情况下,甲基丙二酰辅酶A在甲基丙二酰辅酶A变位酶及腺苷钴胺素的作用下生成琥珀酸,参与三羧酸循环。甲基丙二酰辅酶A变位酶[酶自身或辅酶钴胺(VitB12缺乏)]活性降低导致甲基丙二酸、丙酸、甲基枸橼酸等代谢物异常蓄积,引起线粒体功能障碍,导致有机酸代谢紊乱,造成惊厥、智力低下、酸中毒、呕吐等一系列症状,脑组织病理分析可见脑萎缩、神经元细胞凋亡、弥漫性神经胶质细胞增生、星形细胞变性、脑出血、苍白球坏死、髓鞘化延迟、丘脑及内囊细胞水肿、空泡形成等脑损伤改变。

根据酶缺陷类型可分为甲基丙二酰辅酶A变位酶缺陷及其辅酶维生素B_{12}代谢障碍两类。均为甲基丙二酰辅酶A至琥珀酰辅酶A的代谢障碍,造成甲基丙二酰辅酶A、甲基丙二酸、丙酸等有机酸蓄积,造成以系列神经系统损害,严重引起酮症酸中毒、低血糖、高血氨、高甘氨酸血症等生化异常,临床可分为维生素B_{12}有效型和维生素B_{12}无效型。

【临床表现】个体差异大,重症在新生儿期起病,生后数小时至1周内发病,急性脑病样症状,死亡率高,表现为喂养困难、惊厥、肌张力低下、酸中毒急性发作、呼吸困难、意识障碍、肝肿大,严重时脑水肿、脑出血,甚至死亡;晚期发病:生后数月发病,平时厌食,对蛋白质不耐受,易兴奋,易疲劳。发热、感染、饥饿、疲劳、外伤等应急状态时,可诱发急性发作:拒食、呕吐、嗜睡、昏迷、抽搐、肌无力;间歇性发作:临床常误诊为急慢性脑病、脑发育不良。存活着有智能低下、癫痫等严重神经系统后遗症。甲基丙二酰辅酶A变位酶缺陷患者发病早,大部分在出生第一周发病,出生时可正常,但迅速进展为嗜睡、呕吐并有脱水，出现代谢性酸中毒、呼吸困难及肌张力低下。

【实验室检查】

(1)一般检查　常规生化检查包括血尿常规、肝功能、肾功能、血气分析、血糖、电解质、血氨、血乳酸及血清同型半胱氨酸测定等。

(2)串联质谱血酰基肉碱检测　测定血液中游离肉碱、乙酰肉碱、丙酰肉碱，患者血丙酰肉碱水平及丙酰肉碱与乙酰肉碱比值升高。

(3)气相色谱-质谱尿有机酸代谢检测　尿液中甲基丙二酸、甲基枸橼酸和3-羟基丙酸排量显著增加。

(4)酶学分析　通过皮肤成纤维细胞、外周血淋巴细胞酶活性检测确定MMA酶缺陷类型。

(5)基因突变检测　基因突变分许的MMA分型最可靠的依据。

(6)影像学检查　甲基丙二酸血症患者脑CT、MRI平扫常见对称性基底节损害。MRI显示双侧苍白球信号异常，可表现为脑白质脱髓鞘变性、软化、坏死、脑萎缩及脑积水等。

【诊断】

(1)本病部分有家族遗传史。

(2)新生儿期即可发病，且发病越早，病情相对越重，因临床表现无特异性，临床诊断不易，易于漏诊或误诊，最常见的症状是反复呕吐、嗜睡、惊厥、运动障碍、智力及肌张力低下。对于原因不明的呕吐、惊厥、酸中毒、肌张力异常、发育落后、呼吸困难等应及早进行有关检查。如尿酮体、血氨、血糖等。但需与继发性甲基丙二酸血症鉴别，后者多因母亲慢性胃肠和肝胆疾病、营养障碍，导致患者自胎儿期即处于维生素B_{12}及叶酸缺乏状态。

(3)实验室检查　一般检查：可见代谢性酸中毒、乳酸增加、电解质紊乱，白细胞、血红蛋白、血小板减少，血糖降低、血氨升高，尿酮体及尿酸升高，肝肾功能异常等。

(4)特殊检查　通过气相色谱-质谱检测尿、血、脑脊液中有机酸和串联质谱检测血丙酰肉碱是确诊本症的首选方法。

(5)酶学检查　确定MMA酶缺陷类型。

(6)基因分析、基因检测　基因突变分析是MMA确诊分型最可靠的证据。

(7)头颅MRI表现：

【治疗】

治疗原则是减少代谢性毒物的生成和(或)加速其清除、补充需要。

急性期治疗：以补液、纠酸为主，必要时腹透或血透，同时限制蛋白质摄入，保证高热卡供给。

长期治疗：

(1)根据病型给予饮食或药物治疗。

(2)维生素B_{12}有效型：维持维生素B_{12}肌注治疗，1 mg，1~2次/周。

(3)维生素B_{12}无效者以饮食治疗为主，给予特殊配方奶粉或蛋白粉，其中去除异亮氨酸、缬氨酸、蛋氨酸、苏氨酸等。可进食少量天然蛋白质。合并同型半胱氨酸的患儿多为维生素B_{12}有效型，治疗效果显著，可不给予特殊奶粉。

(4)肉碱可有效控制急性酸中毒发作,改善远期预后,剂量50~100 mg/(kg·d),口服或静滴。

(5)甜菜碱 250~500 mg/次,3次/d,用于合并同型半胱氨酸血症的患儿。

(6)叶酸 5~10 mg/次,3次/d。

(7)维生素B_6 5~10 mg/次,3次/d。

(8)降血氨:氨甲酰谷氨酸,50~100 mg/(kg·d);苯甲酸钠,负荷量250 mg/(kg·2 h),维持量250 mg/(kg·d)。

(9)减少肠道细菌产酸:用于较大患儿,新霉素或甲硝唑。

(10)康复训练。

【预后】

(1)早期治疗和预防酸中毒发作可明显降低神经系统后遗症。

(2)维生素B_{12}有效型预后较好;维生素B_{12}无效型预后不佳,报道20例中11例死亡,存活患儿常留有智力障碍,运动发育落后。

(3)mut0型预后最差,60%死亡,40%发育显著迟缓。

(4)新生儿发作型患儿死亡率达80%,迟发型患儿临床进展较稳定且程度较轻。

【预防】

(1)避免近期结婚。

(2)MMA高危家庭产前诊断是优生的重要措施,对有本病家族史的夫妇及先证者科进行DNA分析,并对其胎儿进行产前诊断。

(徐发林)

第四篇　围产期常用辅助检查

第三十章　围产期产科超声检查

第一节　产科超声检查内容

根据卫生部《产前诊断技术管理办法》和《超声产前诊断技术规范》等规定，产前超声检查包括一般产科超声检查（Ⅰ级），常规产科超声检查（Ⅱ级），系统胎儿超声检查（Ⅲ级）及针对性超声检查（Ⅳ级）：

（1）Ⅰ级产前超声检查（即一般产科超声检查）　包括早期妊娠超声检查和中、晚期妊娠一般超声检查。主要对胎儿的生长发育进行大致评估，为产科临床提供一些有意义的诊断依据，不是以检测胎儿畸形为目的。

（2）Ⅱ级产前超声检查（即超声产前筛查）　指在中、晚期妊娠时对胎儿进行系统的超声检查。主要观察胎儿重要器官的形态结构，以便发现胎儿是否有致死或严重致残性畸形。有条件的孕妇均应进行一次以上的系统超声产前筛查。

（3）Ⅲ级产前超声检查（即超声产前诊断）　指在中、晚期妊娠时对胎儿系统的超声检查和针对性（特定目的）的超声检查。主要对Ⅰ、Ⅱ级产前超声检查发现的问题进一步检查和分析，对胎儿是否存在严重发育缺陷做出最终结论或合理解释。

（4）Ⅳ级产前超声检查（即针对性超声检查）　在常规检查和系统检查的基础上，针对某一特殊要求或目的进行的详细超声检查，如胎儿超声心动图检查、胎儿神经系统检查、胎儿肢体检查、胎儿颜面部检查等。

一、早期妊娠超声检查

1.确认宫内是否妊娠及胚胎是否存活

早孕期超声检查主要目的是判断妊娠在宫内还是在宫外，胚胎是否存活。经腹超声检查，特别是经阴道超声检查，在妊娠很早期即可检出妊娠囊，对于月经周期为 28 d 且规则者，经腹在 5~6 周，经阴道在 4~5 周即可检出。虽然此时检出宫内妊娠囊，但不能确定胎儿是否存活，需在 7 d 后，即孕 6~7 周复查有无原始心管搏动方能确认。

2.确定胚胎数目

超声可显示妊娠囊及囊内胚芽、原始心管搏动及卵黄囊的数目，从而确认单胎或多胎妊娠。

3.估计妊娠龄

根据月经周期计算的妊娠龄常常不准确，多数学者认为最准确的妊娠龄估计在早孕期。根据妊娠囊（gestational sac，GS）的平均直径和头臀长（crown-rump length，CRL）推算妊娠龄,其中 CRL 是估测孕龄最可靠的方法,准确性相差 3~7 d。

(1)妊娠囊　孕 7 周内,在卵黄囊及胚胎尚不能显示时,可通过测量妊娠囊的大小估计孕龄。妊娠龄(天)= 妊娠囊平均内径(mm)+30 或妊娠龄(周)= 妊娠囊最大内径(cm)+3。

(2)头臀长　妊娠 6~12 周,测量 CRL 是最准确地估测胎龄的方法。妊娠龄(周)= 头臀长(毫米)+6.5。

4.检测胎儿早期结构畸形

对于早期胎儿结构畸形的诊断究竟能早到什么时候,目前尚无定论。妊娠囊内各结构检出的顺序为:孕 5 周出现孕囊双环征;孕 5~6 周出现卵黄囊;孕 6~7 周可见胎芽及胎心搏动;孕 8~10 周可分辨胎头及肢芽;孕 10~11 可见四肢骨;孕 12 周及以后,可见四腔心及脊柱。孕 $11\sim13^{+6}$周超声可发现的胎儿结构异常有:无脑儿、脑膜膨出、少肢体、淋巴水囊瘤,骶尾部畸胎瘤等。目前认为,在 $11\sim13^{+6}$周测量胎儿颈项透明层厚度是筛查唐氏综合征、18-三体等染色体畸形的一个较敏感指标。

5.胎盘

如果超声检查能分辨出胎盘,应注明胎盘的位置,注意胎盘与宫颈内口的关系。

6.子宫及双侧附件

孕早期应观察子宫有无畸形;如果有子宫肌瘤,应描述其位置、大小及与宫颈口的关系。此外,还应观察双附件区有无囊肿、肿瘤等。

二、中孕及晚孕期超声检查

(一)明确胎儿数目及是否存活

由于单羊膜囊双胎妊娠的胎儿并发症明显增多,所以检出双胎或多胎妊娠时,应尽量确定羊膜囊数目及胎盘数目。一般地,在中晚孕期,超声检出双胎或多胎较容易。但是,有时也可能发生错误,主要见于以下几种情况:①由于双胎或多胎之一位于宫底部而未能扫查到;②多胎中的一胎早期发生死亡,形成“纸样儿”,容易发生漏诊或误诊;③双胎输血综合征时,仅探查到羊水过多的胎儿,羊水过少的胎儿紧贴宫壁而被遗漏。胎儿是否存活,应以有否心血管搏动为根据,不能根据胎动来判断。

(二)胎位

(1)胎先露　指胎儿最先进入母体骨盆的部分。纵产式有头先露、臀先露;横产式有肩先露;胎头或臀与胎手、胎头或臀与胎足同时入盆为复合先露。

(2)胎方位　根据胎先露与母体骨盆前、后、左、右的关系有不同的胎方位,如:左枕前位、右枕前位、左枕后位、右枕后位、左枕横位、右枕横位等。

(3)胎产式　指胎体纵轴与母体子宫纵轴的关系。两者平行者为纵产式,两者相互垂直者为横产式,两者交叉者为斜产式。

超声检查确定胎位较准确,应多切面、多部位扫查,根据胎儿解剖结构进行分析。首先确定胎先露,然后横切或纵切母体腹部,根据胎儿的脊柱的位置、胎儿内脏器官分辨胎位的前、后、左、右,判断胎方位。最常见的胎产式为纵产式,最常见的胎先露为头先露,除此以外的胎产式和胎方位均为不正常，分娩时可增加母亲和围生儿的发病率。

（三）胎儿妊娠龄和体重的估计

1.双顶径（biparietal diameter，BPD）

测量标准切面：胎头横切面丘脑水平（头颅呈椭圆形，颅骨对称，显示透明隔腔、两侧对称的丘脑及两丘脑半球之间的第三脑室）。在孕12～28周，BPD的测量值最接近孕周。孕31周之前，BPD平均每周增长3 mm；孕31～36周，平均每周增长1.5 mm；孕36周后，平均每周增长1 mm。受胎方位、不同头型等因素的影响，BPD的测值会出现较大偏差。

2.头围（head circumference，HC）

测量标准切面：同双顶径测量切面。HC＝（BPD+OFD）×1.6或电子测量。不论胎头是圆形或长型，头围测量可全面显示胎头的实际大小，故在孕晚期，头围的测量可基本取代双顶径的测量。

3.腹围（abdominal circumference，AC）

测量标准切面：胎儿腹部最大横切面，显示腹部呈圆形或椭圆形，脊柱呈横切面，同时显示胃泡及门静脉。AC＝（前后径+左右径）×1.57或电子测量。孕35周前，腹围小于头围；孕35周左右，两者基本相等；孕35周后，胎儿肝脏增长迅速，皮下脂肪积累，腹围大于头围。

4.股骨长度（femur length，FL）

在中晚期妊娠，股骨测量较其他径线测量更适用于孕龄估计，更有意义。当胎头测量估测孕周不准时，应取股骨测量值。但在胎儿骨骼发育畸形时不适用。标准测量切面：声束与股骨长径垂直，完全显示股骨，测量点在股骨两端的中点上。

5.胎儿体重的估计

根据胎儿的多项生物学指标，经统计学处理，可计算出胎儿的体重。目前大多数的超声诊断仪都有产科胎儿发育和体重估计的计算软件，输入BPD、HC、AC、FL等相关数据后，可迅速得出胎儿孕龄和体重。上述参数中胎儿腹围与体重关系密切。

（四）羊水量

应用超声评估羊水量是中晚孕期胎儿评价的重要内容。超声评价羊水量的指标有：

（1）羊水最大深度　探头垂直于水平面，不加压，测量羊水最大深度（其内没有脐带和胎儿肢体），此法适用于早、中孕期羊水量的评估。最大深度≥8.0 cm为羊水过多；最大深度≤2.0 cm为羊水过少。

（2）羊水指数（amniotic fluid index，AFI）　以母体脐部为中心，将子宫划分为左上、左下、右下、右上4个象限，分别测量4象限的羊水深度，取4个测值之和为AFI。此法适用于晚孕期羊水量的评估。正常范围：8～20 cm。AFI≥24 cm为羊水过多，20 cm<AFI<24 cm为羊水可疑偏多。AFI≤5 cm，为羊水过少，5 cm<AFI<8 cm为羊水可疑偏少。

（五）胎盘

超声检查能观察胎盘的大小、形状，判断胎盘的位置、厚度、成熟度，并确定胎盘与宫颈内口的关系。

（1）胎盘大小的异常　包括胎盘过小（成熟胎盘厚度<25 mm）和过大（成熟胎盘厚度

>50 mm)。

(2)胎盘形状的异常　包括副胎盘、膜状胎盘、轮状胎盘等。

(3)胎盘实质异常　包括胎盘钙化、胎盘内无回声灶、胎盘血管瘤、胎盘畸胎瘤等。

(4)前置胎盘　完全性前置胎盘指胎盘组织完全覆盖宫颈内口;边缘性前置胎盘指胎盘组织达宫颈内口或部分覆盖宫颈内口;低置胎盘指胎盘下缘距宫颈内口在 20 mm 以内,未覆盖宫颈内口任何部分。超声检查可经腹部、经会阴或阴道等多种途径进行扫查,其中经阴道检查离宫颈口近、分辨率高,可准确地诊断前置胎盘。

(5)胎盘早剥　根据出血去向可分为显性、隐性 2 种类型。超声检查是目前准确评价胎盘早剥的唯一方法。

显性剥离,由于胎盘剥离所出血液经宫颈、阴道流出体外,胎盘后方无积血,胎盘形状无改变,超声检查难以诊断;隐性剥离,胎盘剥离所出血液聚集在胎盘与子宫壁之间,剥离区胎盘增厚,向羊膜腔内膨出,胎盘与子宫壁之间的积血回声杂乱,因胎盘剥离时间的不同而表现多样。

(六)胎儿畸形的产前诊断

根据卫生部《产前诊断技术管理办法》和《超声产前诊断技术规范》等规定,Ⅰ级产前超声检查是指一般产科超声检查,不是以检测胎儿畸形为目的;Ⅱ级产前超声检查(即超声产前筛查)和Ⅲ级产前超声检查(即超声产前诊断)是发现和诊断胎儿畸形的重要手段。

1.Ⅰ级超声检查

检查内容包括胎儿生长径线的测量,胎盘羊水的观察。

2.Ⅱ级产前超声检查(超声产前筛查)

(1)检查内容　除包括Ⅰ级产前超声检查在中、晚期一般超声检查的内容外,主要是对胎儿体表及内脏的大体结构进行系统的观察,目的是发现以下严重致死性畸形:无脑儿、严重脑膨出、严重开放性脊柱裂、严重胸腹壁缺损并内脏外翻、单腔心、致死性软骨发育不良。

(2)检查项目　除包括Ⅰ级产前超声检查的项目外,至少还应包括以下项目:

头部:颅骨、脑中线、侧脑室、丘脑、颅后窝池。

颜面部:上唇。

心脏:四腔心切面、左心室流出道及右心室流出道。

脊柱:颈、胸、腰、骶尾段。

腹部:腹壁、肝、胃、双肾、膀胱。

四肢:观察肱骨、股骨,测量股骨长。

胎儿辅助结构:脐带、胎盘、羊水。

在胎儿体位允许时,还可以检查其他解剖结构。因胎位、羊水、母体等因素的影响,在超声检查中不能很好地显示清楚,超声报告应说明哪些结构显示欠清。在Ⅱ级产前超声检查中发现胎儿发育异常,而难以做出诊断或合理解释时,应转诊作Ⅲ级产前超声检查。

3.Ⅲ级产前超声检查(超声产前诊断)

(1)检查内容　主要是对在Ⅰ、Ⅱ级产前超声检查中发现的疑似或疑诊胎儿畸形进行系统全面的检查。Ⅲ级产前超声检查提倡在妊娠20~24周进行,某些部位如果显示欠佳,可在其后2~4周内再复查一次。

(2)检查项目 对胎儿进行系统检查的同时对Ⅱ级产前超声检查提出的疑诊内容进行重点复查。

头部:颅骨强回声环、大脑半球、脑中线、侧脑室、丘脑、小脑半球、颅后窝池。

颜面部:上唇皮肤的连续性。

胎儿颈部:颈部有无包块、皮肤水肿。

心脏:四腔心切面、左心室流出道及右心室流出道,怀疑胎儿心脏大血管畸形应建议进行胎儿超声心动图检查。

脊柱:矢状面,必要时加做冠状切面及横切面。

腹部:腹壁、肝、胃、双肾、膀胱、脐带腹壁入口。

四肢:观察双侧肱骨、双侧尺桡骨、双侧股骨、双侧胫腓骨,测量股骨长及肱骨长。

胎儿附属物检查:脐带及胎盘:观察胎盘位置、测量厚度、评估胎盘成熟度、脐带血管数目;羊水量:羊水指数来评估羊水量。

孕妇子宫:观察宫颈内口;有子宫肌瘤病史者,条件许可下评估子宫肌瘤位置及大小。在对疑似或疑难畸形重点检查之后,尽可能做出诊断或合理的解释。如果诊断存在困难,可向受检者建议应用其他技术手段协助诊断或者进一步会诊。

4.针对性超声检查

在常规检查和系统检查的基础上,针对某一特殊要求或目的进行的详细超声检查,如胎儿超声心动图检查、胎儿神经系统检查、胎儿肢体检查、胎儿颜面部检查等。

5.有限产前超声检查

有限产前超声检查目的是解决某一具体问题而进行的产前超声检查。如有阴道出血的孕妇,确定胎心搏动或临产时确定胎方位。多数情况下仅适用于急诊或床旁超声检查。

(吴娟、刘博)

第三十一章　围产期影像学检查

在过去的20年时间里,随着MRI设备的普及和人们对MRI在产前诊断应用的认识的提高,越来越多的产科医生选择MRI作为超声检查重要的补充。MRI对于妊娠3月以上孕妇检查的安全性得到认可。

胎儿产前检查对人类优生优育具有十分重要的意义,为胎儿生长发育提供了重要的信息。超声检查以其方便、准确、经济、实时等优点成为目前产科的首选影像学检查方法。但超声显示病变范围较小,视野较局限,对周围组织结构显示欠清晰。胎儿磁共振成像(magneticresonance imaging,MRI)以其空间分辨率和软组织分辨率高,大视野多方位成像,不受母亲体型、羊水过少以及胎儿骨性结构的影响等优势,能较好地显示胎儿全身各脏器、脊柱、四肢、胎盘及孕妇盆腔结构等情况。MRI已经成为产前超声诊断中晚孕期胎儿结构异常的重要补充手段,尤其是在胎儿神经系统,可以对Joubert综合征、Dandy-Walker畸形、胼胝体发育不良或缺如、透明隔增宽、颅内实质性病变、蛛网膜囊肿、脑裂畸形、脑水肿、小头畸形、开放性神经管畸形、脑血管畸形等做出初步诊断。

对于孕20周以后的孕妇,四维彩超发现的头颅及脊柱脊髓发育畸形及颌面部发育畸形及消化系统、泌尿系统及生殖系统发育异常时,可以有选择地进行MRI检查,起到诊断和鉴别诊断的作用。孕20周以后,胎儿胎动没有早孕期频繁,容易获得较好的图像,器官相对发育成熟,MRI检查会获得更多的信息,对于胎儿先天发育畸形的检出率提高,对于后颅凹病变,侧脑室扩张,中线结构的发育异常,唇裂及腭裂及肺囊腺瘤样畸形及膈疝、肾脏先天发育异常及腹盆腔及实质脏器的病变有较好的检出率,起到定性的作用。随着新技术的发展,产前MRI新技术SWI成像对于脊柱脊髓病变的检查成功率逐渐成熟。MRI还可以同时评价孕妇的胎盘位置、形态、大小和是否合并胎盘植入。

第一节　产前MRI对妊娠胎盘的评估

胎盘是胎儿和母体共同形成的盘状结构。主要作用是物质交换、内分泌、屏障功能。正常胎盘由羊膜、叶状绒毛膜、底蜕膜构成,前两者构成胎盘的子体部分,后者构成胎盘的母体部分。胎盘变异包括:副胎盘、双叶胎盘、膜状胎盘。妊娠12周胎盘已完全形成,

一、超声胎盘分级方法

0级胎盘:绒毛板呈一条光亮直线,实质呈均匀一致细颗粒,见不到基底.多出现孕28周以前。

Ⅰ级胎盘:绒毛板为一轻度起伏亮线,胎盘实质颗粒略粗,回声略强,基底层仍未出

现,多出现孕周 29~36 周。

Ⅱ级胎盘:绒毛板出现切迹,延伸至胎盘实质但未达到基底层,胎盘实质颗粒变粗,出现较强的短柱状回声,基底层可出现不规则较强的条状回声,平行靠近肌壁,孕周多在 36~40 周。

Ⅲ级胎盘:绒毛切迹已达到基底层,胎盘实质出现多个强回声环,内可出现无回声小池,有时可见反光增强的钙化灶。

二、MRI 检查

MRI 扫描时 T_2WI 胎盘表现为均一的等或稍高信号,胎盘的绒毛膜于孕早、中期 T_2WI 表现为胎儿面的线状低信号影,随胎龄的增长,胎儿面绒毛膜板切迹加多、加深、呈锯齿状,胎盘实质 T_2WI 信号也逐渐降低、不均,出现愈来愈多的类圆形稍高信号胎盘小叶,而胎盘母体面的基底膜逐渐形成自基底部向胎儿面蔓延的 T_2 低信号分隔,未达绒毛板,相邻绒毛间隙融合,可出现低信号的局灶性纤维化及钙化斑点。前置胎盘的定义为妊娠 28 周后胎盘附着于子宫下段,下缘达宫颈内口或覆盖宫颈内口,其位置低于胎先露部。

MRI 检查的主要扫描序列:单次激发快速自旋回波(ssFSE/ssTSE),半傅里叶采集单次激发快速自旋回波序列(HASTE),真实稳态进动快速成像(true FISP or FIESTA),T_1,功能成像(DWI IVIM ASL MRS 及 BOLD 成像)。见图 31-1。

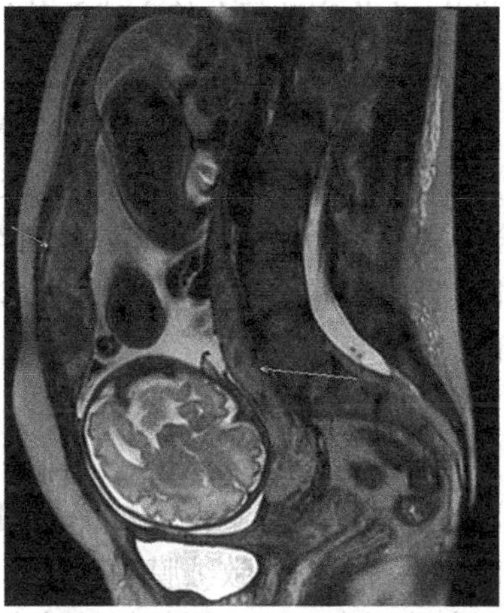

图 31-1　长箭头指示为主胎盘,短箭头指示为副胎盘

三、前置胎盘

正常胎盘下缘≥2 cm:胎盘会优先在血管丰富的子宫肌壁植入,接近宫颈部分的胎盘因血管较少而发生萎缩。胎盘与宫颈管口在整个妊娠过程中随着子宫增大在不断地变化。妊娠 15 周前不应该诊断前置胎盘,低位或边缘性前置胎盘应该在妊娠后期反复评估,直到分娩前进一步证实胎盘位置。

胎盘低位是指胎盘边缘与宫颈管内口<2 cm;边缘性前置胎盘指胎盘边缘抵达宫颈管内口,但不超越宫颈管内口;部分性前置胎盘指胎盘部分覆盖宫颈管内口;完全性前置

胎盘指胎盘完全覆盖宫颈管内口。

凶险型前置胎盘(pernicious placenta previa)的定义是前次为剖宫产,此次妊娠为前置胎盘者。目前更多学者建议将既往有剖宫产史,此次妊娠时胎盘附着于原子宫切口部位者称为凶险型前置胎盘。患者既往有子宫手术史造成子宫瘢痕,此次妊娠为前置胎盘且胎盘附着于子宫瘢痕上,目前临床工作中也应将其视为凶险型前置胎盘来处理。近年来,随着剖宫产率的上升,凶险型前置胎盘的发生率明显增加。凶险型前置胎盘致胎盘粘连和植入是引起产前、产时、产后出血的主要原因之一,其出血发生率高,出血凶险,常导致休克、弥漫性血管内凝血(DIC)等严重并发症,甚至危及产妇及胎儿生命。MRI 检查软组织分辨率高,成像角度任意,成像视野大,受肠气、骨骼、母体体型(肥胖)及操作者技巧等因素的影响较小,尤其在胎盘位于子宫后壁及羊水过少的情况下依然能够清晰显示胎盘形态、位置,同时 MRI 检查具有 T_1WI、T_2WI 等多种成像方式,在胎盘及胎儿发育方面的诊断,可以提供更加丰富的信息。

前置胎盘按照子宫颈内口与胎盘下缘的关系分为 4 种类型,即完全性前置胎盘,部分性前置胎盘,边缘性前置胎盘以及胎盘低置。矢状位 T2WI 序列是观察前置胎盘最佳序列,尤其是对于超声诊断困难的位于后壁的胎盘。前置胎盘患者发生产前出血的早晚及出血量多少往往与前置胎盘类型相关,通常中央型前置胎盘产前出血早、出血量多。MRI 可以清晰显示胎盘下缘与宫颈的位置关系,准确测量胎盘下缘距宫颈口的距离。因此,在前置胎盘的分型上具有强烈优势,为临床选择分娩方式及估计产前、产后出血率提供有力依据。MRI 还可测量胎盘的大小、厚度,明确是否有副胎盘。对于子宫内膜的厚度、完整度也能准确评估。通过子宫内膜及肌层的信号特点,可以判断是否合并胎盘植入。凶险型前置胎盘发生原因是剖宫产而引起子宫内膜间质蜕膜缺乏或缺陷,及剖宫产手术中切口缝合错位或感染,导致愈合不良、子宫内膜炎,再次妊娠时孕囊通过瘢痕上的微小裂隙进入肌层,故其较普通类型前置胎盘更容易发生胎盘植入。凶险型前置胎盘根据是否合并胎盘植入,可分为植入型和非植入型。

四、胎盘植入

胎盘植入是指胎盘绒毛因子宫蜕膜发育不良或蜕膜层损伤等原因而植入子宫肌层。胎盘植入常见病因有由于底脱膜发育不良导致绒膜绒毛附着或侵入子宫肌层、邻近器官,剖宫产和前置胎盘是两大重要危险因素。MRI 要较好地诊断胎盘植入,关键是清晰地区分胎盘绒毛、底蜕膜与子宫肌层的信号。正常胎盘在 T_2WI 中表现为中等高信号,正常子宫在 T_2WI 上可见 3 层结构:内层为高信号的内膜及宫腔内液体;中层为低信号的结合带,属于浅肌层;外层为中等信号的深肌层。

结合病理学及 Baughman 等的临床研究可将胎盘植入依据绒毛侵入子宫肌层的深度分为 3 级。

(1)粘连性胎盘　绒毛附着于子宫肌层表面并未侵入肌层。MRI 可见子宫下段膨大,子宫结合带模糊、不规则或中断,肌层信号显示完好,可承受压改变。

(2)植入性胎盘　绒毛侵入部分子宫肌层。MRI 显示子宫结合带信号中断,子宫肌层变薄、受侵或信号不规则,可见流空血管影穿过肌层。

(3)穿透性胎盘　绒毛侵入子宫肌层并穿透子宫肌壁直达浆膜层,甚至穿透浆膜层至膀胱、直肠等毗邻器官。MRI 表现为子宫肌层信号完全消失,异常信号穿透子宫肌壁且膀胱壁出现不规则改变。胎盘植入的 MRI 征象:子宫变形局部膨隆,胎盘信号不均匀,胎盘内条带状或结节状低信号,异常胎盘血管,子宫肌层局部中断,幕状膀胱,邻近器官直接侵犯。MRI 敏感性 80%~85%,特异性 65%~100%。间接征象对晚孕期胎盘植入的诊断更为重要。

五、胎盘早剥

胎盘早剥的定义是妊娠 20 W 后或分娩期,正常位置的胎盘在胎儿娩出前,部分或全部从子宫壁剥离。胎盘血肿分为胎盘后,绒毛膜下和羊膜下血肿三类。血管异常:帆状脐带附着;正常情况下,脐带附着于胎盘中心或偏中心部位,但有少量脐带附着于靠近胎盘的胎膜上,脐血管可以分散成数支在羊膜及绒毛膜之间经过,然后附着于胎盘的边缘部分;前置血管(Vasa previa),脐带帆状附着系指脐带附着胎膜上,脐带血管通过羊膜与绒毛膜之间进入胎盘,当胎盘血管穿过子宫下段或胎膜跨过子宫颈内口时则成为前置血管。如果脐带的帆状附着发生于子宫下段,在胎儿先露前,分散血管横越过子宫颈内口,称为前置血管(vasa previa)。

总之,MRI 对于前置胎盘,特别是超声诊断困难的位于子宫后壁的胎盘、凶险型前置胎盘合并胎盘植入的病例具有独特而不可替代的诊断价值。近年来,胎盘的 MRI 研究逐渐从单纯的解剖结构及疾病向临床指导及胎盘功能发展。随着 MRI 新技术的不断开发及应用,MRI 在胎盘疾病的诊断和评估中将发挥着越来越重要的作用。见图 31-2~图 31-5。

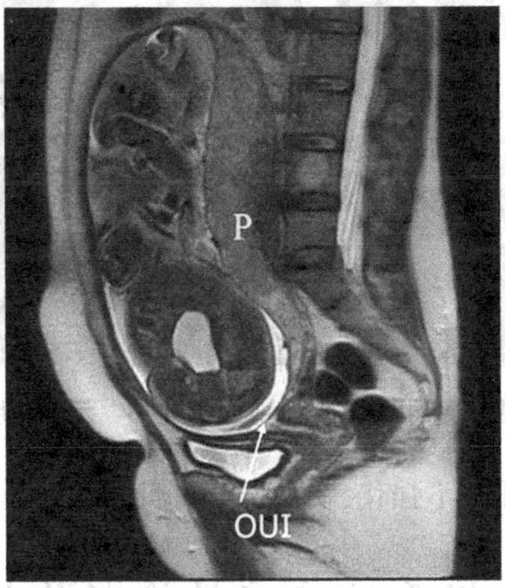

图 31-2　胎盘低位

胎盘下缘距宫颈口小于 2 cm,未达宫颈内口

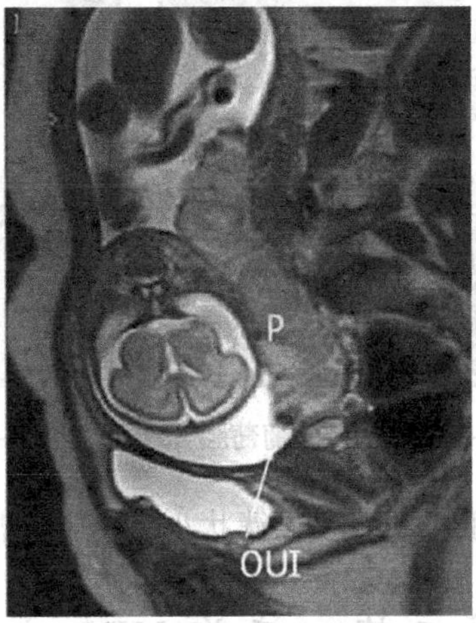

图 31-3　边缘性前置胎盘

胎盘达宫颈内口边缘

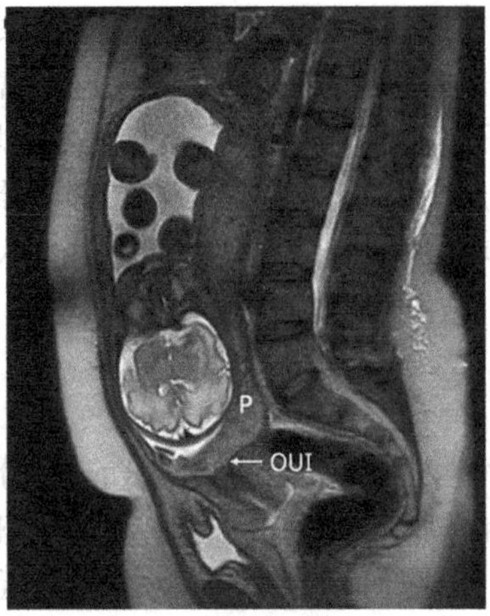

图 31-4 完全性前置胎盘

胎盘完全覆盖宫颈内口

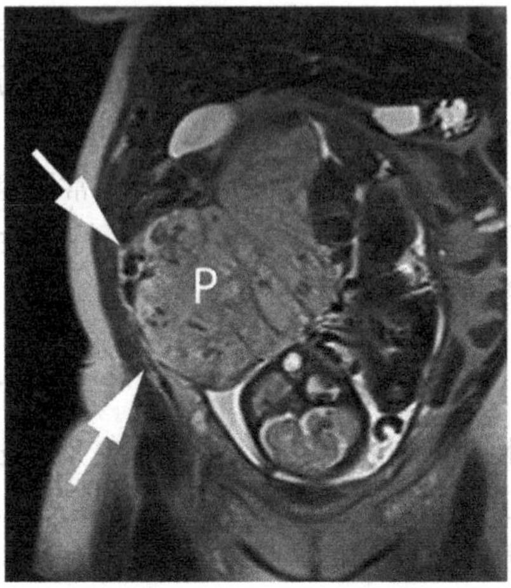

图 31-5 示穿透性胎盘植入

胎盘穿透子宫肌层达浆膜层，浆膜层呈凹凸不平改变

六、妊娠滋养细胞疾病

滋养层组织不受控制的生长，发生率 1/1200，包括葡萄胎、侵袭性葡萄胎、绒毛膜癌和胎盘滋养层肿瘤。见图 31-6～图 31-8。

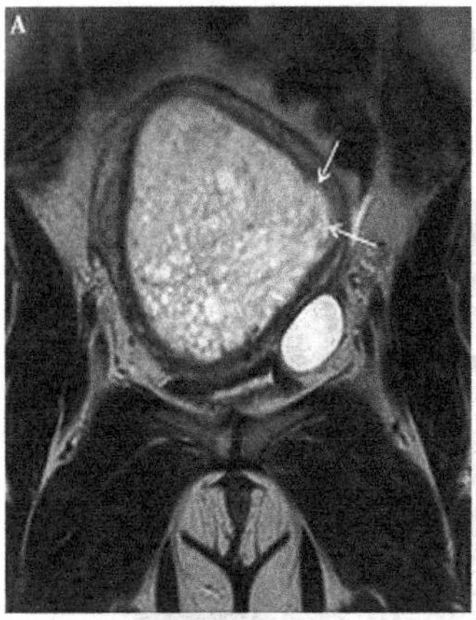

图 31-6 示侵袭性葡萄胎

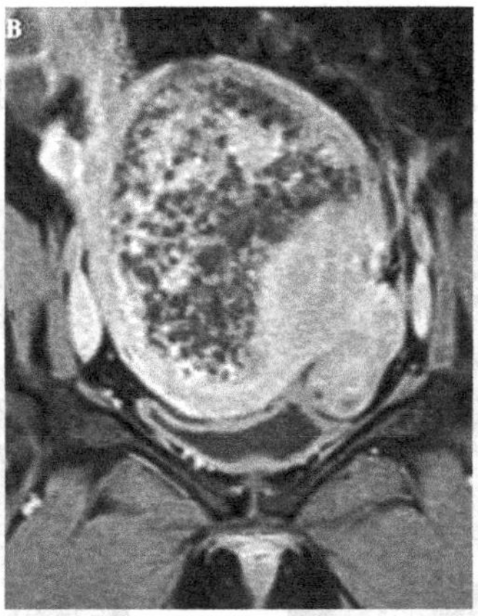

图 31-7 示侵袭性葡萄胎

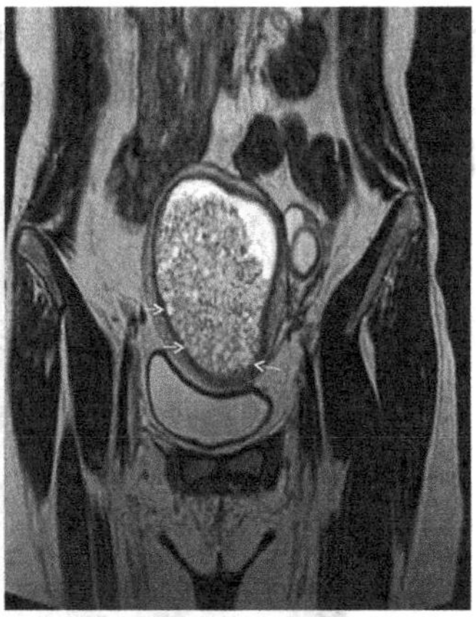

图 31-8 示葡萄胎

宫腔内可见多发簇状小囊状影，增强囊性部分不强化，实性部分可见强化。

第二节 产前 MRI 对胎儿神经系统疾病的诊断价值

一、Joubert 综合征的产前 MRI 诊断

Joubert 综合征又称 Joubert-Boltshauser 综合征，是一种少见的神经系统疾病，1969 年由 Joubert 等首次报道，由此命名为 Joubert 综合征。1977 年 Boltshauser 等报道了 3 例相

似病例，主要临床表现为阵发性呼吸过度或呼吸暂停，智力迟钝和发育迟缓，眼异常运动；由于小脑蚓部发育不良而致共济失调及平衡障碍，其中以发作性呼吸过度或呼吸暂停症状较为危急并影响生命。

2012 年 Paprocka 和 Jamroz 对 Joubert 综合征影像与临床表现进行分类，包括：①单纯型 Joubert 综合征；②Joubert 综合征合并眼部缺陷；③Joubert 综合征合并眼肾缺陷；④Joubert综合征合并口脸指缺陷。

1.影像学表现

典型表现是小脑蚓部缺如，中脑形态细小呈“磨牙征”。小脑蚓部部分或全部缺如导致两侧小脑半球在中线部位相邻而不想连，脑脊液进入其中而形成“中线裂”并与第四脑室相连，第四脑室变形呈蝙蝠翼或三角形，脚间窝加深。加深的脚间窝、延长的小脑上脚和发育不良的小脑蚓部在通过峡部的轴面像上类似臼齿，称为“臼齿征”或“磨牙征”。小脑半球通常正常。

2.鉴别诊断

（1）Dandy-Walker 综合征　Dandy-Walker 畸形常伴发后颅窝池扩大，小脑蚓部上抬；且 Dandy-Walker 综合征脑干发育正常，无“臼齿征”。见图 31-9～图 31-11。

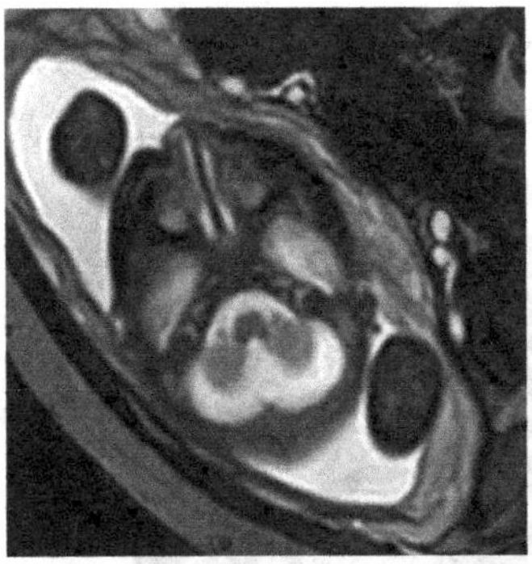

图 31-9

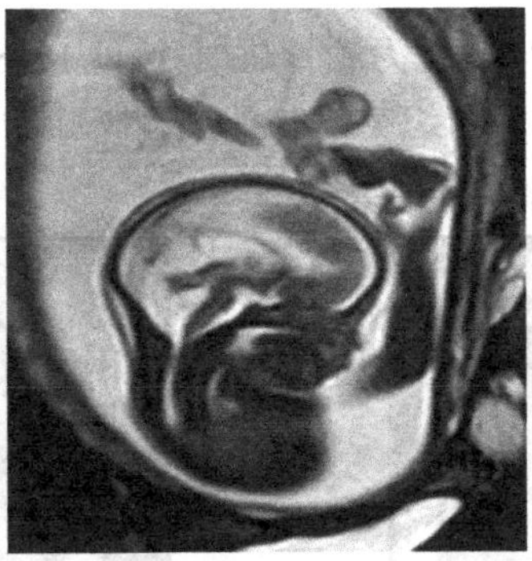

图 31-10

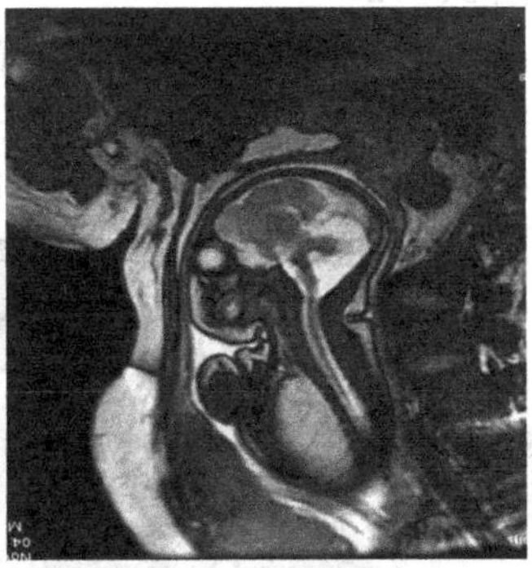

图 31-11

经典型 Dandy-Walker 综合征：小脑蚓部缺如，小脑幕上抬，第四脑室囊性扩张，小脑蚓-脑干角增大。

（2）小脑-眼-肾综合征（cerebrallo-oculo-renal syndrome，CORS）　是一种连锁隐性遗传病，临床上以视网膜发育不良和囊性发育不良肾病为特征，家族中有同样患者，可与 Joubert 鉴别。

（3）菱脑综合征　两侧小脑半球融合和小脑蚓部缺如，因而两侧小脑半球之间无“裂隙征”存在。

（4）多系统萎缩-小脑共济失调型（multiple system atrophy-cerebellar，MSA-C）　MSA-C 的主要影像学特征为脑桥十字征、小脑中脚高信号、小脑萎缩小脑中脚萎缩、延髓萎缩、桥脑萎缩及四脑室扩大等，并没有 Joubert 的“臼齿征”及“裂隙征”，影像学较易区分。

（5）遗传性脊髓小脑共济失调（spinocerebellar ataxia，SCA）　与 Joubert 临床表现相似，主要表现为小脑共济失调、智力障碍、眼肌麻痹、视神经萎缩、慢眼动、腱反射减弱。但 SCA 影像学表现为不同程度的脑干、小脑萎缩。无小脑蚓部发育不良，即不会出现“裂隙征"此点可与 Joubert 相鉴别。

二、神经管缺陷畸形的产前 MRI 诊断

神经管缺陷畸形是胚胎发育早期受到不良因子的损害，导致神经管关闭受阻而发生的一系列先天畸形，该类畸形的预后因类型、大小、位置、是否有神经组织参与、是否有合并症而有所不同，因此神经管缺陷的产前影像评价至关重要。

(一)神经管缺陷的分类

胚胎发育的第 24~28 d 神经管关闭，此时期由于某些因素使神经管关闭受阻，可形成神经管缺陷畸形。根据其受阻时间及部位的不同，可分为无脑畸形、露脑畸形、脑或脑膜膨出、脊柱裂等。

1.MRI 表现

(1)无脑畸形表现为颅骨穹隆及覆盖颅骨的皮肤、幕上大部分脑组织缺失，面骨、脑干及部分小脑和枕骨存在。

(2)露脑畸形表现为颅顶骨及表面皮肤缺失，脑组织直接暴露、浸泡于羊水中。见图 31-12。

(3)脑膜脑膨出及脑膜膨出表现为颅骨缺损，该处 FIESTA、SSFSE 序列可见高信号脑脊液中少量与颅内相通等信号脑组织突出脑外。脑膜膨出，表现为一个与颅内相通的高信号囊性结构突向羊水中。见图 31-13。

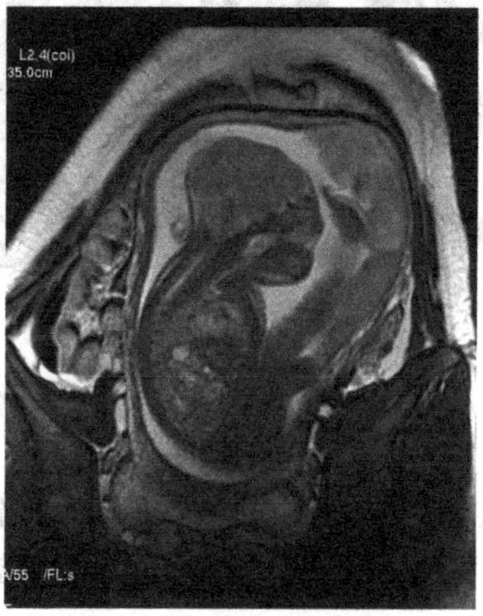

图 31-12　露脑畸形
胎儿颅骨及头皮缺如，脑形态失常

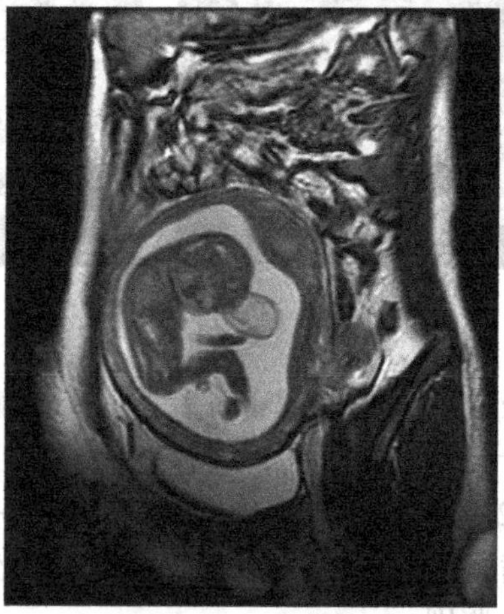

图 31-13　脑膜膨出
额部可见一囊性信号为主影与颅内相交通、突出脑外，内部未见明显脑实质

(4)脊柱裂，表现为相应部位皮肤完整或局部缺损，与椎管相通的囊性结构向外突出，高信号囊性结构内可见 FIESTA、SSFSE 序列上呈线样低信号提示脊髓脊膜膨出。见图 31-14。

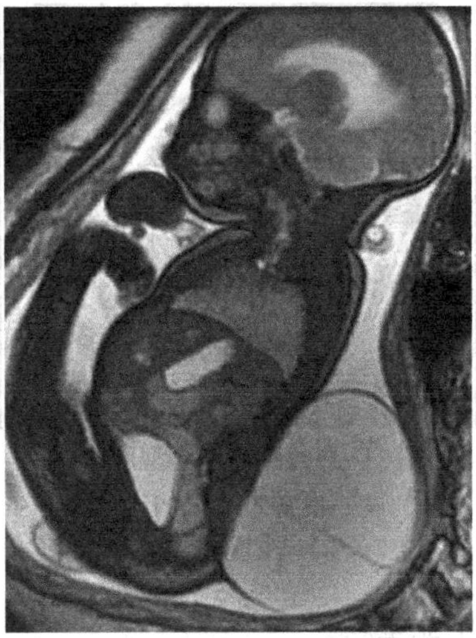

图 31-14　脊髓脊膜膨出
胎儿腰骶部可见巨大囊性信号影，内可见条状影

无脑畸形和露脑畸形是最严重的神经管缺陷畸形，产前 US 一般能准确诊断 US 发现后没有必要再行产前 MR 检查，只有 US 不能明确诊断时可行 MRI 进一步确认。脑膜(脑)膨出和脊膜(脊髓)膨出预后与膨出的部位、大小、膨出组织(脑或脊髓)多少、染色体是否异常、有无合并畸形等有关，早期外科手术可使很多新生儿存活，因此，产前准确评价至关重要，决定是否继续妊娠。MRI 在胎儿神经管缺陷畸形诊断方面具有较高的应用价值和明显优势，胎儿 MRI 联合 US 能大大提高胎儿神经管缺陷畸形的产前诊断准确率，并能详细评价其严重程度，为畸形胎儿的处理方式提供可靠依据。

三、透明隔腔缺失的产前 MRI 诊断

透明隔腔(cavum septum pellucidum，CSP)是脑中线前部两个透明隔间的液体腔，分隔两侧侧脑室。在胚胎发育至 10~12 周时端脑开始发育，在端脑双侧脑泡腔间就形成了透明隔，这时的透明隔可部分或全部融合，妊娠早期最易受环境因素影响，即可引起透明隔的发育异常，引起透明隔畸形和(或)其他脑发育畸形。众多研究表明在孕 18~37 周之间 CSP 的显示率为 100%，CSP 显示不清可能提示脑发育异常，应进一步做详细的检查。

胎儿期如果透明隔腔消失，可以考虑以下疾病：

1.胼胝体发育不良

完全型胼胝体发育不良时 MRI 产前诊断可以根据侧脑室成泪滴状改变、透明隔腔消失、第三脑室上移及矢状面胼胝体结构不显示等图像做出较准确的诊断。

图 31-15~图 31-17 胎儿完全型胼胝体发育不良，双侧侧脑室呈泪滴状、平行，第三脑室上抬，矢状位未见明确胼胝体结构。

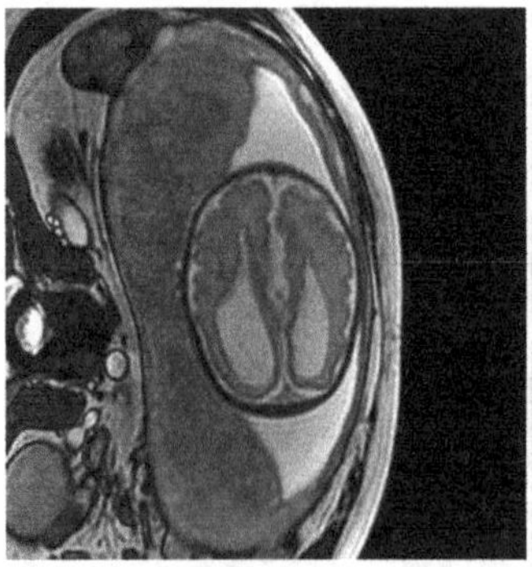

图 31-15 胎儿完全型胼胝体发育不良(一)

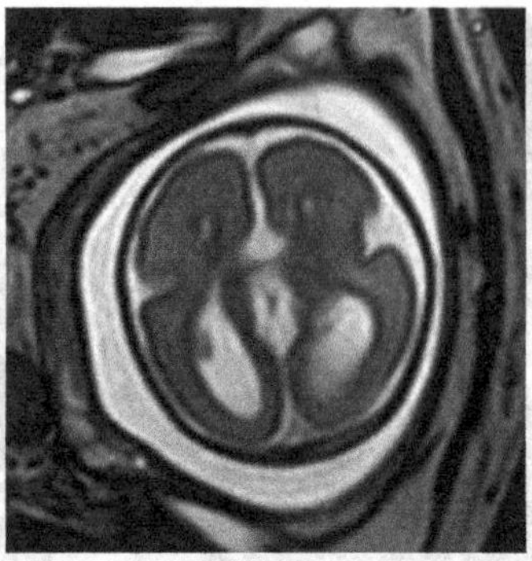

图 31-16 胎儿完全型胼胝体发育不良(二)

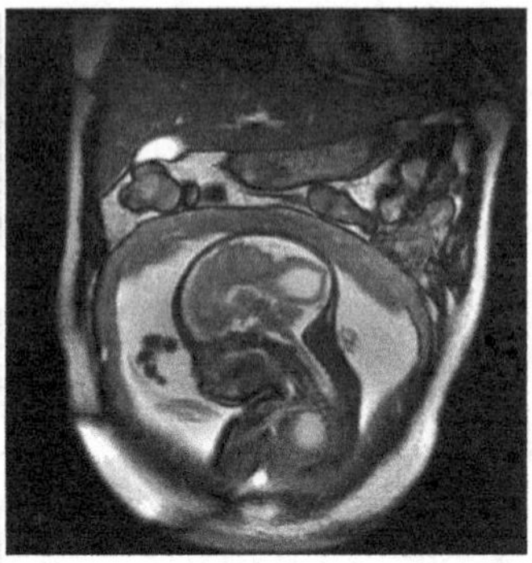

图 31-17 胎儿完全型胼胝体发育不良(三)

2.前脑无裂畸形

前脑无裂畸形可分为 4 个亚型。

(1)无叶型前脑无裂畸形　最为严重常见的类型,大脑半球完全融合未分开,大脑镰、半球裂隙及胼胝体完全缺失,仅见单一的原始脑室,丘脑在中线融合,没有第三脑室、神经垂体及嗅觉通路。见图 31-18。

(2)半叶型前脑无裂畸形　为一种中间类型,介于无叶全前脑和叶状全前脑之间。颞叶及枕叶有更多的脑组织,大脑半球及侧脑室仅在后侧分开,前方仍相连,仍为单一侧脑室,丘脑常融合或不完全融合,胼胝体发育只有压部而没有膝部及体部。

(3)叶状前脑无裂畸形　大脑半球及脑室均完全分开,大脑半球的裂隙前后形成良好,丘脑亦分为左右各一,但扣带回及侧脑室仍有不同程度融合,如透明隔消失。

(4)中间变异型　最近提出的,主要是侧脑室体部发生融合,而前角后角发育正常,中间部分融合而没有透明隔形成,后侧通过残留的单一室腔沟通。

图 31-19 无叶型前脑无裂畸形,大脑实质融合,未见大脑镰、正中矢状裂及胼胝体,双侧侧脑室融合成单一脑室。

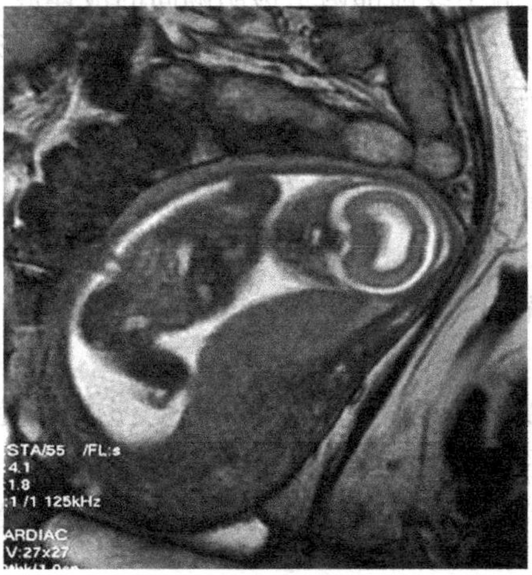

图 31-18 无叶型前脑无裂畸形(一)

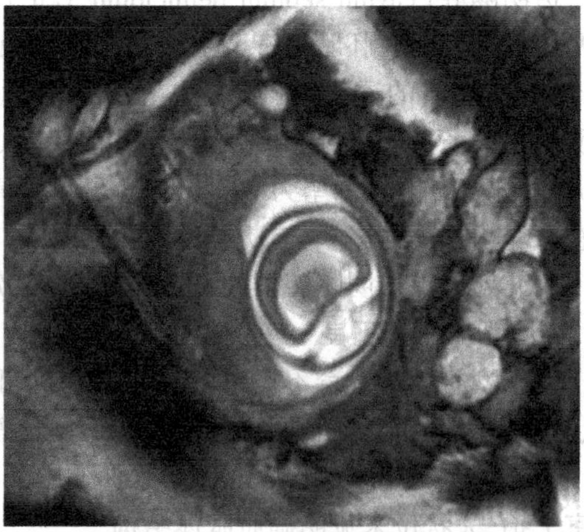

图 31-19 无叶型前脑无裂畸形(二)

3.孤立性透明隔腔消失

胎儿期透明隔腔的消失合并侧脑室增宽及其他颅内异常常为胎儿中枢系统畸形的表现,其 MRI 图像特点及临床处理明确,但 MRI 筛查出的孤立性透明隔腔的消失,临床处理较为复杂。

透明隔腔结构细微,可提示多种胎儿颅内畸形的发生,在产前超声诊断中占有重要地位。但也因其变化的微小性而受胎儿体位、母体及超声检查本身的因素所限制。超声检查可以短时间内实时扫查重点位置,价格低廉,重复性好,但在对微小结构的显示效果上远不如 MR,MRI 可以对各类胎儿期颅内结构畸形进行准确诊断并分类,对超声不能取得的切面可以清晰显示。但 MRI 极易受胎儿活动的影响,设置后的平面不能变更,检查费用高也是限制其临床大范围应用的因素。因此,当超声产前诊断筛查发现胎儿透明隔腔消失时应尽可能显示胎儿胼胝体的结构情况,如合并侧脑室增宽应高度怀疑胼胝体发育不良,如仅孤立存在应多方法多角度连续观察,仍不能正常显示时,需进一步行 MRI 检查。MRI 对胎儿颅内是否存在结构异常可以进行准确诊断,并对其分类、预后及产前诊断咨询提供有效帮助。

第三节 产前 MRI 对胸部发育畸形的诊断价值

胎儿呼吸系统畸形较少见,主要异常有先天性肺囊腺瘤畸形(congenital cystic adenomatiod malformation,CCAM)、隔离肺(bronchopulmonary sequestration,BPS)、先天性高位气道闭锁综合征(congenital high airway obstruction、syndrome,CHAOS)、支气管闭锁、支气管囊肿等,严重的呼吸系统畸形可能威胁胎儿生命。超声容易显示上述病变引起的胎肺回声异常,但有时难以准确诊断病变的性质,特别是在鉴别肺囊腺瘤与隔离肺时。MRI 于 1980 年首次用于孕 18 周胎儿肺发育情况的监测,近年来磁共振技术的快速发展使其开始在胎儿肺发育不良及呼吸系统畸形的诊断中得到应用。

一、MRI 在肺隔离症中的诊断价值

肺隔离症(pulmonary seguestration)也称为有异常动脉供血的肺囊肿症,Rektorzik 于 1861 年最先描述肺隔离症,是指病变含有大量肺组织并具有异常动脉供应。隔离肺含有大量肺组织的成分,但排列较紊乱,镜下可见肺泡及被覆支气管上皮的扩张管道,伴或不伴有炎症和纤维化,于胸膜下可显示弥漫性扩张的淋巴管,是导致胎儿胸水的原因之一。胚胎发育时期,部分肺组织与正常肺叶分离,并且具有主动脉分支的异常供血,由于来自主动脉的血液含氧量与来自肺动脉的血液含氧量完全不同,导致该段肺组织发育不良,失去肺功能。肺隔离症分为叶外型和叶内型,是目前公认的分型。叶外型有独立的胸膜覆盖,与正常肺叶分隔开,叶内型嵌入正常的肺叶内,与所在肺叶位于同一脏层胸膜内,叶内型的隔离肺婴儿期很少发生,伴发的相关畸形也较少见(6%~12%),围产期尸检也很少发现。由于叶内型肺隔离症病理生理的特殊性,在胎儿时期,未通气的情况下很难发现,因此产前诊断的隔离肺大多数为叶外型,叶内型比较少见。叶外型可分为膈上型和膈下型,其中膈上型 80%~90%位于左侧胸腔下叶后基底段,部分发生于纵隔、膈肌或心包内。

肺隔离症的异常血供大多来自于胸或腹主动脉，极少数来源于肋间动脉与锁骨下动脉等，多数经下肺韧带进入隔离肺内。

1.叶内型肺隔离症

叶内型肺隔离症，病变与正常的支气管可相通，预后较差，可表现为反复发作的肺部感染，咳嗽、咳痰，甚至咯血；叶外型肺隔离症，病变与正常支气管不相通，一般无明显临床症状及体征，但由于叶外型肺隔离症常伴有先天性膈疝，心脏异常，胃肠道异常等伴发畸形，1/2 的肺叶外型隔离症在 1 岁内即被发现。有学者对隔离肺血管的继发改变进行了研究，指出血液流入隔离肺血管的压力要高于正常肺血管，容易引起一些高血压性的继发血管改变，并且 25%的病例血管出现了丛状损伤，65%的叶内型和 29%的叶外型均可发生血管的变化，存在的瘤样病变和动脉管壁的解剖改变都是与本病有关的组织学特征。MR 图像在 T1WI 和 T2WI 上均表现为稍高信号影，信号较均匀，与周边组织分界清，根据发生部位大体分为膈上型、膈下型。见图 31-20，图 31-21。

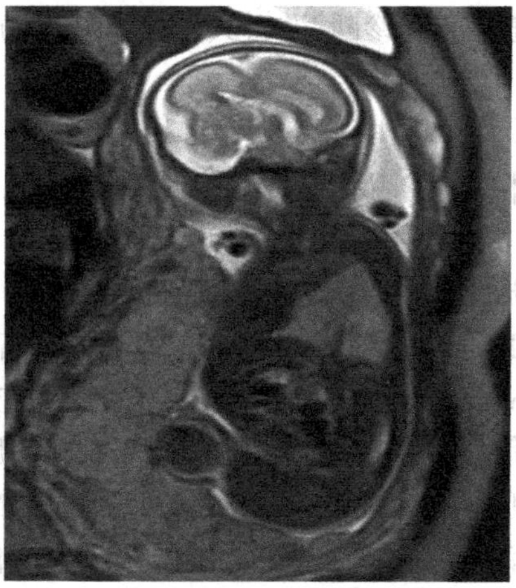

图 31-20 叶内型肺隔离症（一）

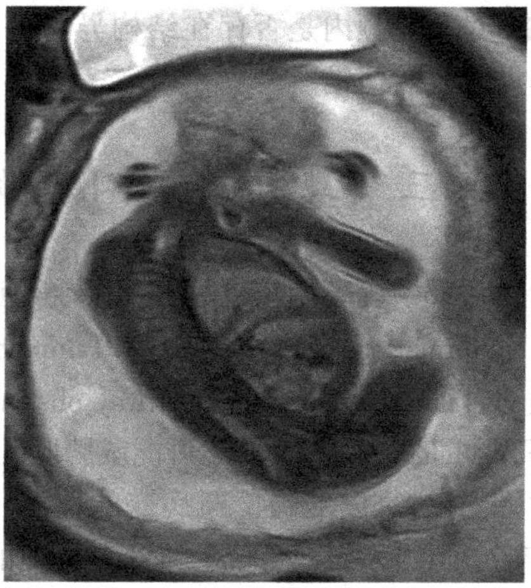

图 31-21 叶内型肺隔离症（二）

矢状位及冠状位示下肺大片状 HASTE 高信号影，并见条状低信号影与主动脉相连，考虑主动脉发出的供血动脉。

2.鉴别诊断

（1）肺囊腺瘤 为最常见的胎儿肺部畸形，Hubbard 等将其 MR 表现分为三型：Ⅰ型为大囊型；Ⅱ型为小囊型（直径<2 cm）；Ⅲ型为囊实型（实性肿块内有较多小囊）。Ⅲ型在超声上小囊不显示，表现为实性肿块，与隔离肺难以区分，MR 能很好显示并分型，诊断率较高；

（2）膈疝 MR 能通过特征性的信号强度的区别来分辨疝入胸腔的内容物，如肝、胃、肠管，对于诊断先天性膈疝较超声具有较强优势；

（3）腹腔肿块 特别是肾或肾上腺的肿瘤，最常见神经母细胞瘤，易与膈下型的隔离肺混淆。膈下型的隔离肺多位于左侧肾上腺区，而神经母细胞瘤多位于右侧。如果彩色多普勒超声能发现异常供血动脉，能确定诊断。

二、产前 MRI 对先天性膈疝的诊断价值

先天性膈疝(congenital diaphragmatic hernia,CDH)是较常见的先天性畸形,占活产儿的万分之 4。通常是指腹腔脏器通过膈膜缺损部位突入胸腔内,导致肺实质和血管的发育不良,肺体积小,而且缺乏正常的支气管分支、肺泡表面积和肺血管结构。严重的膈疝易发生低氧血症、低血压及酸中毒,同时对环境敏感,易发生肺血管痉挛,围产儿死亡率高达 30%~55%。早期产前诊断对围生期处理和产后外科手术计划的制定有指导意义。

根据膈疝合并的其他结构的不同,可分为心脏发育异常型、肾脏发育异常型、骨骼发育异常型、唇裂型、颅脑发育异常型、双足内翻型、肺囊腺瘤型。

MRI 表现为胸腔异常信号影,由腹腔内容物如胃、小肠、结肠、肝、脾脏、大网膜进入胸腔形成;心脏纵隔移位;胸腔内囊性结构有蠕动或实性占位;胎儿腹围小于相应孕周;正常膈肌弧形信号影连续性中断。见图 31-22~图 31-24。

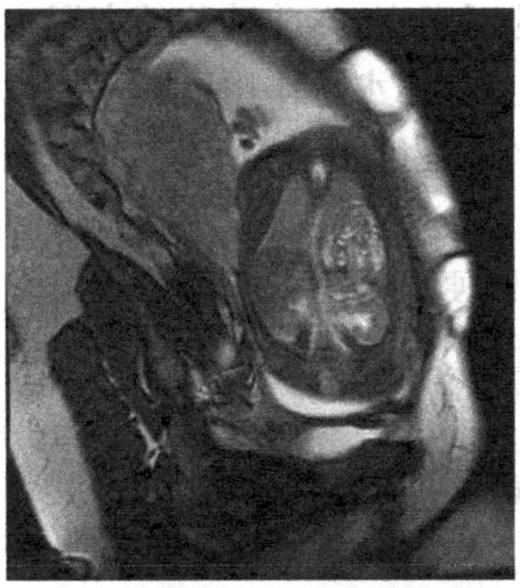
图 31-22　先天性膈疝(一)

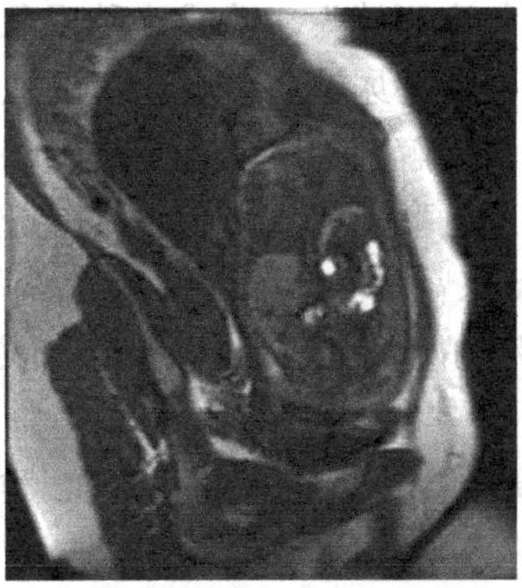
图 31-23　先天性膈疝(二)

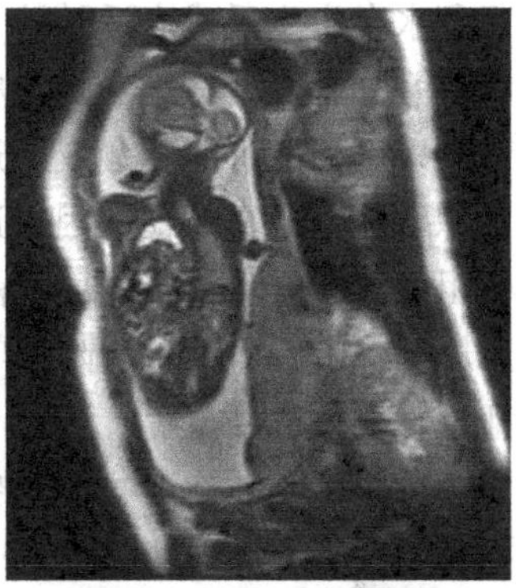
图 31-24　先天性膈疝(三)

先天性膈疝,左侧胸腔内可见混杂信号影,疝入物为胃、小肠及部分结肠(呈 T1 高信号),肝脏尚未受累,左肺 T2 信号较右侧低。

膈疝的产生是由于膈肌缺损而致的腹腔脏器向胸腔继发移动,或膈肌四个部分融合延迟所致。肺血管的发育不良和持续性肺动脉高压是先天性膈疝新生儿面临的主要问题。Schaible 等报道在死亡率方面左右侧膈疝基本一致,甚至右侧膈疝略好于左侧膈疝,但右侧膈疝长期患病的风险高于左侧膈疝,尤其是慢性肺病。有学者报道左侧膈疝的发生率约占 75%~90%,右侧膈疝约占 10%,双侧膈疝发生率<5%。Mullassery 等还提出肝脏疝入与膈疝的不良预后有关,临床上应重视膈疝伴肝脏疝入的诊断。

先天性膈疝需与先天性肺囊腺瘤畸形、肺肿瘤、胎儿胸腔积液等鉴别。先天性肺囊腺瘤样畸形分为 3 型(Ⅰ型为大囊腺瘤型,Ⅱ型为小囊腺瘤型,Ⅲ型为实性囊腺瘤型)。MRI 中前两种在 T_2 加权像上表现为高信号肿块,显著高于正常肺组织,信号几乎与羊水接近,囊实性 T_2 加权像上表现为信号高于肺组织,但低于羊水,且信号不均匀,常会伴有羊水过多,超声检查是囊腔大小不等且相对稳定,短时间内不会有变化,壁不如胃壁厚,而疝入胸腔的胃有规律的充盈和排空,在短时间内可扩大或缩小,实时超声可显示胸腔内胃肠的蠕动。左侧膈疝应与肺部的囊肿性病变鉴别,右侧应与右肺实性肿瘤鉴别。

第四节 产前MRI对肾脏先天发育异常的诊断价值

随着产前技术的不断提高,越来越多的胎儿畸形在产前被诊断出来。泌尿系统畸形中主要包括肾积水、肾脏不发育或发育不良、多囊性肾病、肾脏重复畸形、肾脏异位、融合肾等。

一、MRI表现

1.肾积水

肾积水是胎儿肾脏异常中最常见的(孕中期最常见),发生率约2.5%。胎儿肾积水分为生理性和病理性两类。Woodward等报道,在产前诊断为肾积水的胎儿中,约65%的胎儿肾积水是一过性和生理性的,可随着个体的发育而自发消退。大多数轻中度的胎儿肾积水在出生后或产后随访1年中可消失。造成这种现象的因素有:产前胎儿的高尿流量;胎儿的输尿管顺应性较高;胎儿泌尿道对孕期激素的反应;母体水合作用以及一些生后可以得到改善的部分或一过性的解剖抑或功能性梗阻也会造成生理性肾积水。病理性肾积水是由于真正梗阻因素造成的胎儿肾积水,会导致患肾功能进行性下降,应尽早解除梗阻因素,才能最大限度地保留患肾功能。肾盂输尿管交界处梗阻是病理性肾积水最常见原因,MRI不仅可以显示扩张的肾盂和肾盏,还能清晰测量肾实质厚度和信号强度以评价肾发育程度。

肾积水诊断标准:<32孕周肾盂前后径>4 mm,≥32孕周肾盂前后径>7 mm,重度肾积水可见肾皮质变薄,见图31-25,图31-26。

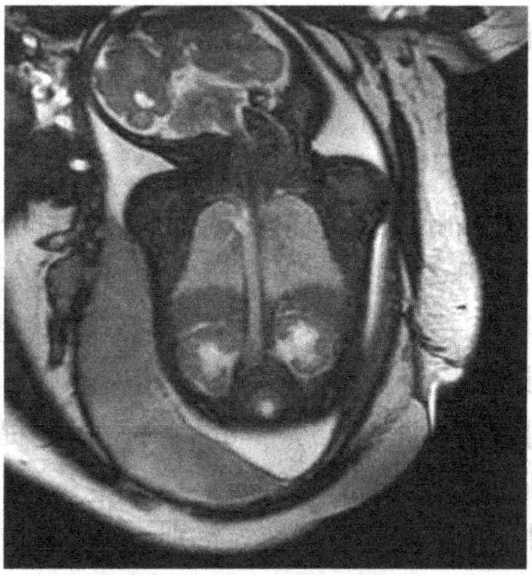

图31-25 胎儿右侧肾盂轻度扩张

右侧肾盂轻度扩张,肾实质无变薄

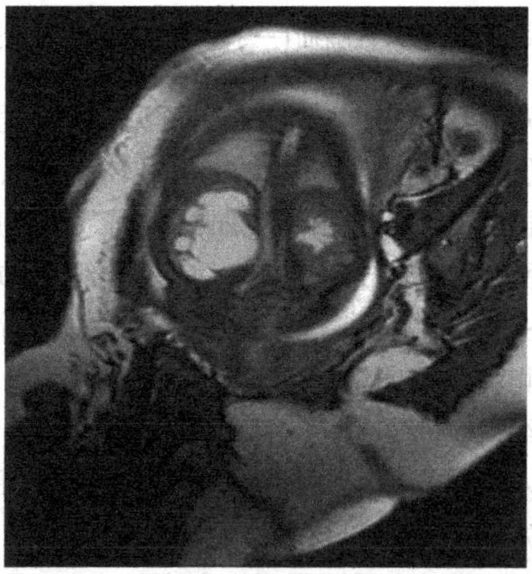

图31-26 胎儿左侧肾盂重度积水

左侧肾盂肾盏扩张,肾实质明显变薄

2.肾脏不发育

MRI表现为单侧或双侧肾窝内未见肾脏信号影,腹部及盆腔内未见异位肾脏信号影。

3.**肾发育不良**

MRI表现为肾脏缩小,信号减低,皮髓质分界不清。于冠状面肾脏两极间的最大长度为肾脏长度,小于产前相同胎龄组正常胎儿肾脏长径的1/2为肾脏缩小,见图31-27,图31-28。

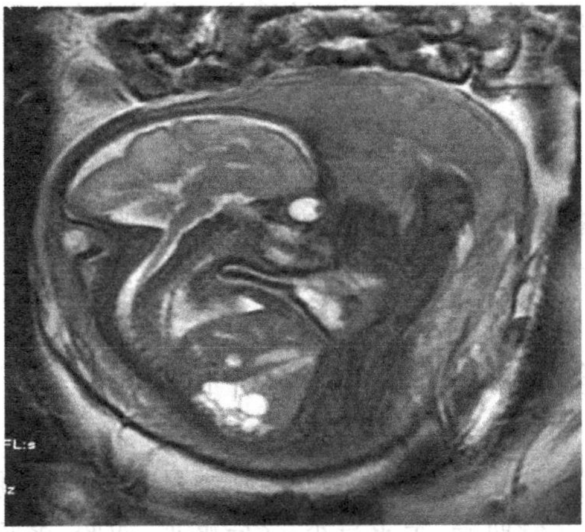

图31-27

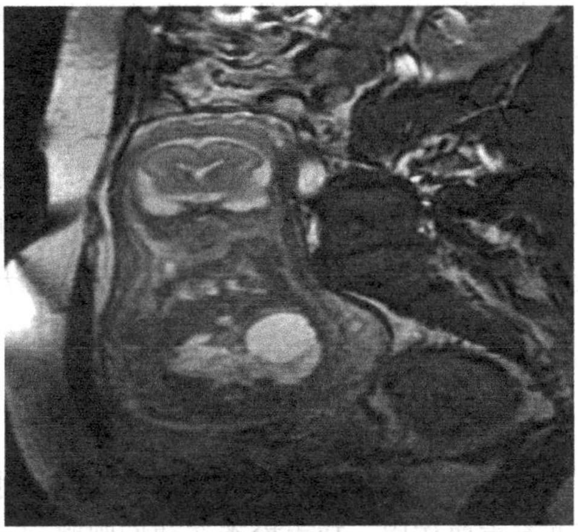

图31-28

右肾发育不良,右肾体积明显变小,羊水明显减少。

4.**多囊性肾发育不良**

多囊性肾发育不良是胎儿最常见的肾囊性病变,典型者为单侧肾受累,双侧性病变约占19%。单侧受累羊水量往往不受影响,双侧受累羊水量明显减少,相比之下,MRI诊断不受羊水量的影响,可以多方位成像,相对产前超声有一定优势。值得注意的是,异位肾在正常肾区也表现为肾脏缺失,但膀胱发育正常,且无羊水过少现象。诊断单侧肾发育不全时要避免将肾上腺误诊为肾脏。

MRI表现为肾脏增大,信号增高,皮髓质内见多发性大小不等囊肿,囊肿间见低信号肾实质,见图31-29。

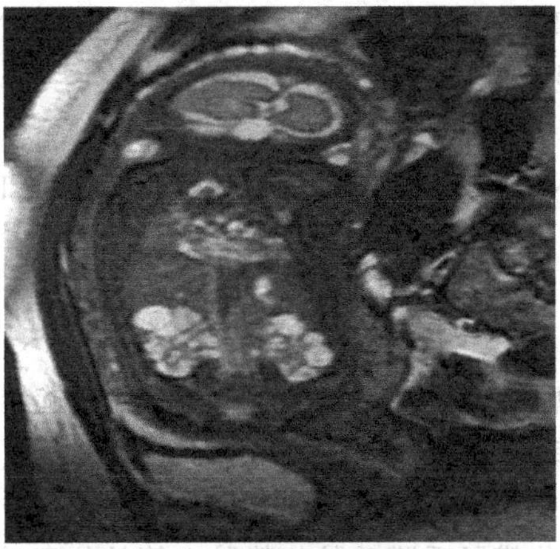

图31-29　多囊性肾发育不良

胎儿双肾体积增大,信号增高伴多发小囊状影,羊水明显较少

5.肾重复畸形

肾脏可不同程度的增大,无并发症时病肾教正常肾长 1~3 cm,但是宽径改变不大。重复肾的上半肾一般较下半肾小,肾盏数少,可并发积水或发育不良。下半肾肾盏数目较少约为正常的 2/3,上肾盏短宽,指向外下侧,类似凋谢的花朵,肾盂位置居全肾的外下方。当上部肾盂和输尿管重度积水迂曲时形成包块,下肾盂肾盏被推挤至包块外侧,形态可接近正常。本病可单侧或双侧发生,可合并输尿管异位或输尿管囊肿。

6.异位肾

肾窝内未见肾脏信号,异位于髂窝内、腰部或胸部者称为"盆肾"、"髂肾"、"腹肾"。若越过中线至对侧为交叉异位肾,可与对侧肾发生融合。异位肾多发育小,常伴旋转不良、输尿管长度异常及血管异常,其输尿管开口于膀胱的位置多数正常。

第五节　产前 MRI 对胎儿肠梗阻的诊断价值

近年来,胎儿 MRI 检查在临床广泛应用,尤其在神经系统畸形诊断中最有价值,在胸部亦有重要作用。超声检查在孕妇肥胖、合并子宫肌瘤、羊水过少、子宫畸形、双胎、多胎、胎儿体位不佳、复杂畸形和胎头入盆及胎头颅骨骨化时,常不能清晰显示某些胎儿结构。MRI 具有高软组织分辨率、多方位成像、视野大等优势,弥补了超声的缺陷。提高胎儿肠梗阻的检出率和正确诊断率,从而达到早期诊断、早期治疗的目的。

胎儿肠梗阻分为内源性肠梗阻与外源性肠梗阻。

一、内源性胎儿肠梗阻

1.十二指肠闭锁

B 超显示上中腹部"双泡征",提示十二指肠梗阻。MRI 显示中上腹部、中线两侧有类圆形的囊泡状影,T_1W 呈低信号,T_2WI 呈高信号的"双泡征"。

2.空回肠闭锁

MRI 表现为上中腹部局部肠管明显扩张,T_1WI 呈低信号,T_2WI 呈高信号,产后经胃管上消化道碘水造影均显示胃及十二指肠明显扩张。

3.结肠闭锁

MRI 表现为结肠框不完整,局部肠管积液,T_1WI 呈等信号,T_2WI 呈高信号。

二、外源性胎儿肠梗阻

1.肠旋转不良

肠旋转不良,本病患病率约为活婴的 1/6 000。胎儿肠旋转不良的 MRI 表现与产后新生儿和婴幼儿类似,关键是明确十二指肠和上部空肠的走向、特殊形态(如"漩涡征"、"螺旋征"等)以及小肠与结肠的分布部位,对于回盲部的显示较困难,由于不能使用钆剂进行增强扫描,所以不能分辨肠系膜动脉与静脉血管的位置关系。MRI 显示上中腹部"双泡征",提示十二指肠梗阻。

2.环状胰腺

一般情况下不引起明显肠梗阻，但当环状胰腺严重压迫十二指肠和胆总管时，可造成十二指肠不完全性梗阻。MRI 表现为与十二指肠闭锁类似的“双泡征”，但在十二指肠降部肠管周围，可见“反括号状压迹”，严重者远端呈“鸟嘴样狭窄”。远端小肠、结肠和直肠仍可见羊水充盈，说明肠道管腔仍可通畅，并非完全阻塞。

MRI 上腹部胃及十二指肠近端扩张呈“双泡征”，T2WI 呈高信号，扩张的十二指肠降部向后逐渐变细呈“鸟嘴状”，两侧见“反弧号状压迹”，但远端小肠及结肠、直肠显示可正常；出生后全消化道碘水造影显示胃扩张，蠕动亢进，可见胃食管反流征象；同时，十二指肠近段扩张，碘对比剂通过受阻，延迟后碘水对比剂可进入空回肠，4 h 后复查到达结肠，未见梗阻征象。

3.先天性肠闭锁

先天性肠闭锁系引起胎儿肠梗阻最主要的原因，闭锁和狭窄多见于食管和十二指肠。肠闭锁在病理上往往表现为闭锁肠管近段的管腔扩张，是影像诊断的病理基础。部位不同其 MRI 表现有所差异。

（1）十二指肠闭锁　闭锁近端的胃和肠管内有大量羊水充盈并显著扩张，在 MRI 上表现为上中腹部 2 个 T_1WI 低信号、T_2WI 高信号的圆形或类圆形影，即“双泡征”，延迟检查没有改变。

（2）空回肠闭锁　Nyberg 等认为：当肠管内径超过 7 mm，长度超过 15 mm，即可诊断为肠管扩张。结合细小结肠征象，可考虑为肠梗阻。

（3）结肠闭锁临床少见　一般正常胎儿 25 周时结肠直径<7 mm，足月时结肠直径≤18 mm，超过此标准提示结肠扩张，且因扩张的结肠内含有胎粪，T_1WI 呈高信号，可帮助确定结肠的解剖部位。另外，结肠闭锁不影响胎儿吞咽羊水的功能，吞咽的羊水在结肠黏膜水平被重吸收，即使羊水增多也只是在妊娠晚期。

（4）直肠与肛门闭锁者　以假阴性居多，MRI 显示较困难，这主要由于直肠肛门闭锁常伴有直肠阴道瘘、直肠尿道瘘、直肠膀胱瘘和直肠会阴瘘等，在产前往往呈正常腹部表现而不出现肠梗阻征象，所以诊断困难。但对于肛门闭锁合并膀胱直肠瘘，当膀胱内压力超过直肠内压时，尿液经瘘管进入直肠内，T_2WI 呈高信号，而非低信号，提示膀胱与直肠间有交通，此点 MRI 可协助诊断。

第六节　产前 MRI 对胎儿淋巴管瘤的诊断价值

胎儿囊性淋巴管瘤，又称为囊性水瘤，是一种淋巴系统的先天性发育异常，是晚期流产、胎儿宫内死亡的原因之一。因此，本病的早期正确诊断对于围产期保健和优生优育有重要意义。

一、影像学表现

胎儿囊性淋巴管瘤病例 MRI 图像特点：囊状长 T1、长 T2 信号影，其中可有分隔，呈多囊状表现，信号均匀或不均匀，瘤体大小不等，病变部位以单侧、颈侧部多见，向上可达颌下间隙、甚至颞部,向下达下纵隔,向外达腋窝。见图 31-30。囊性淋巴管瘤典型特征:生长方式为逐渐增大,持续时间较长,沿疏松组织间隙呈"爬行性生长",纵轴较长,位置较深在,其形态与局部间隙往往相吻合,与周围肌肉或脂肪等组织结构边界清晰。由于颈部组织比较疏松,故肿块体积较大时,张力高,范围广,边界欠清,并压迫邻近结构,推压颈部血管及气管、纵隔等移位。

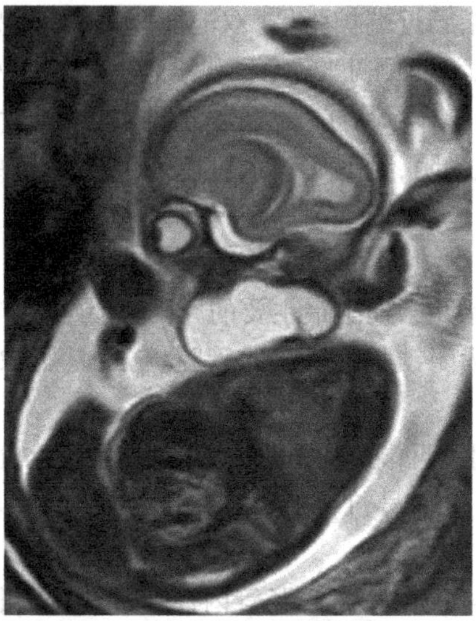

图 31-30　胎儿颈部淋巴管瘤

颈部皮下软组织内可见囊状长 T2 信号影,其内可见分隔

二、鉴别诊断

胎儿淋巴管瘤 MRI 表现需与畸胎瘤相鉴别。骶尾部畸胎瘤系卵黄囊内胚层或原始生殖细胞未能完全移位到正常生殖腺位置,或胚胎早期分离的全能细胞残余发展而来。肿瘤多为良性,具有恶性潜能,以囊性为主。MRI 为多参数扫描,能更好地显示肿块范围及毗邻关系。骶尾部囊实混合性畸胎瘤的典型表现为含有囊性、实性以及脂肪、钙化或骨化、牙齿等不同成分的多种组织,呈混杂信号改变,以等 T_1 等 T_2 的软组织信号为主,其内夹杂数个大小不等、圆形或类圆形长 T_1长 T_2 的囊性结构;同时均可见小片状短 T_1长 T_2 的脂肪信号,脂肪抑制序列呈低信号。而胎儿颈部肿物纵轴较长,位置较深在,但与脊髓、脊柱等不相关连,则考虑为淋巴管瘤可能性大。本组病例 5 患者宫内胎儿骶尾部肿物似与尾部椎管相连,但呈长 T_1 长 T_2 信号改变,并突出于胎儿体外,图像特点不具有畸胎瘤代表性,故而考虑淋巴管瘤,经产后病例证实为畸胎瘤。鉴别诊断还需结合病变部位,图像特点及产后随访。

淋巴管瘤属于一种良性肿瘤样病变,是由于胚胎淋巴管的发育异常所导致的。在妊娠第 8~9 周时,胎儿终止于颈部淋巴囊的原始胸导管末端会与颈静脉相交通,将淋巴液注入静脉。如果此交通的形成受阻,颈部淋巴液则淤积于淋巴管内,使之扩张形成囊肿。严重者颈部周围将出现淋巴组织的水肿,继而造成胎儿全身水肿、循环衰竭甚至死亡。组织学上根据淋巴管扩张的程度不同,将淋巴管瘤分为三种类型:毛细管样、海绵样、囊样淋巴管瘤。囊样淋巴管瘤也称淋巴水瘤,由大淋巴管腔隙构成大小不等的囊性病变,内衬单层内皮细胞,有的可伴有一些增生的平滑肌,腔内主要是淡黄色澄清的淋巴液,囊液中可含有蛋白性成分,也有文献报道淋巴管瘤内有纤维血管增生而导致出血。它最常见的发生部位是颈部,约占总体的80%,尤其是颈后及颈外三角,常合并染色体畸形及心血管畸形,同时也可导致孕妇羊水过多,妊娠中晚期时可导致胎死宫内。对于胎儿囊性淋巴管瘤的影像表现,MRI具有特异性。产前MRI检查对胎儿淋巴管瘤具有非常重要的价值。作为中晚期妊娠产前超声诊断的重要补充,MRI能明确诊断胎儿淋巴管瘤及指导遗传咨询。

第七节　产前MRI对骶尾部畸胎瘤的诊断

胎儿骶尾部畸胎瘤是胎儿及新生儿最常见的肿瘤,但其发生率较低,大多为女性,由于高输出量心力衰竭、早产、贫血、难产及肿瘤破裂等,产前死亡率及患病率很高。骶尾部畸胎瘤也可能与神经系统、心脏、泌尿生殖系统及骨骼肌系统等的异常相关。肿瘤向骨盆及腹腔内延伸的程度以及对泌尿系的压迫效应影响围生期的病死率。因此,产前早期确诊能为胎儿出生方式的选择、围产期合理治疗提供依据,进而改善其预后。

一、MRI表现

MR影像学特征表现为胎儿骶尾部(向体腔内或者向体腔外)突出的大小不等包块,病变边界光滑,以均匀长T_1长T_2信号为主。一般肿瘤随孕周增长而增大,但恶性畸胎瘤可短期内迅速增长。囊性畸胎瘤大多表现为均匀长T_1长T_2信号;而囊实混合性畸胎瘤呈混杂信号改变,可包含多种组织成分,如不规则囊性、实性、脂肪、钙化或骨化、牙齿等组织,肿瘤的囊性区大多呈均匀长T_1长T_2信号,脂肪组织呈短T_1长T_2信号,钙化或骨化呈长T_1短T_2信号。

图31-31、图31-32胎儿骶尾部畸胎瘤,胎儿臀部可见一巨大混杂信号影与之相连,可见脂肪及骨骼结构。图31-33胎儿骶尾部囊性畸胎瘤,胎儿骶尾椎椎体前方可见不规则囊性信号影,其内可见分隔。

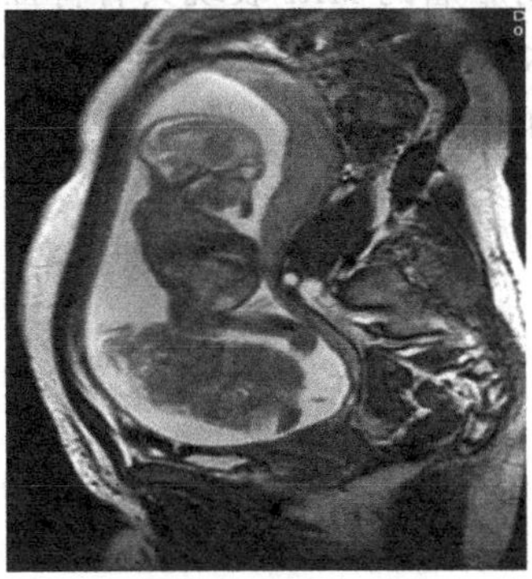

图31-31　胎儿骶尾部畸胎瘤(一)

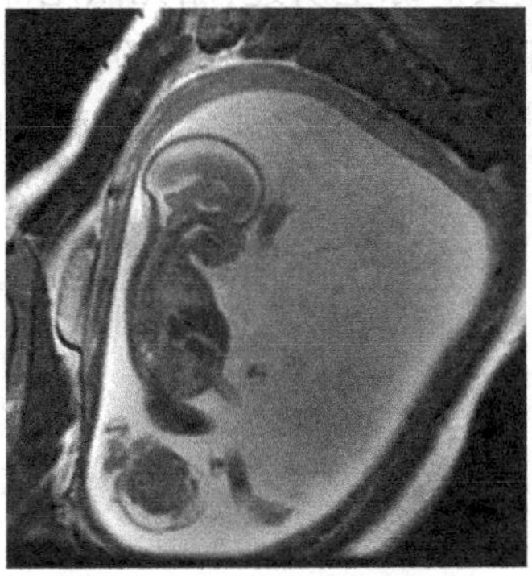

图31-32　胎儿骶尾部畸胎瘤(二)

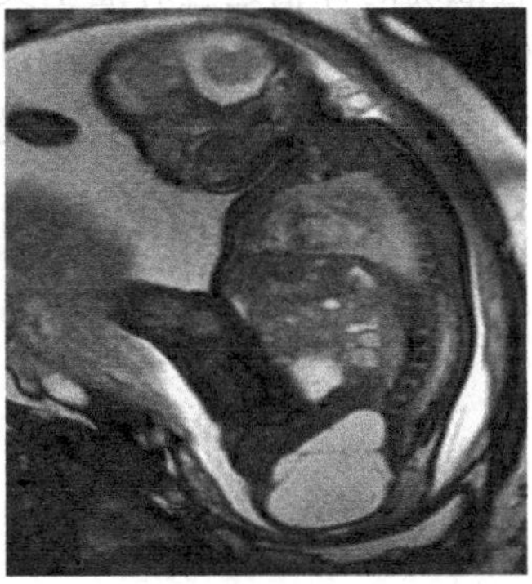

图31-33　胎儿骶尾部囊性畸胎瘤

二、鉴别诊断

骶尾部畸胎瘤需与脊膜膨出及囊性淋巴管瘤相鉴别:典型的畸胎瘤呈混杂信号改变,含有不规则囊性、实性及脂肪、钙化或骨化、牙齿等多种组织成分,较容易鉴别。囊性骶尾部畸胎瘤与囊性淋巴管瘤易混淆,后者以颈部多见,位置较深在,容易造成气管受压。脊膜膨出常与脊柱裂同时出现,通过骶骨局限性骨质缺损与蛛网膜下腔相通。骶尾部畸胎瘤与脊髓硬膜囊界限清楚,与蛛网膜下腔不相通,此外还可通过脂肪抑制技术对脂肪的存在提供特异的信息,而脂肪的存在对于诊断骶尾部畸胎瘤很重要。

骶尾部畸胎瘤系卵黄囊内胚层或原始生殖细胞未能完全移位到正常生殖腺位置,或胚胎早期分离的全能细胞残余发展而来,它由3种原始胚层组织演变而来,可包含全身多种组织。肿瘤具有潜在恶性,随小儿年龄增长,恶变率明显提高。有研究表明,畸胎瘤的恶变性与肿瘤的发生部位无关。而与就诊及治疗的年龄密切相关,影响预后的关键在于早期诊断。研究证实,骶尾部畸胎瘤的预后不仅与肿块大小相关,而且与其内容物相关。实性为主、多血供肿块较囊性为主、无血供的预后差。富血供、实性成分为主的肿块,主要与未成熟组织学成分及更高的恶变率相关。这些肿瘤快速增长,与心力衰竭及水肿所致高死亡率相关。因此,提高产前诊断率、早期诊断、及时治疗至关重要,从而达到降低恶变率,提高生存率的目的。

快速胎儿MRI成像对于产前评估胎儿骶尾部畸胎瘤是一种有力的附加工具。超声可初步判断骶尾部畸胎瘤部位、大小、囊实性,但超声检查受视野、软组织结构回声、孕妇脂肪组织厚度等影响,同时位于盆腔内、骶尾部前方的肿瘤或肿块较小时超声显示困难。MRI为多参数扫描,视窗较大,软组织对比度高,无放射性损害,不受羊水过少影响,弥补了超声的不足。产前MRI检查可判断肿瘤浸润范围及与重要血管、脊髓神经的相邻关系等。MRI在评估肿瘤向腹腔及骨盆内延伸、识别肿瘤的存在以及对盆腔器官的生理性压迫效应等方面更优于超声。这些优势通过提供准确的胎儿外科术后、肿瘤压迫及分娩时间等信息,有利于骶尾部畸胎瘤患者更准确的预后咨询,提高产前及围生期管理。胎儿水肿、肿瘤出血或破裂是与高死亡率相关的主要并发症。肿瘤向骨盆或腹腔内延伸的程度延迟外科术后时间,增加出血风险,影响与产后外科术后相关的患病率。因此,产前尽早且准确的评估这些肿瘤至关重要。综上所述,胎儿骶尾部畸胎瘤的MRI表现具有特征性,产前MRI能明确诊断胎儿骶尾部畸胎瘤。并能确切显示病变与盆腔、腹腔及脊柱等周围组织的关系,作为产前超声的重要补充,甚至修改超声的诊断。

(赵鑫、殷星、肖宜昌)

第三十二章　围产期遗传学的应用

医学遗传学(medical genetics)是运用遗传学的原理和方法研究人类遗传性疾病的病因、病理、诊断、预防和治疗的一门学科,是遗传学的一个重要分支。它不仅与生物学、生物化学、微生物及免疫学、病理学、药理学、组织胚胎学、卫生学等基础医学密切相关,而且已经渗入各临床学科之中。研究临床各种遗传病的诊断、产前诊断、预防、遗传咨询和治疗的学科称为临床遗传学(clinical genetics)。

随着医学遗传学的迅速发展,新的遗传诊断技术不断应用于产前诊断领域,已对妇产科临床工作产生了重大影响,对妇产科医生提出了更高的要求。本章将讨论常见遗传学检测技术在围产期中的应用。

第一节　细胞遗传学检测在围产期的应用

一、遗传病的概念及分类

遗传性疾病(hereditary disease)简称遗传病,是由于遗传物质改变而导致的疾病。遗传病通常有下述特点:

1.遗传性

患者或携带者携带的致病基因将会通过后代的繁衍传递下去,给人口素质带来不可低估的危害。如常染色体显性遗传单基因病患者,后代50%为患者;若夫妻双方为常染色体隐性遗传单基因病携带者,后代发病风险为25%。

2.终生性

目前还无法改变作为病因的遗传基础,仅能改善症状及病程,因此大多数遗传病终生难以治愈,如先天愚型、肝豆状核变性等。有些疾病若能早期诊断及治疗,可能缓解症状或避免发病,如苯丙酮尿症,若能在出生后尽早确诊,出生后1~2月内即开始治疗,并坚持到12岁,患者就能避免发生智力低下。

3.家族性

19世纪英国维多利亚女王家庭就是一个著名的血友病家庭。在女王的后裔中,出现血友病的患者屡见其人,并通过携带致病基因的女儿的联姻,将血友病传给了欧洲的一些皇族,从而产生了一系列的血友病患者和血友病基因携带者。

4.先天性

遗传病不应与先天性疾病(congenital disease)等同看待,先天性疾病是指个体出生后即表现出来的疾病,如果主要表现为形态结构异常,则称为先天畸形。许多遗传病在出生后即可表现,因此大多数先天性疾病实际上是遗传病,但也有某些先天性疾病是在子宫中获得的,如风疹病毒感染引起的某些先天性心脏病,药物引起的畸形等。反之,有些出生时未表现出来的疾病,也可以是遗传病,如原发性血色病是一种铁代谢障碍疾病,但铁要积存到 15 g 以上才发病,故 80%病例发病年龄在 40 岁以上,又如遗传性舞蹈症则要到 30~40 岁时才有临床表现。

5.有胎次效应、年龄效应和性别效应

现代医学遗传学将遗传病分为染色体病、拷贝数变异、单基因病、多基因病、线粒体遗传病和体细胞遗传病 6 类。

(1)染色体病(chromosomal disease) 是由于染色体畸变即数目或结构畸变所引起的疾病。可因生殖细胞突变或受精卵早期发育过程中出现差错,从而产生整条染色体或染色体部分片段超过或少于二倍数的个体。由于每条染色体都载有许多基因,染色体畸变导致的染色体病往往涉及许多基因,所以常表现为复杂的综合征。染色体病通常不在家系中传递,但也有可传递的。活产婴儿染色体病发生率约为 7%,在妊娠前 3 个月自发流产中胚胎染色体畸变约占 50%。目前发现的人类染色体数目异常和结构畸变有 10 000 多种,已确定或已描述过的综合征有 100 多种,这些染色体畸变如涉及第 1~22 号染色体,称为常染色体病,如涉及 X、Y 性染色体则称为性染色体病。

(2)拷贝数变异(Copy number variation,CNV) 拷贝数变异(Copy number variation,CNV)是由基因组发生重排而导致的,一般指长度为 1kb 以上的基因组大片段的拷贝数增加或者减少,主要表现为亚显微水平的缺失和重复,这种亚显微水平的缺失和重复是通过普通染色体核型分析技术无法分辨的。CNV 是基因组结构变异(Structuralvariation,SV)的重要组成部分。CNV 位点的突变率远高于 SNP(Single nucleotide polymorphism),是人类疾病的重要致病因素之一。CNV 的形成机制有多种,可分为 DNA 重组和 DNA 错误复制两大类。CNV 可以导致呈孟德尔遗传的单基因病与罕见疾病,同时与复杂疾病也相关。其致病的可能机制有基因剂量效应、基因断裂、基因融合和位置效应等。目前,用来进行全基因组 CNV 研究的方法有:基于芯片的比较基因组杂交技术(array-based comparative genomic hybridization, aCGH)、SNP 分型芯片技术和新一代测序技术。对 CNV 的深入研究,可以使我们对人类基因组的构成、个体间的遗传差异、以及遗传致病因素有新的认识。

(3)单基因病(monogenic disease) 人类体细胞中染色体是成对的,染色体上的基因也是成对的,称为等位基因。如果一种遗传病的发病涉及一对等位基因,这个基因就称为主基因,由它所导致的疾病就称为单基因病。单基因病通常呈现特征性的家系传递格局.它的遗传方式遵循孟德尔遗传定律,所以又称孟德尔式疾病。包括以下几类:

1)常染色体显性遗传病(autosomal dominant diseases,AD):主基因位于 1-22 号染色体上,杂合子即可发病。

2)常染色体隐性遗传病(autosomal recessive diseases,AR):主基因位于 1-22 号染色体上,杂合子不发病,但为致病基因携带者;纯合子才发病。

3)X-连锁显性遗传病(X-linked dominant disorders,XD):主基因位于 X 染色体上,杂合子或半合子均可发病。

4)X-连锁隐性遗传病(X-linked recessive disorders,XR):主基因位于X染色体上,杂合子不发病,纯合子或半合子发病。

5)Y连锁遗传病(Y-linked diseases):致病基因位于Y染色体上,它将随Y染色体而传递,从男性传给男性,有致病基因即发病,呈全男性遗传。

(4)多基因病(polygenic disease)　是由于多个基因与环境因子共同作用所引起的遗传病。由于这类疾病是由多个基因所控制的,因此它的遗传方式十分复杂。多基因病包括一些先天性发育异常和一些常见病,如高血压、冠心病、恶性肿瘤、糖尿病、风湿、哮喘和精神病等,有家族聚集现象,但无单基因病那样明确的家系遗传传递格局,即其遗传规律不服从孟德尔式遗传而呈多基因遗传。由于多基因病的病因复杂,既涉及遗传物质又需要环境的作用方发病,所以也称为多因子病。

例如神经管缺陷(NTD,包括无脑,脊柱裂,脑膨出,脊髓脊膜膨出)通常由多基因异常造成,还有先天性心脏病,原发性癫痫(小发作或大发作)和大部分伴有或不伴有腭裂的唇裂。

(5)线粒体基因病(mitochondrial genetic disease)　是由于线粒体DNA(mtDNA)上的基因突变所致的遗传病。线粒体是细胞内提供能量的细胞器,人类mtDNA是长16569bp的环状双链分子,分轻链和重链,含37个基因,主要编码呼吸链及与能量代谢有关的蛋白。mtDNA缺失或点突变使编码线粒体氧化代谢过程必需的酶或载体发生障碍,糖原和脂肪酸等不能进入线粒体充分利用和产生足够的ATP,导致能量代谢障碍和产生复杂的临床症状。由于线粒体是存在细胞质中的细胞器,因此呈现母系遗传,即母亲是患者,其后代均发病。

(6)体细胞遗传病(somatic cell genetic disorders)　为体细胞中遗传物质改变所致的疾病,因为它是体细胞中遗传物质的改变,所以一般并不向后代传递。已知肿瘤起源于体细胞遗传物质的突变,尽管这种突变不会传给个体的后代,但是这种体细胞的突变可以在个体的体内随着细胞的分裂而不断传给新产生的子代细胞.所以肿瘤被称为体细胞遗传病,各种肿瘤的发生都涉及特定的组织中的染色体、癌基因、抑癌基因的改变。有的先天性畸形是在发育过程中某些细胞的遗传物质的改变而引起的,所以这些先天性畸形也属于体细胞遗传病,如孕期感染风疹病毒导致的先天性心脏病。

不同类型的遗传病检测方法不同,本节将主要讨论细胞遗传学在围产医学中的应用。

二、人类染色体及研究方法

染色体(chromosome)是组成细胞核的基本物质,是遗传物质DNA(基因)的载体。染色质是细胞间期核内伸展开的DNA蛋白质纤维,染色体则是高度螺旋化的DNA蛋白质纤维,是间期染色质结构紧密盘绕折叠的结果;因此,染色质和染色体是同一种物质在细胞周期的不同时期中所表现的不同存在形式。染色质和染色体是由DNA、组蛋白、非组蛋白及少量RNA等组成的核蛋白复合物。人的体细胞含46条染色体,即23对($2n=46$条),女性为46,XX;男性为46,XY;配子为单倍体含23条染色体。

(一)人类染色体核型

1.染色体核型(karyotype)

概念:是一个细胞内的全部染色体按其大小和形态特征排列所构成的图像。对这种图像进行分析称为核型分析。

核型描述:正常核型的描述包括两部分,第一部分为染色体总数,第二部分为性染色体组成,两者之间用","隔开。如正常男性的核型为46,XY。异常核型的描述除包括以上两部分外,还包括畸变情况,也是用","与前面部分隔开。

2.染色体分组

根据着丝粒位置和染色体大小,将22对常染色体由大到小依次命名为1至22号,并将人类染色体分为7组,分别用大写字母A-G表示。见图32-1。

A组:包括1~3号染色体,1号和3号为中央着丝粒染色体,2号为亚中着丝粒染色体;

B组:包括4~5号染色体,均为亚中着丝粒染色体;

C组:包括6~12号和X染色体,均为亚中着丝粒染色体,X染色体大小界于7号和8号染色体之间;

D组:包括13~15号染色体,为近端着丝粒染色体,可以有随体;

E组:包括16~18号染色体,16号为中央着丝粒染色体,17和18号为亚中着丝粒染色体;

F组:包括19~20号染色体,为中央着丝粒染色体;

G组:包括21~22号和Y染色体,为近端着丝粒染色体,21、22号染色体可以有随体。Y染色体的大小变异较大,>21和22号染色体,其长臂常常平行靠拢。

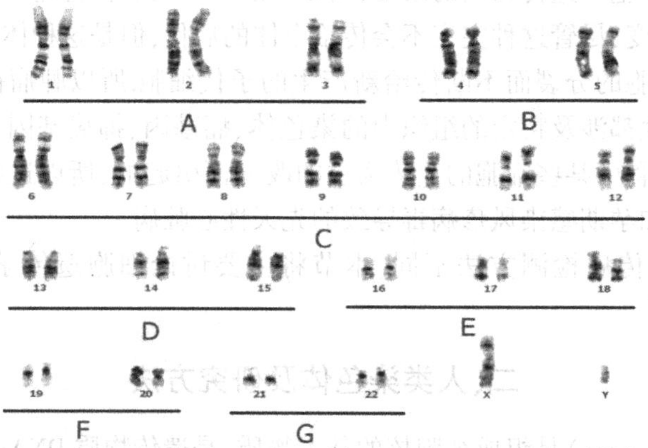

图32-1 人类染色体分组

(二)人类染色体带型

用各种染色体显带技术,使染色体沿其长轴显示出明暗或深浅相间的带纹,而每一号染色体都有其独特的带纹,这就构成了每条染色体的带型。

1971年,在巴黎召开的人类细胞遗传学会议上提出了区分每个显带染色体区、带的标准系统。1978 年的国际会议上，制定了《人类细胞遗传学命名的国际体制（an international systerm for human cytogenetic nomenclature，ISCN）》，提出了统一的符号和术语。

每条显带染色体根据 ISCN 规定的界标（landmark）分为若干个区（region），每个区又包括若干带（band）。界标包括染色体两臂的末端、着丝粒和某些明显恒定的带。两相邻界标之间为区。每条染色体都是由一系列连贯的带组成，没有非带区。见图 32-2。

区和带的命名原则包括：

（1）长、短臂分别命名区，各区分别命名带；

（2）用数字命名，从着丝粒向远端依次编号，靠近着丝粒的两个带分别为长、短臂的 1 区 1 带；

（3）做为界标的带为远端区第 1 带。

带型描述包括 4 部分：染色体序号，臂符，区号和带号，各部分之间无分隔符。如 1p13 表示 1 号染色体短臂 1 区 3 带。

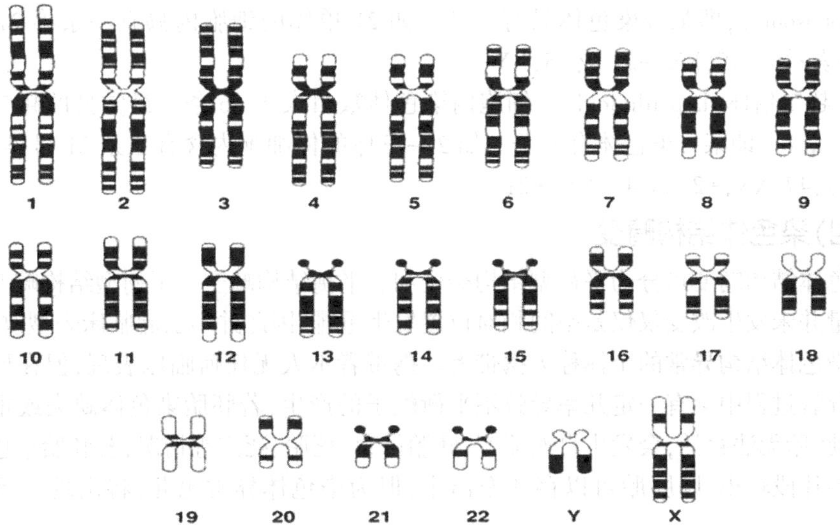

图 32-2　人类染色体 G 显带模式图

（三）染色体数目畸变

正常生殖细胞中的染色体称为一个染色体组（n），在人类 $n=23$。正常体细胞含有两个染色体组，称为二倍体（$2n$）。正常二倍体在数量上（整组或整条）的增加或减少，称为染色体数目畸变。其中整组染色体的增减称为整倍性变异（euploid abnormality），个别染色体数目的增加或减少称为非整倍性变异（aneuploid abnormality）。

1.整倍性变异

（1）多倍体（polyploid）　如果体细胞的染色体不是由两个染色体组，而是由两个以上染色体组组成，称为多倍体。

（2）三倍体（triploid）　细胞中有三个染色体组，核型为 69，XXX 或 69，XXY 或 69，XYY。见图 32-3。

（3）四倍体（tetraploid）　细胞内具有四个染色体组，临床上更罕见。见图 32-4。

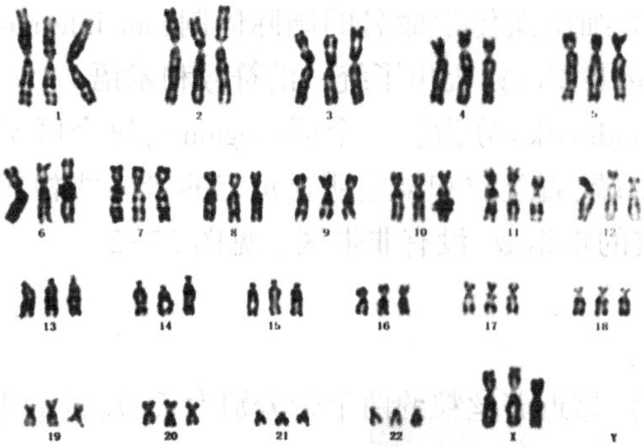

图 32-3　三倍体

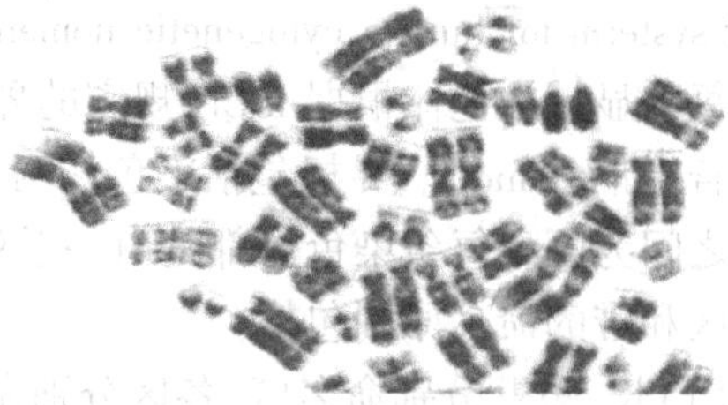

图 32-4　四倍体

2.非整倍性变异

(1)亚二倍体(hypodiploid)　体细胞内染色体数目少于 46 条。最常见的亚二倍体是单体(monosomy),即某号染色体只有一条。如 21 单体的细胞内只有一条第 21 号染色体,核型表示为:45,XX,-21 或 45,XY,-21。

(2)超二倍体(hyperdiploid)　细胞内染色体数目大于 46 条。最常见的超二倍体是三体(trisomy),即某号染色体有三条。如 21-三体的体细胞内含有三条 21 号染色体,核型表示为:47,XX,+21 或 47,XY,+21。

(四)染色体结构畸变

染色体结构畸变可分为平衡型结构畸变和非平衡结构畸变。平衡型结构畸变中染色体的数量并未发生改变仅仅是空间相对位置发生重排,因此并不引起临床表型改变,携带有这种染色体结构异常的个体称为携带者。携带者本人无任何临床表现,但在形成配子的减数分裂过程中会有一定几率导致不平衡配子的产生,若胚胎染色体缺失或重复片段较大,则胚胎无法存活,会发生自然流产、胚胎停育、死胎、死产等情况,若胚胎染色体缺失或重复的片段较小,则胚胎可以存活至出生,但为染色体异常患儿,将出现一系列临床表现。

1.缺失(deletion)

包括末端缺失和中间缺失。见图 32-5,图 32-6。

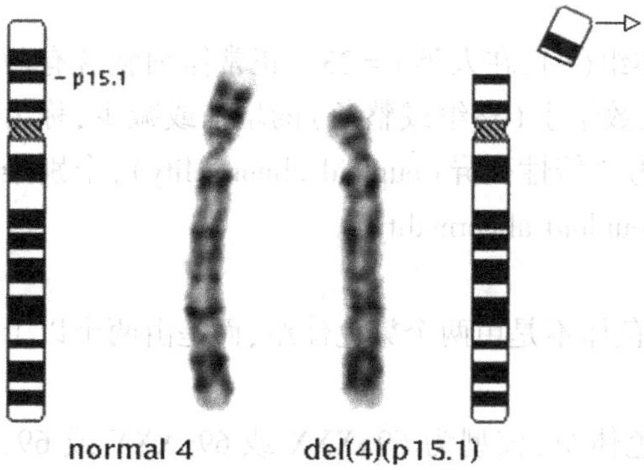

图 32-5　末端缺失

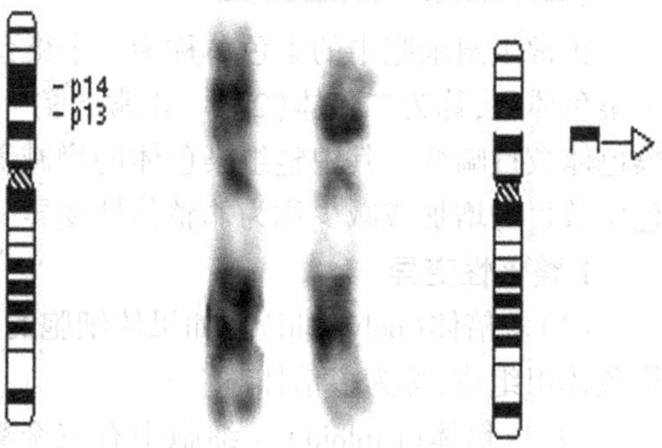

图 32-6 中间缺失

(1)末端缺失(terminal deletion)　一条染色体的臂发生断裂后未发生重接,而形成一条末端缺失的染色体和一个无着丝粒片段,后者因不与纺锤丝相连而在分裂后期不能向两极移动而滞留在细胞质中,因而经过一次分裂后即消失。

(2)中间缺失(interstitial deletion)　一条染色体的同一臂发生两次断裂后,两个断裂点之间的片段丢失,近侧断端与远侧断端重接形成中间缺失的染色体。

缺失导致部分基因的丢失,其效应取决于缺失片段大小及丢失的基因的性质。

2.重复(duplication)

一条染色体的断片接到同源染色体的相应部位,造成染色体上的片段重复,从而导致异常。见图 32-7。

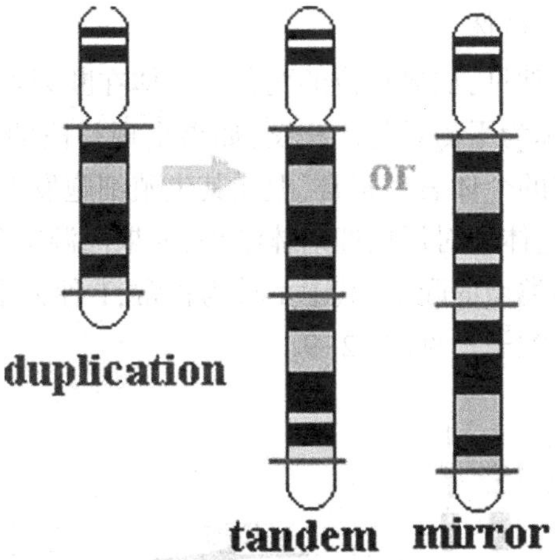

图 32-7　染色体重复

3.环状染色体(ring chromosome)

当一条染色体的长、短臂同时各发生一次断裂,含有着丝粒节段的长、短臂断端相接,形成环状染色体。见图 32-8。

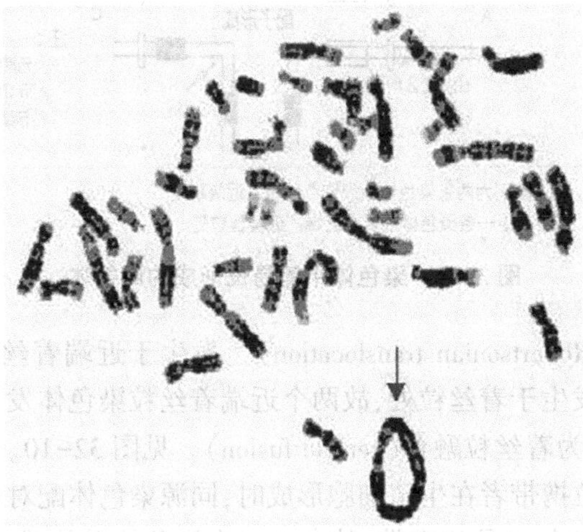

图 32-8　环状染色体

环状染色体的效应除来自两个染色体末端基因丢失外，更重要的效应来自环状染色体的不稳定性。由于在有丝分裂前期，姐妹染色单体之间可能会发生交换。在这种情况下，在有丝分裂中、后期就会形成带有两个着丝粒的大的环状染色体。因后期着丝粒向不同的方向迁移，染色体环就会被拉断。如果断裂是不对称的，则两个子细胞中某些区段或是丢失或是重复。

4.易位(translocation)

(1)相互易位(reciprocal translocation)　两条染色体发生断裂后形成的两个断片相互交换后重接而形成两条衍生染色体(derivative chromosome)。在描述易位染色体时，先描述染色体序号靠前的染色体，如2号和5号易位时，先描述2号；但当常染色体和性染色体发生易位时，先描述性染色体。

相互易位在临床上较常见，如果易位的两条染色体在断裂点重接，没有发生片段的丢失或增加，这种相互易位称为平衡易位。相反，如果出现片段的丢失或增加，则为非平衡易位。通常携带平衡易位的个体表型正常，但在其生殖细胞发生时，按同源染色体配对原则，易位染色体和正常染色体配对形成四射体结构，如果同源染色体按所有可能的分离方式分离，将可以形成18种类型的配子，其中1种为正常，1种为平衡易位携带，另外16种均为染色体缺失或重复的配子。见图32-9。

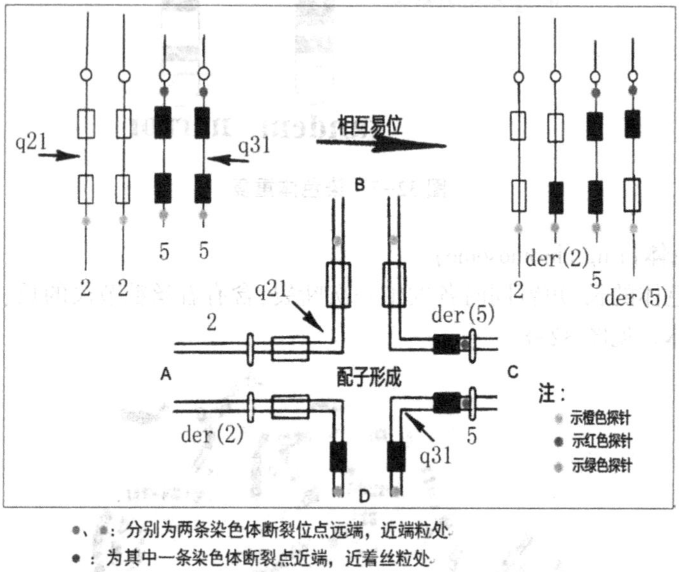

图32-9　染色体平衡易位形成的四射体

(2)罗伯逊易位(Robertsonian translocation)　发生于近端着丝粒染色体的一种易位形式。因其断裂点常发生于着丝粒处，故两个近端着丝粒染色体发生断裂后，常在着丝粒处重接，这种易位也称为着丝粒融合(centric fusion)。见图32-10。

非同源罗伯逊易位携带者在生殖细胞形成时，同源染色体配对后可以形成6种配子，其中1种正常，1种为罗伯逊易位携带，其余4种为染色体单体或三体，通常早期流产或胚胎停育。见表32-1。

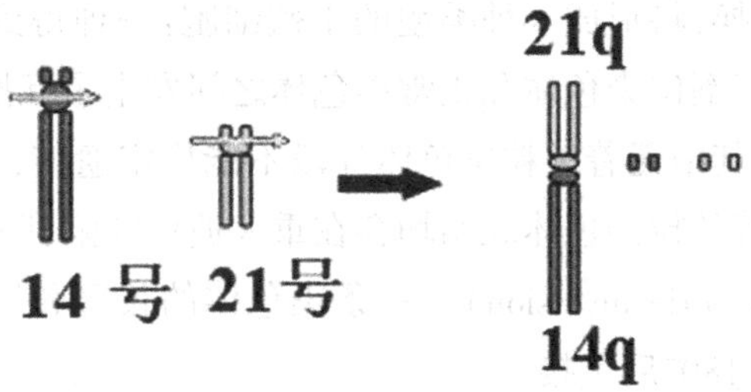

图 32-10　罗伯逊易位

表 32-1　非同源罗伯逊易位 6 种类型配子

分离方式	生殖细胞	与正常生殖细胞受精产生的子代
对角分离	14,21	46,XX(XY)
	14/21	45,XX(XY),der(14;21)(q10;q10)
邻近分离Ⅰ	14/21,21	46,XX(XY),+21,der(14;21)(q10;q10)
	14	45,XX(XY),-21
邻近分离Ⅱ	14/21,14	46,XX(XY),+14,der(14;21)(q10;q10)
	21	45,XX(XY),-14

5.插入(insertion)

某个染色体片段插入到另一条染色体中,分正向插入和反向(镜像)插入。见图 32-11。

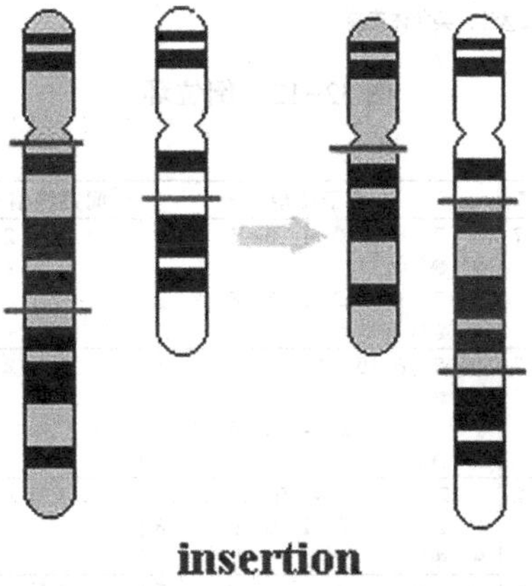

图 32-11　染色体插入

6.倒位(inversion)

(1)臂内倒位(paracentric inversion)　某一染色体臂内发生两次断裂后,所形成的中间片段旋转 180°后重接。如 2 号染色体短臂上的 1 区 3 带和 2 区 4 带处分别断裂,此二带之间的片段旋转 180°后重接,尽管没有带的增加或减少,但带的顺序发生了改变。

倒位携带者在形成生殖细胞时,同源染色体配对形成倒位环,如果在倒位环内出现奇数次非姐妹染色体间互换,将形成4种类型的生殖细胞:一种得到正常染色体,一种得到倒位染色体,另两种由于倒位染色体和正常染色体之间发生了互换,而形成无着丝粒染色体和双着丝粒染色体。其中无着丝粒染色体片段不能稳定遗传,会在细胞分裂过程中丢失,无着丝粒片段和双着丝粒染色体胚胎均存在重大遗传缺陷,胚胎无法存活。

(2)臂间倒位(pericentric inversion) 一条染色体的长臂和短臂各发生一处断裂后,断裂点之间的片段旋转180°后重接。

臂间倒位携带者在形成生殖细胞的减数分裂过程中可形成4种不同配子:一种为携带正常染色体,一种携带倒位染色体,另两种由于倒位片段和另一正常染色体的相应片段发生了互换,而形成两种均带有部分重复及部分缺失的染色体。见图32-12,图32-13。

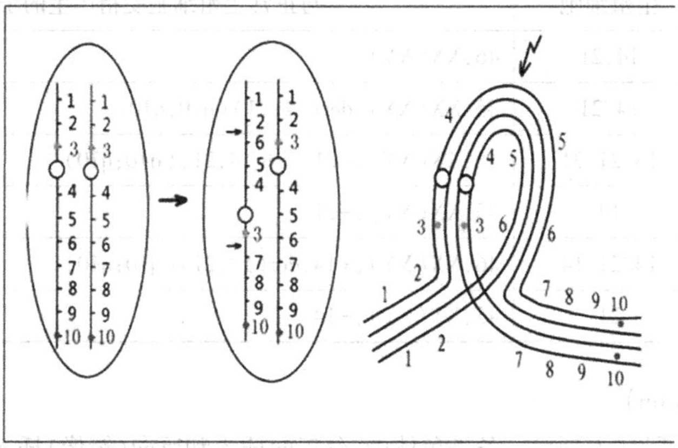

●3:为倒位区内。

●10:为倒位区外,染色体末端。

图32-12 倒位环

配子类型	合子类型	间期核信号数目	结果判断
1 2 3 △4 5 6 7 8 9 10	1 2 ●3 △4 5 6 7 8 9 ●10 1 2 ●3 △4 5 6 7 8 9 ●10	2红2绿	正常
1 2 6 5 4 △3 7 8 9 10	1 2 6 5 4 △●3 7 8 9 ●10 1 2 ●3 △4 5 6 7 8 9 ●10	2红2绿	携带者
1 2 3 △4 5 6 2 1	1 2 ●3 △4 5 6 2 1 1 2 ●3 △4 5 6 7 8 9 ●10	1红2绿	异常
10 9 8 7 3 △4 5 6 7 8 9 10	●10 9 8 7 ●3 △4 5 6 7 8 9 ●10 1 2 ●3 △4 5 6 7 8 9 ●10	3红2绿	异常

图32-13 臂间倒位4种配子类型

7.**双着丝粒染色体**(dicentric chromosome)

指两条染色体分别发生一次断裂后,两个具有着丝粒的染色体断端相连接,而形成一条双着丝粒的染色体。见图32-14。

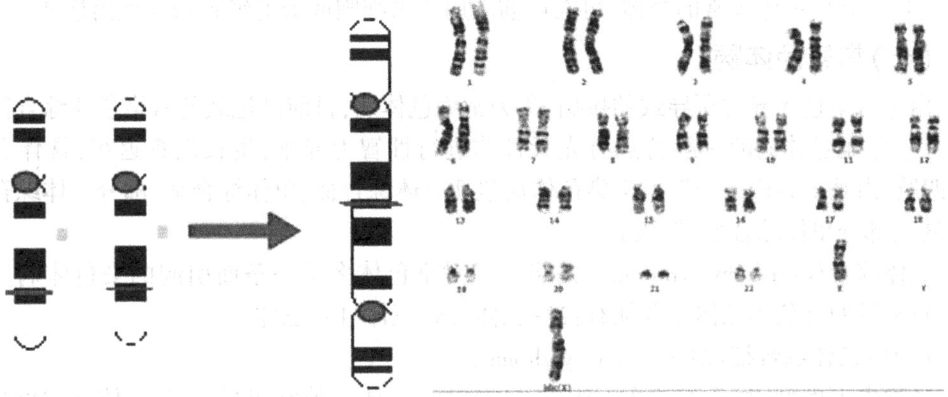

图 32-14　双着丝粒染色体

8.**等臂染色体**(isochromosome)

等臂染色体一般是由于着丝粒分裂异常造成的。在正常的细胞有丝分裂中期时,连接两姐妹染色单体的着丝粒进行纵裂,形成两条各具有长、短臂的染色体。如果着丝粒发生横裂,就将形成两条等臂染色体。如 X 染色体着丝粒发生横裂形成 X 染色体的等长臂和等短臂染色体。见图 32-15。

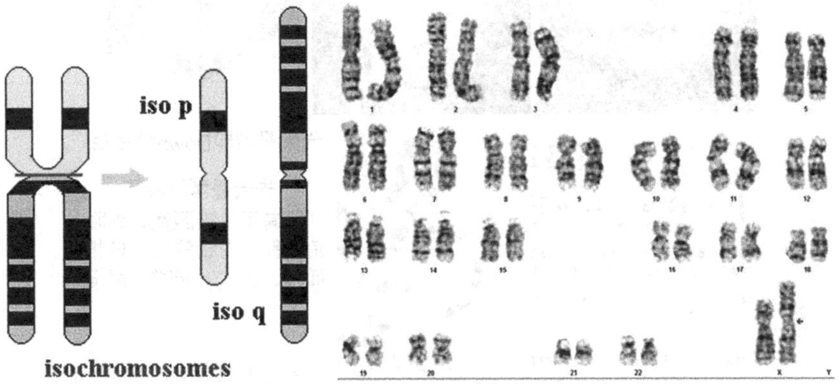

图 32-15　等臂染色体

三、临床常见的染色体病

由于染色体数目或结构改变所引起的疾病,称为染色体病(chromosomal disorders)或称为染色体畸变综合征(chromosomal aberration syndromes)。人类染色体病包括常染色体病和性染色体病,现已明确的染色体综合征有百余种。此类遗传病有下列特征:

(1)带有染色体异常的个体,其生长发育和智力发育通常均落后,一般均有多发性先天畸形。

(2)带有染色体异常的个体,其亲代的染色体可为正常,这种异常是由于生殖细胞形成过程中发生了染色体畸变。

(3)带有染色体畸变但表型正常的个体,可以将畸变染色体传给子代,子代染色体可能会出现不平衡而导致患病。

(4)带有染色体异常的个体,可在产前利用羊水细胞或绒毛细胞培养做出诊断。

(一)常染色体病

由于常染色体异常所导致的疾病,称为常染色体病,目前已记载的常染色体综合征有108个。常染色体病的一般特点有先天性非进行性智力异常,生长发育迟缓,常伴有五官、四肢、内脏等方面的畸形。常染色体病包括三体综合征、单体综合征、部分三体综合征(重复)、部分单体综合征(缺失)。

三体综合征(trisomy syndrome)是指某一对染色体多了一条而引起的染色体病。临床上较常见的染色体三体综合征有:21-三体、18-三体、13-三体。

1. **21-三体综合征**(21-trisomy syndrome)

又称先天愚型、唐氏综合征(Down syndrome),是一种常见的常染色体病,1866年Down首先发现该病,1959年Lejeune等证实本综合征由于多一条21号染色体所致。见图32-16。

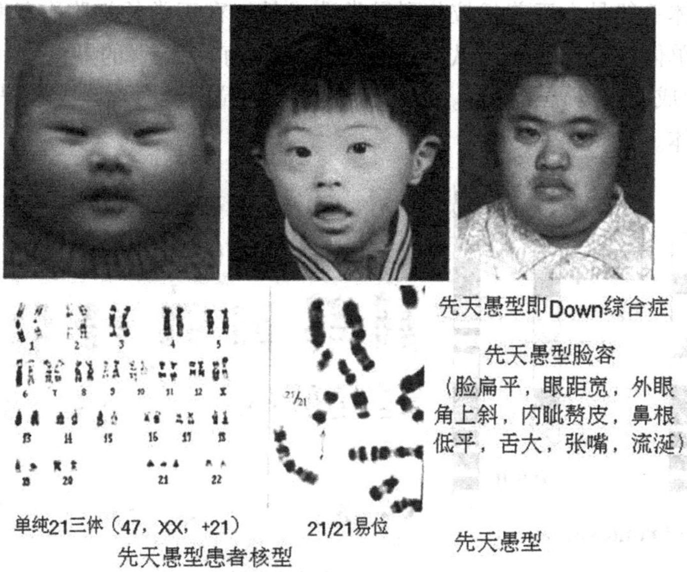

先天愚型即Down综合症
先天愚型脸容
(脸扁平,眼距宽,外眼角上斜,内眦赘皮,鼻根低平,舌大,张嘴,流涎)
单纯21三体(47,XX,+21)
21/21易位
先天愚型患者核型
先天愚型

图32-16 21-三体综合征

Down综合征的主要临床特征为:智力低下,身体发育迟缓,有特殊面容,鼻根低平,眼间距宽,眼裂小,外眼角上斜,内眦赘皮,腭弓高尖,新生儿患者常有第三囟门,舌大常外伸,故又称伸舌样痴呆。50%有先天性心脏病,并有唇裂、腭裂及多指(趾)、并指(趾)等畸形。患者肌张力低,关节可过度屈曲。患者IgE降低,易患肺炎等呼吸道感染。如果无严重的心脏畸形,生命期可以正常,男性一般无生育能力,女性尚可生育。女性先天愚型患者如果结婚,婚后在妊娠期必须行羊水染色体核型分析,以阻止同类患儿的出生。25~30岁育龄群体发病率1/800~1/1 000,其发病率随母亲年龄增加而增加,35~40岁孕妇胎儿发病风险率约1/260。如曾生育21-三体患儿,再次妊娠生育同样先天愚型儿的风险比群体发病率高出5倍,因此生过21-三体的孕妇,再次妊娠时应作产前检查。

先天愚型有三种不同核型:单纯型、易位型和嵌合型,不同核型患者产生原因及遗传情况不同。

(1)单纯型　绝大部分先天愚型患者为单纯型，核型为：47，XX(XY)，+21。单纯型患者的产生原因为减数分裂过程中染色体不分离，此型发生率随母亲年龄增大而增高。此型先天愚型患者的父母通常核型正常，已生育该患者的父母，再生出同类患者的经验危险率为1%~2%；男性先天愚型多为不育，女性虽能生育，但对于三体型患者而言，理论上其子代有50%概率患相同疾病。

(2)易位型　约占4.8%，主要为罗伯逊易位。该易位型患者具有标准型的临床症状，通常患者额外的21号染色体长臂易位到另一近端着丝粒染色体上，两者合成1条，故患者的染色体总数为46条，称假二倍体。约半数易位型患者是由染色体罗伯逊易位携带者遗传而致。这类染色体罗氏易位携带者与正常人婚配后，常伴有自然流产或死胎，其后代有2/3的可能性为易位型21-三体或易位型14-三体或者21-单体或14-单体，有1/6可能性为携带者，1/6的可能性为正常者。若为同源罗伯逊易位携带者，则不能形成正常的配子，均为三体或单体，故不可能生育正常后代。因此，及时检出易位携带者，对降低先天愚型的发病率具有重要意义。

(3)嵌合型　约占先天愚型的2.7%。此类患儿体细胞有两种以上的核型(多数为两种)，即为46，XX(或XY)/47，XX(或XY)，+21，其临床症状随21-三体细胞的嵌合比例而异，不如单纯性的21-三体型严重。

2. 18-三体综合征(18-trisomy syndrome)

又称Edwards综合征，为第二种最常见的染色体畸变综合征。见图32-17。其发生率为1/3 500~7 000。临床表现：一般为过期分娩，平均妊娠42周，常少胎动，羊水过多，小胎盘及单一脐动脉。宫内生长迟缓，平均出生体重2 240 g。头小而长，枕凸出，鼻梁窄而长，短眼裂，水平位，耳低位，耳郭畸形。心脏畸形，肺分叶异常。重度智力障碍，肌张力亢进。握拳时，呈第3、4指贴掌心，第2、5指重叠其上的特殊姿势。

本征为多发畸形，亦有的患儿在出生后1~2个月内死亡，少于10%的个体能活到1岁，少数病例已活到10岁。

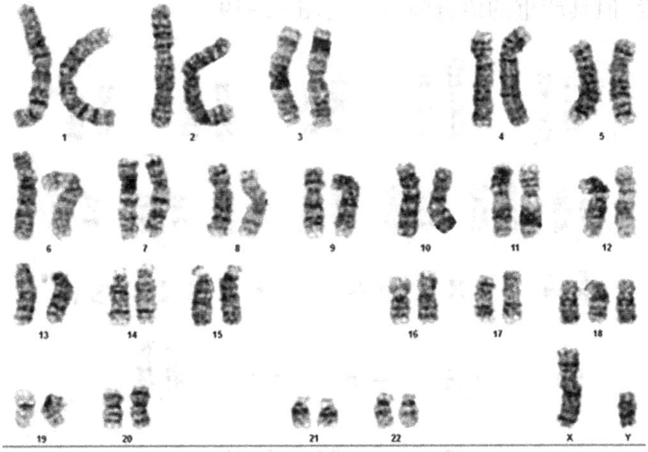

图32-17　18-三体综合征核型

3. 13-三体综合征(13-trisomy syndrome)

又称Patau综合征。见图32-18。其发生率为1/5 000~1/7 000。约15%~20%是由易位产生的,通常为t(13q14q),家族性者罕见。临床表现:出生体重低,小头畸形,小眼畸形,虹膜缺损,视网膜发育不良,眼距宽,低位畸形耳,唇裂或腭裂,小颌,多指(趾)及并指(趾)。多数先天性心脏病(主要为室间隔缺损,动脉导管未闭或房间隔缺损)。肾畸形,单脐动脉,隐睾,卵巢发育不良。严重智力障碍,肌张力异常。存活率低,45%的患者在出生后头1个月死亡,50%可活到6个月,少于5%的患者活到5岁以上。

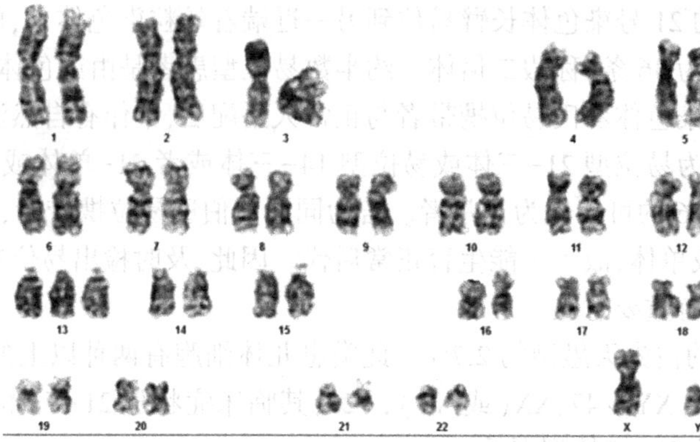

图32-18 13-三体综合征核型

常染色体单体胚胎都无法存活,因此临床无法见到常染色体单体患儿。若为染色体部分缺失形成的部分单体综合征则可存活,常见的常染色体部分单体综合征有:

(1)5P部分单体综合征(5P partial syndrome) 5P部分单体综合征又称猫叫综合征,发生率为1/50 000,至今已报道200例以上,性比:女6/男5,是部分缺失综合征中最常见的类型。患儿主要临床表现为:哭声尖弱,类似猫叫。宫内生长迟缓,低体重,小头,婴儿期脸部不对称,眼距宽,外眼角下斜,内眦赘皮,斜视,耳低位,下颌小,先天性心脏病、肾畸形,极度的智力障碍(IQ≤20),大部分患者可活到儿童期,少数成年者带有严重智力障碍,大部分能行走,但具严重的语言障碍。见图32-19。

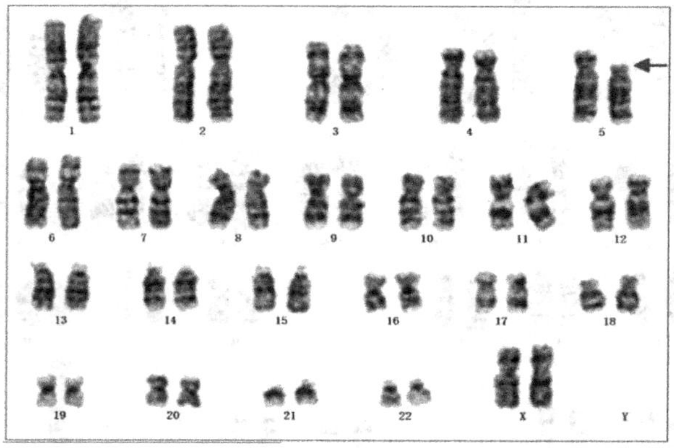

图32-19 猫叫综合征核型

（2）18P 部分单体综合征（18p partial syndrome）　文献报道有 100 余例。性比：女 3/男 2，多数为新发生的突变。出生时低体重，生长迟缓，身材矮小。眼距宽，眼睑下垂，斜视，招风耳，耳位低，短颈。女性具颈蹼，后发际低。从轻度到严重的智力发育障碍，癫痫、偏瘫及耳聋。一般寿命正常。

（二）性染色体病

性染色体病是由于 X 和 Y 染色体先天性数目异常或结构畸变所引起的疾病。已记载性染色体综合征 6 个。见表 32-2。性染色体综合征的临床特点为性发育不全或两性畸形，有的患者仅表现为生殖力下降、继发性闭经、无精子或少弱精子、智力稍差、行为异常等。

表 32-2　性染色体综合征类型

综合征名称	首报作者及年限	典型核型	生存期
Turner（特纳）综合征	Tuner（1938）	45，X 等	大部分可活到成年
Super female（超 X）综合征	Jacobs，et al（1959）	47，XXX 等	生存期正常，有的生育正常
Klinefelter' s（克氏）综合征	Klinefelter（1942）	47，XXY 等	一般能活到成年
超 Y 综合征	Sandberg，et al（1961）	47，XYY	生存期和生育正常
Mosaics（嵌合体）	Grace，et al（1970）	46，XX/47，XXY	一般生存期正常
Chimaera（开米拉）	Gartler，et al（1962）	46，XX/46，XY 等	一般生存期正常

1. 性腺发育不全（Turner 综合征）

又称先天性卵巢发育不全综合征，在女性活婴中，其发生率为 1～4/10 000，，95%～98%胚胎自然流产。在活产病例中，55%以上的核型为 45/X，其中大约 3/4 是父亲性 Y 染色体丢失。目前发现 Turner 综合征的核型可以为：45，X；46，X，Xq-；46，X，i（Xq）；46，X，i（Xp）；45，X/46，XX；45，X/47，XXX。其中 45，X 较常见。

Turner 综合征患者的主要临床特征为：低出生体重儿、短颈、蹼颈、肘外翻、后发际低。身材矮小，幼稚型生殖器，原发闭经，一般不育，伴有不同程度的智力落后。并常并发肾畸形，色素斑，指（趾）甲发育不良。

性腺发育不全症患者可因其异常 X 染色体结构改变部位的不同而表型有差异，即只有性腺发育不全的某些症状。例如：核型为 46，X，i（Xp）的患者和 X 染色体长臂缺失的患者具有一些性腺发育不全体征，但身高正常；而 46，X，i（Xq）和 X 染色体短臂缺失的患者具有体矮和其他性腺发育不全的体征。根据 X 染色体失活原则，如果导致性腺发育不全的基因为可失活基因，以上核型的个体的表现型可能相同，因此认为导致性腺发育不全的基因为逃脱失活基因。见图 32-20。

2. 超雌综合征

超雌综合征又称超 X 综合征，患者核型比正常女性多一个或几个 X 染色体。患者核型多数为 47，XXX，少数核型为 46，XX/47，XXX 嵌合体，也有 48，XXXX；49，XXXXX 及其与正常细胞的嵌合体。在女性新生儿中，X-三体综合征的发病率为 1/1 000，在女性精神病患者中，发病率为 4/10 000。其临床异常特征随 X 染色体数目增加而加重，一般源自新发突变。

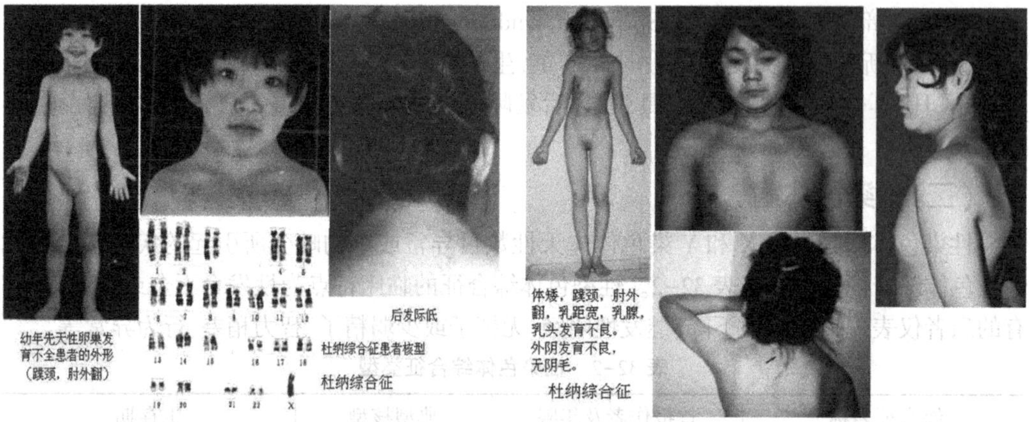

幼年先天性卵巢发育不全患者的外形
（蹼颈，肘外翻）
后发际低
杜纳综合征患者核型
杜纳综合征
体矮，蹼颈，肘外翻，乳距宽，乳腺，乳头发育不良。外阴发育不良，无阴毛。
杜纳综合征

图 32-20 Tuner 综合征

主要临床表现：生殖器官发育程度低，月经异常，生育能力低下或不孕，智力低下甚至精神异常。患者身材瘦高，圆脸，眼距宽，睑裂上斜，内眦赘皮，斜视，塌鼻梁，耳低位，耳郭发育不良，也有智力、生育能力及各方面完全正常者，多数寿命正常。患 XXX 综合征的孕妇，建议在妊娠早期作羊水染色体核型分析，以防止患有 X 染色体数目异常的胎儿出生。有 XXX 生育史的妇女，再次妊娠时应作产前诊断。见图 32-21。

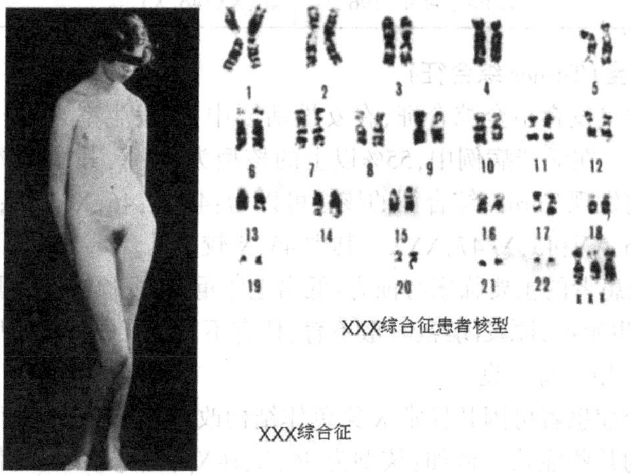

图 32-21 超雌综合征

3.先天性睾丸发育不全综合征（Klinefelter 综合征）

此类患者的核型 80%为 47，XXY，其他有 47，XXY/46，XY；47，XXY/46，XY/45，X 等，其发生率约 1~2/1 000 男婴，在不育男性中约 1/10 具有这种异常核型。主要临床表现：表型为男性，患者身材高大，青春期后表现出睾丸小，精子缺乏，阴茎短小，不育，无喉结，无胡须，阴毛分布呈女性型，皮肤较细嫩，乳房过度发育等女性化性状。有的患者表现出不同程度的智力和精神障碍。见图 32-22。

本症的产生主要是由于患者双亲之一在生殖细胞形成过程中发生了性染色体不分离。患者额外染色体起源分析表明，患者的额外染色体 40%来自父亲，60%来自母亲，5/6

的不分离发生在第一次减数分裂，1/6 发生在第二次减数分裂。

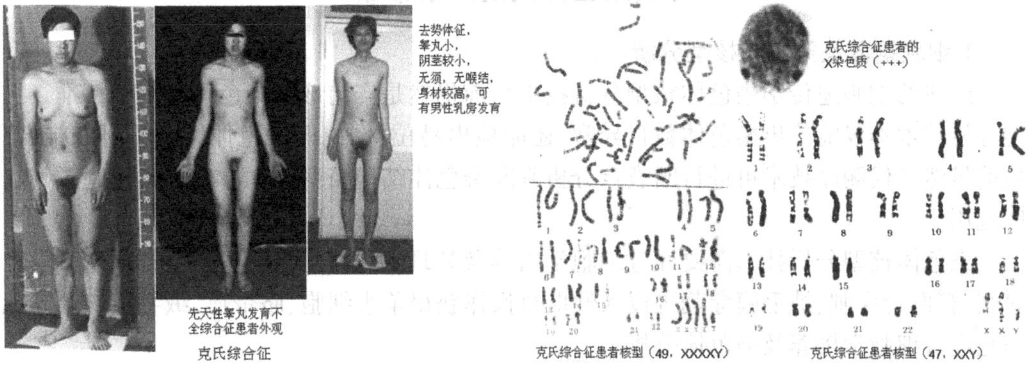

图 32-22　Klinefelter 综合征

4.**超雄综合征**

超雄综合征又称超 Y 综合征，最常见的核型为 47，XYY，是一种常见的染色体疾病，男新生儿的发病率为 1/1 000。由于其表型基本正常，没有特殊的临床指征，所以多数患者都未能在童年，甚至成年期得到诊断。除了 47，XYY 核型外，还有较少见的 48，XYYY；49，XYYYY；47，XYY/46，XY 等核型。

主要临床表现：典型的 XYY 综合征患者在儿童期的临床表现并不突出，成年后主要表现为身材特别高大，轻度不对称脸，轻度的漏斗胸或鸡胸。智力正常或智力发育轻度障碍，行为怪癖，暴力或犯罪倾向高于正常男性。第二性征和生育力正常，少数可见外生殖器发育不良。一般生活到成年期。由于多数 XYY 综合征患者能生育，建议此类患者的妻子在妊娠早或中期行羊水或脐血染色体核型分析，以排除染色体患儿出生。曾报道 1 例 47，XYY 患者生育了两个同样核型的儿子。见图 32-23。

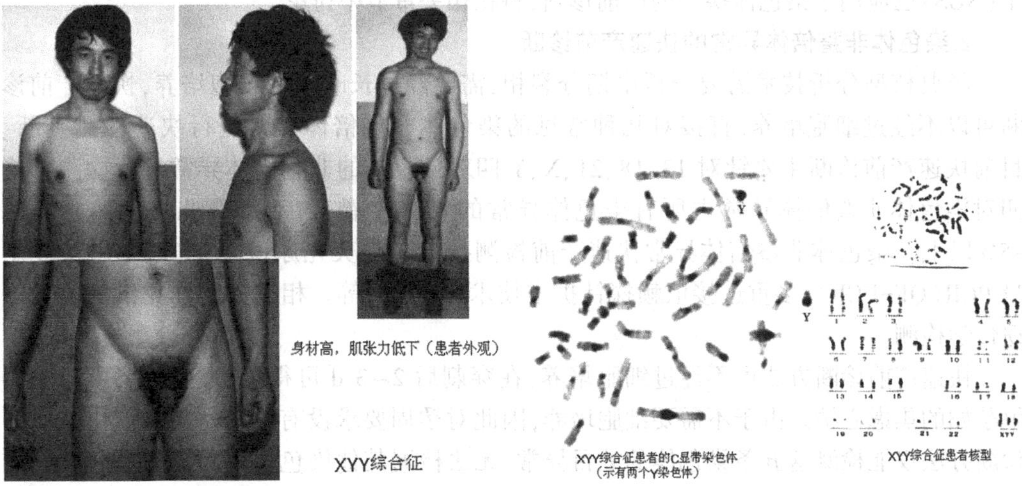

图 32-23　超雄综合征

四、染色体病的产前诊断

1.细胞培养及染色体核型分析

经典的细胞遗传学染色体核型分析技术目前仍然是产前诊断染色体病的金标准。核型分析技术不仅能检出染色体数目异常,还能检出易位、倒位等染色体结构重排携带者,目前虽然二代测序技术可进行断裂点分析判断染色体结构畸变,但成本较高,限制了其临床应用。

染色体核型分析技术需要经过细胞学培养及处理,在产前诊断领域主要通过羊膜腔穿刺、脐血管穿刺、绒毛膜穿刺等侵入性取材操作获得羊水细胞、脐带血、绒毛组织等胎儿细胞进行细胞学培养及染色体分析。

染色体核型分析技术应用于产前诊断的优点是可一次性检测全部染色体的数目异常及结构畸变,但同时存在很多不足:

(1)对孕周要求比较严格,绒毛穿刺在孕 11~13 周,羊膜腔穿刺在孕 16~22 周,脐血管穿刺在孕 18 周以后。

(2)需要经过细胞培养,诊断周期长,一般为 14~21 d。

(3)存在细胞培养失败、污染等风险需要重新取样之可能。

(4)分辨率低,我国《产前诊断技术管理办法》要求羊水染色体分析至少达到 320 条带水平,该条带水平染色体分辨率在 10 Mbp 左右,<10 Mbp 的细小片段的重复和缺失无法检出。

(5)额外未知来源小染色体及染色体上未知来源的附加无法判断其 DNA 来源。

由于染色体核型分析技术本身存在一定缺陷,在一定程度上限制了其在临床应用。目前有更高分辨率的染色体微阵列技术(包括 array-CGH 及 SNP-array)及下一代测序技术(NGS)已应用于染色体疾病的产前诊断,将在相关章节中讨论。

2.染色体非整倍体异常的快速产前诊断

经典核型分析技术需要分析中期分裂相,需要经过长时间的细胞培养,快速产前诊断可以不经过细胞培养,直接对几种常见的染色体非整倍体异常进行快速检测判断。目前快速产前诊断主要针对 13、18、21、X、Y 四对染色体的非整倍体异常进行检测。这四对染色体非整倍体异常占所有染色体异常的 65%左右,占活产婴儿染色体异常的 95%以上。染色体非整倍体异常快速产前检测技术包括荧光原位杂交(FISH)、荧光定量 PCR(QF-PCR)、多重连接依赖探针扩增技术(MLPA)等。相关介绍详见下一节分子遗传学检测。

快速产前诊断方法可不经过细胞培养,在穿刺后 2~3 d 可得到检测结果,可极大缓解孕妇的焦虑心情。由于不需要细胞培养,因此对孕周要求没有那么严格。但快速产前诊断方法仅能检测这五条染色体的数目异常,无法检测其他染色体数目异常及所有染色体的结构畸形。因此,目前快速产前诊断可作为染色体核型分析的有效补充和辅助。对于产前诊断异常的核型,尤其需要两种以上的技术手段联合应用,相互验证。

第二节　分子遗传学检测在围产期的应用

随着核酸微阵列与芯片技术、高通量DNA测序技术以及生物信息学技术的迅速发展并快速应用于临床检测，可被检测的遗传性疾病日益增多。分子遗传学检测技术不仅能够检测单基因遗传病，也能检测染色体疾病及拷贝数变异，本节将主要讨论分子遗传学技术在围产期的应用。

一、荧光原位杂交技术

荧光原位杂交技术(fluorescence in situ hybridization, FISH)是分子生物学(DNA)与细胞遗传学(染色体)相结合的一项技术。将直接与荧光素标记的DNA探针或采用间接法用生物素、地高辛等标记的DNA探针与待测样本中变性后的染色体、细胞或组织中与其互补的DNA序列进行杂交，经变性—退火—复性—洗涤后即可形成靶DNA与核酸探针的杂交体，在荧光显微镜下显影，即可对待测DNA进行定性、定量或相对定位分析。见图32-24。

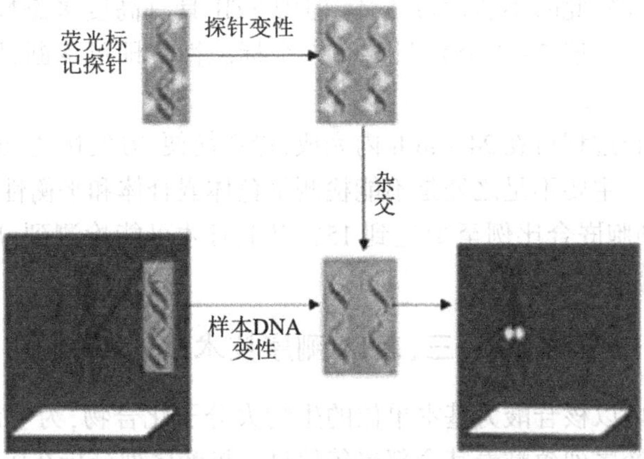

图32-24　FISH检测原理示意图

FISH技术与传统的产前遗传学诊断方法相比具有以下特点：①可用于间期细胞核杂交分析，克服了羊水培养及核型分析费时且需要分析中期分裂相的弊端；②适用于多种类型的间期细胞，可用于未培养的羊水细胞、绒毛细胞及滋养层细胞的产前诊断；③用于诊断非整倍体异常时只需计数荧光信号数量，操作简便，周期短；④敏感特异性高；⑤可以检测和定性标记染色体，确定小的新生染色体及染色体亚显微变化或复杂变化，快速检测Y序列和基因定位等。

FISH检测操作简单、敏感性、特异性高，不需要经过细胞培养，可与间期细胞核杂交，大大缩短了诊断周期，且可同时采用不同荧光信号探针检测多个位点，因此目前广泛应用于快速产前诊断。目前FISH技术用于快速产前诊断主要应用于13、18、21、X、Y染色体的数目异常的诊断。

FISH是产前快速诊断非整倍体的有效方法，有很大的临床应用价值，但FISH技术也有其局限性,因受特异性探针的制约,仅能提供有限的染色体信息,因此,FISH 技术不能完全取代常规的染色体核型分析,只有结合传统的细胞遗传学产前诊断报告才能为临床遗传咨询提供完整可靠的实验室依据。

二、荧光定量 PCR 技术

荧光定量 PCR(quantitative fluorescence PCR, QF-PCR)基本原理是将被检测 DNA 样本采用荧光引物进行 PCR 扩增,此荧光信号变量与扩增产物变量成正比,通过足够灵敏的自动化 DNA 测序仪实现对荧光的采集和分析。利用基因扫描软件对 DNA 序列相应的重复长度进行峰面积定量,实现对原始模板的定量。目前应用最广泛的是用 QF-PCR 扩增段串联重复序列(shorttandem repeats, STR)进行检测。

QF-PCR 在产前快速非整倍体检测中得到了越来越广泛的应用,正常人杂合子两个峰的荧光定量比值通常为 0.8~1.4 之间(二倍体 2 个等位基因),有很少一部分是纯合子则显示出一个峰值。对于非整倍体(以三体为例),3 条染色体上 3 个 STR 位点经扩增后可出现荧光定量比值为 1:1:1的峰(三体 3 个不同等位基因),或荧光定量比值为 0.65 或 1.8 的 2 个峰(三体 2 个等位基因)。如果某一 STR 基因座为纯合型,3 个等位基因完全相同,结果只显示 1 个峰,此时不能确诊三体,但因 STR 具有高度多态性和杂合性,可同时扩增多个 STR 位点(一般 2~4 个),只要有一个标志性峰即可诊断,因此该方法可诊断 99.9%的病例。

该技术整个检查过程可在 24~48 h 内完成,操作简便、方便快速、成本较低,且可一次批量检测多个样本。主要不足之处是不能检测染色体嵌合体和平衡性结构重排。对于嵌合体,只有当异常细胞嵌合比例至少达到 15%以上时才可能检测到,应与染色体核型分析相结合,可提高检出率。

三、DNA 测序技术

核酸是生物体内以核苷酸为基本单位的生物大分子化合物,为生命的最基本物质之一。生物个体的核酸序列蕴藏着其全部遗传信息。核酸序列分析在医学实践中有着重要的应用,也是目前了解人类疾病遗传学基础和实施分子诊断的重要方法。核酸序列分析,亦称作核酸测序技术,简称测序(sequencing)。

DNA 测序技术是现代生命科学研究的核心技术之一,而 Sanger 法是目前使用得最普遍的 DNA 序列分析技术。经典的 DNA 测序技术可以对特定的 DNA 片段进行精确分析。20 世纪 80 年代末出现的基于双脱氧链终止法原理的荧光自动测序技术,将 DNA 测序带入自动化测序时代。近年来兴起的新一代测序技术,又称为二代测序技术使得 DNA 测序进入高通量、大规模时代。目前,单分子等第三代测序技术也开始兴起,使得 DNA 序列测定阅读基序更长,更快,精度、通量更高,有望进一步降低测序成本,改善医疗前景。

(一)第一代 DNA 测序技术

自 1975 年 Sanger 和 Coulson 建立经典的 DNA 测序技术“双脱氧链终止法”以来,DNA 测序方法不断在改进,但 Sanger 测序法是后来众多测序技术的基石,这一技术称为第一代 DNA 测序技术。

1.一代测序技术特点

(1)优势　临床样本进行一代测序的基本流程包括样本DNA提取、PCR扩增、PCR产物鉴定、Sanger测序、数据分析。用于一代测序辅助临床诊断的DNA通常来自于外周血、组织、羊水等样本。一代测序技术针对特定片段DNA序列可精确检测出有临床意义的单个或几个碱基的缺失、置换等变异,具体优势如下:

①精准:Sanger测序仍然是目前所有基因检测方法(包括荧光定量PCR中的Taqman探针法、普通PCR法、基因芯片法、二代测序法等)的"金标准"。科研领域发表基因检测相关文章,通常需要有sanger测序验证数据予以支持。Sanger测序过程细致,质控环节多,污染低,测序结果直观可视,不用建库因而假阳性结果极低。可以分辨出碱基置换、颠换、缺失和插入4种变异形式。

②可进行个性化位点检测。应用于临床的测序特点是:"目标明确、结果精准、通量小",Sanger测序正好具备这些特点,不仅可以进行个性化位点检测,还可以任意选择单项测序,具有价格优势,因而非常适用于临床。

(2)局限性

①通量低,成本高,Sanger测序只能逐段测序,通量低,无法完成全基因组层面的分析。此外一代测序速度较慢、检测耗时较长,成本比芯片或高通量检测高100倍。

②灵敏度较低,Sanger测序法的检测灵敏度约15%~20%。临床标本中突变型等位基因的比例在0%~100%之间各种比例都有可能,对于突变比例低于15%~20%的标本,采用一代测序进行检测容易漏检突变。

③只能检测到部分突变形式,其他基因变异如基因重排、融合、扩增均无法检测。

2.一代测序技术的临床应用

一代测序技术可以出具800 bp连续可视的峰图,并且可分辨出单个或小片段碱基置换、颠换、缺失和插入等突变,因其远高于其他基因检测方法的精确性,在临床上应用广泛。

(1)单基因遗传病的基因诊断　单基因遗传病是指受一对等位基因控制的遗传病,其种类、分型繁多,常规诊断难以确诊。据在线人类孟德尔遗传最新报道,目前已被美国国家生物技术信息中心正式收录的就有22 000种。多数单基因遗传病均起因于致病基因外显子编码区碱基序列改变,导致编码的蛋白质生物学活性降低或丧失而发病。Sanger测序技术在单基因病的确诊、分型等方面都发挥着不可或缺的作用,从发明至今,仍作为基因诊断的金标准。

(2)高危胎儿产前基因诊断　对于有单基因病患儿出生史的家系,在先证者致病基因及突变类型明确的基础上,可通过产前诊断防止患儿的出生。

(3)为二代测序和芯片测序验证　Sanger测序是NGS基因检测筛选单基因遗传病家系致病基因后进行家系内和正常对照组验证的主要手段。值得注意的是,Sanger测序目的是寻找与疾病有关的特定基因突变。对于没有明确候选基因或候选基因数量较多的大样本病例筛查是难以完成的,此类测序研究还是要依靠具有高通量测序能力的NGS。

(4)亲子鉴定或法医鉴定　这类技术是在sanger测序技术基础上发展起来的一个技

术,所用仪器与sanger测序所用仪器一样,检测原理也一样。亲子鉴定可以通过对DNA遗传片段的检测,判定父母与子女之间的亲缘关系,而法医鉴定可以通过DNA测序提供死者或者嫌疑人的遗传信息。

(5)肿瘤突变基因的检测和肿瘤个体化治疗　Sanger测序已应用于肿瘤诊断、病情监测、预后和治疗等临床实践中。Sanger测序还可以对肿瘤靶向治疗药物相关基因的突变位点进行检测,例如在非小细胞肺癌的治疗中,靶向药吉非替尼/厄洛替尼用药前必须要检测EGFR基因的状态。

(6)分型　一代测序可应用于微生物和真菌鉴定、HLA分型、病毒分型等。

(7)其他　如甲基化分析(重亚硫酸盐测序)和SAGE(基因表达串联分析)

(二)第二代测序技术

第二代测序技术即高通量测序技术,具有检测速度快、准确率高、成本低、覆盖度广以及产出巨大等特点。第二代测序技术主要是将通用的接头连接到需测序的片段化的基因组DNA,然后运用不同的方法来产生成百上千万的单分子多克隆聚合酶链反应阵列,接下来进行大规模的引物杂交及酶延伸反应,这些反应可对几十万甚至几百万的序列同时进行,反应后每一步产生的信号可以同时进行检测,所获得的测序数据经计算机分析即可获得完整的DNA序列信息。相对第一代测序技术,第二代测序技术在测序通量和测序成本等方面取得了质的飞跃,并已经在全基因组测序、外显子组测序、转录组测序等领域得到了广泛的应用。

目前商业化较成熟的第二代测序技术主要包括Roche/454FLX、Illumina/Solexa Genome Analyzer、Applied Biosystems/SOLID system以及IonTorrent/Proton-PGM四个主要测序平台。

1.第二代测序技术的应用

第二代测序技术主要用于大规模的核酸测序,其目的是发现各种结构、修饰和数量变异。根据测序内容的不同,第二代测序技术应用可分为全基因组测序、目标序列的测序、转录组测序等。

(1)全基因组测序　全基因组测序是对基因组序列已知物种的个体进行全基因组测序,并以此为基础进行个体或群体水平的差异信息分析。基于全基因组重测序,可以获取最全的基因组信息,寻找大量的遗传差异,如单核苷酸多态性(single nucleotide polymorphism,SNP)、基因拷贝数变异(copy number variations,CNVs)、插入及缺失和结构变异等,发现不同疾病遗传基础,实现遗传进化分析及重要性状候选基因的预测。

(2)外显子组测序　外显子组测序是指针对外显子序列设计核酸探针,在固相或液相体系中利用序列捕获或者靶向技术对全基因组外显子区域DNA进行捕获、富集后再进行二代测序的基因组分析方法。人类外显子组包含细胞内所有基因的编码核苷酸序列。在人类基因中约有180 000个外显子,占人类基因组的1%,而目前已发现人类孟德尔式疾病的致病位点约85%位于蛋白质编码序列中。因此相较于全基因组测序,外显子组测序成本低且覆盖度深,是筛查单基因疾病致病位点的有效手段。

(3)目标区域捕获测序　目标区域捕获测序与外显子组测序类似，是指针对感兴趣的基因组区域定制特异性探针与基因组 DNA 在序列捕获芯片(或溶液)中进行杂交，将目标基因组区域的 DNA 片段进行富集后再利用第二代测序技术进行测序分析。由于目标区域从全外显子组缩小到某段区域，因此测序数据量和成本大幅下降，有助于大规模、低成本筛查特定疾病的已知致病位点，在临床诊断方面的应用日渐广泛。

(4)转录组测序　转录组在广义上是指某一生理条件下，细胞内所有转录产物的集合，包括信使 RNA、核糖体 RNA、转运 RNA 及非编码 RNA；在狭义上指所有 mRNA 的集合。转录组测序的研究对象为特定细胞在某一功能状态下所能转录出来的所有 RNA 的总和，主要包括 mRNA 和非编码 RNA。通过二代测序技术，能够全面快速地获得某一物种特定组织或器官在某一状态下的几乎所有转录本序列信息，已广泛应用于基因表达水平研究、转录本结构研究、转录本结构变异研究、非编码功能区域研究和低丰度全新转录本的发现。

2.第二代测序技术在围产医学中的应用

随着测序技术的不断升级和分子诊断技术的飞速发展，第二代测序技术已经越来越广泛地应用到遗传病的检测中来，对于常见的产前诊断标本如羊水、绒毛、脐带血、流产物以及外周血等均可应用该技术进行检测。

(1)单基因疾病诊断　单基因疾病临床症状表现多样，诊断效率不高，对人类健康构成了较大威胁。由于单基因病是基因变异所导致，因此基因诊断是最简单也是最直接的诊断手段。

传统的基因诊断采用 MLPA，Southern 杂交，AFLP 和 ST 和毛细管测序等技术，操作复杂，通量有限，检测结果不易判定。二代测序技术以其速度快、通量高、高度自动化操作程度，可以一次检测疾病所有相关基因，大大提高了遗传病的诊断效率，已逐渐成为单基因疾病基因诊断的一个最有效的技术。

(2)无创产前染色体非整倍体筛查　孕妇外周血中游离胎儿 DNA 的发现开启了无创产前诊断的新篇章，二代测序技术利用其高敏感性的特点，可以对微量胎儿 DNA 进行检测，进行胎儿产前无创产前筛查(non-invasive prenatal testing，NIPT)，实现遗传病的分析和筛查，如唐氏综合征、爱德华氏综合征等。

此外，二代测序技术还可同时对外周血中胎儿 DNA 进行染色体微缺失微重复综合征检测。一次分析 23 对染色体的染色体非整倍体及全部>100 Kb 的染色体 CNVs，可以更为快捷、经济的进行该类疾病的诊断。

(3)流产、引产组织以及羊水染色体拷贝数变异的检测　自然流产约占妊娠总数的 15%，随着孕妇年龄的增加，流产发生的风险随之增加。在 8~12 周的流产患者中，超过 50%是由于染色体异常引起的。二代测序技术可对 23 对染色体全面检测，除了检测染色体数目异常外，还可检测染色体微缺失和微重复，针对流产、发育异常引产的胎儿组织，可以进行染色体拷贝数变异的检测，以明确病因。

(4)表观遗传疾病检测　表观遗传学是指基于非基因序列改变所致基因表达水平变化，在此水平上由于基因的修饰如 DNA 甲基化和染色质构象变化等导致基因的活性发生了改变，使基因决定的表型出现变化而引起的疾病为表观遗传疾病。在临床诊断中二代测序技术最常见应用于甲基化测序。

（5）线粒体病检测　线粒体是细胞内氧化磷酸化和形成 ATP 的主要场所，其 DNA 突变可以导致母系遗传性疾病，是由于线粒体代谢酶缺陷，导致 ATP 合成障碍、能量来源不足而引起的一类疾病。由于人体内几乎所有细胞的直接能量都来自于线粒体，因此线粒体病可以导致多系统功能的紊乱。每个人细胞内的线粒体基本上都是存在一定程度异质性，采用常规的测序技术不易检测到较低比例的线粒体基因突变，所以利用高覆盖深度的二代测序技术可以更灵敏地检测到低含量的线粒体基因突变。最常见的线粒体病有线粒体耳聋、Kearns-Sayre 综合征、Leigh 综合征等。

（6）胚胎植入前筛查与诊断　在体外受精联合胚胎移植技术（in vitro fertilization，IVF）中，染色体非整倍体是导致其失败的主要原因，胚胎植入前筛查（preimplantation genetic screening，PGS）是指在胚胎植入着床之前，通过检测胚胎植入前染色体的非整倍体情况，分析胚胎是否有遗传物质异常的一种早期产前筛查方法，从而挑选正常的胚胎植入子宫，以期获得正常的妊娠，提高患者的临床妊娠率。其原理是在胚胎植入前提取单细胞进行扩增，扩增后的进行高通量测序，从而在胚胎植入前对染色体非整倍体进行筛查。

在高通量测序的技术背景下，对于孟德尔遗传病及罕见病，可进行胚胎植入前诊断（preimplantation genetic diagnosis，PGD）。对于患病或带有连锁证据的个体，利用全基因组连锁分析，通过辅助生殖技术进行体外受精，再通过胚胎植入前的筛查与诊断，为遗传疾病家族孕育健康新生命。

四、孕妇外周血胎儿游离 DNA 产前检测

根据国际权威学术组织美国妇产科医师学院委员会意见，无创产前 DNA 检测（Non-invasive Prenatal Testing，NIPT）是应用最广泛的技术名称。无创 DNA 产前检测技术仅需采取孕妇静脉血，利用高通量测序技术对母体外周血浆中的游离 DNA 片段（包含胎儿游离 DNA）进行测序，并将测序结果进行生物信息分析，可以从中得到胎儿的遗传信息，从而检测胎儿是否患染色体疾病。

（一）技术基本原理

1997 年，卢煜明（Dennis Lo）等利用 PCR 技术在妊娠 12～40 周孕男胎的孕妇血浆和血清中检测到睾丸决定基因（SRY）的特异性序列，确定了母体中胎儿游离 DNA 的存在；并且应用实时定量 PCR（RQ-PCR）技术证实了胎儿游离 DNA 在孕妇血浆中含量丰富，可用于产前诊断。这一发现揭开了无创性产前诊断的序幕，为孕妇外周血胎儿游离 DNA 产前检测提供了理论基础。

目前有两种方法学在测序平台上实现胎儿非整倍体的基因检测，即选择测序特定靶向的基因组区域的目标区域扩增测序（Targeted-Sequencing）及检测来自全基因组序列的 DNA 片段的高通量测序（High-throughput sequencing）。前者选择性扩增感兴趣的特定基

因组区域(如染色体21和18上的多态性位点或特定的感兴趣的多态性位点),然后仅读取计数这些特异片段,提高了从母血浆中检出胎儿18-三体和21-三体的灵敏度和特异性,这一策略能够减少生物信息学分析中大量无用的信息,显著降低需要分析读取的数据。后者则对来自母体血浆的数以百万计短序列的DNA片段在一次单一的运行中同时被快速测序,通过与人类基因组的一个整倍体参考副本比较,获得目标染色体与正常参考染色体比例,当胎儿为三体时,可检测出母体外周血中该染色体的胎儿游离DNA比例与正常孕妇相比升高。根据基因测序的结果和生物信息学技术分析,则可通过母体血浆与正常人类基因组的差异辅助判断孕妇是否孕有非整倍体胎儿。

(二)技术适应征

目前孕妇外周血胎儿游离DNA产前检测技术的主要目标疾病为3种常见胎儿染色体非整倍体异常,即21-三体综合征、18-三体综合征、13-三体综合征。其检测最佳孕周为12~22周。

国家卫生计生委组织专家总结我国的孕妇外周血胎儿游离DNA产前检测(NIPT)试点工作经验,结合国际国内的临床研究成果制定了我国《孕妇外周血胎儿游离DNA产前筛查与诊断技术规范》。该检测技术对人群要求有如下三部分:

1.适用人群

(1)血清学筛查显示胎儿常见染色体非整倍体风险值介于高风险切割值与1/1 000之间的孕妇。

(2)有介入性产前诊断禁忌证者(如先兆流产、发热、出血倾向、慢性病原体感染活动期、孕妇Rh阴性血型等)。

(3)孕20周以上,错过血清学筛查最佳时间,但要求评估21-三体综合征、18-三体综合征、13-三体综合征风险者。

2.慎用人群

有下列情形的孕妇进行检测时,检测准确性有一定程度下降,检出效果尚不明确;或按有关规定应建议其进行产前诊断的情形。包括:

(1)早、中孕期产前筛查高风险。

(2)预产期年龄≥35岁。

(3)重度肥胖(体重指数>40)。

(4)通过体外受精——胚胎移植方式受孕。

(5)有染色体异常胎儿分娩史,但除外夫妇染色体异常的情形。

(6)双胎及多胎妊娠。

(7)医师认为可能影响结果准确性的其他情形。

3.不适用人群

有下列情形的孕妇进行检测时,可能严重影响结果准确性。包括:

(1)孕周<12周。

(2)夫妇一方有明确染色体异常。

(3)1年内接受过异体输血、移植手术、异体细胞治疗等。

(4)胎儿超声检查提示有结构异常须进行产前诊断。

(5)有基因遗传病家族史或提示胎儿罹患基因病高风险。

(6)孕期合并恶性肿瘤。

(7)医师认为有明显影响结果准确性的其他情形。

除外上述不适用情形的,孕妇或其家属在充分知情同意情况下,可选择孕妇外周血胎儿游离DNA产前检测。

(三)临床应用

1.胎儿常染色体非整倍体疾病诊断

妊娠中较常见的胎儿非整倍体,主要有唐氏综合征(21-三体)、爱德华综合征(18-三体)和帕陶氏综合征(13-三体)以及性染色体异常如X单体(特纳综合征)等。以21-三体为例,原理上唐氏综合征的胎儿应释放相对其他染色体更多的21号染色体DNA序列进入母体血浆。因此通过母体血浆的基因高通量测序,并分析比对到每条染色体的数据量将待测孕妇的数据与一组正常妊娠的孕妇的数据进行统计学比较,即可判定待测孕妇中的胎儿染色体数目是否存在异常,这种方法即为孕妇外周血胎儿游离DNA产前检测技术。目前这种方法已经被证实具有高准确性,包括21-三体、18-三体、13-三体,以及性染色体异常和其他非整倍体。孕妇外周血胎儿游离DNA产前检测技术的临床应用需与传统B超检查、血清学筛查等结合起来,其阳性结果需要经过介入性产前诊断技术进行确诊。随着这项技术临床实践的不断深入,其在低危人群中的表现也日益受到人们的关注,并不断扩展,孕妇外周血胎儿游离DNA产前检测技术的灵敏度为99.17%(21-三体)、98.24%(18-三体)和100%(13-三体),特异性为99.95%(21-三体)、99.95%(18-三体)和99.96%(13-三体);检测性染色体异常的灵敏度约为88.6%(特纳综合征)、93.8%(其他性染色体异常),假阳性率远低于传统血清学联合筛查,可大大降低不必要的介入性产前检测所带来的流产风险。

需要注意的是,一些生物学原因会导致孕妇外周血胎儿游离DNA产前检测结果与胎儿核型分析出现不一致的情况。由于孕妇血浆中包含胎儿DNA和大量母体干扰DNA背景,因此当母体DNA存在染色体异常时,会干扰对胎儿染色体DNA片段的分析,使孕妇外周血胎儿游离DNA产前检测结果出现假阳性,其假阳性率或不一致率在临床研究中约为1%~2%水平。除母体染色体异常之外,导致孕妇外周血胎儿游离DNA产前检测结果与胎儿核型结果不一致的原因还包括胎儿特异性嵌合、母体嵌合等;另外,孕妇自发肿瘤也可导致进行孕妇外周血胎儿游离DNA产前检测时出现非特异性的多条染色体数目异常的结果。因此,孕妇外周血胎儿游离DNA产前检测技术仍然仅仅作为一种筛查手段,而非诊断性检测,其阳性结果必须进行介入性产前诊断进行验证才能确诊。

2.胎儿常染色体微缺失/微重复疾病诊断

孕妇外周血胎儿游离DNA产前检测不仅能检测胎儿染色体数目异常,且能检测胎儿染色体片段的缺失和重复,包括一些亚显微水平的改变。截至目前,对于孕妇外周血胎儿游离 DNA 产前检测胎儿染色体微缺失和微重复，已经有相当多的文章对其进行了报道，但是总体来看，业内多持谨慎态度。染色体微缺失微重复的片段较小，其对应的表型往往难以预测，当产前检测为阳性结果时，其胎儿核型很可能是完全正常的，且微缺失微重复的发生率低，因此一般并不建议将染色体微缺失与微重复的检测作为常规的孕妇外周血胎儿游离 DNA 产前检测。国际产前诊断协会（International Society for Prenatal Diagnosis，ISPD）2015 年声明指出孕妇外周血胎儿游离 DNA 产前检测微缺失微重复及其他非整倍体检测应限于临床意义明确或已知严重表型的疾病，每种疾病应有明确的检出率、假阳性率等指标，并配套相应的专业咨询。应由孕妇自己决定是否检测和获知结果，并在临床咨询中详细告知疾病信息和检测的局限性。

3.胎儿单基因遗传病诊断

单基因遗传病的孕妇外周血胎儿游离 DNA 产前检测也有其意义，可以为羊膜穿刺禁忌证的孕妇提供一个备选方案。由于单基因遗传病多由单一突变引起，故对检测技术的精度要求高，此外，由于孕妇中存在大量母源血浆 DNA 的干扰，致使检测难度大大增加。目前孕妇外周血胎儿游离 DNA 产前检测单基因遗传病主要包括 β-地中海贫血、α-地中海贫血、先天性肾上腺皮质增生症、杜氏肌营养不良、枫糖尿病、先天性耳聋等。单基因遗传病患者群小，因其检测同时需要家系的遗传信息，分析周期相对较长，同时费用也更加昂贵，所以目前总体上仍处于实验研究阶段，并未进入常规临床实践中。

无论是孕妇外周血胎儿游离 DNA 产前检测微缺失与微重复、其他非整倍体还是单基因遗传病，均需要以孕中晚期的介入性产前检测结果作为金标准，关于孕妇外周血胎儿游离 DNA 产前检测单基因遗传病的临床推广仍需继续探讨。

孕妇外周血胎儿游离 DNA 产前检测技术基于高通量测序技术发展而来，其飞速的发展使得抽取孕妇外周血即可产前检测胎儿的非整倍体、单基因遗传病和微缺失微重复成为现实。胎儿非整倍体的孕妇外周血胎儿游离 DNA 产前检测的临床实践不断开展，也推动了高通量基因测序技术的不断进步。在技术发展的同时，国家卫生计生委也对该项技术进行了更深一步的规范化与流程化。这要求我们作为医务人员，也要在实践中不断进行评估和总结，使孕妇外周血胎儿游离 DNA 产前检测技术能够为医学实践带来更多临床价值。

五、多重连接依赖的探针扩增技术

多重连接依赖的探针扩增技术（multiplex ligationdependent probe amplification，MLPA），2002 年由荷兰 Schouten 等研究建立，是近年来发展起来的一种针对 DNA 序列进行定性和半定量分析的新技术。

（一）MLPA 原理

特殊合成的探针与靶序列 DNA 杂交，通过探针的杂交连接、PCR 扩增，得到的产物再经毛细管电泳分离，收集数据分析最后得出结论。MLPA 技术能够在一个简单的反应体系内检测多达 50 个核酸序列拷贝数的改变。原理见图 32-25。

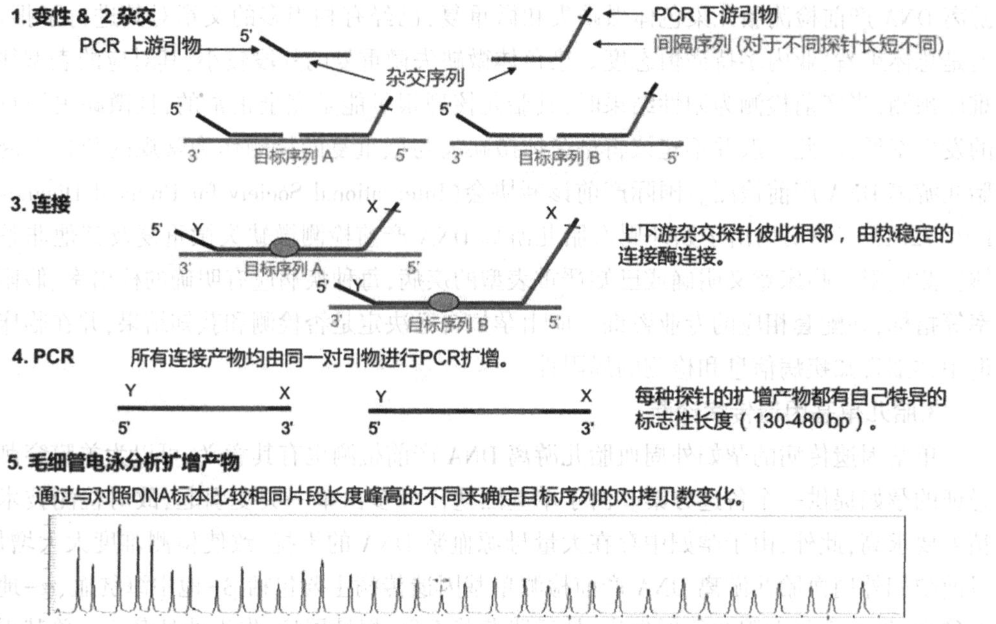

图 32-25　MLPA 原理

（二）MLPA 的技术特点

1.优势

MLPA 作为一种新型检测技术，具有如下优点：①灵敏度高，所需样本量小且不需进行细胞培养，最少仅需 20 ng DNA 即可完成检测；②多重检测，单管可同时检测多达 50 拷贝数变化；③特异性强，检测精准度高，即使只有一个碱基的差别，也会导致杂交不完全，使连接反应无法进行；④高通量，24 h 出结果；⑤自动化程度高，在 PCR 结束之后直接可用毛细管电泳分析结果，操作易于标准化。

2.局限性

尽管 MLPA 技术有很多优点，但也其有局限性：它不能用于单细胞检测；不能应用于全基因扩增的样品；无法检测染色体平衡易位；应用受限制，目前更多的应用还是基因突变和甲基化检测，在其他领域进展缓慢。

（三）MLPA 技术的应用

1.MLPA 技术在产科的应用

此技术可检测出 13、18、21 及性染色体的数量异常。我们目前已成功运用 MLPA 技术检测了约 2 000 例羊水，异常结果均与染色体核型分析相符合，充分说明了此技术完全可以运用于产前诊断中非整倍体异常的临床检测。MLPA 技术可在 24~48 h 内快速获得结果，可大大减少孕妇及家属焦虑的心情，若 MLPA 提示异常结果，则在羊水染色体检测时让实验人员优先处理分析核型，大大缩减羊水培养染色体核型分析报告的时间。

MLPA 技术还可对 SMA 基因进行产前检测，具有快速、准确的优点，其准确度高达

95%以上,传统检测 SMN 基因拷贝数的方法有聚合酶链反应-限制性片段长度多态性(polymerase chain reac-tion- restriction flagment length polymorphism,PCR-RFLP)、实时荧光定量 PCR 技术(real-time PCR)等。PCR-RFLP 只能检测患儿 SMN1 基因的纯合性缺失,无法判断携带者的杂合缺失。Real-time PCR 虽能检测杂合性缺失,但一般仅针对单个位点进行检测,检测位点较少,并且对 DNA 样本质量要求较高,实验结果波动较大,会出现结果不准确的情况。孕母 DNA 污染是产前诊断中被关注的最重要问题之一。应用 MLPA 技术进行遗传病产前基因诊断时,排除孕母 DNA 污染必不可少。

自然流产胚胎的细胞遗传学研究发现,由于染色体数目异常所致的胚胎发育不良而造成的妊娠中断,是自然流产最常见的原因之一。目前,检测染色体的非整倍性改变的基本方法为染色体核型分析,但是它在检测绒毛或其他胎儿细胞时,需要进行体外细胞培养,若培养失败或染色体形态较差时,常常影响实验结果。应用 MLPA 检测这类标本时,不需要体外培养,少量标本即可进行检测,针对易发生非整倍性改变的染色体上的几个热点基因设计特异性探针,根据特定基因拷贝数的改变,即可确定染色体数目的异常。

2.MLPA 技术在儿科的应用

小胖威利综合征(Prader-Willi 综合征,简称 PWS)是一种罕见的先天性疾病,因第 15 号染色体长臂(位置 15q11-q13)异常导致的终身性非孟德尔遗传的表观遗传性疾病,是多系统化异常的复杂综合征。研究显示 15q11-q13 区域存在 SNRPN、NDN、MAGEL2、MKRN3 和 Cl5orf2 印记基因,它们仅存在于父源 15 号染色体的等位基因上。甲基化特异性 M LPA(MS-MLPA)具有高度特异性,如果检测的靶序列发生缺失或扩增突变,则相应探针的扩增峰便会缺失、降低或增加,因此,根据扩增峰的改变就可判断靶序列是否有拷贝数的异常或点突变存在。研究证实 MS-MLPA 是一种简单、高效、准确、可靠的基因诊断方法,适合在临床推广应用。

六、染色体微阵列分析

除了 DNA 点突变,基因组上还可以发生涉及大片段 DNA 序列的变异,包括基因拷贝数变异(Copy number variation, CNV)。CNV 即染色体片段的重复或缺失,是人类基因组内常见的亚显微结构变异,这种变异是指 DNA 片段上 1kb 以上的基因组大片段的缺失、嵌入、复制或复合多位点变异。CNV 是基因组结构变异(Structural variation, SV)的重要组成部分。CNV 位点突变率大约是 DNA 点突变的 100~10 000 倍,是人类疾病的重要致病因素之一。CNV 可以导致呈孟德尔遗传的单基因病与罕见疾病,同时与复杂的神经与精神疾病也相关。

染色体微阵列分析(Chromosomal microarray analysis, CMA)也称为染色体芯片技术,是一项新兴的高分辨率检测全基因组 CNV 的分析技术。它针对全染色体组进行分析,能够检测出拷贝数变异 CNV 大于 1kb 的微缺失/微重复,故而被称为“分子核型”。CMA 可以通过高通量特异性核酸探针对待测样本全基因组 DNA 进行高分辨率检测,获得 DNA 分子信息,结合生物学信息提供染色体数目和结构异常的相关信息,进一步对染色体微缺失、微重复进行诊断。CMA 已成为生长发育迟缓/智力障碍的一线检测方法,是其他复杂性遗传病的重要检测方法,是无创产前筛查阳性结果的确证方法。2013 年美国妇产科医师协会（ACOG）及美国母胎医学学会（SMFM）发表临床指南，指出在产前超声检查显示结构异常的胎儿中，推荐 CMA 替代传统的染色体核型分析技术。目前 CMA 根据芯片所使用探针类型的不同分为两大类，分别是微阵列比较基因组杂交（array-based comparative genomic hybridization，aCGH）及单核苷酸多态性微阵列（single nucleotide ploymophism array，SNP array）技术。

（一）染色体微阵列的技术原理

1.比较基因组杂交微阵列芯片（array-CGH）

array-CGH 平台是建立在待测样本与对照样本全基因组 DNA 共同杂交于排列有 DNA 探针的芯片基础上，用两种不同颜色荧光染料标记待测样本 DNA（如花青素 5，Cy5）和对照 DNA（花青素 3，Cy3），通过比较待测样本与对照样本杂交信号的强弱，并利用专门的分析软件将杂交信号转换分析后进行染色体拷贝数分析，确定患者 DNA 样本特定基因组片段的重复或缺失。如果某一探针位点两种荧光信号值相等，则表明此片段样本 DNA 和对照 DNA 含量相等；如果 Cy3：Cy5 比值发生改变，则表明此片段存在重复或缺失。见图 32-26。

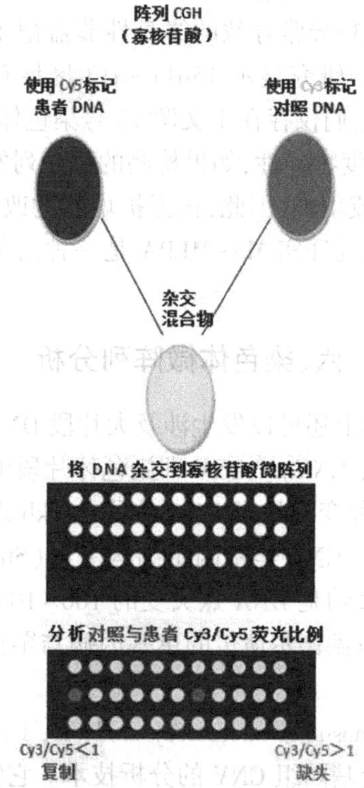

图 32-26 Array-CGH 原理示意图

2.单核苷酸多态性微阵列芯片（SNP-array）

单核苷酸多态性（Single Nucleotide Polymorphisms，SNP）是指在基因组水平上由单个核苷酸的变异所引起的 DNA 序列多态性而形成的遗传标记。一般而言，SNP 是指变异频率大于1%的单核苷酸变异。在人类基因组中大概每1 000个碱基就有一个SNP,人类基因组上的SNP总量大概是3×10^6个。

SNP-array芯片技术是将含有大量SNP位点序列的高密度芯片与待测样本DNA进行杂交,通过待测样本信号强度与内部参照数据进行比较,获得定量的拷贝数检测结果及SNP型结果。array-CGH平台能够很好地检出拷贝数变异,而SNP-array除了能够检出拷贝数变异外,还能检出单亲二体(uniparental disomy, UPD)、杂合性缺失(loss of heterozygosity, LOH)和三倍体。

目前染色体微阵列分析是将CGH和SNP相结合的微阵列,通过分析软件将扫描得到的每个探针位置的信号数据转化为其相对应的基因组位置,同时检测染色体拷贝数和SNP。

(二)染色体微阵列CNV的判读

染色体微阵列分析所发现的CNV,明确其临床意义才能对孕妇的妊娠结局提供有意义的遗传咨询。目前很多公共CNV数据库的应用有助于CNV数据的分析,如人类孟德尔遗传数据库(OMIM),http://www.ncbi.nlm.nih.gov/Omim;基因组结构变异数据库(dbVAR),http://www.ncbi.nlm.nih.gov/dbvar/;CNV疾病数据库(DECIPHER),https://decipher.sanger.ac.uk/information;多伦多基因组变异数据库(DGV),http://projects.tcag.ca/variation;基因型与表型数据库(dbGaP),http://www.ncbi.nlm.nih.gov/gap;人类遗传学细胞遗传学微阵列委员会在线数据库(ISCA),http://www.iscaconsortium等。虽然发现一些重要的CNV与一些遗传病高度相关,需要注意的是CNV并不意味着异常或有临床意义,因此CNV的正确判读意义重大。按照美国医学遗传学会对基因芯片拷贝数变异结果最新分为三大类五级。

1.致病性(pathogenic)CNVs

一段缺失或者重复与一个已经报道的微缺失/微重复综合征区域在位置和大小匹配,或缺失中包含因单剂量不足而致病的基因或者基因的一部分,或重复中包含三倍剂量敏感基因的全部(有关单倍剂量不足和三倍剂量敏感基因可查询ClinGen网站)。另外涉及多个基因的大片段缺失(通常远大于1Mb)或重复也为致病性,特别是新发变异。因不完全外显、表现多样等原因,相同致病类CNV并不一定导致相同的临床表型。

2.可能致病性(possibly pathogenic)CNVs

一段缺失或者重复与一个已经报道的致病性缺失/重复区域在位置和大小有部分重叠,或涉及可疑但并未在疾病致病机制中证实的基因,或涉及的基因虽有支持单倍剂量不足或三倍剂量敏感的证据,但不足以得出肯定结论。

3.临床意义不明确(variant unknow significance, VUS)CNVs

此类变异不符合致病条件也不符合良性条件,文献报道中的结论尚未一致,暂没有足够的证据做肯定的分类。

4.可能良性的(likely benign)CNVs

含有基因的变异在正常人群中多次发生,但发生率未达1%。

5.良性(benign)CNVs

涉及的CNV在DGV数据库或内部数据库中的发生率大于1%;或该CNV已在多个

同行审议的出版物或经审校的数据库(如 ClinVar)中报告为良性;或正常人群中有发生,但不到1%的发生率,CNV 不包括任何基因或重要的基因组成部分。

(三)染色体微阵列的技术特点

1.优势

(1)分辨率高　CMA 的最大优点在于其高分辨率。染色体微阵列分析可检测出染色体非整倍体及非平衡性结构异常,且能有效弥补现有染色体检测技术的局限性,将染色体的诊断提高到了亚显微甚至是基因的水平,能够全基因组范围内检测到细微的缺失及重复,发现传统核型分析无法检测到的微缺失微重复。目前应用于临床的染色体微阵列分析可以发现大于1kb 的 CNV,分辨率远远高于核型(>5~10 M)。在染色体核型正常但产前超声检测中发现存在单个器官异常或多个器官异常的病例中,病理性 CNVs 检测率分别为5.6%和9.5%。

(2)覆盖面广　目前应用于染色体微阵列分析的密度最高的芯片含有200万个 CNV 探针及约75万个 SNP 探针,可100%覆盖全基因组,发现一些未知的染色体非平衡性改变,与只能针对已知位点的位点特异性检测方法如 FISH 比较,有明显优势。

(3)用时短、效率高　染色体微阵列分析检测全基因组 DNA 无需进行羊水细胞培养,和传统核型相比(3~4周),实验周期大大缩短(3~4 d),且仅需毫克(mg)级的基因组 DNA 便可进行分析,对标本要求低。此外,染色体微阵列分析不需要分裂相的细胞,可对死胎或死产遗传学诊断提供信息。

(4)SNP 芯片　可以进行 LOH、UPD 以及多倍体的检测。

(5)与无创、染色体核型结合　无创产前高通量测序结果阳性的孕妇需要进一步进行有创的 CMA 或核型检测,结合 CMA 或核型结果对孕妇胎儿情况进行判断,获得准确的产前诊断结果。当染色体核型分析发现一些无法明确的染色体异常时染色体微阵列分析可明确诊断。

2.局限性

ACMG 在2013年更新的应用指南中指出,尽管 CMA 已成为检测染色体 CNV 的有效工具,但并不适用于所有的一线检测。CMA 芯片检测存在一定的局限性。

(1)无法检测平衡性染色体重排　对于目前使用的大多数平台来说,尚无法检测到平衡染色体重排。在产前诊断中,染色体平衡重排(如染色体平衡易位、倒位、插入等)的发生率约为0.08%~0.09%,染色体微阵列分析不能发现染色体平衡重排。研究发现,约40%所谓的因“染色体平衡易位”而存在表型的患者通过 CMA 检测可发现平衡易位的断裂点在某基因位点中而导致的微缺失、微重复。因此,核型分析检测到的“平衡”染色体重排,如果出现了微缺失或重复,或断裂点附近的拷贝数变化,CMA 检测可能会对这些所谓的染色体平衡易位得出重要的补充信息。

(2)无法检测出低比例嵌合体　对于嵌合体的诊断,目前最优方法仍然是 FISH 技术,其可以发现低比例嵌合。染色体微阵列分析可以发现嵌合体,但当嵌合比例低于20%时则可能无法检出。

(3)array-CGH 平台无法检测出多倍体　array-CGH 平台是建立在待测样本与对照样本全基因组 DNA 共同杂交于 DNA 探针的芯片基础上,只能发现相较于其他 DNA 区域的拷贝数变异，无法检测出三倍体及四倍体。染色体多倍体胎儿一般都存在超声异常，当胎儿超声异常但染色体微阵列分析未发现异常时，应进行染色体核型分析或染色体非整倍体快速诊断以明确诊断。

(4)检测出 VUS 染色体微阵列分析技术的日渐完善，使得越来越多的 VUS 被检出，文献报道 VUS 约占 CNV 总量的 3.4%。VUS 只提示存在易感性，而不一定会发生，如孤独症。在很多情况下，即使对胎儿父母进行了 CMA 比对有助于明确 CNV 源自遗传还是新发，但仍无法对其临床性质进行确切的判读，这可能给孕妇及家庭带来焦虑甚至造成不必要的终止妊娠。值得注意的是随着对各数据库资源进行整合与共享及研究数据不断积累，某些 VUS 的临床意义可能会逐渐明确。因此，建立中国人自己的专业数据库，才能更好地分析解读 CMA 结果从而做出更准确的遗传学诊断。

(5)其他 染色体微阵列分析无法检测出大多数的基因内点突变、DNA 甲基化异常、单基因病、串联重复序列扩增导致的遗传病(如脆性 X 染色体综合征)、遗传代谢性疾病等。不同检测平台间检测同一样本的结果存在一些差异。

(四)染色体微阵列的临床应用

染色体数目及结构异常是生长发育迟缓、先天畸形、智力障碍、流产、孤独症及其他综合征的内在因素。CMA 作为一线技术早已应用于临床，2010 年国际细胞遗传学协会认定 CMA 为发育障碍或先天畸形患者的染色体突变检测的首选临床诊断检测技术。CMA 因其分辨率高、覆盖面广等优势，已在临床广泛推广。

1.产前诊断

染色体微缺失、微重复等基因组结构的畸变是导致胎儿发育迟缓、先天性畸形、流产、死胎、智力障碍、孤独症及其他综合征的内在因素，也是导致围产儿出生缺陷的主要原因。应用染色体微阵列分析进行产前遗传病诊断是提高染色体疾病检出率、查明病因并指导家庭下一胎生育的有效措施。

对于 CMA 在产前诊断的应用，国内外也均已提出专家共识，提供了以下染色体微阵列分析在产前诊断中的建议：当胎儿存在一个或多个超声异常并需要进行侵入性产前诊断时，推荐使用染色体微阵列分析，染色体微阵列分析可以替代传统染色体核型分析；当胎儿不存在超声异常而需要进行侵入性产前诊断时，可以选择进行染色体核型分析或染色体微阵列分析；对于胎儿核型分析结果不能确定染色体畸变情况时，建议采用 CMA 技术进行进一步分析以明确诊断；染色体微阵列分析检测出的绝大多数染色体异常与孕妇年龄无关，因此不应仅局限于>35 岁的孕妇；对于胎死宫内或死产、需行遗传学分析者，建议对胎儿组织行染色体微阵列分析检测，以提高其病因的检出率。利用 CMA 技术进行以上建议的产前诊断，可以为患者提供有效的遗传咨询所需要的信息，更好地控制出生人口的身体素质

2.发育异常

染色体异常、微缺失/微重复综合征、X 连锁遗传病、常染色体显性或隐性遗传单基因病等是引起发育迟滞(developmental delay，DD)/智力低下(intellectual disability，ID)的常见遗传学病因。发育迟滞/智力低下具有临床及遗传异质性，绝大多数患儿缺乏相应的病因学诊断，进而无法对其家庭进行有效的遗传咨询、携带者检测以及产前诊断和胚胎植入

前诊断等。

已有大量染色体微阵列分析针对 DD/ID 患者进行了研究,发现 19%~29.7%的染色体核型正常的 DD/ID 患者存在具有临床意义的染色体异常。此外,这些 DD/ID 患者的 CNV 存在高度异质性,注定了只能通过全基因组检测才能发现这些异常。由此,美国儿科学会推荐 CMA 成为这些疾病的分子检测技术的第一道防线。所以,可以通过 CMA 找出导致患者表型或认知异常的分子机制,给患者家庭提供相应的遗传咨询及下一胎的产前诊断,减少患儿出生的可能性。

3.复发性自然流产

研究表明,50%~60%的早期流产是由胚胎染色体异常所致,因此如何准确的检测染色体异常尤为重要。核型分析是诊断染色体异常的“金标准”,但需要进行无菌细胞培养,由于流产胚胎均从阴道取出,特别是稽留流产胚胎细胞活性极低,因此培养成功率很低,不适用于对流产胚胎染色体进行检测。研究显示,染色体微阵列分析技术在针对早期流产胚胎染色体异常检测中的优势明显,不仅可检出所有的染色体非整倍体、多倍体,还可检出部分三体、>20%的嵌合体,另外对全部染色体多处重复、缺失以及染色体微缺失/微重复综合征也可有效检出。这是其他任何针对染色体异常的检查如 FISH、BoBs™等技术无法相比的。CMA 检测能尽可能多的发现流产胚胎遗传学方面的问题,对患者下次妊娠的成功提供更多的信息。但在全球范围内,针对早期流产胚胎的 CMA 检测数据尚有限,还需要更大量的数据积累分析。

4.先天性畸形

染色体异常是多发性先天性畸形的主要病因,特别是伴有发育异常或畸形累及多个系统时。染色体微阵列分析对多发性先天畸形患者的检测敏感性很高,约 30%存在先天性多发畸形而染色体核型正常的患者,存在有临床意义的染色体非平衡性改变。通过染色体微阵列分析发现约 40%患者存在新发的非平衡性易位,18%患者存在>3 个断裂点的复杂性重排。对于存在异常表型的染色体核型平衡重排者,建议行染色体微阵列分析。目前染色体微阵列分析在儿科中的应用得到了国内外专家的广泛共识,建议对于不明原因的智力落后和(或)发育迟缓、非已知综合征的多发畸形、自闭症谱系障碍的患者,可将 CMA 作为一线检测手段。

5.孤独症

孤独症谱系障碍(autism spectrum disorders,ASD)也称为自闭症,是一种常见的可遗传的以社交交流和社交互动缺陷,狭隘的兴趣或活动、重复刻板行为为特征的神经发育障碍性疾病。大部分临床病例中可以看出,ASD 有家族聚集现象,即家庭中如有 1 例子女患 ASD,其兄弟姐妹发生 ASD 的风险较家庭中无 ASD 患儿者高。调查研究显示,同卵双生子同患 ASD 的发生率可达 70%~90%,异卵双生子同患 ASD 的发生率≤30%;有 ASD 患儿的家庭同胞中 ASD 发生率是无 ASD 患儿家庭的 25 倍甚至更高。

目前研究认为最有可能与 ASD 相关的遗传学基础是单核苷酸变异和拷贝数变异(CNVs)。新发性缺失或重复在孤独症的病因中具有重要作用,7%~10%的特发性孤独症存在染色体微阵列分析可检测出的新发 CNV。随着染色体微阵列分析的广泛应用,人们将对孤独症做出更多的病因诊断,发现更多的孤独症相关基因。

6.微缺失/微重复综合征

微缺失/微重复综合征(microdeletion/microduplication syndrome, MD))是指伴有特定表型的特定亚染色体结构的异常。结构正常的胎儿中约1%~1.7%携带有临床意义的MD。MD患者往往有智力发育障碍伴或不伴结构异常,如Di-George综合征、Angelman综合征等。染色体微阵列分析作为一项高分辨率检测全基因组CNV的技术,能够检测出拷贝数变异大于1kb的微缺失/微重复。遗传综合征的明确诊断依赖于临床资料和微阵列资料的不断积累。常参考的数据库包括DECIPHER等,这些数据库将临床表型和染色体微阵列分析结果结合在一起,通过不断积累,有助于对染色体微阵列分析结果的理解。

7.其他

染色体微阵列分析在血液病如白血病、骨髓增生异常综合征和肿瘤基因组的重复和缺失的检测中也应用广泛。此外,array-CGH技术应用于胚胎植入前染色体易位遗传学诊断具有令人满意的效果。array-CGH用于IVF可以获得较高的临床妊娠率,且可以应用于复杂易位和全基因组异倍体筛查。随着科技的发展,array-CGH有望成为辅助生殖领域中经济而可靠的胚胎全基因组诊断技术。

(吴玥丽、张琳琳、程国梅、刘灵)

参考文献

[1]中华医学会围产医学分会. 电子胎心监护应用专家共识[J]. 中华围产医学杂志,2015(7):486-490.

[2] Macones GA, Hankins GD, Spong CY, et al. The 2008 National Institute of Child Health and Human Development workshop report on electronic fetal monitoring: update on definitions, interpretation, and research guidelines.[J]. Obstetrics and Gynecology: Journal of the American College of Obstetricians and Gynecologists, 2008, 3(3):661-666.

[3]胡娅莉. 早产临床诊断与治疗指南(2014)[J]. 中华妇产科杂志,2014(7):481-485.

[4]Iams J D. Prevention of preterm parturition[J]. N Engl J Med, 2014, 370(19):1861.

[5]Goldenberg R L, Culhane J F, Iams J D, et al. Epidemiology and causes of preterm birth [J]. Lancet, 2008, 371(9606):75-84.

[6]Di Renzo G C, Roura L C, Facchinetti F, et al. Guidelines for the management of spontaneous preterm labor: identification of spontaneous preterm labor, diagnosis of preterm premature rupture of membranes, and preventive tools for preterm birth[J]. J Matern Fetal Neonatal Med, 2011, 24(5):659-667.

[7]Garofalo M, Abenhaim H A. Early versus delayed cord clamping in term and preterm births: a review[J]. J Obstet Gynaecol Can, 2012, 34(6):525-531.

[8]Spong CY. Prediction and prevention of recurrent spontaneous preterm birth[J]. Obstet Gynecol, 2007, 110:405-415.

[9]ACOG. Practice Bulletin No. 130: prediction and prevention of preterm birth[J]. Obstet Gynecol, 2012, 120: 964-973.

[10]Iams JD. Prevention of preterm parturition[J]. New Engl J Med, 2014, 370:254-261.

[11]Zhong Y, Cahill AG, Macones GA, et al. The association between prepregnancy maternal body mass index and preterm delivery[J]. Am J Perinatol, 2010, 27:293-298.

[12]SOGC Clinical Practice Guideline. Ultrasonographic cervical length assessment in predicting preterm birth in singleton pregnancies[J]. J Obstet Gynaecol Can, 2011, 33: 486-499.

[13]段涛,杨慧霞,胡娅莉,等. 特殊类型孕激素在早产预防中的应用[J]. 中华围产医学杂志,2012,15: 656-659.

[14]ACOG Committee Opinion No. 419 Use of progesterone to reduce preterm birth[J]. Obstet Gynecol, 2008, 112: 963-965.

[15]Romero R, Nicolaides K, Conde-Agudelo A, et al. Vaginal progesterone in women with an

asymptomatic sonographic short cervix in the midtrimester decreases preterm delivery and neonatal morbidity: a systmatic review and mate analysis of individual patient data[J]. Am J Obstet Gynecol,2012,206: 124e1-19.

[16] Society for Maternal- Fetal Medicine Publications Committee, with the assistance of Vincenzo Berghella,MD Progesterone and preterm birth prevention: translating clinical trials data into clinical practice[J]. Am J Obstet Gynecol,2012,206: 376-386.

[17] Royal College of Obstetricians and Gynecologists.Cervical cer clage Green- top Guideline No. 60,London,RCOG [EB/OL]. [2014-02-05].http://www.rcog.org.uk/files/rcog-corp/GTG60cervi calcerclage.pdf.

[18] American College of Obstetricians and Gynecologists. ACOG Practice Bulletin No.142: Cerclage for the management of cervical insufficiency[J]. Obstet Gynecol,2014,123: 372-378.

[19] Berghella V,Rafael TJ,Szychowski JM,et al. Cerclage for short cervix on ultrasonography in women with singleton gestations and previous preterm birth: a meta- analysis[J]. Obstet Gynecol,2011,117: 663-761.

[20] Goya M,Pratcorona L,Merced C,et al. Cervical pessary in pregnant women with a short cervix(PECEP): an open- label randomised controlled trial[J]. Lancet,2012,379: 1800-1806.

[21] Kozer E,Costei AM,Boskovic R,et al. Effects of aspirin consumption during pregnancy on pregnancy outcomes: meta-analysis[J].Birth Defects Res B Dev Reprod Toxicol,2003, 68: 70-84.

[22] American College of Obstetricians and Gynecologists, Committee on Practice Bulletins-Obstetrics. ACOG practice bulletin no. 127: Management of preterm labor[J].Obstet Gynecol,2012,119: 1308-1317.

[23] Tang W,Zhou X,Chan Y,et al. p53 codon 72 polymorphism and recurrent pregnancy loss: a meta-analysis[J]. J Assist Reprod Genet,2011,28(10): 965 -969.

[24] Yildiz G. Effect of uterine artery blood flow on recurrent pregnancy loss[J]. Clin Exp Obstet Gynecol,2012,39(3): 326.

[25] Nama V,Manyonda I. Tubal ectopic pregnancy: diagnosis andmanagement[J]. Arch Gynecol Obstet,2009,279(4): 443-453.

[26] Lin EP,Bhatt S,Dogra VS. Diagnostic Clues to Ectopic pregnancy[J]. Radiographics, 2008,28(6): 1661-1671.

[27] 徐虹,林俊,吴瑞瑾. 异位妊娠相关的高危因素[J]. 国际妇产科学杂志,2009,36(5): 394-397.

[28] Stucki D,Buss J. The ectopic pregnancy,a diagnostic and therapeutic challenge[J]. J Med Life,2008,1(1): 40-48.

[29] Barnhart KT. Ectopic pregnancy[J]. N Engl J Med,2009,361(4): 379-387.

[30] Weigert M,Gruber D,Pernicka E,et al. Previous tubal ectopic pregnancy raises the inci-

dence of repeated ectopic pregnancies in vitro fertilization-embryo transfer patients[J]. J Assist Reprod Genet,2009,26(1):13-17.

[31] Jee BC, Suh CS, Kim SH. Ectopic pregnancy rates after frozenversus fresh embryo transfer: a meta-analysis[J]. Gynecol Obstet Invest,2009,68(1):53-57.

[32] Gelbaya TA. Short and long-term risks to women who conceive through in vitro fertilization[J]. Hum Fertil(Camb),2010,13(1):19-27.

[33] Chang HJ,Suh CS. Ectopic pregnancy after assisted reproductive technology: what are the risk factors? [J]. Curr Opin Obstet Gynecol,2010,22(3):202-207.

[34] Michnin V. Ectopic pregnancy in adolescents[J]. Curr Opin in Infect Dis,2008,20(5):475-478.

[35] Emma Kirk, Tom Bourne. Ectopic pregnancy [J]. Gynaecology and Reproductive Medicine,2011,21(7):207-211.

[36] Snell BJ. Assessment and management of bleeding in the first trimester of pregnancy[J]. J Midwifery Womens Health,2009,54(6):483-491.

[37] Fabio RobertoCabar,Paula Beatriz Fettback,Pedro Paulo Pereira,et al. Serum Markers In The Diagnosis of Tubal Pregnancy[J]. Clinics,2008,63(5):701-708.

[38] Kirk E,Bourne T. Diagnosis of ectopic pregnancy with ultrasound[J]. Best Pract Res Clin Obstet Gynaecol,2009,23(4):501-508.

[39] Bignardi T,Alhamdan D,Condous G. Is ultrasound the new gold standard for the diagnosis of ectopic pregnancy[J]. Semin Ulstrasound CT MR,2008,29(2):114-120.

[40] Lindqvist PG,Happach C. Risk and risk estimation of placental abruption [J]. Eur J Obstet Gynecol Reprod Biol,2006,126:160-164.

[41] Nuutila M,Hiilesmaa V. Pregnancy outcomes in placental abruption [J]. J Med Assoc Thai,2006,89(10):1572-1578.

[42] Hossain N,Khan N,Sultana SS. Abruptio placenta and adverse pregnancy outcome [J]. JPMA,2010,60: 443.

[43] Nath CA,Ananth CV,Smulian JC,et al. New Jersey-Placental Abruption Study Investigators. Histologic evidence of inflammation and risk of placental abruption [J]. Am J Obstet Gynecol,2007,197:(319) e1-6.

[44] Sarwar I,Abbasi AN,Islam A. Abruptio placentae and its complications at Ayub Teaching Hospital Abbottabad [J]. J Ayub Med Coll Abbottabad,2006,18(1):27-31.

[45] Matsaseng T,Bagratee JS,Moodley J. Pregnancy outcomes in patients with previous history of abruptio placentae [J]. Int J Gynaecol Obstet,2006,92: 253-254.

[46] Qiuying Yang,Shi Wu Wen,Phillips K. Comparison of maternal risk factors between placental abruption and placenta previa [J].2009,26(4):279-286.

[47] Sumigama S,Itakura A,Ota T,et al. Placenta previa increta/percreta in Japan a retrospective study of ultrasound findings management and clinical course[J]. J Obstet Gynaecol Res,2007,33(5):606-611.

[48]Warshak CR,Eskander R,Hull AD,et al. Accuracy of ultrasonography and magnetic resonance imaging in the diagnosis of placenta accrete[J]. Obstet Gynecol,2006,108(3 pt 1):573-581.

[49]严小丽,常 青.完全性胎盘植入期待治疗成功 1 例[J]. 实用妇产科杂志,2012,28(11):97-98.

[50]Seishi F,Hiroshi S,Tsuyomu I,et al.Is the peninatal outcome of pla-cental abruptionmodified by clinical presentation? [J].J Pregnancy,2011,10(1):1-5.

[51]Patacchiola F,D' Alfonso A,Di Fonso A,et a1.Intrauterine balloon tamponade as management of postpartum haemorrhage and prevention of haemorrhage related to low—lying placenta[J].Clinical and Expefimenial Obstetrics&Gynecology,2012,39(4):596—599.

[52]Rahaim NS, Whitby EH. The MRI features of placental adhesion disorder and their diagnostic significance: systematic review[J]. Clin Radiol,2015,70(9):917-925.

[53]D'Antonio F, Iacovella C, Palacios-Jaraquemada J, et al. Prenatal identification of invasive placentation using magnetic resonance imaging: systematic review and meta- analysis [J].Ultrasound Obstet Gynecol,2014,44(1):8-16.

[54]Kanal E,Barkovich AJ,Bell C,et al. ACR guidance doc-ument forsafe MR practices : 2007[J]. AJR Am Roent-genol,2007,188:1447-1474.

[55]Bowater SE,Thorne SA. Management of pregnancy in women with acquiredand congenital heart disease[J].Postgrad Med,2009,6:100-105.

[56]Davies GA,Herbert WN. Assessment and management of cardiac diseasein pregnancy[J]. Obstet Gynaecol Can,2007,29:331-336.

[57]黄滔滔,林建华.妊娠合并心脏病孕产妇的风险评估与管理[J].现代妇产科进展,2011,20(3):233-235.

[58]妊娠合并糖尿病诊治指南.[J],中华妇产科杂志,2014,49(8):561-569.

[59]International Diabetes Federation. Global Guideline on Pregnancyand Diabetes[S].Brussels: international Diabetes Federation,2009.

[60]Zhu WW,Fan L,Yang HX,et al.Fasting plasma glucose at 24-28 weeks toscreen for gestational diabetes mellitus: new evidence fromChina [J]. Diabetes Care, 2013, 36: 2038-2040.

[61]Zhu WW,Yang HX,Wei YM,et al.Evaluation of the value of fasting plasma glucose in the first prenatal visit to diagnose gestational diabetes mellitus in China[J].Diabetes Care, 2013,36:286-590.

[62]Titaley CR, Dibley MJ, Roberts CL, et al. Iron and folic acid supplements and reduced early neonatal deaths in Indonesia[J].Bull World Health Organ, 2010, 88: 500-508.

[63]Brown S M. Next-generation DNA sequencing informatics. [M]. Cold Spring Harbor Laboratory Press, 2013.

[64] Droege M, Hill B. The Genome Sequencer FLX System—longer reads, more applications, straight forward bioinformatics and more complete data sets.[J]. Journal of

Biotechnology, 2008, 136(1-2):3-10.

[65] Elingaramil S, Li X, He N. Applications of nanotechnology, next generation sequencing and microarrays in biomedical research.[J]. J Nanosci Nanotechnol, 2013, 13(7): 4539-4551.

[66] Chong J X, Buckingham K J, Jhangiani S N, et al. The Genetic Basis of Mendelian Phenotypes: Discoveries, Challenges, and Opportunities[J]. American Journal of Human Genetics, 2015, 97(2):199.

[67] Yohe S, Thyagarajan B. Review of Clinical Next-Generation Sequencing.[J]. Archives of Pathology & Laboratory Medicine, 2017.

[68] Altmüller J, Budde B S, Nürnberg P. Enrichment of target sequences for next-generation sequencing applications in research and diagnostics.[J]. Biological Chemistry, 2014, 395(2):231-7.

[69] Daniel C, Lagergren J, Öhman M. RNA editing of non-coding RNA and its role in gene regulation.[J]. Biochimie, 2015, 117:22-7.

[70] Liang D, Peng Y, Lv W, et al. Copy number variation sequencing for comprehensive diagnosis of chromosome disease syndromes.[J]. Journal of Molecular Diagnostics, 2014, 16(5):519-26.

[71] Handyside A H, Harton G L, Mariani B, et al. Karyomapping: a universal method for genome wide analysis of genetic disease based on mapping crossovers between parental haplotypes.[J]. Journal of Medical Genetics, 2010, 47(10):651.

[72] OMIM Entry Statistics. Gene description[EB/OL]. http://omim.org/ statistics/entry, 2015-06-15/2015-06-17.

[73] Kolialexi A,Tsangaris GT,Antsaklis A et al. Apoptosis in maternal pe-ripheral blood during pregnancy.[J]. Fetal Diagn Ther,2001,16(1):32.

[74]《孕妇外周血胎儿游离DNA产前筛查与诊断技术规范》国卫办妇幼发〔2015〕45号.

[75] Zhang H,Gao Y,Jiang F,et al.Non-invasive prenatal testing for trisomics 21,18 and 13: clinical experience from 146,958 pregnancies.[J].Ultrasound Obstct Gynecol,2015,45: 530-538.

[76] Zhang F, Gu WL, Hurles ME, Lupski JR. Copy number variation in human health, disease, and evolution.[J].Annu Rev Genomics Hum Genet, 2009, 10(1): 451 - 48

[77] XIA CC, LIU X, PENG WL,et al.Readout-segmented echo-planar imaging improves the image equality of diffusion-weighted MR imaging in rectal cancer: comparison with single-shot echo-planar diffusion-weighted sequences.[J].Eur J Radiol,2016,85(10): 1818-1823

[78] Committee Opinion No.581: the use of chromosomal microarray analysis in prenatal diagnosis.[J].Obstet Gynecol, 2013,122:1374-1377.

[79] Shaffer LG, Rosenfeld JA, Dabell MP, et al. Detection rates of clinically significant genomic alterations by microarray analysis for specific naomalies detected by ultrasound.[J].

Prenat Diagn,2012,32(10):986-995.

[80]Manning M, Hudgins L. Array-based technology and recommendations for utilization in medical genetics practice for detection of chromosomal abnormalities.[J].Genet Med, 2010,12 (11):742- 745.

[81]Wapner RJ, Martin CL, Levy B, et al. Chromosomal microarray versus karyotyping for prenatal diagnosis.[J]. N Engl J Med, 2012, 367(23): 2175-2184.

[82]XU XQ, HU H, SU GY, et al. Orbital indeterminate lesions in adults: combined magnetic resonance morphometry and histogram analysis of apparent diffusion coefficient maps for predicting malignancy.[J].Acad Radiol, 2015,23(2): 200-208.

[83]MORELLI J , PORTER D , AI F , et al . Clinical evaluation of single-shot and readout-segmented diffusion-weighted imaging in stroke patients at 3 T.[J]. Acta R adiol , 2013, 54(3):29-306.

[84]Reddy, U.M., et al., Fetal Imaging[J]. Journal of Ultrasound in Medicine, 2014. 33 (5):745-757.

[85]赵静,邓学东. 不良妊娠结局胎盘影像学评价及病理研究进展[J]. 中华医学超声杂志(电子版), 2018. 15(02): 101-106.

[86]李耀东,张林奎. 胎盘的功能 MRI 研究进展[J]. 国际医学放射学杂志, 2018. 41 (01): 66-71.

[87]Paprocka, J., E. Jamroz. Joubert syndrome and related disorders[J]. Neurol Ne urochir Pol, 2012. 46(4): 379-83.

[88]Llorens, S.R., et al., Evaluation of the fetal cerebellum by magnetic resonance im aging. Radiologia, 2017. 59(5): 380-390.

[89]Bekiesińska-Figatowska, M., et al., Diagnostic Imaging of Pregnant Women-T he Role of Magnetic Resonance Imaging[J]. Polish Journal of Radiology, 2017. 82: 220-226.

[90]Sundarakumar, D.K., et al., Absent cavum septum pellucidum: a review with emp hasis on associated commissural abnormalities [J]. Pediatric Radiology, 2015. 45 (7): 950-964.

[91]凌晨,邓学东,陆伟等. 胎儿前脑无裂畸形产前诊断分析[J]. 中华医学超声杂志(电子版), 2012. 9(07): 597-601.

[92]李延, 陈欣林,朱霞. 超声与磁共振成像在诊断胎儿前脑无裂畸形中的联合应用[J]. 中华医学超声杂志(电子版), 2010. 7(03): 388-394.

[93]Bulas, D. and A.M. Egloff, Fetal chest ultrasound and magnetic resonance imagin g: recent advances and current clinical applications[J]. Radiol Clin North Am, 2011. 49(5): 805-823.

[94]Rajiah, P., et al., CT and MRI of pulmonary valvular abnormalities[J]. Clin Radiol, 2014. 69(6): 630-8.

[95]Sun, H.Y., et al., Fetal MRI correlates with postnatal CT angiogram assessment o f pulmonary anatomy in tetralogy of Fallot with absent pulmonary valve[J]. Conge nit Heart

Dis, 2014. 9(4): 105-109.

[96] Kopec, M., et al., Case report: MRI appearance of isolated fallopian tube torsion in an adolescent with a congenital Mullerian duct anomaly and ispilateral renal a genesis[J]. Clin Radiol, 2010. 65(1): 89-93.

[97] Arbell, D., et al., Prepartum sonographic demonstration of ´to-and-fro´ motion in f etal intestinal obstruction: a novel sign for immediate postnatal surgery[J]. Ultrasoun d Obstet Gynecol, 2008. 32(1): 112-114.

[98] Jiao-Ling, L., et al., Treatment and prognosis of fetal lymphangioma[J]. Eur J Obste t Gynecol Reprod Biol, 2018. 231: 274-279.

[99] Adekola, H., et al., The clinical relevance of fetal MRI in the diagnosis of Type IV cystic sacrococcygeal teratoma—a review[J]. Fetal Pediatr Pathol, 2015. 34(1): 31 -43.

[100] Mahmood, A. and N.F. Mahmood, Prenatal and Neonatal MRI of Sacrococcygeal Teratoma With Surgical Correlation[J]. Radiol Case Rep, 2007. 2(3): 91-93.